JN284807

100 Case Reports
of
Risperidone Long-Acting Injection

リスペリドン持効性注射剤（RLAI）100の報告
──症状の改善から，再発予防・社会参加を目指して──

編 集

村 崎 光 邦

星 和 書 店

Seiwa Shoten Publishers

2-5 Kamitakaido 1-Chome
Suginamiku Tokyo 168-0074, Japan

刊行にあたって

村崎 光邦

（北里大学名誉教授，CNS薬理研究所）

　2009年6月に上市されたRLAI（リスペリドン持効性注射製剤：リスパダールコンスタ®）は，わが国で初めての第二世代抗精神病薬の持効性注射剤です。RLAIの上市後1年が経ち，多くの先生方による臨床経験が蓄積され，これまでの第一世代持効性注射製剤とは異なる，新たな臨床効果が評価されつつあります。

　RLAIはその製剤学的特性として，リスペリドンがマイクロスフェアに封入されており，筋肉内に投与されることで体内で徐々に水和されてマイクロスフェアが崩壊し，リスペリドンが緩徐に放出されます。血漿中薬物濃度は，投与後3週間は極めて低い濃度を維持したのち，3～4週で上昇し，4～6週で最高血中濃度に達し，約8週後には定量限界下限未満となるとされています。RLAIは2週間ごとに投与することで安定した血中動態を示すとともに，経口剤と比較して最高血漿中濃度（ピーク時）と最低血漿中濃度（トラフ時）の変動幅が小さいことから，身体や脳がその変動に適応する必要がなくなるため，安定した効果が得られ副作用発現のリスクも減少するとされています。

　これまで第一世代持効性注射製剤では，「再発・再燃をくり返す患者」や「服薬コンプライアンスが悪い患者」に半ば強制的に注射するとのイメージがありましたが，RLAIはこうした優れた特性から，「社会参加を目指して再発予防を目指す患者」に，疾患とRLAIを使用することのメリット／デメリットを十分に説明することを通して，患者と医師がともに納得の上で投与されることから，統合失調症治療のパラダイムシフトが生じてきています。

　しかしながら，まだまだ多くの先生方がRLAIの使用についての不安を感じているとも思われます。そこで，RLAIの特質をより深く理解している先生方から100例におよぶ症例を報告していただきました。

　目次を見ればおわかりのように，陽性症状や陰性症状，認知機能に対する効果や前薬の副作用の改善だけでなく，患者のQOLが改善したとの報告が多く含まれ，RLAIの特徴が満遍なく発揮されており，新たな治療ゴールが確認されています。また，クリニックで外来中心に診療されている先生方からも多くの報告をいただいており，RLAIは外来で維持されている患者でも使用しやすいことが実感されております。

　本報告集により，多くの先生方が実臨床でRLAIを使用する際に役立てていただけますと幸いです。

2010年6月

100 Case Reports of Risperidone Long-Acting Injection

執筆者一覧　五十音順

編　集

村 崎 光 邦（北里大学名誉教授，CNS薬理研究所）

赤 田 弘 一（日本赤十字社　成田赤十字病院精神神経科）
安 藝 竜 彦（医療法人　山口病院（川越））
朝 田　　隆（筑波大学大学院人間総合科学研究科精神病態医学）
阿瀬川 孝 治（医療法人三精会　汐入メンタルクリニック）
阿 部 又一郎（独立行政法人国立精神・神経医療研究センター精神保健研究所精神生理研究部）
阿 部 裕 子（医療法人健生会　明生病院）
天 野 雄 平（岐阜大学大学院医学系研究科精神病理学分野）
新 井 礼 子（特別医療法人平仁会　下館病院精神科）
飯 倉 康 郎（特定医療法人宗仁会　奥村病院）
伊 賀 淳 一（徳島大学病院精神神経科）
池 田 八 郎（医療法人八峰会　池田病院）
池 部　　達（日本赤十字社　成田赤十字病院精神神経科）
石 井 玲 子（医療法人二本松会　上山病院）
石 川 裕 史（医療法人成康会　堤小倉病院精神科）
石 川 大 道（福島県立矢吹病院精神科）
石 塚 卓 也（医療法人碧水会　長谷川病院精神科）
市 川　　麗（特定医療法人楠会　楠メンタルホスピタル）
伊 藤 耕 一（特定医療法人慶愛会　札幌花園病院）
稲 葉 政 秀（石川県立高松病院精神科）
稲 村　　茂（医療法人緑陽会　笠松病院）
井 上 誠士郎（特定医療法人朋友会　石金病院）
岩 田 仲 生（藤田保健衛生大学医学部精神神経学講座）
岩 田 愛 雄（独立行政法人国立病院機構　花巻病院精神科）
岩 永 明 峰（医療法人さつき会　袖ヶ浦さつき台病院精神科）
上 田　　均（もりおか心のクリニック）
内 田 志 保（医療法人寿康会　大府病院）
大 賀　　肇（医療法人仁精会　三河病院精神科）
大 友 好 司（医療法人昨雲会　飯塚病院精神科）
大 野 高 志（宮城県立精神医療センター）
大 森 隆 史（徳島大学病院精神神経科）
大 森 哲 郎（徳島大学病院精神神経科）
大 矢 健 造（医療法人桐葉会　木島病院）
岡 島 和 夫（医療法人せのがわ　瀬野川病院）
岡 田 寿 夫（医療法人寿康会　大府病院）
岡 田 康 子（医療法人寿康会　大府病院）
奥 平 智 之（医療法人　山口病院（川越））
小 田 浩 一（医療法人健生会　明生病院）
鬼 村 洋太郎（医療法人杏祐会　三隅病院）
小 野 晴 久（特定医療法人仁康会　小泉病院）
片 岡 裕 文（医療法人山田会　八代更生病院精神科）
加 藤 伊津子（医療法人北林会　北林病院精神科）
加 藤 豊 文（医療法人美衣会　衣ケ原病院）
加 藤 進 昌（昭和大学医学部精神医学教室）
加 藤 秀 明（医療法人生仁会　須田病院）
加 藤 芳 夫（医療法人回精会　北津島病院精神科）
鎌 田　　雄（日本赤十字社　成田赤十字病院精神神経科）

亀井 浩行（名城大学薬学部）
亀廣　聡（医療法人亀廣記念医学会　関西記念病院）
神田 良樹（医療法人樹会　武蔵小金井南口心療クリニック）
菊池　勤（医療法人　松崎病院精神科）
木村 慶男（社会福祉法人天心会　小阪病院）
切明 義孝（特定医療法人芳生会　保土ヶ谷病院精神科）
國見 由佳理（医療法人寿康会　大府病院）
熊谷 幹生（医療法人二本松会　上山病院）
黒崎 郁彦（夜間診療所MOMOクリニック）
黒須 貞利（特定医療法人済精会　長橋病院）
桑原 秀樹（特定医療法人水明会　佐潟荘精神科）
元　圭史（医療法人大和会　西毛病院精神科）
香月 あすか（産業医科大学精神医学教室）
小曽根 基裕（東京慈恵会医科大学附属病院精神神経科）
小林 和人（医療法人山容会　山容病院精神科）
小林 充穂（医療法人二本松会　上山病院）
小松　浩（宮城県立精神医療センター）
斎賀 孝之（日本赤十字社　成田赤十字病院精神神経科）
佐々木 淳輝（名城大学薬学部）
佐々木 康史（医療法人新和会　三次病院）
笹原 徹郎（医療法人啓心会　ささはらメンタルクリニック）
佐々山 竜一（医療法人志恩会　相川記念病院精神科）
佐藤 茂樹（日本赤十字社　成田赤十字病院精神神経科）
佐藤 博俊（東北大学病院精神科，東北大学大学院医学系研究科精神神経学分野）
塩入 俊樹（岐阜大学大学院医学系研究科精神病理学分野）
塩塚 秀樹（医療法人成晴会　堤病院）
七条 敏明（メンタルクリニック美波）
斯波 一義（医療法人二本松会　上山病院）
柴田　勲（医療法人高仁会　川口病院）
柴山 岳史（柴山神経科クリニック）
白谷 敏宏（医療法人緑蝶会　しらたにメンタルクリニック）
杉江 日出彦（医療法人辰五会　ふれあい南伊豆ホスピタル精神科）
杉本 孝義（医療法人志仁会　西脇診療所）
鈴木 優一（東京慈恵会医科大学附属病院精神神経科）
鈴木 竜世（医療法人静心会　桶狭間病院藤田こころケアセンター）
関谷　修（津軽保健生活協同組合　藤代健生病院）
芹澤 秀和（医療法人　山口病院（川越））
添田 博也（医療法人昨雲会　飯塚病院精神科）
曽和 信正（医療法人志仁会　西脇病院）
髙井 良昌（医療法人　西川病院）
髙柴 哲次郎（医療法人恵愛会　福間病院，医療法人恵愛会　第一精神保健クリニック）
田上 洋子（神経科クリニックこどもの園）
竹内 秀隆（西知多こころのクリニック）
武重 宏呂修（北海道立向陽ヶ丘病院）
武島　稔（石川県立高松病院精神科）
竹野 良平（社会医療法人財団石心会　狭山病院）
立花 憲一郎（医療法人一草会　一ノ草病院）
田中　誠（特定医療法人共生会　南知多病院精神科）
田中 芳郎（財団法人報恩会　石崎病院）
田畑　修（医療法人修誠会　たばたメンタルクリニック）
趙　岳人（医療法人健生会　明生病院，熊本大学大学院医学教育部（神経精神科学分野），藤田保健衛生大学医学部精神神経学講座）
戸澤　毅（医療法人　西川病院）
智田 文徳（医療法人智徳会　岩手晴和病院）
中村 公哉（徳島大学病院精神神経科）
中村　純（産業医科大学精神医学教室）
中山 静一（医療法人永慈会　永井ひたちの森病院）
西川 祐一（医療法人　西川病院）
西村 次郎（浜通りクリニック）
西脇 健三郎（医療法人志仁会　西脇病院）
根本 清貴（筑波大学大学院人間総合科学研究科精神病態医学，医療法人八峰会　池田病院）
野口 貴弘（医療法人美衣会　衣ケ原病院）
野口 剛志（名寄市立総合病院　心療内科・精神科）
花井 忠雄（医療法人　ときわ病院）
馬場 信二（医療法人玉藻会　馬場病院）
原田 伸彦（東北大学病院精神科）
原田　久（医療法人碧水会　長谷川病院精神科）
藤井　祐（紀南こころの医療センター精神科）
藤井　洌（医療法人くすの木会　くすの木クリニック心療内科精神科）
藤田　潔（医療法人静心会　桶狭間病院藤田こころ

　　　　　　ケアセンター）
藤本英生（財団法人東北予防衛生会　青葉病院）
古田博明（医療法人志仁会　西脇病院）
堀　　達（医療法人碧水会　長谷川病院精神科）
堀　　輝（産業医科大学精神医学教室）
牧　徳彦（医療法人鷲友会　牧病院）
牧田昌平（医療法人慈光会　宮崎若久病院）
松岡洋夫（東北大学病院精神科，東北大学大学院医
　　　　　学系研究科精神神経学分野）
松本　出（医療法人北仁会　旭山病院精神科）
松元志朗（医療法人志仁会　西脇病院）
三浦澄子（日本赤十字社　成田赤十字病院精神神
　　　　　経科）
三﨑ゆかり（医療法人明仁会　かないわ病院精神科）
三塚杏子（東北大学病院精神科）
三村　將（昭和大学医学部精神医学教室）
宮坂佳幸（医療法人川口会　川口会病院）
宮澤仁朗（医療法人　ときわ病院）
宮田　啓（みやたクリニック）
宮本憲司朗（医療法人山田会　八代更生病院）
村田繁雄（医療法人昨雲会　飯塚病院精神科）
森　　暁（特定医療法人松濤会　南浜中央病院神経
　　　　　精神科）
森　貴俊（医療法人ウイング　高城病院）
森　康浩（愛知医科大学精神科学講座）
森藤　豊（社会医療法人杏嶺会　いまいせ心療セ
　　　　　ンター精神科）
諸江健二（アンジェ心療クリニック）
山家卓也（医療法人崇徳会　田宮病院）
山田浩樹（昭和大学医学部精神医学教室）
吉田　拓（医療法人　ときわ病院）
吉浜　淳（医療法人立川メディカルセンター　柏崎
　　　　　厚生病院精神科）
吉藤　諭（医療法人六三会　大阪さやま病院）
吉村　篤（医療法人同愛会　西濃病院）
吉村玲児（産業医科大学精神医学教室）
米山伸彦（医療法人くすのき会　南飯能病院）
渡部和成（医療法人永寿会　恩方病院）

100 Case Reports of Risperidone Long-Acting Injection

目 次

刊行にあたって ……………………………………………………………………………………… iii
執筆者一覧 …………………………………………………………………………………………… iv
症例一覧表 …………………………………………………………………………………………… xi

Ⅰ．陽性症状への効果

1. 初回エピソード例へのRLAI治療導入―医療保護入院初日に退院を申し出た本人・家族を皆で支える―
 ……………………………………………… 趙　岳人，阿部裕子，小田浩一，岩田仲生 …… 2
2. 統合失調症の陽性症状へのRLAIの効果 ………………………………………… 中山静一 …… 4
3. ブロナンセリンからRLAIへの切り替えが有効であった1例 …………………… 加藤豊文 …… 6
4. クエチアピンからRLAIへの切り替えが効果的だった1症例 …………………… 石川裕史 …… 8
5. 従来型持効性注射剤からRLAIに切り替えることにより，精神状態が安定し過剰な薬の欲求が消失した症例
 ……………………………………………………………………………………… 野口剛志 …… 10
6. 難治性の幻聴に対するRLAIの著効例 …………………………………………… 片岡裕文 …… 12
7. 重症統合失調症の陽性症状に対するRLAIの効果 ……………………………… 阿瀬川孝治 …… 14
8. 統合失調症の陽性症状へのRLAIの効果 ………………………………………… 佐々木康史 …… 16
9. 措置入院中の統合失調症患者に対するRLAIの治療経験 ……… 伊賀淳一，中村公哉，大森隆史，大森哲郎 …… 18
10. 統合失調症の陽性症状へのRLAIの効果 ………………………………………… 笹原徹郎 …… 20
11. 統合失調症の陽性症状へのRLAIの効果 ………………………………………… 馬場信二 …… 22
12. 統合失調症の陽性症状へのRLAIの効果 …………………… 岩田仲生，亀井浩行，佐々木淳輝 …… 24
13. RLAIが有効であった頻回再発型統合失調症症例 ……………………………… 切明義孝 …… 26
14. RLAIにより治療薬を減量し得たうえ奏効した統合失調症の1例
 ……………………………… 曽和信正，松元志朗，古田博明，杉本孝義，黒崎郁彦，西脇健三郎 …… 28
15. 多剤併用を回避でき，退院へ結びついたRLAIの効果と有用性について ……… 菊池　勤 …… 30
16. 経口剤の服用が負担でアドヒアランス不良だった統合失調症患者にRLAIが有効だった1例 …… 塩塚秀樹 …… 32
17. 服薬コンプライアンスの低い症例へのRLAI導入 ……………………………… 武重宏呂修 …… 34
18. 怠薬をくり返していた統合失調症患者へのRLAI使用 ………………………… 大矢健造 …… 36
19. RLAIによる陽性症状への効果と副作用の改善が治療アドヒアランスの獲得につながった症例 …… 竹内秀隆 …… 38
20. 服薬管理をめぐる家族間葛藤を減少することができた1例 …………………… 山家卓也 …… 40
21. 初発統合失調症にRLAIが奏効した1例 ………………………………………… 市川　麗 …… 42
22. 怠薬による再燃・再入院例に対するRLAIの使用 ……………………………… 石塚卓也 …… 45
23. 被害妄想に伴う敵意のために多剤大量処方になっていた事例に対するRLAIの効果 …… 髙柴哲次郎 …… 48

II. 陰性症状，認知機能への効果

24. リスペリドン口腔内崩壊（OD）錠からRLAIへの切り替えにて陰性症状の改善が認められた1例 ……………… 吉田　拓，花井忠雄 …… 52
25. 統合失調症の陰性症状，認知機能へのRLAIの効果 …………………………………………………………………… 神田良樹 …… 54
26. RLAIの導入により認知機能が改善し，治療に対する意欲の向上がみられた1例 ……………………………… 三﨑ゆかり …… 56
27. RLAIの陰性症状，認知機能への効果 ………………………………………………………………………………… 田中芳郎 …… 58
28. RLAIにより認知機能に著しい改善がみられた1例 …………………………………………………………………… 森藤　豊 …… 60
29. 最重症緊張型統合失調症者の治療と経過 …………………………………………………………………………… 藤井冽 …… 62
30. 怠薬による症状増悪をくり返していた統合失調症患者へのRLAI導入が治療継続に対し効果的だった1例
　…………………… 池部　達，鎌田　雄，三浦澄子，赤田弘一，斎賀孝之，佐藤茂樹 …… 64
31. 体系化された被害妄想を呈する統合失調症長期経過症例に対するRLAIの効果
　……………………………………………………………… 原田伸彦，三塚杏子，松岡洋夫 …… 66
32. 10数年にわたり持続した幻聴や無為自閉に対してのRLAIの効果 ……………………………… 鈴木竜世，藤田　潔 …… 68

III. 社会復帰，QOLの改善

33. RLAIへの切り替えにより社会生活適応度が向上した症例 …………………………………………………………… 柴田　勲 …… 72
34. RLAI使用が職場復帰に与えた影響が大きかった統合失調症の1例 ……………………………… 堀　輝，中村　純 …… 74
35. RLAIの血中濃度の安定性を実感でき，就労に至った1症例 ………………………………………………………… 柴山岳史 …… 76
36. 患者の生活パターンに合わせてRLAIを導入した1例
　…………………………………… 内田志保，國見由佳理，岡田康子，岡田寿夫 …… 78
37. 就労を契機に断薬し再燃した症例におけるRLAIの有効性 ……………………………… 小曽根基裕，鈴木優一 …… 80
38. リスペリドン内用液からRLAIに切り替えたことで，専門学校進学が可能となった1例 ……………………… 牧　徳彦 …… 82
39. RLAIにより家族関係が良好になり，アルバイトを開始できた1症例 …………………………………………… 吉藤　諭 …… 84
40. リスペリドン口腔内崩壊錠からRLAIへの切り替えによりさらに活動性が向上した1症例 ………………… 白谷敏宏 …… 86
41. RLAIによって自立への自信が回復し，障害者雇用にて就労した統合失調症の1症例 ………………………… 加藤秀明 …… 88
42. RLAI投与により復学を期待できる状態にまで回復した1症例 ……………………………………………………… 木村慶男 …… 90
43. RLAI導入により不安が著減し，社会参加が容易になった1例 ……………………… 根本清貴，池田八郎，朝田　隆 …… 92
44. RLAIへの置換でQOL，意欲の改善を認めた1例 …………………………………………………………………… 宮澤仁朗 …… 94
45. RLAIの使用により病状が安定化し，作業所への通所が可能となった1例 ……………………………………… 伊藤耕一 …… 96
46. 急性期から維持期までRLAIが奏効した統合失調症・糖尿病の合併症例 ………………………………………… 小林和人 …… 98
47. 服薬自己調整が続く患者へRLAIを使用し，デイケアへの通所が可能となった1例 ……………… 佐藤博俊，松岡洋夫 …… 100
48. アドヒアランスとRLAIの効果—精神症状の推移をモニターする— ………………………………………… 髙柴哲次郎 …… 102
49. パーシャルアドヒアランスの患者に対してのRLAIの効果
　……………………………………………………… 大友好司，添田博也，村田繁雄 …… 104
50. RLAI投与によって治療アドヒアランスを高められた1症例 ………………………………………………………… 牧田昌平 …… 106
51. RLAIにより寛解状態へ至ったと同時に治療意欲の向上をみた1例 ……………………………………………… 立花憲一郎 …… 108
52. RLAIの導入により再入院が阻止された統合失調症の1症例 …………………………………………………………… 田中　誠 …… 110
53. 頻回に入退院をくりかえす患者に対する再入院防止へのRLAIの効果 …………………………………………… 藤本英生 …… 112
54. コンプライアンス不良により再発，入退院をくり返していた症例 ………………………………………………… 田上洋子 …… 114
55. RLAI導入によって退院が可能となった長期入院患者の1例 ……………………………………………………… 加藤芳夫 …… 116
56. 複数の生活イベントを対処し，自立的な生活を得るに至った1症例 ……………………………………………… 関谷　修 …… 118
57. 統合失調症患者の社会復帰・QOLの改善へのRLAIの効果 ……………………………………………………… 西村次郎 …… 120
58. RLAIによる外来患者のステップアップ …………………………………………………………………………… 加藤伊津子 …… 122
59. RLAIの切り替えが効果的だった1例 ……………………………………………………… 野口貴弘，加藤豊文 …… 124

60.	統合失調症維持療法中のRLAIの効果	森　康浩……126
61.	RLAIによって安定した1人暮らしを続ける統合失調症の1例	井上　誠士郎……128
62.	RLAI単剤維持療法によりQOLが向上した統合失調症通院患者の1例	渡部　和成……130
63.	社会復帰・QOLの改善にみるRLAIの効果	新井　礼子……132
64.	統合失調症の社会復帰・QOLの改善へのRLAIの効果	宮田　啓……134
65.	RLAIにより夫婦の語らいを取り戻した1例	天野　雄平, 塩入　俊樹……136
66.	RLAIにより陽性・陰性症状が改善してQOLが向上した1例	田畑　修……138
67.	RLAIにより精神症状が改善し，親子関係も著しく改善した1例	藤井　祐……140
68.	統合失調症患者の社会復帰へのRLAIの効果	元　圭史……142
69.	RLAI導入により服薬不要となり，さらに病的多飲水が軽減し，退院が実現した慢性期統合失調症患者の1例　　　　　　　　　　　　　　　　　　　　　　　　　　　　　桑原　秀樹……144		
70.	統合失調症患者への地域支援に対するRLAIの治療効果について	小野　晴久……146
71.	患者の帰住地調整を促進する上でのRLAIの役割	岩田　愛雄……148
72.	高感情表出（高EE）家族間の関係調整に対してRLAIが有効であった統合失調症の1例　　　　　　　　　　　　　　　　　　　　　　　　　　　　　　　　　奥平　智之, 阿部　又一郎……150		
73.	安定期にRLAIを導入し，社会復帰が図られている統合失調症の1例	松本　出……152
74.	RLAIにより単身生活に道が開けた1症例	石井　玲子, 斯波　一義, 熊谷　幹生, 小林　充穂……155
75.	RLAIの導入により，患者と家族の生活の質が大幅に改善した1例	亀廣　聡……158
76.	怠薬により寛解と再発をくり返す統合失調症患者にRLAIが著効した1例	岩永　明峰……161

IV. 前薬の副作用回避

77.	RLAIにより副作用が消失した1例	鬼村　洋太郎……166
78.	RLAIで錐体外路症状が軽減した統合失調症の1例	香月　あすか, 堀　輝, 吉村　玲児……168
79.	服薬の自己中断による再燃入院をくり返したが，RLAIの導入により良好な経過を得た統合失調症の1例　　　　　　　　　　　　　　　　　　　　　　　　　　　　　　　　　　　吉村　篤……170		
80.	病識不十分な上に副作用のため，内服継続が困難であった統合失調症症例へのRLAIの効果　　　　　　　　　　　　　　　　　　　　　　　　　　　　　　　　　　　武島　稔, 稲葉　政秀……172		
81.	RLAI単剤使用により副作用が軽減し，精神症状も改善しつつある1例	稲村　茂……174
82.	定型持効性注射剤からRLAIへ切り替えた1症例	石塚　卓也……176
83.	デカン酸ハロペリドールからRLAIに置き換えて薬剤性パーキンソニズムが消失した1例	吉浜　淳……178
84.	定型抗精神病薬のデポ剤からRLAIへの切り替えにより遅発性ジスキネジアが改善した1症例	宮坂　佳幸……180

V. 特殊な患者

85.	薬物療法を嫌う患者へのRLAIの効果—治療継続が可能となった1例—	諸江　健二……184
86.	20年ぶりに再発した高齢の統合失調症患者へのRLAIの効果	杉江　日出彦……186
87.	長期措置入院例へのRLAIの使用経験	石川　大道……188
88.	RLAIの導入により精神病症状を伴う躁状態の再燃を抑えることが可能となった双極I型障害の1例　　　　　　　　　　　　　　　　　　　　　　　　　　　　　　　　　　小松　浩, 大野　高志……190		
89.	RLAIにより暴力行為が改善した，中等度精神発達遅滞を伴う統合失調症の1症例	七条　敏明……192
90.	医療観察法医療におけるRLAI導入の実際　　　　　　　　高井　良昌, 奥平　智之, 芹澤　秀和, 安藝　竜彦, 竹野　良平, 米山　伸彦, 戸澤　毅, 西川　祐一……194		

VI. その他

91. 多剤併用処方からの切り替えにより，併用薬の削減とともに副作用が改善した症例 ………………… 智田 文徳 …… 198
92. 統合失調症へのRLAIの効果—薬剤整理ができた症例— ……………………………………… 黒須 貞利 …… 200
93. RLAIへの切り替えにより処方の単純化と陽性症状，副作用の改善がもたらされた症例 ………………… 上田 均 …… 202
94. RLAI導入により処方が単純化し，臨床症状も全般的に改善した1例 ……………… 堀 達，原田 久 …… 204
95. RLAIによりアドヒアランスが改善し，減薬が可能となった症例 ……………………………… 大賀 肇 …… 206
96. 定型薬の多剤併用からRLAI単剤への置換が奏効した老年期慢性統合失調症の症例 …………………… 佐々山 竜一 …… 208
97. 断薬による症状悪化で入退院をくり返す統合失調症患者に対するRLAIの効果 …………………… 飯倉 康郎 …… 210
98. 一度はRLAIを拒否したが再導入が可能となった1例 ……………………………………… 岡島 和夫 …… 212
99. RLAIの導入により家族の内服確認が不要となり，寛解状態を維持している1症例 ……………… 森 貴俊 …… 214
100. デイケア通院患者のQOLがRLAIで回復した症例 ……………………………………… 森 暁 …… 216
101. 入院治療中に内服を拒否し治療継続困難であったがRLAIにより著明な改善が得られた統合失調症の1例
　　　　　………………………………………………………………… 山田 浩樹，三村 將，加藤 進昌 …… 218
102. RLAIによる服薬モニタリングと地域ケアによって地域生活を続けている統合失調症の1症例 ………… 加藤 秀明 …… 220
103. 幻聴により希死念慮が惹起された症例に認知行動療法（CBT），RLAIが奏効した1例 ……………… 宮本 憲司朗 …… 222

索　引 …… 225

100 Case Reports of Risperidone Long-Acting Injection

症例一覧表
(巻末索引もご活用ください)

Ⅰ. 陽性症状への効果

症例番号	年齢(歳)	性別	主症状	合併症	入院・外来	治療経過 RLAI切換の目的	主な前治療薬(RLAI投与前:メジャーのみ)	RLAI用量(mg)	最終の併用薬(メジャーのみ)	メジャー以外の併用薬(最終)	RLAI切換後の副作用	掲載頁
1	30代	男	不安,幻覚妄想,無気力	無	入院→外来	アドヒアランスの向上を目的とした心理教育とのパッケージ治療	リスペリドン	25	無	無	無	2
2	39	男	幻聴,被害妄想	無	入院→外来	アドヒアランスの改善	リスペリドン	25	無	ロラゼパム,バルプロ酸,フルニトラゼパム	無	4
3	43	男	幻聴,被害妄想	無	外来	アドヒアランスの改善	ブロナンセリン	25	無	無	無	6
4	32	男	多弁・多動,独語	無	入院	怠薬を防ぐため	クエチアピン	25 → 37.5	無	無	無	8
5	54	男	幻覚妄想状態	糖尿病	外来	「不調の自覚」の改善	デカン酸ハロペリドール,デカン酸フルフェナジン	25	リスペリドン	ビペリデン	無	10
6	63	男	被害妄想,幻聴	無	外来	アドヒアランスの改善	ハロペリドール,クロルプロマジン,レボメプロマジン	25 → 37.5 → 50	クロルプロマジン,レボメプロマジン	ニトラゼパム,トリアゾラム,ビペリデン	無	12
7	46	男	幻聴,妄想	無	外来	多剤から単剤化へ	リスペリドン,オランザピン	25 → 37.5 → 50	無	カルバマゼピン,フルニトラゼパム,ビペリデン	無	14
8	43	女	被害妄想	無	外来	怠薬の疑いがあったため	リスペリドン,ブロナンセリン	25	リスペリドン	無	無	16
9	60	男	興奮,拒絶,被害関係妄想	無	入院	ＱＯＬの改善	リスペリドン	25	無	無	無	18
10	31	男	幻聴,被害妄想	無	外来	前治療薬を拒否するため	デカン酸ハロペリドール	25 → 37.5	無	フルニトラゼパム,クアゼパム,ベゲタミンB	無	20
11	54	男	幻聴,恋愛妄想,興奮	無	外来	拒薬による再発防止のため	ハロペリドール	25 → 50	無	無	無	22
12	34	男	幻聴,不明言動,意欲低下	高血圧,脂質異常症	外来	アドヒアランス改善のため	リスペリドン	25 → 37.5 → 50	無	無	無	24
13	54	女	不安,興奮,幻聴	喘息	入院	怠薬・拒薬のため	リスペリドン,プロペリシアジン,レボメプロマジン	25	プロペリシアジン,レボメプロマジン	ブロチゾラム,ビペリデン	無	26

症例番号	年齢(歳)	性別	主症状	合併症	入院・外来	治療経過						掲載頁
						RLAI切換の目的	主な前治療薬(RLAI投与前：メジャーのみ)	RLAI用量(mg)	最終の併用薬(メジャーのみ)	メジャー以外の併用薬(最終)	RLAI切換後の副作用	
14	54	男	幻聴,妄想,不穏	高脂血症,高尿酸血症	入院	前治療薬の怠薬のため	リスペリドン	25→37.5→50	無	無	無	28
15	53	女	幻聴,妄想	無	入院	多剤併用を単剤化にするため,アドヒアランスを改善して退院に結びつけるため	オランザピン	25→37.5→50	無	フルニトラゼパム	錐体外路症状,過鎮静	30
16	34	男	滅裂思考	無	入院〜外来	アドヒアランスの改善	アリピプラゾール,レボメプロマジン,ペロスピロン,リスペリドン,オランザピン	25→37.5	アリピプラゾール	ゾピクロン	無	32
17	40	女	幻覚,妄想	無	入院→外来	怠薬のため	リスペリドン	25→37.5→50	無	ビペリデン	無	34
18	51	女	幻覚,妄想,易怒性	高脂血症,糖尿病	外来	薬剤整理(単純化),怠薬による症状の不安定さの是正	ハロペリドール,リスペリドン	25→37.5	無	カルバマゼピン,トリアゾラム	無	36
19	28	男	幻聴,空想,独語	無	外来	アドヒアランスの改善	オランザピン	25	無	トリアゾラム,ニトラゼパム,フルニトラゼパム	無	38
20	34	男	幻聴,不穏	高脂血症	入院〜外来	怠薬・拒薬による再発を防ぐため	アリピプラゾール,オランザピン	25→37.5	無	バルプロ酸,フルニトラゼパム	無	40
21	22	男	幻覚妄想,興奮,自閉	無	入院	怠薬・拒薬を防ぐため	リスペリドン,オランザピン	25→37.5→50	オランザピン,スルトプリド	ビペリデン,フルニトラゼパム,ブロチゾラム	無	42
22	34	女	幻覚妄想	無	入院→外来	アドヒアランス改善,副作用軽減	オランザピン	25	無	無	無	45
23	39	男	幻聴,被害妄想,妄想知覚,疎通性障害	無	外来	多剤から単剤化へ	ハロペリドール,リスペリドン,クロルプロマジン	25→37.5→50	無	ブロチゾラム,クアゼパム	無	48

II. 陰性症状，認知機能への効果

症例番号	年齢(歳)	性別	主症状	合併症	入院・外来	治療経過						掲載頁
						RLAI切換の目的	主な前治療薬(RLAI投与前：メジャーのみ)	RLAI用量(mg)	最終の併用薬(メジャーのみ)	メジャー以外の併用薬(最終)	RLAI切換後の副作用	
24	20代	男	幻聴,被害妄想,精神運動興奮	無	外来	アドヒアランスの改善	リスペリドン,レボメプロマジン	25 → 37.5	無	無	無	52
25	20	男	引きこもり	無	外来	前治療薬の怠薬・拒薬のため	リスペリドン,ブロナンセリン	25	リスペリドン	無	無	54
26	68	女	被害妄想,拒絶,認知機能障害	糖尿病	入院→外来	怠薬・拒薬のため	リスペリドン	25 → 37.5 → 25	無	無	無	56
27	63	男	自閉,意欲低下	糖尿病	外来	多剤から単剤へ	リスペリドン,クロルプロマジン,フルフェナジン	25 → 37.5 → 50	無	無	無	58
28	22	女	認知機能障害,妄想,幻覚	無	外来,デイケア通所	怠薬のため,認知機能の改善	リスペリドン,クロルプロマジン,レボメプロマジン	25 → 37.5 → 50	無	バルプロ酸	眠気	60
29	48	男	昏迷,拒絶,自閉	高血圧	外来	それまでの使用薬は効果がないと判断したため	ハロペリドール,フルフェナジン	25 → 37.5 → 50	無	無	無	62
30	39	女	被害妄想,拒絶	境界型糖尿病	外来	アドヒアランスの改善	リスペリドン	25 → 37.5 → 50	リスペリドン	ビペリデン	無	64
31	67	女	被害妄想,連合弛緩,不穏	高血圧	入院	アドヒアランスの改善	オランザピン,リスペリドン	25 → 37.5 → 50 → 37.5	無	無	アカシジア	66
32	60	女	幻聴,無為自閉	糖尿病	入院・外来	アドヒアランスの改善	アリピプラゾール	25 → 37.5 → 50	無	無	無	68

III. 社会復帰・QOL の改善

症例番号	年齢(歳)	性別	主症状	合併症	入院・外来	治療経過					掲載頁
						RLAI 切換の目的	主な前治療薬(RLAI投与前:メジャーのみ)	RLAI用量(mg)	最終の併用薬(メジャーのみ)	メジャー以外の併用薬(最終)	RLAI切換後の副作用	
33	40	男	被害妄想,興奮	無	外来	「薬を飲まなくて済むなら楽だから」と患者が希望したから	リスペリドン	25→37.5→50	無	バルプロ酸,フルニトラゼパム	無	72
34	37	男	軽度の連合弛緩,不安,感情鈍麻	無	外来	内服忘れに伴う再発防止のため	リスペリドン	25	無	無	無	74
35	37	男	被害妄想,幻聴	無	外来	アドヒアランスの改善	リスペリドン,クロルプロマジン	25→50	クロルプロマジン	ブロマゼパム,ビペリデン,パロキセチン	無	76
36	21	男	不眠,注察妄想	無	入院〜外来	アドヒアランスの維持	リスペリドン	25	リスペリドン	無	無	78
37	26	女	被害関係妄想	無	入院	アドヒアランスの向上	リスペリドン	25→37.5→25	無	無	体重増加	80
38	25	男	被害妄想,幻聴,自発性低下	無	外来	アドヒアランス向上のため	リスペリドン	25→37.5	無	無	無	82
39	22	男	被害妄想	無	外来	アドヒアランスの改善	リスペリドン,オランザピン	25	無	無	無	84
40	31	男	幻聴,意欲障害	無	外来	患者の希望(内服に苦痛を感じていたため)	リスペリドン	25→37.5→50	無	無	無	86
41	41	男	意欲減退,攻撃性	無	外来	アドヒアランスの改善	リスペリドン	25→37.5→50	無	無	無	88
42	20	男	幻覚,妄想	無	外来	服薬忘れによる再発予防のため	リスペリドン,クエチアピン	25→37.5	リスペリドン	ニトラゼパム,エスタゾラム	無	90
43	21	男	将来に対する不安,思考障害	無	外来	不安の軽減	リスペリドン,ゾテピン	25→37.5→25	無	フルボキサミン	無	92
44	37	女	幻聴,被害妄想	糖尿病	外来	アドヒアランスのさらなる向上(患者自身の希望)	リスペリドン,ペロスピロン	25→37.5→50	無	無	一時的幻聴	94
45	30代	男	被害関係妄想,被注察感	無	外来	アドヒアランスの改善	オランザピン	25→50	オランザピン	バルプロ酸	無	96
46	60	女	幻覚妄想状態	糖尿病	入院→外来	アドヒアランスの改善	リスペリドン,アリピプラゾール	25→37.5	リスペリドン	クアゼパム,グリベンクラミド	無	98
47	43	女	被害妄想,連合弛緩,自閉	無	外来	デイケアの再開を目指して	ペロスピロン,レボメプロマジン,デカン酸フルフェナジン	25→37.5	無	エスタゾラム,フルニトラゼパム,プロマジン	無	100
48	33	男	被害妄想	無	外来	症状の改善	リスペリドン	25→37.5	無	ゾピクロン,ロラゼパム	無	102
49	38	女	幻聴,被害妄想	無	外来	服薬忘れによる症状変動の改善	リスペリドン	25→37.5	無	バルプロ酸,ロラゼパム	無	104
50	64	女	被害妄想,嫉妬妄想	気管支喘息	入院	アドヒアランスの改善	ブロナンセリン	25→37.5→50	レボメプロマジン	トリアゾラム,フルニトラゼパム	無	106
51	20	女	幻聴,妄想,不安・抑うつ,意欲低下	無	外来	飲み忘れ防止	リスペリドン	25	リスペリドン	無	無	108

症例番号	年齢(歳)	性別	主症状	合併症	入院・外来	治療経過						掲載頁
						RLAI切換の目的	主な前治療薬(RLAI投与前：メジャーのみ)	RLAI用量(mg)	最終の併用薬(メジャーのみ)	メジャー以外の併用薬(最終)	RLAI切換後の副作用	
52	61	女	自閉，妄想	無	外来	経口薬が効果不十分だったため，怠薬のため	クエチアピン，ハロペリドール	25	クエチアピン，ハロペリドール	フルニトラゼパム，プロメタジン	無	110
53	42	女	幻聴，被害関係妄想	無	外来	アドヒアランスの改善	ブロナンセリン	25→37.5→50	クエチアピン	バルプロ酸，トリアゾラム，ニトラゼパム	無	112
54	47	男	支離滅裂	軽度知的障害，糖尿病	外来	拒薬のため	リスペリドン	25→37.5→25	無	無	無	114
55	41	男	不穏衝動行為，暴力行為，器物破損	アトピー性皮膚炎	入院	以前の治療で効果が認められなかったため	リスペリドン，レボメプロマジン	25→37.5→50	リスペリドン	ベゲタミンA，ビペリデン	無	116
56	43	男	躁状態	無	外来	マイルドな鎮静効果	リスペリドン	25	無	フルニトラゼパム	無	118
57	20	女	思考伝播，陰性症状	無	外来	アドヒアランスの改善，陰性症状の改善	オランザピン	25	無	無	無	120
58	31	女	幻聴	緑内障(手術済)	外来	服薬の負担軽減	リスペリドン，クロルプロマジン，レボメプロマジン(睡眠への対処)	25	クロルプロマジン，レボメプロマジン(睡眠への対処)	ロラゼパム，ビペリデン	無	122
59	41	男	被害妄想	無	外来	アドヒアランスの改善	リスペリドン	25→37.5→50	無	クアゼパム	無	124
60	30代	男	幻聴	無	外来	アドヒアランスの改善	リスペリドン	25→37.5→50	無	無	無	126
61	49	男	関係妄想，被注察感	無	入院→外来	多剤から単剤化へ	リスペリドン	25→37.5→50	クエチアピン	トリアゾラム，クアゼパム	無	128
62	29	男	体感幻覚・幻聴	無	外来	服薬忘れによる再燃を防止するため	リスペリドン	25	無	無	無	130
63	42	男	幻聴，被害妄想	尋常性乾癬，高脂血症，高血圧	入院→外来	怠薬のため	リスペリドン	25→37.5	無	バルプロ酸，カルバマゼピン，ジアゼパム	無	132
64	50	男	幻聴，不眠	糖尿病	外来	アドヒアランスの改善	リスペリドン	25	無	トリアゾラム，ベゲタミンA，ベゲタミンB	無	134
65	40	女	幻聴，妄想	無	外来	アドヒアランスの改善	ハロペリドール，オランザピン	25→37.5	リスペリドン内用液(頓用)	フルニトラゼパム	無	136
66	62	男	幻聴，情意鈍麻	無	外来	治療薬の怠薬・拒薬のため	オランザピン，アリピプラゾール	25	無	無	無	138
67	27	男	妄想的言動，暴力行為	強迫性障害	入院→外来	アドヒアランスの改善	リスペリドン，ハロペリドール，クロルプロマジン	25→37.5	アリピプラゾール	フルニトラゼパム	勃起不全	140
68	41	男	被害妄想，幻聴	腰椎椎間板ヘルニア	入院	(再発防止)社会復帰のため	リスペリドン	25→37.5	無	無	無	142
69	50	男	認知思考障害，多飲水	無	入院	アドヒアランスの改善	リスペリドン	25	無	無	無	144
70	30代	女	幻聴体験，自殺企図	無	入院→外来	怠薬による再発予防のため	オランザピン	25→37.5	無	リルマザホン	月経異常	146
71	44	男	体感幻覚，幻聴	無	入院	帰住地調整の促進	リスペリドン，クエチアピン，レボメプロマジン	25→37.5→50	クエチアピン，レボメプロマジン	クロナゼパム，ビペリデン，フルニトラゼパム，ジスルフィラム	無	148

症例番号	年齢(歳)	性別	主症状	合併症	入院・外来	治療経過					掲載頁
						RLAI切換の目的	主な前治療薬(RLAI投与前:メジャーのみ)	RLAI用量(mg)	最終の併用薬(メジャーのみ)	メジャー以外の併用薬(最終)	RLAI切換後の副作用	
72	30代	女	被害関係妄想,幻聴	アトピー性皮膚炎	入院〜外来	高感情表出家族間の関係調整	アリピプラゾール	25→37.5→50	無	無	無	150
73	42	男	幻聴,被害妄想	無	入院→外来	社会生活の向上	リスペリドン	25	無	ゾルピデム	無	152
74	37	男	被害妄想,幻聴	無	外来	服薬忘れによる再発予防のため	リスペリドン,ブロナンセリン	25→37.5→50	レボメプロマジン	フルニトラゼパム,ロラゼパム,ブロチゾラム	無	155
75	40	女	幻覚,妄想,拒絶,認知機能障害	無	外来	アドヒアランスの改善,多剤から単剤へ	リスペリドン	25→37.5→50	リスペリドン	無	無	158
76	37	女	被害妄想	無	入院	アドヒアランスの向上	リスペリドン,ゾテピン	25	無	バルプロ酸	無	161

IV. 前薬の副作用回避

症例番号	年齢(歳)	性別	主症状	合併症	入院・外来	治療経過					掲載頁
						RLAI切換の目的	主な前治療薬(RLAI投与前:メジャーのみ)	RLAI用量(mg)	最終の併用薬(メジャーのみ)	メジャー以外の併用薬(最終)	RLAI切換後の副作用	
77	52	女	幻聴	無	入院→外来	錐体外路症状の軽減	リスペリドン	25→37.5	クエチアピン	無	無	166
78	38	女	幻覚,妄想	無	入院	錐体外路症状の軽減	リスペリドン,ブロナンセリン,オランザピン,アリピプラゾール	25→37.5	ブロナンセリン	ロラゼパム	錐体外路症状	168
79	52	女	被害妄想,幻聴,敵意	無	入院→外来	服薬中断による再発を防ぐため	アリピプラゾール	25→37.5→50	無	クロキサゾラム	無	170
80	38	女	体感幻覚,注察妄想,被害妄想	無	入院→外来	副作用回避のため	リスペリドン	25→37.5→50	無	無	無	172
81	29	男	幻聴,被害妄想	無	入院	拒薬のため	リスペリドン	25→37.5→50	無	無	無	174
82	60	男	幻覚妄想	無	外来	副作用軽減	リスペリドン,デカン酸ハロペリドール	25	無	バルプロ酸	無	176
83	58	男	幻聴,異常行動	高血圧	外来	錐体外路症状の軽減	ハロペリドール	25→37.5	無	無	無	178
84	59	男	幻覚妄想	無	入院	拒薬のため	リスペリドン	25→37.5→50	無	ニトラゼパム,フルニトラゼパム,ビペリデン	無	180

V．特殊な患者

症例番号	年齢(歳)	性別	主症状	合併症	入院・外来	治療経過 RLAI切換の目的	主な前治療薬(RLAI投与前：メジャーのみ)	RLAI用量(mg)	最終の併用薬(メジャーのみ)	メジャー以外の併用薬(最終)	RLAI切換後の副作用	掲載頁
85	35	男	幻聴	無	外来	症状の改善	アリピプラゾール	25→37.5	アリピプラゾール	無	無	184
86	86	女	不穏,不眠	無	入院	アドヒアランスの改善	クエチアピン	25→37.5	クエチアピン	無	無	186
87	70	男	妄想,易刺激性	無	入院	前治療薬の拒薬,副作用の軽減	クエチアピン,プロペリシアジン,リスペリドン,ハロペリドール,オランザピン	25→37.5→50	リスペリドン,レボメプロマジン	ビペリデン,クロナゼパム,ニトラゼパム	浅眠,易刺激性	188
88	25	女	気分高揚,多弁,易刺激性亢進,誇大妄想	アトピー性皮膚炎	入院→外来	怠薬による再燃防止のため	ハロペリドール,ゾテピン	25→37.5	無	バルプロ酸,ビペリデン	無	190
89	36	女	幻覚妄想,暴力行為	無	外来	服薬継続が困難だったため	リスペリドン,フルフェナジン	25	リスペリドン	ビペリデン	無	192
90	40代	男	暴力,妄想	高脂血症	外来	アドヒアランス確立	リスペリドン	25→37.5	無	ゾルピデム	無	194
	20代	男	易怒性,衝動性亢進	無	外来,入院	アドヒアランス確立	リスペリドン	25→37.5→50	リスペリドン	バルプロ酸,ビペリデン	無	

VI．その他

症例番号	年齢(歳)	性別	主症状	合併症	入院・外来	治療経過 RLAI切換の目的	主な前治療薬(RLAI投与前：メジャーのみ)	RLAI用量(mg)	最終の併用薬(メジャーのみ)	メジャー以外の併用薬(最終)	RLAI切換後の副作用	掲載頁
91	40代	男	認知機能障害,自殺企図	イレウス	入院	多剤から単剤へ	ブロナンセリン,ハロペリドール,レボメプロマジン	25→37.5	無	ロラゼパム,リチウム,アロプリノール,トリアゾラム,フルニトラゼパム	無	198
92	48	男	幻聴,被害関係妄想,自閉	無	入院→外来	幻聴・妄想の改善,多剤併用の改善,アドヒアランスの改善	リスペリドン,オランザピン,クエチアピン,アリピプラゾール,ハロペリドール	25→37.5→50	オランザピン	ロラゼパム	無	200
93	24	男	幻覚・被害妄想,作為体験	無	外来	陽性症状の改善	オランザピン,リスペリドン	37.5	無	ブロチゾラム,ニトラゼパム	無	202
94	35	男	精神運動興奮,幻聴	無	入院	多剤から単純へ,アドヒアランスの改善	リスペリドン,クエチアピン,オランザピン	25→37.5→50	オランザピン	無	無	204
95	55	女	幻聴,被害妄想,拒薬	高血圧	外来	服薬忘れ,多剤併用から処方単純化のため	アリピプラゾール,クエチアピン	25→37.5	無	ブロチゾラム,クアゼパム	無	206
96	73	女	不安・焦燥感,内服後の倦怠感	無	外来	多剤から単剤化へ	フルフェナジン,ペルフェナジン,チミペロン	25→37.5→50	無	マザチコール	無	208
97	58	女	幻聴,妄想,拒食	狭心症	外来	拒薬のため	アリピプラゾール	25→37.5→50	無	無	軽度振戦	210

症例番号	年齢(歳)	性別	主症状	合併症	入院・外来	治療経過						掲載頁
						RLAI切換の目的	主な前治療薬(RLAI投与前:メジャーのみ)	RLAI用量(mg)	最終の併用薬(メジャーのみ)	メジャー以外の併用薬(最終)	RLAI切換後の副作用	
98	59	男	幻覚,妄想,自閉	糖尿病	入院→外来	アドヒアランスの改善	リスペリドン	25→37.5	リスペリドン,クロルプロマジン	フルニトラゼパム,プロメタジン	無	212
99	60	男	無(寛解状態)	無	外来	怠薬の可能性が高いため	リスペリドン,ハロペリドール	25	無	無	無	214
100	57	女	慢性的な幻視	無	外来	幻視の改善	リスペリドン,オランザピン	25	リスペリドン,オランザピン	フルボキサミン,フルニトラゼパム,バルプロ酸,カルバマゼピン	無	216
101	20代	女	妄想,幻聴	アトピー性皮膚炎	入院/外来	拒薬のため	アリピプラゾール	25	無	無	無	218
102	57	男	幻聴,低い社会的機能	無	外来	アドヒアランスの改善	リスペリドン	25→37.5→50	無	無	無	220
103	27	男	幻聴,希死念慮	無	入院→外来	多剤から単剤化へ	リスペリドン,オランザピン	25→37.5→50	オランザピン	無	無	222

I. 陽性症状への効果

1. 初回エピソード例へのRLAI治療導入
―医療保護入院初日に退院を申し出た本人・家族を皆で支える―

趙　岳人[*,**,***]　阿部裕子[*]　小田浩一[*]　岩田仲生[***]

[*] 医療法人健生会　明生病院　[**] 熊本大学大学院医学教育部（神経精神科学分野）　[***] 藤田保健衛生大学医学部精神神経学講座

I. 症　例

[症　例] 30代，男性，入院初日に退院し外来へ。
[既往歴] 特記すべきことなし。
[家族歴] 精神疾患の家族歴なし。
[生活歴] 同胞3名（2男1女）中第3子。祖父をはじめ両親・兄家族との9人暮らし。私立大学芸術学部を卒業。アルバイトの経験あり。結婚歴なし。
[現病歴] X-1年7月下旬から不眠・頭痛を認めた。X-1年8月初旬に「僕の部屋の様子が友達に知れわたっている」，「家中に盗聴器が仕掛けてある」と訴え，不審に思った家族に伴われてA診療所を受診した。統合失調症が疑われたが，治療の必要性を本人は理解することができず，2回の通院で治療中断となった。そのような状態でも就職活動を続けたが，就労はできなかった。

X年2月初めには，「監視が激しくなった」，「命が狙われている」と言って怯え，状態は悪化した。「家族をどうにかしろという指令が聞こえる」と言い，独語・空笑も著しくなった。2月中旬には母校の大学教授のもとへ自ら相談に行き，A診療所を再診するよう促されたが受診しなかった。その後，異常体験はさらに活発となり，第三者との交流にも支障をきたすまでになったため，家族がA診療所の医師に相談し，入院対応のできる当院を紹介された。病院を受診すること自体に本人は抵抗を示したが，家族に説得されて当院を初診となった。
[入院時所見] 両親に伴われて本人が恐る恐る診察室に入ってきた。うつ向いたまま身体を震わせて沈黙を続けていたが，唐突に「家が……どうかなるんですか？」，「怖い！」と叫び退席しようとした。病識は乏しく，衝動性も高いうえ，治療の必要性を理解できないため，両親の同意を得て医療保護入院（二項入院）となった。

入院直後，帰宅を要求して不穏となり，他患者への迷惑防止を目的に隔離処遇を要すると判断したが，入室に際する告知の段階においても帰宅を要求する本人と両親との協議は続いた。最終的には両親も退院を強く希望したため，頓用のリスペリドン内用液（2mL）により対話が可能となった本人および両親と面接を行った。入院時に処方した薬を必ず服用する（させる）こと，病状が再び悪化した場合には遠慮せずに当院に相談・受診することなどを両者に助言し，即日退院となった。入院当日（退院1日目）の処方は次のとおりである。①リスペリドン2mg/日，ロラゼパム2mg/日 分2（朝夕食後），②リスペリドン1mg/日，リルマザホン1mg/日 分1（就寝前）。
[治療経過/RLAI導入法] 退院2日目，父親から電話が入った。助言通りに服薬はできているが再び訳のわからぬことを言って不安定であると言う。受診を促すと，両親に伴われ自ら助けを求めて本人が来院した。「一番つらいのは，不安です」と本人は言った。両親も「やはり退院させるべきではなかった」と言った。そこで，両者を前にして看護師立会いのもとにRLAI治療についての「説明と同意」を実施した。急性期症状の緩和を短期目標に，いつもの暮らしに戻ることを中期目標にかかげ，それぞれに同意を得ることができたため，RLAI 25mg（1投目）を投与した。

退院5日目（診察のみ），「だいぶいいです。仕事……何からすればいいですか？」と本人が述べた。復調の兆しと将来への不安とが入り混じっていることがうかがえた。診察の際に個別心理教育で，症状や副作用について学び，十分に休養することが大切であることを再確認した。ロラゼパムを1mg/日に減量した。退院12日目，RLAI 25mg（2投目）を投与した。日中の眠気を訴えたため，眠前のリスペリドン1mg/日を中止し，ロラゼパムをさらに0.5mg/日に減量して眠前に変更した。退院26日目，RLAI 25mg（3投目）を投与した。「友人の結婚式に参加できなくて残念。やる気が出ないのもつらい。ただ，久しぶりにパチンコに行けたこと，朝起きが清々しく感じられることは嬉しい」と言う。個別心理教育で，ストレスの種類とその対処法（相談すること）を学んだ。リスペリドンを半減（1mg/日）し，夕食後1回に変更した。退院40日目，RLAI 25mg（4投目）を投与した。「仕事をしなければと思うけど何もできない」と言う。個別心理教育で，社会資源・社会参加について学んだ。将来の単身生活を見すえて，まずは生活リズムを整え，炊事・洗濯・掃除などできることを少しずつ増やしていくことを計画した。リスペリドン，ロラゼパムを

症　例：30代，男性。主症状：不安，幻覚妄想

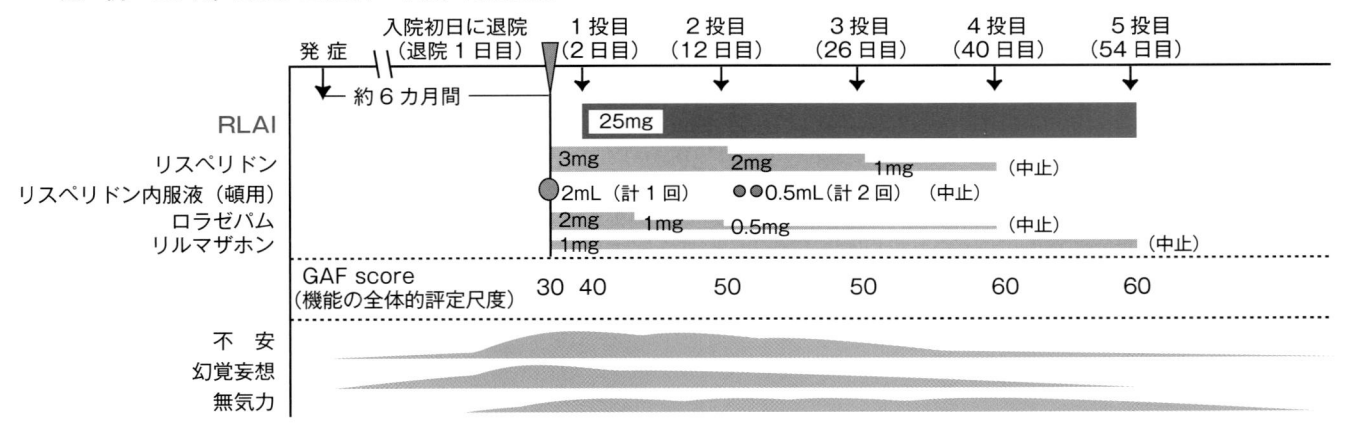

中止した。退院54日目，RLAI 25mg（5投目）を投与した。精神状態は安定し，本人は発症後の性的興奮の低下が悩みと告白した。現在，薬物療法との関連（高プロラクチン血症の有無など）を精査中である。リルマザホンを中止し，RLAIの単剤化が完了した。

II．考　察

統合失調症の初回エピソードにおいて十分な治療と疾病教育とを受ける機会を逸したまま約半年が経過した未治療再燃例に対して，RLAI治療を導入し約2カ月間で著明な改善が見られた（GAF score 30点→60点）。

以下のアプローチに要点をしぼって考察を加える。

・地域との連携：発症直後に診察を担当してくれた地域精神科診療所からの紹介がなければ，当事者・家族ともに病気を理解し積極的に治療に参加する機会はさらに遅れた可能性がある。A診療所の医師の適切な判断と助言とに感謝したい。初回エピソード例の早期発見・早期治療には地域との連携が重要であることを学んだ。

・院内の連携：院内においては，共著者（小田）が初診医として診断と初期治療（内服治療）を担当し，著者が休日当番医（現主治医）として退院2日目以降の治療（RLAI治療）を担当した。初診医は，初回エピソードにおける当事者・家族の立場を尊重し，彼らが病気を受け容れるまでにはある程度の時間が必要であること，精神科病棟における治療に踏み込むことへの戸惑いや抵抗があることに十分理解を示した。したがって，服薬の重要性と緊急時の対応とを本人・家族に助言した上で退院の申し出を了承した。信頼関係を築く上でも初診医のこの判断は妥当であったと考える。また，退院2日目は休診日であったが，初診医から事前に情報を得ていたため，家族からの緊急の相談にも著者や当番看護師などは遅滞なく対応することができた。院内連携の重要性を痛感した。本人・家族への心理教育的介入を継続していくことが今後の課題である。

[患者の声]「治療のおかげで生活が『普通』に戻った。相談できる場所（病院）ができたのもよかった。夢は，学生時代から描きためた絵画に現在作成中の作品を加えて，将来個展を開くこと」
家族の声：「息子が病気になり家族皆が混乱した。徐々に回復する姿が見られて，皆ほっとしている」
[ポイント] ①「説明と同意」は個別心理教育の第一歩。あわてず，ゆっくり，何度でも……。②地域・院内の連携で支える。皆で支える。初回エピソードの当事者・家族には支えが必要。③急性期（陽性）症状の軽減がゴールではない。治療目標は，いつもの暮らしでの「社会参加」。④RLAI治療は，薬物療法のみならず，地域との連携・院内の連携・心理教育などを含む，総合的アプローチ（治療法）である。

・心理教育としての「説明と同意」：当院所定の『RLAI治療説明書（同意書）』の要旨を次の①〜⑤にまとめる。
　①2週間に1回の注射だけで「いつもの暮らしに戻る」。
　②薬が体全体にいきわたるまで3〜4週間内服薬を併用。
　③内服薬と同様の副作用について（例：眠気・ふるえ）。
　④1回あたりの費用について（例：1割負担で2,350円）。
　⑤この治療はいつでも中止できる。

特に，再発を防いで「いつもの暮らしに戻る」ことが真の治療目標であるという主治医のメッセージは，病と直面する当事者・家族にとって明るい希望となり得ることを実感した。最後に，RLAI治療の現場から得られた臨床の気づきを列挙して本稿を締めくくりたい。

1) 過鎮静は大敵。シンプルな処方で対話を促そう。
2) 非定型抗精神病薬に特有な副作用は見逃しやすい。
3) RLAI治療導入は看護師・薬剤師との協働作業。病状把握は看護師と，RLAIの情報提供は薬剤師と共に。

2. 統合失調症の陽性症状へのRLAIの効果

中山 静一

医療法人永慈会　永井ひたちの森病院

I. 症 例

[症　例] 39歳, 男性, 入院から外来へ移行。
[既往歴] 特記事項なし。
[家族歴] 従兄がうつ病のため他院で加療中。
[生活歴] 単子, 両親と3人暮らし, 高校卒業後, 自動車部品製造会社に勤務している。結婚歴なし。
[現病歴] X-3年頃から「電車内や人込みで他の人が自分の悪口を話し合っている」, X-1年頃からは「社内で同僚から悪口を言われる」と幻聴・被害妄想が出現していたが, なんとか会社勤めを続けていた。X年10月23日に「結婚詐欺だ。示談金500万円を用意しろ」という幻聴に支配され, どうしたらいいかわからないと家を出て行方不明となった。両親が警察に保護願いを提出したが, 同月25日の夕方, 自ら帰宅した。「いないはずの人がいた」との言動があり, 両親に伴われ翌26日に当院を初診した。

表情は硬く緊張しているが意思疎通は可能で, 「あちこち歩き回った」と述べた。妄想型統合失調症と診断し, 疲労困憊していることを指摘し入院を勧め, 閉鎖病棟の一般室(4人部屋)に医療保護入院とした。意識は清明で発熱もなかった。頭部CT・胸腹部XP・心電図に異常所見なし。血液一般・生化学検査でBUN 24mg/dL(基準値8～22), クレアチニン0.67mg/dL(基準値0.61～1.04), 尿所見で比重1.030以上(基準値1.005～1.030)と脱水所見を認めたが, 蛋白は±で, 糖, 潜血, 沈渣には異常がなかった。また, CK 2,643 IU/L(基準値50～250), AST 134 IU/L(基準値10～40), ALT 85 IU/L(基準値5～45), LDH 400 IU/L(基準値115～245)と筋系酵素の上昇, K 3.5mEq/L(基準値3.6～5.0)と低カリウム血症, 白血球数10,100/μL(基準値3,900～9,800), CRP 0.81mg/dL(基準値0.30以下)と軽度の炎症所見を認めた。
[治療経過] 悪性症候群のリスクがあると考え補液を行い, ダントロレンナトリウム75mg/日(内服)併用下でリスペリドン内用液2.5mL/日, ロラゼパム4mg/日, フルニトラゼパム4mg/日, バルプロ酸ナトリウム400mg/日を投与した。入院当夜「他の患者が自分の噂をしたり悪口を言ったりしている。何かされそうで怖い」と非常口から出ようとする行為があったが, リスペリドン内用液2mL頓用で入眠した。翌日からは個室に転室とし, 家族に付き添いを依頼した。以後は夜間良眠し, 食欲も良好であり, 検査データが徐々に正常化した。

1週間後に補液・ダントロレンナトリウムとも中止した。この時点で患者に統合失調症と思われると告知した。薬剤で症状のコントロールを行うことで職場復帰は可能であること, 再発しやすい病気であり再発・再入院をくり返すと職場での立場が悪くなり, 就労の継続が困難になることを説明した。そしてRLAIによる治療効果, 長期的ベネフィットを患者・家族と話し合った。患者の病識は不十分であったが同意を得て, RLAI導入を決めた。

[切り替え方法] リスペリドン内用液の1日用量が2.5mLであることからRLAI 25mgを選択し, X年11月2日に1投目を施行した。被害妄想や幻聴が軽減していることが確認されたため, 食事の時間に個室を出て, 初めは家族と一緒に, その後は患者1人でデイルームですごすように促し, 他患者と触れ合う時間をのばしていった。その後, 家族付き添いを終了し一般室に転室した。同月16日, RLAIの2投目を施行した。翌17日に1泊の試験外泊を行い, 問題なく経過したため, 同月21日退院とした。

同月23日の初回外来でRLAI開始から3週間経過しており, 安定してはいるが幻聴・妄想が残存していることからリスペリドン内用液を中止せず1mL/日に減量し, 併用投与を続けた。同月30日にRLAIの3投目を施行した。12月6日には睡眠良好とのことでフルニトラゼパムを2mg/日に減量した。同月15日には幻聴・妄想はほぼ消失しており, RLAIの4投目を施行しリスペリドン内用液は0.5mL/日に減量した。同月21日に幻聴・妄想とも消失し, ロラゼパムを3mg/日に減量した。同月28日にRLAIの5投目を施行した。X+1年1月4日にリスペリドン内用液を中止した。同月11日にRLAIの6投目を, 同月25日に7投目を施行した。2月8日, 当初2週間は午前中のみの勤務, 以後フルタイムで残業はなしという条件で復職

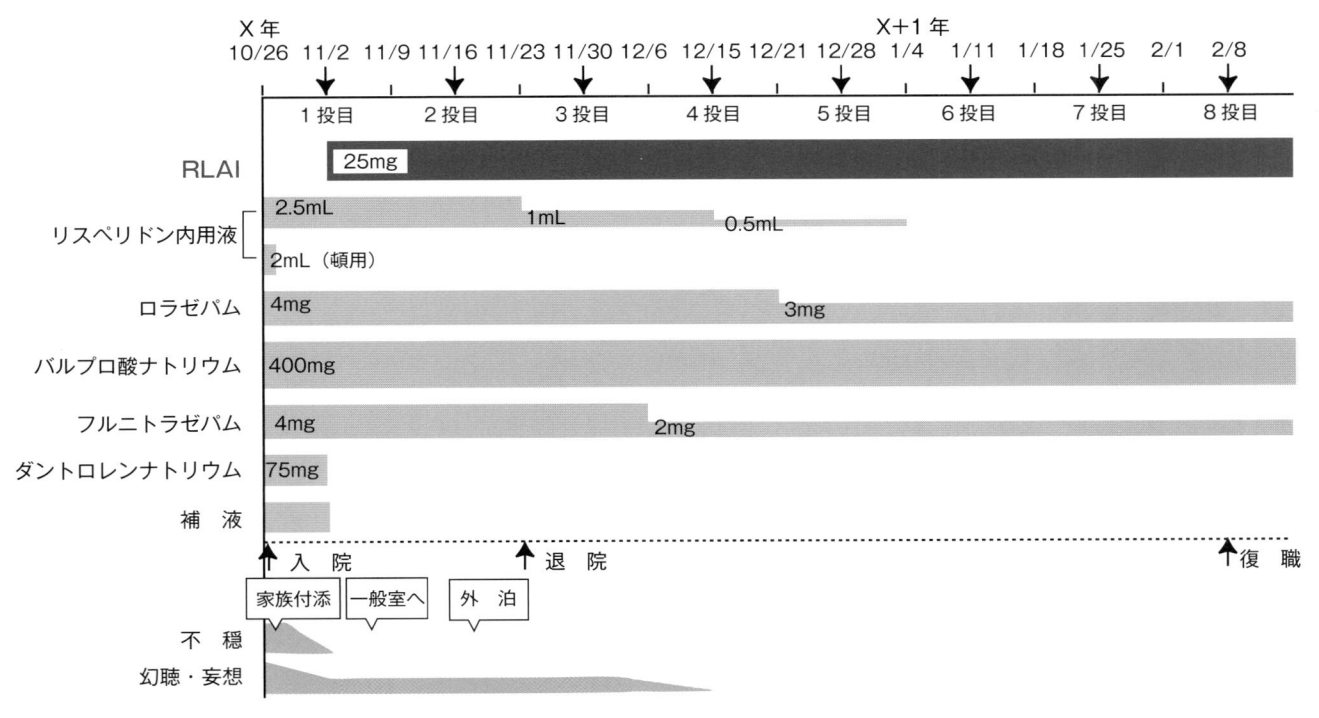

症　例：39歳，男性。主症状：幻聴，被害妄想

[図：X年10/26～X+1年2/8にかけての治療経過]
- RLAI：25mg（1投目11/2～8投目2/8，2週間ごと）
- リスペリドン内用液：2.5mL→1mL→0.5mL（2mL頓用）
- ロラゼパム：4mg→3mg
- バルプロ酸ナトリウム：400mg
- フルニトラゼパム：4mg→2mg
- ダントロレンナトリウム：75mg
- 補液
- 入院・家族付添・一般室へ・外泊・退院・復職
- 不穏，幻聴・妄想の推移

した。同日午後の外来でRLAIの8投目を施行した。

その後も2週間に1回RLAIを継続中であり，幻聴・妄想の再燃はなく職場適応も良好に経過している。

II．考　察

本症例は初回エピソードだが検査所見で脱水と筋系酵素の上昇を認め，抗精神病薬の投与は悪性症候群のリスクがあると思われた。補液を行いダントロレンナトリウムを内服で併用しつつ，リスペリドン内用液と補助治療薬の併用で治療を開始し，早期にRLAIを導入することで早期退院，そして復職に結びつけることができた。

RLAI投与開始3週間以後もリスペリドン内用液を徐々に減量しながらその後6週間併用したが，アカシジアを含め錐体外路症状などの有害事象は出現せず，筋系酵素が再上昇することもなかった。

補助治療薬としてのバルプロ酸ナトリウム，ロラゼパム，フルニトラゼパムはリスペリドン内用液を中止した後も継続している。今後は経過を慎重に観察しながら，これら補助薬の減量中止を目指していこうと考えている。

ところで，初回エピソードで入院になる症例は，大抵不眠や食欲不振が続いており身体的疲弊状態にあるため，筋系酵素が上昇し悪性症候群のリスクが存在することが多いと思われる。一方，初回治療を首尾よく行い早期に退院させ社会復帰させることが臨床精神科医に要請されていることは自明である。また退院後，外来治療を継続し再発再燃

[患者の声]
「注射をするようになってから眠りがよくなり，起きた時に頭がすっきりしている。飲み薬は少ないほうがよく，注射に対して特に抵抗感はない」

[ポイント]
①初回エピソードの症例に対し，リスペリドン内用液で初期治療を開始した。
②悪性症候群のリスクがあったので補液を行い，さらにダントロレンナトリウムを経口で併用投与した。
③検査所見の改善を待ち早期にRLAIを導入した。
④悪性症候群を回避しつつ，早期退院・復職が可能となった。

を防がないと認知機能の低下・陰性症状の遷延から患者の社会的生命を損なうことになり，その結果，自殺という悲劇的結末に至ることもある。

本症例のように補液・ダントロレンナトリウムの併用を適宜行いつつ，リスペリドン内用液で治療を開始し筋系酵素の正常化を待ち，その後もモニターをしながら早期にRLAIを導入することは，リスク・ベネフィットの観点からきわめて有効な治療手段となりうると思われた。

3. ブロナンセリンからRLAIへの切り替えが有効であった1例

加藤豊文

医療法人美衣会　衣ケ原病院

I．症　例

［症　例］43歳，男性，外来。
［既往歴］特記事項なし。
［家族歴］特記事項なし。
［生活歴］同胞2名中第2子。X-25年，大学卒業後に就職するが長く続かず，職を転々とする。婚姻歴なし。
［現病歴］X-15年，「お前は超能力がある」，「お前は特別な人間だ」などの幻聴や被害妄想が出現したため，当院を初診，そのまま入院した。以後，現在に至るまで計6回の入院歴がある。

X年1月より再び被害妄想が悪化し，「身体がむずむずする」と言い，不眠となり夜間になると徘徊し，家族に対しても怒りっぽくなり，落ち着きもなくなった。また頻回に病院に来院するようになり，入院患者や外来患者に干渉するようになったため再び入院した。元々，服薬に対してこだわりや抵抗があり，以前はリスペリドンを飲むと眼球上転を訴え，服薬が順守できずにいた。今回の入院を機にリスペリドン4mg/日からブロナンセリンに変薬し24mg/日まで増量した結果，症状は改善し，3月には退院となった。退院後は「これからはちゃんと飲みます」と決意をし，外来にて作業療法に通いながら2週間に1回の診察を受けていた。

しかし再び7月頃より服薬もしなくなり，身体の違和感や不眠，被害的な考えを訴えるようになった。作業療法にも通わなくなった一方で，頻回に病院に来ては，病院スタッフの仕事の邪魔をして困らせていた。

［治療経過］慢性期の患者であったが服薬順守ができず，何度も再発，再燃をくり返していた。また症状が悪化すると診察日以外にも病院に頻回に来て，病院スタッフを困らせることが多かった。ブロナンセリン24mg/日を処方していたが，元々服薬にもこだわりがあり，飲む量を自己調整していた。

［切り替え方法］患者は，過去の副作用のためにリスペリドンに抵抗があるのを承知していたが，断られるのを覚悟のうえで，RLAIという新しい治療法があり，2週間に1回注射することで持続的に薬物が放出されるため，抗精神病薬を飲まないことによる再発のリスクを減らすことができること，薬物の血中濃度が一定で維持されるため，副作用も軽くなることを説明した。さらには，統合失調症という病気についての説明とともに，これまでの経口薬による治療とRLAI治療におけるメリット・デメリットを説明した。案の上，1度目は断られたが，諦めずにくり返し説明することにより，患者は「先生がそこまで言うなら，わかりました。先生を信じます」と了解し，X年8月27日にRLAI 25mgを初回投与した。

RLAI投与前の処方はブロナンセリン24mg/日，ロラゼパム1.5mg/日，フルニトラゼパム2mg/日であった。RLAIは25mgで維持しながら，徐々にブロナンセリンおよび睡眠剤を減量し，10月22日の5投目にはRLAI 25mgのみの処方となり，ブロナンセリンおよび睡眠剤は中止とした。

注射に関しては，心配されていた痛みはなくスムーズに施行できた。患者の最初のRLAIに対する感想は，「思ったより痛くなかった」の一言だった。3投目頃より「ぐっすり寝られるようになった。少し落ち着いた。身体の違和感も減った」と言い，今までは意味もなく頻回に病院に来ていたが，受診以外で病院に来ることもなくなり，2週ごとの定期受診ができるようになった。

当初は，リスペリドン経口剤で副作用が心配であったため，患者はRLAIにも抵抗があった。しかし，RLAIは心配された副作用も認めず，「この薬，本当にリスペリドン？」，「この薬は私に合っている。先生を信じて注射にしてよかった」と患者も非常に満足していた。5投目を行うころには「夜も寝られるようになったので睡眠薬も要りません」と言い，現在は経口剤の服用はなく，RLAI 25mgのみになり，患者は非常に満足している。そのため，患者仲間に「新しい治療法がある。あの薬はいいよ」と宣伝している。

II．考　察

本症例は，服薬にこだわりがあり飲む量を自己調整してしまうため，継続的な服薬維持が難しく何度も再発を

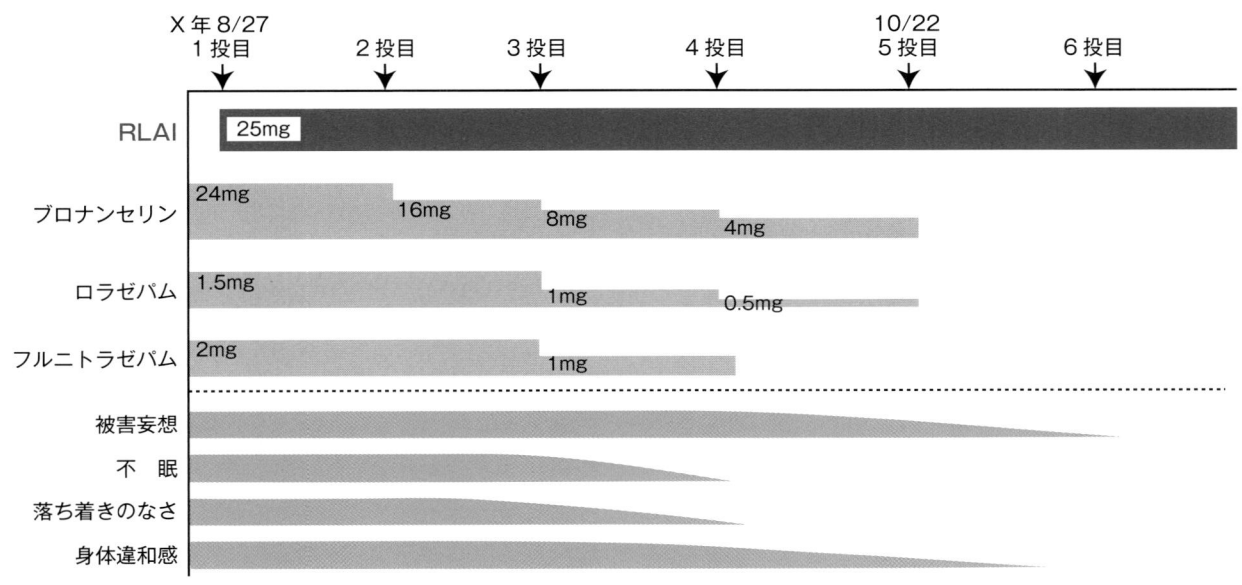

症　例：43歳，男性。主症状：幻聴，被害妄想

薬剤	1投目 (X年8/27)	2投目	3投目	4投目	5投目 (10/22)	6投目
RLAI	25mg					
ブロナンセリン	24mg	16mg	8mg	4mg		
ロラゼパム	1.5mg		1mg		0.5mg	
フルニトラゼパム	2mg		1mg			

症状経過：被害妄想，不眠，落ち着きのなさ，身体違和感

くり返していたが，RLAI に切り替えることにより大きな改善が認められた。これまでの経口抗精神病薬による治療では，不規則な服薬のためもあり，臨床症状がなかなか改善しなかったが，RLAI に切り替えることで身体違和感や被害妄想も軽減でき，患者，医師共に非常に満足している。また看護スタッフも患者の変化に驚いている。

この患者は，以前にリスペリドン治療により眼球上転がみられ，そのために服薬遵守ができなかったことがあるため，同じリスペリドン製剤である RLAI の導入は難しいと思っていた。しかし，患者に統合失調症の病気の説明とともに，薬を飲まないことによるリスクと RLAI を使用した場合のメリット・デメリットを諦めずに何回も説明したことにより，患者が医師を信頼して同意を得ることができた。RLAI を実際に導入したことによって，説明した以上の改善が認められ，さらに医師－患者関係が良好になった。

また，今までの外来ではなかなか指導できずにいた患者への心理教育が実施できるようになり，疾患の理解と薬の必要性が認識されたことから，より積極的に治療参加するようになり，患者自ら睡眠剤が不要と申し出るようになった。このことから，心理教育の必要性を改めて実感している。また，RLAI 単剤治療となったことから内服しなくとも再発の心配がなくなったことも，治療効果に大きく貢献していると思われる。なお，本当に RLAI の注射は痛くないか筆者は半信半疑であったが，患者の言によれば，痛みは少ないとのことである。

本症例では，医師が薬剤の情報を患者に正しく伝えることで信頼が増し，さらには治療薬の選択を患者自身に

[患者の声]
「注射には抵抗があったが，薬の飲み忘れもあり，薬を飲むのが面倒であった」，「注射にしたことで薬を飲む煩わしさがなくなった」，「夜もよく眠れるようになり，気分も落ち着いた気がする」

[ポイント]
①他剤で治療されていたが，飲み忘れや自己調整も多く，まったく落ち着きもなく，周りに迷惑をかけることが多かった。
②RLAI に切り替えたことで，身体の違和感がなくなり，落ち着きも出て，夜もよく寝られるようになった。
③患者は当初，注射への抵抗があったが，今では効果を実感し，満足している。また，家族も RLAI にしたことで症状が安定し，服薬管理負担も軽減したことで，非常に満足している。

委ねたことで患者の治療参加意識も高まったと考えられる。そのうえで，RLAI の実際の効果に患者および医師共に驚きを隠せず，より信頼関係が強固になったものと考える。

4. クエチアピンからRLAIへの切り替えが効果的だった1症例

石川 裕史

医療法人成康会　堤小倉病院精神科

I. 症 例

[症　例] 32歳，男性，入院。
[既往歴] 特記事項なし。
[家族歴] 特記事項なし。
[生活歴] 同胞なし。両親と3人暮らし。中学時代に嫌なことがあるとすぐ休みがちになり，高校では1年間休学し4年かけて卒業した。高校卒業後，4カ月間作業員の職に就いたが，上司とそりが合わず辞めてしまった。その後，派遣社員として職を転々としていた。
[現病歴] X-13年頃から統合失調症としてKクリニックへ通院し，幻聴や妄想が強かったため，抗精神病薬にて治療していたが，怠薬気味で病状は再燃と寛解をくり返していた。このため，X-4年10月よりデカン酸ハロペリドール50mgのデポ注射を始め，その後100mgまで増量したところ，ほぼ完全寛解の状態に至っていたが，患者の要望によりX-1年6月でデポ剤は中止となった。

以後，次第に落ち着きがなく，体動も多くなり，病状の悪化がみられていたのでデポ剤の再開を勧めたが，患者の拒否でクエチアピン200mg/日の内服を続けていた。しかし，X年7月5日，明らかな病状悪化を認めたのでクエチアピンを300mg/日に増量した。X年7月20日，「近所の住民から怖いことを言われた」と言って，家に帰らずに野宿をした。翌日，Kクリニックを受診したが，表情も硬く，体動も著しかった。刺激性や攻撃性はなく，疎通性も一応あったので母親に連絡して迎えに来てもらうよう伝えて帰したが，診察後，薬も貰わず，会計もせず，K駅へ向かった。その後，K駅のトイレで倒れているところを救急隊に保護され，一旦自宅へ運ばれた。その後，Kクリニックの紹介で，X年7月21日に当院へ入院となった。
[入院時現症] 救急隊員にストレッチャーに乗せられ，入室してきた。開眼，発語ともになかったが，意識はあった。母親談では「昨日からご飯も食べず，薬も飲んでいない。暑さで倒れたようだ」とのことであった。本人はこちらの声かけに反応せず，閉眼したままで，まぶたは動かすが，昏迷状態であった。
[治療経過] クエチアピン300mg/日（眠前）から開始。翌日の朝，「よく眠れました」と述べ，新聞を読んだりもした。声かけすると「どうもないです」と述べるがやや落ち着きがなかった。7月23日には，デイルームで他患者と将棋をさしていた。その翌日，看護師と話す際も落ち着きなくそわそわした感じであった。トラブルは特になかった。7月25日，26日は徘徊や独語がみられた。

以前，デポ剤で調子がよかったことと経口剤にすると怠薬気味になることから患者の将来を考え，RLAIへの切り替えを勧めた。非定型抗精神病薬の新しい持効性の注射で血中濃度も比較的長く安定するRLAIという注射が最近できて，2週間に1回の注射で治療でき，内服薬を飲む必要性がなくなり，以前のデカン酸ハロペリドールデポ剤に比べて注射時の疼痛や副作用も少ないということを説明したところ，患者，家族ともにRLAIを使用することに同意した。
[切り替え方法] RLAI 25mgで投与を開始した。その際，頓用としてリスペリドン内用液2mLも処方した。8月4日18時，夕食時より無動，無言状態となり，目をピクつかせて声かけに対しても反応なく，昏迷状態であったのでハロペリドール・ビペリデン5mg筋注を投与した。その晩はクエチアピンは処方しなかった。8月10日に2回目のRLAI 25mgの投与をした。同日，面接時に「失礼します」と元気よく入室してきて，「先週の水曜日頃から落ち着きを取り戻してきました。夜もよく眠れるようになってきました」と述べた。8月13日から8月15日まで外泊した。8月17日にクエチアピン300mg/日から200mg/日へ減量した。8月22日，父親との面会時にはやや落ち着きのない態度であり，多弁傾向になったため，8月24日よりRLAIを37.5mgに増量した。8月28日から8月30日まで外泊をした。8月31日，本人談で「落ち着いています」，「昼間の自由時間に仮眠を取っています」，「他人に自分から突発的に話しかけることは大分なくなりました」，「間合いを考えられるようになりました」と述べた。9月3日，表情穏やかで「失礼します」と言って座っ

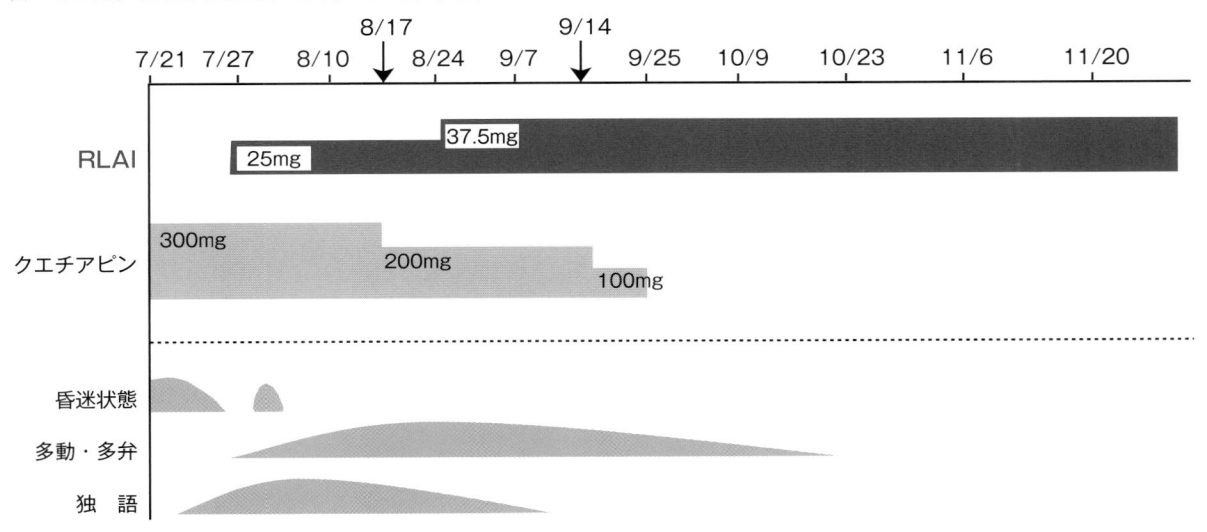

症　例：32歳，男性。主症状：多弁・多動，独語

[図：RLAI，クエチアピン投与経過および症状推移]
- RLAI：25mg（8/17～），37.5mg（9/7～11/20以降継続）
- クエチアピン：300mg → 200mg → 100mg（9/25中止）
- 昏迷状態，多動・多弁，独語の経過

た。「調子いい，何か困ったことがあれば伝えます」とのこと。9月7日，RLAI 37.5mgを投与した。「体調良好。夜もよく眠れている。他患者から信頼関係を失わないようにしています」と述べた。9月12日から9月14日まで外泊し，「外泊は非常によかった」，「夜も非常によく眠れた」，「他患者ともうまくいっており，今の状態を維持します」と述べた。9月14日にクエチアピン200mg/日から100mg/日へ減量した。9月25日，RLAI 37.5mgを投与し，同時にクエチアピン100mg/日を中止した。9月26日から9月28日まで外泊をした。9月28日，両親との面談時，父親が「RLAI 37.5mgで落ち着いている」，「10月いっぱいで退院させたい」と述べた。本人も「外泊して楽しかった」，「冷静でいられます」と述べた。

10月5日，本人は「昨日から部屋が変わったが，みんながよくしてくれて，落ち着いてすごしています」と述べた。10月9日，RLAI 37.5mgを投与した。10月10日から10月12日まで外泊をした。10月16日に退院となった。その後，現在まで37.5mgで維持している。

II．考　察

統合失調症は主として幻覚や妄想，精神不穏，運動心拍などの陽性症状と，思考の貧困，感情鈍麻，自発性減退や意欲低下などの陰性症状が混在するやっかいな精神疾患である。抗精神病薬のほとんどがドパミン D_2 受容体遮断作用を有していることが明らかで，これが幻覚妄想や精神不穏などの陽性症状に有効であると思われている。

今回の症例ではクエチアピン内服により多動・多弁といった症状が抑えられず，RLAIを投与したが，副作用の発現は特にみられず，投与後4週間程度で多動・多弁の改

[患者の声]
本人の父親は，身近で本人の様子を見ているのだが，「RLAIを使い始めてから家事手伝いなどをよくするようになり，食欲も出て，睡眠もよくとれるようになった」と述べた。本人も表情が明るく「異常はありません」と述べることが多い。徐々に社会復帰に向けても頑張っていきたい様子である。

[ポイント]
クエチアピンから切り替える際に，抗コリン性の副作用を抑えるため，徐々に減らしていった。定型低力価の薬剤からRLAIへ切り替える際も同様のことが言えると思われる。

善がみられた症例である。

元々，定型デポ剤を使って調子が良かったが，本人の希望で中止したため，病状が悪化した。その後，クエチアピンで様子をみていたが，多動・多弁が出現したため，RLAIへの投与となった。その後，徐々に病状が落ち着いていった。

RLAIは錐体外路症状などの副作用も少ない薬剤と考えられる。これはRLAIの血中濃度の安定が深く関係していると思われる。また内科系などの経口剤を併用しなければならないケースではRLAIは意味がないと考えられている先生方も多いかと思うが，より単純な処方にするため，RLAIを導入することに意義はあると考える。

また，RLAIは注射部位痛もほとんどなく，統合失調症患者の長期的な治療においても継続可能な薬剤と考えられる。

5. 従来型持効性注射剤からRLAIに切り替えることにより，精神状態が安定し過剰な薬の欲求が消失した症例

野口剛志

名寄市立総合病院　心療内科・精神科

I. 症　例

[症　例] 54歳，男性，外来。
[既往歴] 39歳より糖尿病。
[家族歴] 特記すべき事項なし。
[生活歴] 高校中退後，整備士として10年勤務した後，木材店や土木業などに従事した。結婚歴なし。長年単身で生活しており，実家は隣町で高齢の父親がいる。42歳頃までは，出稼ぎに行ったり農家の手伝いなどの仕事を時々していたが，その後は，支援センターや授産所に通所してすごしていた。
[現病歴] X-25年（29歳）頃より「頭に無線が入ってくる」，「テレパシーが聞こえる」，「レーダーで追いかけられる」などの幻覚妄想状態を呈し，同年5月当科を初診した。以後，現在まで当科に15回の入院歴がある。入院期間は，ほとんどが1〜3カ月間程度（最長で6カ月）で，いずれの入院でも治療により幻覚妄想は比較的速やかに改善し退院となるが，退院すると眠気を訴えて服薬が不規則になり，症状が再燃して再び入院となるパターンをくり返した。発病当初の幻覚妄想の内容は，「自分をバカにする」，「刑事がきて自分を捕まえにくる」など被害的なものが主であったが，最近は，被害妄想に加えて「発明し特許がとれたので，大金が振り込まれる」などの誇大的な内容の妄想も多くなった。
[治療経過] 処方内容の変更は，主に入院した際になされた。X-13年まではブロムペリドール単剤の治療であった。症状が悪化して入院となった際にはブロムペリドールを10mg/日程度まで増量したが，退院すると眠気を訴えるため，3mg/日程度まで減量した。しかし，それでもしばしば服薬が不規則になったり中断したりして幻覚妄想が再燃し，入院となった。X-13年2月に，デカン酸ハロペリドールが開始になり，今回，RLAIに変更するまで継続した。X-12年からX-8年までは内服は中止し，デカン酸ハロペリドールのみの治療となったが，X-8年から内服薬を再開した。その際の内服薬として，同年4月からは，リスペリドン錠2mg/日，塩酸ビペリデン2mg/日を併用した。その後，入院のたびにリスペリドン錠を増量

していき，X-3年4月の退院時はリスペリドン錠が6mg/日であった（一時リスペリドン錠をオランザピン錠やアリピプラゾールに変更したが，眠気を強く訴えたためすぐに元に戻した）。

X-3年4月，最終入院の退院直前に筆者が主治医となった。同年8月頃より，再び「テレパシーがくる」，「特許がとれたので大金が振り込まれる」などの言動が目立つようになり，落ち着かなくなり内服もしなくなった。そのため，服薬アドヒアランスを高める意味も含めてデカン酸ハロペリドール以外の内服薬をリスペリドン錠6mg/日（毎食後）からリスペリドン内用液6mL/日（眠前）に変更したところ，幻覚妄想などの精神症状が安定し，入院を回避することができた。その後，10月からは本人の希望によりリスペリドン内用液6mL/日からリスペリドン錠8mg/日に変更した。その後は，本人の述べる「調子が悪いとき」の頓服としてリスペリドン内用液2mLを時々使用していたが，おおむね安定して経過した。

X-2年3月に他院に転医したが，X年3月より当科に通院を再開した。その際の処方はリスペリドン錠8mg/日，リスペリドン内用液2mLを不調時の頓服として1日3回（計6mL），塩酸ビペリデン2mg/日だった。患者は，「注射（デカン酸ハロペリドール）が切れてくると調子が悪くなる」と述べ，いつも4週後の予約より早めに受診して2〜3週に1回のデカン酸ハロペリドール100mgの注射を希望した。そこで，X年5月より，デカン酸ハロペリドール100mgとデカン酸フルフェナジン25mgを2週おきに交互に施行することにした。しかしそれでも，「注射を打ったすぐ後は調子はいいが，やはりその2週後くらいから注射が切れた感じがして調子が悪くなる」と述べた。また，デカン酸フルフェナジンのほうが調子がいいからという本人の希望によりフルフェナジン錠4mg/日の内服を始めたが，眠気のために内服できなかった。
[切り替え方法] X年7月，主治医（筆者）からRLAIを提案した。患者に対しては，「新しい注射が出た。いままでより副作用が少なくて効果も期待できる。痛みも少ないと言われている」と説明したところ，患者も希望したため，デカン酸ハロペリドールとデカン酸フルフェナジンを

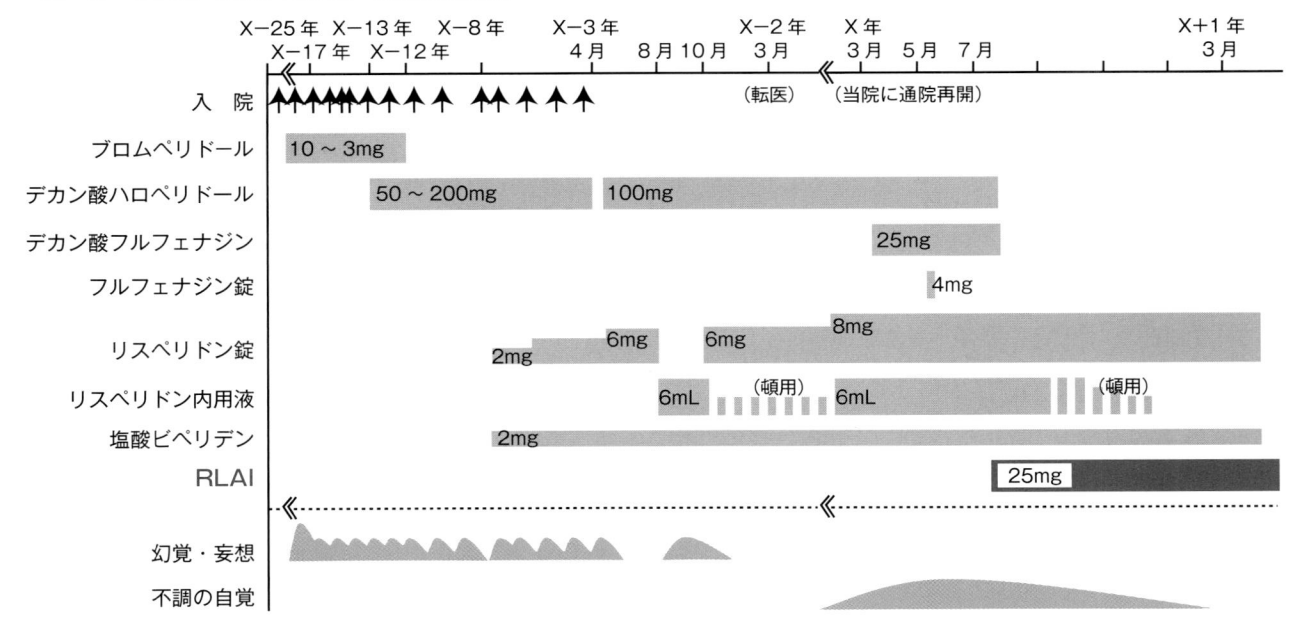

症　例：54歳，男性。主症状：幻覚妄想状態

	X-25年　X-13年　X-8年　X-3年		X-2年　X年	X+1年
	X-17年　X-12年	4月　8月 10月	3月　3月 5月 7月	3月
入　院	↑↑↑↑↑↑↑↑　↑　↑↑↑↑　↑		（転医）　（当院に通院再開）	
ブロムペリドール	10～3mg			
デカン酸ハロペリドール		50～200mg	100mg	
デカン酸フルフェナジン			25mg	
フルフェナジン錠			4mg	
リスペリドン錠		2mg　6mg	6mg　8mg	
リスペリドン内用液			6mL（頓用）6mL（頓用）	
塩酸ビペリデン		2mg		
RLAI			25mg	
幻覚・妄想	▲▲▲▲▲▲	▲	▲	
不調の自覚				

RLAIに切り替えることにした。

初回のみ，RLAI 25mgとデカン酸フルフェナジン25mgを同時に施行し，2週間後よりRLAI 25mgのみとした。RLAI使用後4週目より「すごく調子がよくなった」と述べ，6週目には「頓服はまったく不要になった」と述べ，リスペリドン内用液は内服しなくなり，内服はリスペリドン錠8mg/日のみとなった。X年9月にはデイケア通所を始め，現在まで安定して経過している。

II．考　察

本症例は，X-25年の発症からX-3年までは服薬アドヒアランスが悪く幻覚妄想が再燃し，入退院をくり返した。一方，X-3年以降は，内服は規則的になり幻覚妄想の再燃はなく，入院はしていないものの，逆に不調を訴えてリスペリドン内用液を頓服として追加で内服したり，持効性抗精神病薬の早めの注射を求めて来院するようになったり，過剰に薬を要求するようになった。RLAIに切り替える前には，デカン酸ハロペリドールとデカン酸フルフェナジンを2週間ごとに交互に施行してなんとか安定していた。今回，デカン酸ハロペリドールとデカン酸フルフェナジンをRLAI 25mgに置換することにより精神状態が安定し，頓服のリスペリドン内用液が不要になることにより，内服薬を減らすことができた。また，患者が主観的に「調子のよさ」を自覚することができた。

ところで，本症例の言う「調子の悪さ」については，精神症状なのかそれともアカシジアなどの副作用なのかということを考えなければならない。患者の訴えは「何となく

> ［患者の声］「注射を変更してからすごく調子がいい」，「この注射は自分に合ってる」
> ［ポイント］従来型持効性抗精神病薬の注射剤からRLAIに切り替えたことによる利点は以下のとおりである。
> ①患者の主観的な調子のよさを得ることができた。
> ②過剰な薬の要求がなくなり，内服薬を減らすことができた。
> ③デイケアに通所を始めるなど，患者の生活の質が向上した。

調子が悪い」としか表現せず，その訴え方は執拗ではなくどちらかというと自己親和的で，典型的なアカシジアの訴え方ではなかった。また，デカン酸ハロペリドールやデカン酸フルフェナジンを注射した直後，すなわち血中濃度が一時的に上昇すると思われる時期は「調子がいい」が，時間が経つと「調子が悪い」と述べるなど，精神症状なのかアカシジアなのか判別がつきにくかった。少なくとも患者自身はリスペリドン内用液を服用すると調子がよくなると言って，患者自身が薬剤の減量を希望しなかった。また，これまではアドヒアランスが悪く再発をくり返していたために，治療者にも薬剤をできるかぎり減量したくない心理があった。そのため薬剤を減量することはせずにRLAIに切り替えることを選択した。

RLAIに切り替えることにより精神状態が安定した要因としては，リスペリドンの血中濃度が安定したことによるもの，また，従来型持効性注射剤の副作用が軽減したことによるもの，などが考えられた。

6. 難治性の幻聴に対するRLAIの著効例

片岡 裕文

医療法人山田会　八代更生病院精神科

I. 症　例

[症　例] 63歳, 男性, 外来。
[既往歴] 特記すべき所見なし。
[家族歴] 特記すべき所見なし。
[生活歴] 同胞3名中第3子, 長男。両親に育てられた。商業高校を卒業後, 衣装問屋に3年間ほど勤務した。その後, A県の工場に5年間, B県の工場に2年間ほど勤務したが, 統合失調症を発症したため, 退職して実家に戻った。
[現病歴] X-25年頃より, 最初は物音, 次いで人の声が耳元で聞こえてくるようになった。電車に乗っていても悪口が聞こえてきたため不安になり, K大学病院を受診した。幻聴, 幻覚が認められ, 統合失調症と診断された。以後, 月に1～2回通院していた。X-23年, 自宅に近いO病院を紹介され, 転医した。クロルプロマジンなどを処方され, いったん症状は軽減したものの継続服薬できず, 幻聴, 幻覚の増悪をくり返していた。X-20年, 母親の財布から小遣いを抜き取り, 不審に思った親が警察に通報した。警察に同行されてO病院を受診, そのまま3カ月ほど入院治療を受けた。その後退院し, 通院を継続していた。

X-15年(48歳時)に実家の近所にある皮膚科にて注射治療をされた後, 自宅で暴れだし, 仏壇, 家具, テレビなどを壊したため, 当院初診となり, そのまま入院した。その後, 15年ほど入院していたが, 入院中に両親が他界し, 現在身内は姉だけである。

[治療経過] X-2年4月, 筆者が前医から引き継ぎ外来治療を続けることになった。筆者が主治医となった当初は, 硬い表情で自分からは話そうとせず, 質問にも短く答えるのみであったが, 幻聴の話になると「アパートの階下の住人は, 私がトイレに入ろうとすると, 棒のようなものでつついてくる」と具体的に訴えた。その後, ハロペリドールをはじめレボメプロマジン, クロルプロマジンなどの陽性症状に有効な薬剤を単剤, または組み合わせて処方し, 薬物療法の調整を行ったところ, 幻聴は完全には消失しなかったものの, 少しは軽減がみられてきたため, X年に退院となった。その後は, 定期的に外来に通院しデイケアにも通っていたが, 幻聴の増悪・軽快をくり返していた。何とかアパートで独居生活を維持していたものの, しばしば一時的に情動不安定となった。X年8月になって幻聴がほぼ終日聞こえてくるようになり, 特に階下の住人による嫌がらせなどの幻聴が激しくなり, 不眠, 焦燥感が強まってきたため, 処方の変更を検討した。しかし増量, 薬剤の変更ともに本人がかたくなに嫌がり, 筆者は治療に行き詰まりを感じていた。

[切り替え方法] 経口剤の増量, 変更をかたくなに嫌がっていたため, 拒否されると思っていたが,「注射剤での新しい治療法があるが, 試してみないか」とRLAIを紹介してみたところ,「注射剤ならいいですよ」とあっさり納得した。

以前の入院時にリスペリドン内用液頓服使用の経験があり, 忍容性は確認されていることから, X年9月よりRLAIの投与を開始した。当初は幻聴が活発で, RLAI投与2週目には階下の住人による嫌がらせの幻聴がひどく, 入院を検討する状態までになったが, RLAI投与3週間後での血中濃度の上昇を期待し, 次回診察日まで様子をみることにした。するとRLAI投与4週目の診察日, 比較的落ち着いた様子で受診し, 3週目以降より,「幻聴が減少してきた」との発言がみられた。RLAIへの反応がみられたことにより, 3回目投与時に37.5mgに増量してハロペリドールを中止し, 5回目投与時にはRLAIを50mgに増量して維持治療を行うこととした。

しかし本人の強い希望により, レボメプロマジン, クロルプロマジンは減量・中止せずに投与を継続した。RLAI投与1カ月後より, ハロペリドールを中止しても前述のとおり幻聴の減少がみられ, さらにRLAIを増量していく度に幻聴の程度が軽くなるとの応えが返ってくるようになった。RLAI 50mgに増量完了し, 血中濃度が定常状態に達してからは,「ほとんど幻聴が聞こえなくなった」との発言があり,「階下の住人による嫌がらせがなくなった, 夜もぐっすり眠れるようになった」と話した。筆者が担当医

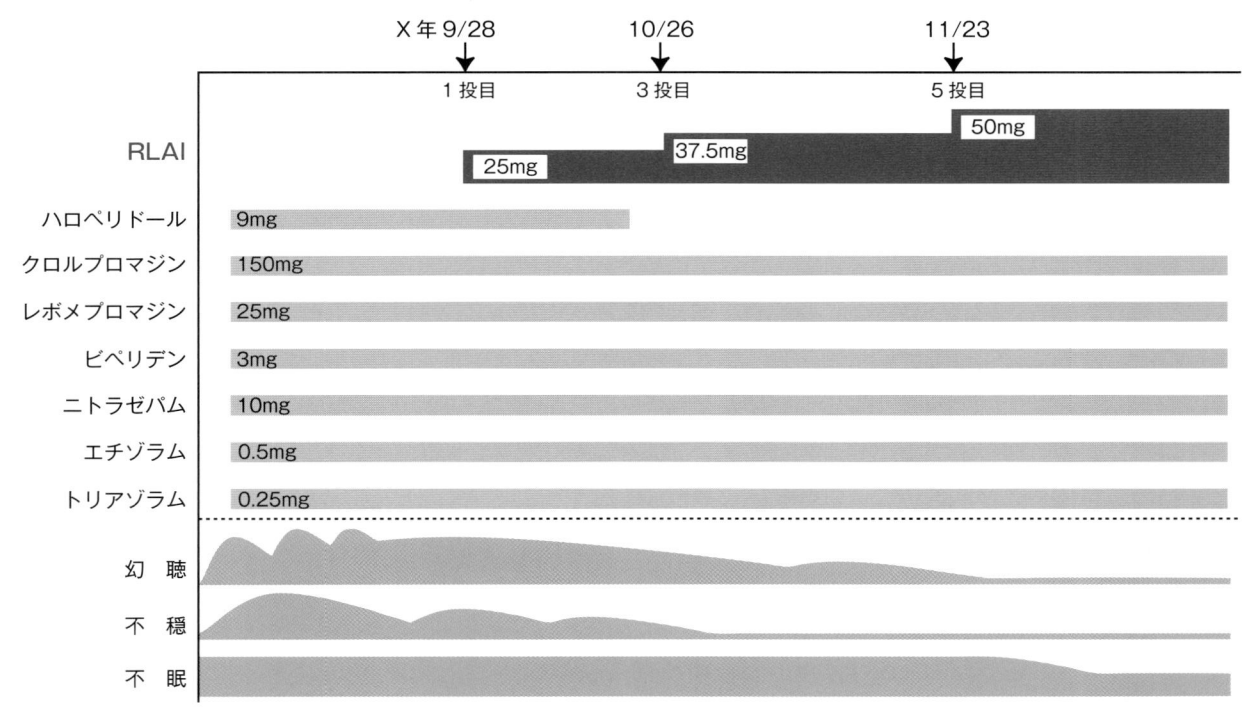

症　例：63歳，男性。主症状：幻聴，不穏，不眠

薬剤	X年9/28 1投目	10/26 3投目	11/23 5投目
RLAI	25mg	37.5mg	50mg
ハロペリドール	9mg		
クロルプロマジン	150mg		
レボメプロマジン	25mg		
ビペリデン	3mg		
ニトラゼパム	10mg		
エチゾラム	0.5mg		
トリアゾラム	0.25mg		

症状：幻聴，不穏，不眠

になってから約3年ほどになるが，初めてのことである。それに加え，次第に表情が柔和になり，それまでは診察中こちらの質問に答えるのみであったが，自分からも積極的に話すようになった。さらに同年11月に入ってからは，デイケアでの意欲，作業能力の評価が目立って向上し，参加日も増えるようになった。

II．考　察

本症例は難治性の幻聴に対し，RLAIが有効であった1例である。もともと幻聴が激しく症状の波があった入院寸前の状態から，RLAI投与後はほとんど幻聴が気にならなくなり，症状が安定し，多少の気に入らないこともなんとか許容できるまでになったことは，患者のQOLから言えば，かなりの改善が得られたとみてよいだろう。RLAIは錐体外路症状などの副作用が経口剤に比べて少なく，2週間に1回投与が可能であることから，服薬アドヒアランスの面でいえば最適の薬剤であると思われる。

本症例では，独居生活の患者であり，服薬確認ができずアドヒアランス不良であった可能性が否定できなかった。今回RLAIを導入し，症状の改善がみられたことで，やはり服薬アドヒアランスの重要性を感じた。また，RLAIにより，リスペリドンにおいて初めて主剤としての治療ができ，効果が発揮できたのではないかと思われる。現在は患者の意向により経口の抗精神病薬や睡眠薬を多く併用して

[患者の声]
「RLAIを導入してからすっきりした感じがある。最近幻聴がほとんど気にならなくなった。デイケアでの作業も以前に比べるとスムーズにできるようになったが気がする。今後旅行などに行けるようになればいいと思う」

[ポイント]
①独居生活にて服薬確認ができなかった症例に対しRLAIを導入することで，アドヒアランスが確保でき，効果につながった。
②RLAI投与により，これまで難治であった幻聴が顕著に軽減され，症状の安定および不眠の改善がみられた。

いるが，今後は経口剤の減薬，中止を検討していく予定である。RLAIは投与開始から効果が現れるまで，少し日数を要するが，RLAIの特徴をさらに把握して使用することで，その有用性もさらに増すと思われる。

7. 重症統合失調症の陽性症状に対するRLAIの効果

阿瀬川 孝治

医療法人三精会　汐入メンタルクリニック

I. 症 例

［症　例］46歳，男性，外来。
［既往歴］特記事項なし。
［家族歴］特記事項なし。
［生活歴］地元の小学校を経て私立中学・高校を卒業。実家の仕事（喫茶店）を手伝ったり，運送関係の仕事に就いたりしていた。27歳時結婚。
［現病歴］X-18年（28歳），仕事の人間関係トラブルや夫婦関係の悪化から精神変調をきたした。次第に「周りが自分の悪口を言っている」，「自分のことが周りに知れわたっている」などといった幻聴，漏洩症状などが活発化した。病的体験に支配されて精神運動興奮状態となり，他害行為を起こし，統合失調症と診断されA病院に措置入院となった。以後，数回入退院をくり返した。いずれも自己判断の服薬中断による再発で，幻覚・妄想，興奮状態のため医療保護入院もしくは措置入院であった。

X-3年11月，B病院を退院した。半年後のX-2年7月，公共物の損壊事件を起こし，逮捕された。警察の留置所に拘留中に，独語・空笑・徘徊・大声などの症状が出現，粗暴行為がみられたため26条によりC病院に措置入院となった。X年4月に退院。単身，アパートで生活を開始した。訪問看護，ヘルパーを利用し，またX年5月より当院にてフォローするようになった。

［治療経過］長年の治療により，治療・服薬の必要性は理解しているものの，「お前のクローンが1億人いる」，「お前を20体海にぶちこんでやる」といった幻聴や妄想が慢性化していた。

当院初診当時は，リスペリドン8mg/日，炭酸リチウム400mg/日およびビペリデン2mg/日を分2（朝夕食後），オランザピン20mg/日およびフルニトラゼパム2mg/日（就寝前）が処方されていた。抗精神病薬については，これまでの経過からみるとすぐには減量できる状態ではないと考えられ，処方内容は炭酸リチウムを減量中止した以外変更しなかった。しかし，多剤併用で患者は減量もしくは単純化を希望していること，その一方で家族，支援スタッフともに服薬中断による再発を心配したことから，X年7月始めからRLAIを導入することとなった。

［切り替え方法］まず本人に，①再発リスク，服薬の重要性，②RLAI導入のメリットと注意点を説明した。特に後者は，RLAI導入により，(a)併用薬を減量し，処方を単純できること，(b)幻聴や妄想を軽減でき，病状を安定化できる可能性があること，(c)以上のことから再発予防につながること，などを伝えた。本人は，「再発を防げ薬が減るなら」と納得，了承した。

X年7月初めにRLAIを25mgから投与開始した。本症例では，抗精神病薬が大量に処方されていたため，抗精神病薬を整理しRLAI単剤化するためには，RLAIの高用量が必要と判断し，2週間後の2回目投与時に37.5mg，4週間後の3回目投与時に50mgまで増量し，以降2週間ごとに50mgを投与した。

RLAI初回投与から8週間後よりリスペリドンを2mg/2週ずつ漸減し，10月末に中止した。幻聴，妄想はまだ認められるが，以前ほど苦しくないとのことであった。X年12月の始めからオランザピンを5mg/2週ずつ減量し，X+1年1月末に中止した。焦燥感と睡眠障害が出現したため，X+1年1月の初めにカルバマゼピン200mg/日を就寝前に追加し，2週間後に400mg/日まで増量した。

現時点の処方は，RLAI 50mg/2週，カルバマゼピン400mg/日，ビペリデン1mg/日，フルニトラゼパム2mg/日に加え，不眠時にゾピクロン10mg（頓服）を服用している。

II. 考 察

再燃・再発するたびに非自発的に入院してきた重症統合失調症患者にRLAIを導入し改善，安定化できたケースである。本例を経験してのRLAIの意義について考察してみたい。

（1）遷延した陽性症状への効果

本例も今回の退院時にはリスペリドン8mg/日，オランザピン20mg/日と2種類の非定型抗精神病薬がほぼ最大量で投与されながらも，幻覚妄想は持続していた。そこで

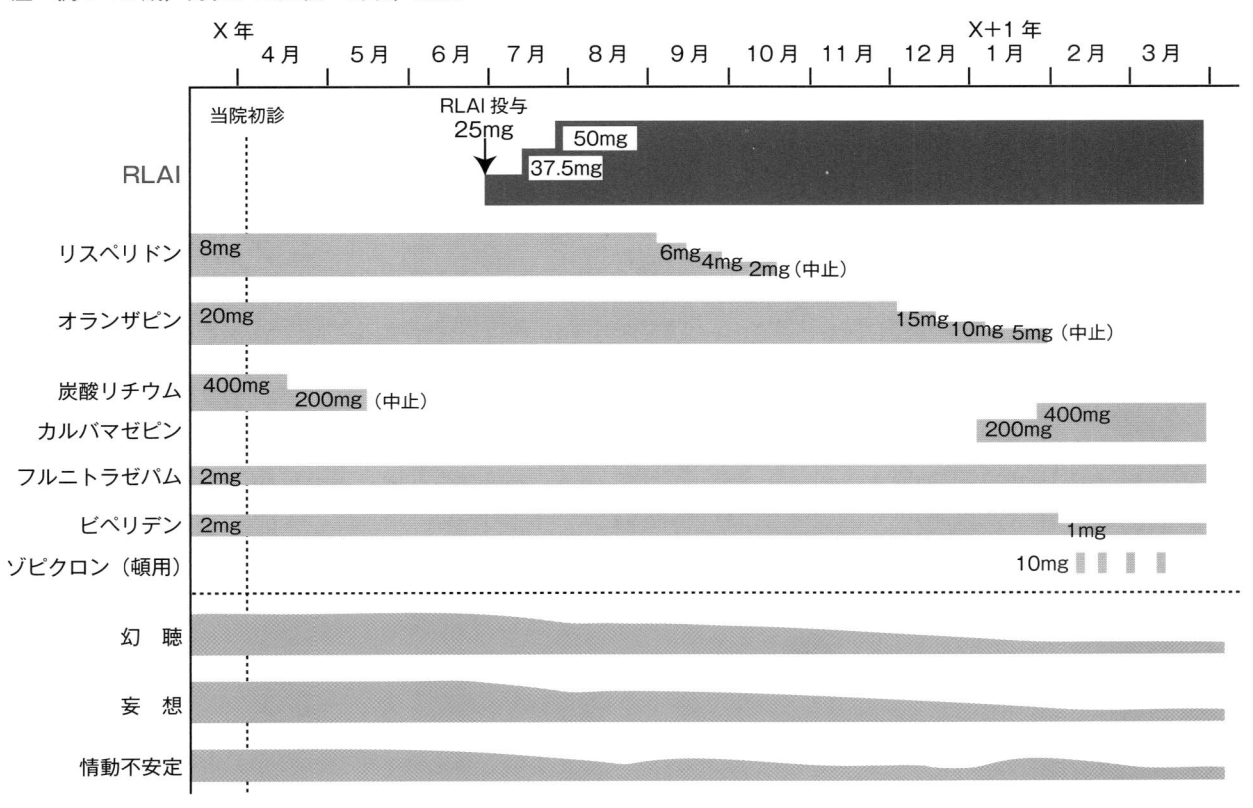

症　例：46歳，男性。主症状：幻聴，妄想

	X年 4月	5月	6月	7月	8月	9月	10月	11月	12月	X+1年 1月	2月	3月
	当院初診			RLAI投与 25mg ↓	50mg 37.5mg							
RLAI												
リスペリドン	8mg					6mg 4mg	2mg（中止）					
オランザピン	20mg							15mg	10mg	5mg（中止）		
炭酸リチウム	400mg	200mg（中止）										
カルバマゼピン									200mg	400mg		
フルニトラゼパム	2mg											
ビペリデン	2mg									1mg		
ゾピクロン（頓用）									10mg			
幻　聴												
妄　想												
情動不安定												

RLAIを開始，継続することで，単剤化および陽性症状を軽減できた。これは，投与経路の違い，リスペリドンの血中濃度の安定化が奏効に寄与したためと考えられる。陽性症状が遷延している場合はRLAI導入を検討したほうがよい。

（2）重症，慢性統合失調症患者のQOLの改善

何度も入退院をくり返している本例のような慢性のケースは，再発を恐れ，しばしば多剤ならびに高用量の薬剤が投与されてしまう。もしくは治療困難な症例とみなされ，治療者や支援者が寛解・回復をあきらめてしまっていたりする。RLAIにより薬剤が単剤・単純化したことで，本人は「頭がはっきりし，楽になってきた」と述べている。今後はデイケア，作業所などへの参加を本人が考えるようになってきてもいる。このように，RLAIはQOLを改善させる可能性がある。

（3）自己効力感の向上

上記のような効果があると，患者本人もわずかながらも生きる希望や自信を取り戻すことになる。デイケアなどを勧めると，以前は「また悪くなって，入院させられるかもしれないから，今のままでいい」と述べていたが，最近では「人は苦手だが，やってみてもいいかも」と言えるようになってきている。

[患者の声]
「RLAIを開始してから経口薬がシンプルになり，薬を飲むのが嫌でなくなった。幻聴や妄想は残存しているが，以前より楽で，自分でもおかしな内容だと思えるようになった」と病的体験に対して距離をとれるようになってきている。「頭もずいぶんとはっきりしてきた」と述べている。

[ポイント]
① RLAIは継続することに意義がある。そのために導入前，患者が納得できるまで説明することが大切になる。
② 本例のようにたとえ慢性期であっても重症例は，一時期の多剤併用は仕方ないと考え，抗精神病薬の減量には時間をかけたほうがよい。

以上のことから，RLAIは地域に埋もれてしまうような慢性・重症ケースに対して，症状の軽減やQOLの改善を期待して，使用を検討してよい薬剤の1つである。また，RLAIにより単剤・単純化ができ，さらには怠薬による再発を防止できることを考えると，慢性・遷延化していない早期のうちから，RLAIによる維持治療を検討することを考慮すべきであろう。

8. 統合失調症の陽性症状への RLAI の効果

佐々木 康史

医療法人新和会　三次病院

I. 症 例

［症　例］43歳，女性，外来。
［既往歴］特記事項なし。
［家族歴］同胞3名中第1子，長女。現在，嫁ぎ先の義父母と夫，子どもとの5人暮らし。
［生活歴］地元の高校を卒業後，地方都市に出て店員，印刷工などの仕事を転々としていた。統合失調症を発症後結婚し，1子をもうけた。
［現病歴］X-14年頃，働きながら自動車学校に通っていたが，その学校で職員に意図的にじゃまされたり後回しにされ，免許を取るのを遅らされたと感じた。さらに，勤務先の関係者や自動車学校の者たちがグルになって，患者に対して，監視，盗聴，洗脳すると訴えた。妄想の対象となった数人の相手に執拗に電話をかけたり付きまとったりしたため警察に保護され，精神鑑定の後1年半あまりA病院に措置入院になった。その後，実家に戻り，兼業農家に嫁ぎ1子をもうけた。

しかしX-6年頃より同様な被害妄想を訴えるようになり，本人も「子どももいるのに何をされているのかわからない」と心配して，X-4年5月当院を初診した。
［治療経過］初診時，妄想はすでに体系を形成しており，自動車学校と印刷会社の者，さらに彼らの息のかかった者たちが結託し，患者の家に頻回に忍び込み出て行くと述べた。しかし，そうしているのはその道のプロで，すべての物を元通りにしていくので証拠はないと語る一方，忍び込んで物が壊れるようにしていくので家電の大半の物が壊されたとも述べた。盗聴・盗撮され，嫌がらせをされると言い，患者の仕事先に手をまわし，仕事を続けられなくされると訴え，弟の仕事が長続きしないのも彼らの仕業だと述べた。何を話していても話題はすぐこの妄想に関連したものになり，診察場面でも声高に話し続け，他のことを聞き出すのが容易でないこともしばしばであった。家庭でも同様で，まだ2歳にもならない患者の子も，他の単語はちゃんと言えない段階であるにもかかわらず，その自動車学校と印刷会社名を覚えてしまったほどであった。家族も困り，その話題について子どもの前では言わない約束をさせたが，あまり守れなかった。

投薬はリスペリドン中心の治療で，錠剤で4～8mg/日を試みたが著効なく，引き続きデカン酸ハロペリドールデポ剤50mg/月，次にリスペリドン内用液4～8mL/日などを試みたが，デカン酸ハロペリドールデポ剤50mg/月は投与後，倦怠感が出ると言い，本人の抵抗もあって継続できなかった。また，リスペリドン内用液8mL/日にブロナンセリン8～12mg/日の併用を試みていたが，臨床像に著変は得られなかった。被害妄想ばかりしゃべり続けるため，家族の精神的負担は大きく，離婚の危機が大小2回生じた。患者は，「姑が自分を責めるのは，姑が敵に洗脳されたから」と言うようになった。

夫は患者の外来診察にしばしば付き添い，家族として患者に何を改めてほしいかを述べた。家族への負担の軽減も意図し，X-1年9月頃からデイケアに通うことにしたが，訴えが一方的なのはほとんど変わらなかった。
［切り替え方法］リスペリドン口腔内崩壊錠8mg/日，ブロナンセリン12mg/日の併用を試みていたが，症状に改善が認められないため，安定した効果と経口剤の減量を目的として，RLAIについて本人と家族に説明したところ，了解を得たため，X年9月よりRLAIを導入した。

RLAIは25mgを隔週で投与を始めたが，患者の服薬習慣をなくすことはためらわれたため，RLAI開始3週後よりブロナンセリンは中止したが，リスペリドン内用液2mL/日，アトルバスタチンカルシウム1錠/日の眠前投与を継続した。デカン酸ハロペリドールデポ剤でみられた倦怠感もなく，注射箇所に硬結や持続的な疼痛が生じることなく，明らかな副作用はみられず，切り替えはスムーズに行えた。
［切り替え後の経過］効果はRLAI投与開始後数週間よりみられた。投与前は被害妄想ばかり語り，他の話題にすることも難しかったものが，投与後は，面接場面で子どもや家庭生活，デイケアでの交友関係など現実的な話題について語るようになり，自分から妄想について話すことがなくなった。家でも発言は穏当なものになり，家事一般も堅実

症　例：43歳，女性。主症状：被害妄想

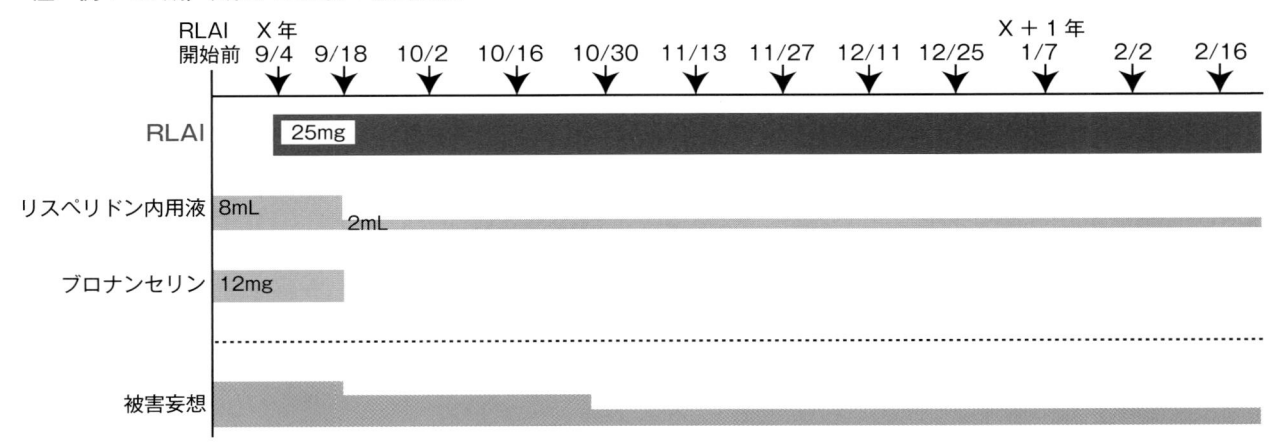

にこなせるようになったと夫も述べ，外来に付き添うこともまれになっている。現在もRLAIは25mgで継続している。ただ，注射を打つこと自体には「別の方法はないのか」とも語っている。

II．考　察

本症例は，訴えは声高で一方的であり，他者の意見を取り入れるような協調性がやや乏しく，病識も欠いており，内用液を含む経口剤，従来のデポ剤などを用いても改善が得られなかったため，RLAIを試みたケースである。

抗精神病薬を増量しても症状が改善しない原因として，服薬コンプライアンスが不十分となっている可能性は否定できない。実際に，最近の検討試験（MEMS試験）によると，医師が想定しているよりも患者の服薬率が低いことが報告されている。その結果，症状が改善しないため処方量が増加し，多剤大量化へとつながると思われる。一方，RLAIは本人の服薬コンプライアンスに頼らない方法なので，服薬が確実になることを考慮しRLAIの実施に踏み切ることとした。同様の意図で，従来からあるデポ剤もすでに試みていたが，デカン酸ハロペリドールデポ剤50mg/月では，投与後，比較的短期間のうちに倦怠感などの副作用が生じ，これを嫌うために本症例ではデポ剤での治療が継続できなかった。一方，RLAIでは倦怠感などの副作用は生じなかった。この理由として，RLAIは薬物の血中濃度の立ち上がりが遅く，ゆっくりした変動曲線を描くこと，さらに，リスペリドン自体が従来の抗精神病薬に比べて倦怠感などの副作用が少ないことと関係があるものと思われた。

本症例の妄想は，筆者が受け持った時点で体系をなしており，RLAIによってもこの妄想自体を完全に消褪させるということはできなかったが，患者の関心事が妄想のみで

[患者の声]
「前の注射より痛くはないけど，注射じゃないほうがよい」，「家族とも喧嘩しなくなってよかった。なんか言われているような気はまだするけど，気にしないことができるようになった」

[ポイント]
① RLAIは従来のデポ剤に比し副作用が少なく，継続して使用することが可能で，臨床像の改善が得られた。
② RLAIに移行することで治療薬の単剤化をスムーズに実現することができた。

あった頃と比べ臨床像は著明に改善され，家庭内の負担も軽減されていることは夫の言動からも明らかである。

RLAIの投与前は，それまでの経過もあって結果的にリスペリドンとブロナンセリンの併用療法となってしまっていた。抗精神病薬の併用は筆者も望むものではなく，これを改めることを考えていたが，RLAIに移行することでスムーズに治療薬の単剤化に至ることができた。RLAI開始時は，RLAIが著効する確証はなかったため，その後に服薬再開が必要となる場面も想定し，服薬習慣の消滅を避ける意味で少量のリスペリドンの経口投与を継続しているが，現在の安定した状態が継続されれば，今後，経口投与は中止可能と思われる。

9. 措置入院中の統合失調症患者に対するRLAIの治療経験

伊賀淳一　中村公哉　大森隆史　大森哲郎

徳島大学病院精神神経科

I. 症例

[症　例] 60歳，男性，入院。

[既往歴] 特記事項なし。

[家族歴] 母親が認知症。

[生活歴] 同胞2名中第2子。幼少期，思春期に発達の異常を指摘されたことはない。県立高校を卒業後，国立大学に現役で入学し，卒業した。商事会社で9年間働き，留学などを経てX-27年に帰国した。X-11年に国立大学大学院に入学し，学位を取得した。X-9年からは金融機関でアルバイトをしていた。X-1年からは，母親の介護をして生活をしていた。

[現病歴] X-32年1月7日に被害妄想・関係妄想が出現したため，家族に連れられてA病院精神科を受診した。妄想型統合失調症と診断されたが，その後，通院はできていなかった。X-4年5月にBクリニックを初診，ハロペリドール1.5mg/日とスルピリド100mg/日の処方を受けた。X-2年11月に自己判断で中止，以降はエチゾラム1mg/日のみを内服していた。

X-1年5月，勤めていた会社の同僚とトラブルを起こし，警察を呼ばれて調書を取られたことがあった。その後は退職し，母親の介護をしていた。

X年6月上旬，某銀行の窓口職員に書類の不備を指摘されたことに腹を立て，暴力を働いたため警察に通報され勾留された。取り調べ中に，意味不明な言動があるとのことで措置鑑定が施行された。精神保健指定医により統合失調症と診断され，当院当科に措置入院となった。

[治療経過] 入院時，下着は非常に汚く，異臭がした。髪・髭も伸び放題であり，整容に関して非常に無頓着な様子であった。着替えを促したが「しょうがないでしょ。これが現状を表しているんだから」と話し，着替えを拒否した。「A銀行は巨大な組織だと感じました。B銀行などとは違います。以前C社会保険事務所に行った時にそこの職員が，私が年金の口座を変更するという情報をA銀行に流しました。これははっきりしましたね。A銀行には私の口座はないからね」と述べ，明らかな被害関係妄想が認められた。「拘留中に警察官が自分の悪口を言っていた」と幻聴を疑う発言もみられた。また，所持品の中に一円玉くらいの大きさに丸めた青い粘土のようなものが入っている小袋があり，それが何であるかを問うと，「それは自分の家の鍵がかからない部屋の鍵」と話し，同様に水の入った小瓶について説明を求めると，「これをドアに塗っておけば警察が勝手に入ってきても後から見たらわかる。警察の鑑識のようなもの」と話すなど，奇異な言動が認められた。また，「これは取引ではないから……」，「ここは行政機関ですか？」と猜疑心が強い様子であった。

治療に対しては拒絶的で興奮がみられたため，保護室に隔離したうえで治療を開始した。薬剤の内服を拒否したため，ハロペリドール筋注を開始し，入院5日目まで継続した。徐々に落ち着きがみられ，妄想に基づく猜疑的な発言はみられなくなった。入院6日目に「ここから早く出るにはどうしたらいいですか？」と話し，薬物療法を受け入れたため，アリピプラゾール12mg/日の内服を開始した。しかし，入院10日目に「ここの先生は私が統合失調症だと決めてかかっている。こんな部屋に入れられるのは法律的におかしい」と再び興奮するようになった。入院時と同様の拒絶的態度となり，「注射にしてください。飲まないと決めましたから」と内服を拒否した。このためハロペリドール筋注を再開した。入院12日目になり，「非協力って言っても注射されたり，検温されたりするし。結局は協力しかないですよね」と，躊躇しながらも薬の内服に同意した。RLAIへの切り替えを念頭にリスペリドン内用液1mL/日を開始した。

入院15日目に内服の必要がなくなることなどRLAIの特徴について本人に説明すると，「そのほうが楽ですよね」と切り替えを希望した。

[切り替え方法] 入院18日目に，効果発現までの内服併用を説明したうえでRLAI 25mgの投与を開始した。

注射はスムーズに施行でき，「痛くなかった」と感想を述べた。その後は精神病症状の再燃なく経過し，入院28日目に医療保護入院に切り替えて保護室での隔離を解除した。

症　例：60歳，男性。主症状：妄想

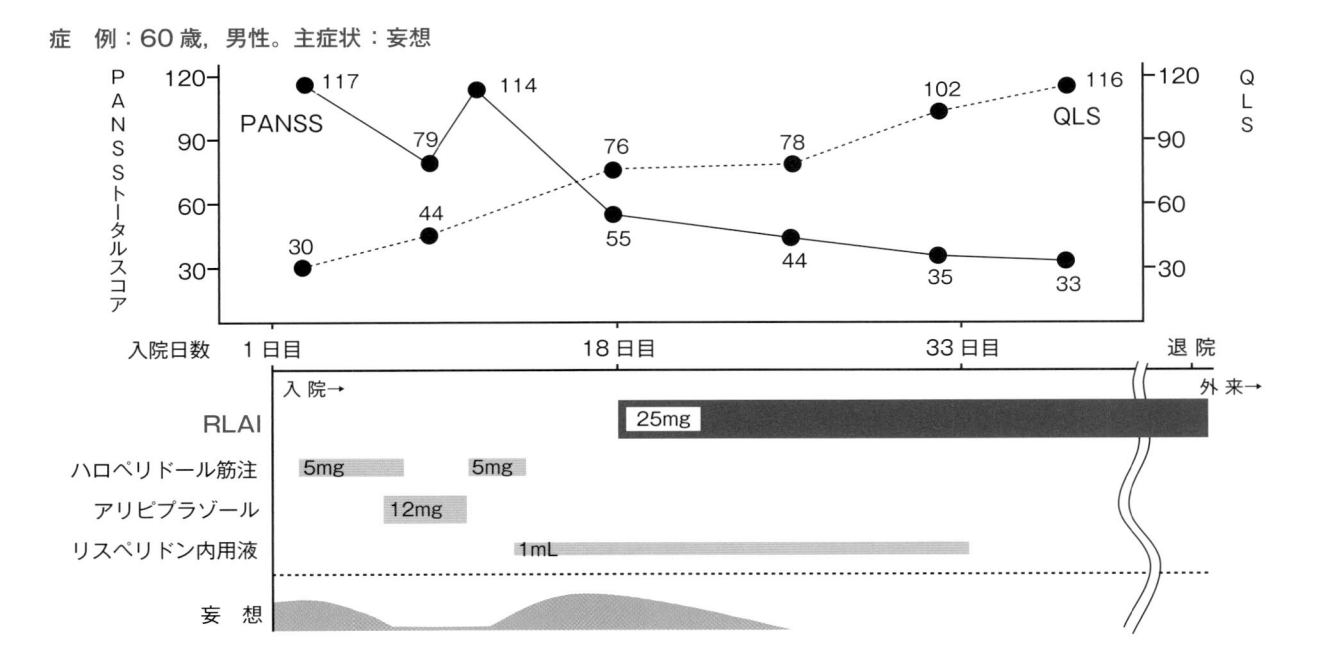

（グラフ：入院日数に対するPANSSトータルスコアとQLSの推移）
- PANSS: 1日目 117 → 79 → 114 → 18日目 55 → 44 → 35 → 33
- QLS: 1日目 30 → 44 → 76 → 78 → 102 → 116
- RLAI 25mg（18日目頃から開始、外来へ継続）
- ハロペリドール筋注 5mg、5mg
- アリピプラゾール 12mg
- リスペリドン内用液 1mL
- 妄想の推移

入院 33 日目にはリスペリドン内用液は中止した。「注射だけで服薬しなくていいからうれしいです」と喜んでいる様子であった。

入院 46 日目，自室で本を読んだり，同室者と談笑したりしてすごすようになった。関係妄想や拒絶的態度の再燃はその後もみられなかった。入院 53 日目には精神保健福祉士とともに，母親との面会，市役所での手続き，銀行口座開設のために外出したがトラブルはなかった。入院 57 日目には任意入院に切り替えた。入院 65 日目には妄想の対象であった警察や銀行について話をしてみても，「それはもう大丈夫です」とあまり気にしていない様子であった。また，趣味の切手収集や金銭管理など，病室でできることを退院に向けて積極的にやるようになった。

入院 71 日目より長期外泊し，免許の更新や自宅の掃除など必要な仕事をこなした。入院 88 日目には RLAI 25mg 筋注（6 回目）を施行した。幻覚妄想は寛解しており，錐体外路症状など副作用も認めなかったため，同日退院となった。

II. 考　察

2009 年に国内で初めての非定型抗精神病薬の持効性注射剤であるリスペリドン持効性注射剤（RLAI）が承認された。この新しい持効性注射剤はこれまでの持効性注射剤と非定型抗精神病薬の長所が組み合わされた薬剤であり，毎日の服薬の煩わしさから解放するのみならず，安定した薬効を示し再発予防効果が高まること，さらには錐体外路系症状や注射部位反応のような副作用が減少することで，患者の QOL も改善する薬剤として期待されている。

[患者の声] RLAI を導入したことにより，薬を忘れずに飲まないといけないというプレッシャーや病人であるという自己否定感から解放されたと喜んでいる。
[ポイント] ①措置入院になるほどの興奮，拒絶の強い患者であったが，少量の RLAI で寛解を維持することができた。②煩わしい毎日の服薬から解放されることは，自ら RLAI 導入を希望する大きな動機となった。

今回われわれが経験した症例は，当初は措置入院を要するほど興奮，拒絶，被害関係妄想が強い患者であった。注射剤は受け入れるものの経口剤に対する拒薬が強く，アリピプラゾールが無効であったため，ハロペリドール筋肉注射に続いて RLAI への切り替えを念頭にリスペリドン内用液に切り替えた。その後は自ら希望して RLAI が導入でき，症状の再燃もなく RLAI 単剤で退院できた奏効例である。

PANSS 総スコアは入院時に 117 と高値であったが，RLAI 単剤処方となった時点では 33 まで減少し，大幅な改善がみられた。また，The Schizophrenia Quality of Life Scale 日本語版（JSQLS）は入院時の 30 から RLAI 単剤処方時には 116 と大幅に改善した。このように RLAI の使用により，精神病症状だけでなく患者の QOL をも寛解レベルまで改善できた。

今回の患者は過去に治療アドヒアランス不良のために再発をくり返しているが，この度 RLAI を導入したことで，通院が継続される限りは再発のリスクを最小限にできると思われる。

10. 統合失調症の陽性症状へのRLAIの効果

笹原徹郎

医療法人啓心会　ささはらメンタルクリニック

I. 症　例

[症　例] 31歳，男性，外来。
[既往歴] 特記事項なし。
[家族歴] 精神科治療歴のある家族はなし。
[生活歴] 同胞3名中第3子。現在は両親と同居。高校卒業後の5年間，ガソリンスタンドで働いていた。結婚歴はない。
[現病歴] 高校卒業後，働きながらアパートで1人暮らしをしていた。X-7年4月の夜，突然，強い不安が生じ夜間に内科を受診した。その頃からリストカットをすることが頻回になっていた。同年7月に仕事を無断欠勤した後，N県で発見され警察に保護された。その時は職場から連絡があり，8月に両親が実家に連れ戻した。本人は「どうもない」と言い，しばらく実家で様子をみていた。同年9月，不眠・憂うつ感を主訴に，当クリニックに初診となった。その時点では，陽性症状の有無について聴取したが否定していた。その後は外出せず，友人との交流もせず，家に引きこもっていた。
　X-5年4月頃より，特に過去にいじめられた相手に対する被害的な内容の妄想が活発に出現した。幻聴も認められ，いじめた相手を殺すと言って刃物・バットを持ち，相手の家まで出かけたりするようになった。独語もみられ，相手への恨みごとをブツブツと口にするようになった。X-4年4月頃より，副作用（排尿障害，多飲水）を理由に服薬が不規則になってきた。そのため，興奮・暴力行為が出現した。その後も，1，2年おきに再発をくり返した。
[治療経過] X-7年9月の初診時は，幻覚妄想状態を否定したため，本人・家族の希望により睡眠剤だけで経過をみていたが，眠れるようになったため本人の自己判断で服薬を中断した。X-5年4月から出現した幻覚妄想状態に対しては，主にクロルプロマジンの服薬を開始した。強い不眠もあったため，睡眠剤も併用していた。服薬により症状が急速に落ち着き，仕事をするまでに回復した。X-4年4月からの興奮・暴力に対しては，やむなくデカン酸フルフェナジン筋注を併用して治療を開始した。それにより1年半ほどは安定していたが，その後，注射部の硬結・痛みを理由に，デカン酸ハロペリドール筋注へ変更した。その後，症状は安定したが，やはりデカン酸フルフェナジン筋注と同様の理由で注射を拒否することが増えてきた。X-2年8月からは，注射部位反応（注射部位疼痛，腫脹，硬結）によりデポ剤の投与ができなくなったため，リスペリドンやペロスピロンなどの経口剤治療を始めたが，病識はなく服薬が不規則になりがちであった。抗精神病薬内服後の倦怠感が服薬拒否の最大の理由であった。その後も，怠薬の度に幻聴・被害関係妄想が活発になり興奮し，バットや刃物を持ち出し外出しようとするため，それを止めようとする家族と争う状態がくり返されていた。それでも，服薬，デポ剤投与により症状が比較的落ち着いている時には，短時間ながらアルバイトをできるような状態であった。仕事を続けたいからとの理由で，X-1年3月から1年間は，月1回のデカン酸ハロペリドール筋注だけで症状は安定していた。
[切り替え方法] X年8月頃から，やはり怠薬のせいで幻覚妄想状態が再燃した。「悪口を言われる」，「男女のカップルが嫌がらせをしてくる」ので相手を懲らしめるために，木刀・刃物を持ち出し外に出ようとしたり，興奮してリストカットをするようになった。そのため，本人の承諾を得て，X年8月25日にデカン酸ハロペリドール100mg筋注を施行，その後，同年9月8日にはデカン酸ハロペリドール50mgを筋注した。しかしその後も興奮が強く，昔の嫌なことを思い出して，「恨みを晴らす」，「懲らしめてやる」と言って木刀を持ち出し外出することが続いていた。睡眠剤は服用するが，抗精神病薬は服薬を拒否した。夜間の不眠が強く，自傷行為がみられ，また注射部位の痛みも出現したため，X年9月25日にRLAIの利点と副作用を説明し，本人の同意を得てRLAI 25mg筋注を施行した。2週間おきに注射が必要なことに，本人は一時，注射を渋ったが，家族の強い希望と説得に応じ施行を開始した。内服は，しっかり眠りたいとの本人の希望が強いため，フルニトラゼパム，クアゼパム，配合睡眠剤（ベゲタ

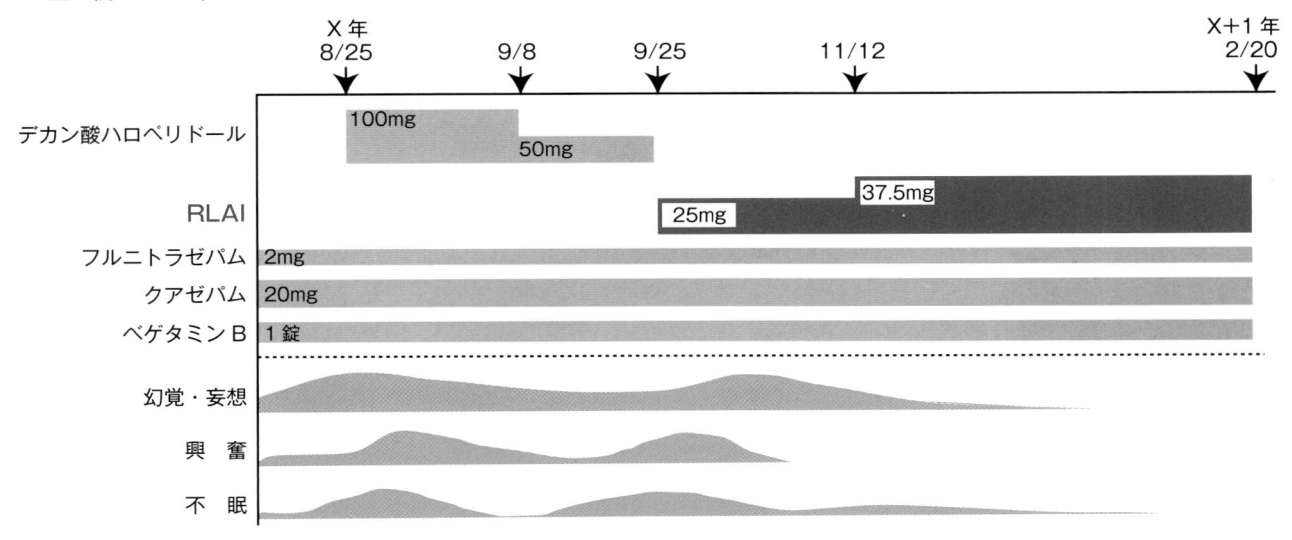

症　例：31歳，男性。主症状：被害妄想

	X年 8/25	9/8	9/25	11/12	X+1年 2/20
デカン酸ハロペリドール	100mg	50mg			
RLAI			25mg	37.5mg	
フルニトラゼパム	2mg				
クアゼパム	20mg				
ベゲタミンB	1錠				
幻覚・妄想					
興　奮					
不　眠					

ミンB）を継続服用させた。その後，2週間ごとにRLAI 25mgを施行後，11月12日からRLAI 37.5mgに増量した。この増量前後から自傷行為が減少し，幻聴は消失した。母親への興奮・暴言はみられたが，「見張られている」，「嫌がらせをされている」などの妄想も口にしなくなった。

それまでは家にこもり，対人交流もなかったのだが，X年11月末からはアルバイトをみつけ，毎日ではないが仕事にも行っている。睡眠状況も改善され悪夢も減ってきたが，熟眠感がないと言い，睡眠剤の減量は拒否している。診察場面でも自分の状態を自分から話すことが増え，話す内容も以前のように一方的ではなく，まとまりが出てきている。

II. 考　察

本症例は表面化しない精神病症状に対する反応と思われる不安や抑うつの訴えから始まった。高校卒業後5年間続けていた仕事を辞めた途端に家に引きこもり，TVゲームはするが対人交流を拒否し，仕事に対する意欲を失い，かつ家の中での生活リズムが乱れ，入浴や更衣なども充分にせずに自傷行為をくり返していたが，当初は治療を受けなかった。その2年ほど後，はっきりした幻覚妄想状態が出現した。その時は，抗精神病薬の比較的少量を内服することで改善したが，日中の眠気・倦怠感を主とする副作用が発現したため，自己判断で服薬量を調整するというアドヒアランスの低下があり，症状を再燃させた。その後は，睡眠剤以外の内服薬を拒否するため，第一世代抗精神病薬のデポ剤を使用した。その結果，幻覚妄想状態は改善し，アルバイトをできるほどに症状は改善したが，特有の注射部位反応（注射部位疼痛，腫

[患者の声]
「まず働けることがうれしい。今後もっと働く時間を増やすには，どうすればよいものだろうか。以前のデポ剤であった腫脹や疼痛はないので楽」と喜ぶ反面，遠隔地からの通院であるため，月1回でなく2週間に1回の受診を懸念している。

[ポイント]
①病識が不十分であるために起きる怠薬や，この症例のように従来のデポ剤で起こることの多い疼痛・硬結を理由に注射間隔が開いてしまう時などにRLAIを提案することで，スムーズな受け入れが得られる。
②前治療薬と比較して低用量のRLAIの投与で症状が改善し，閉居している状態がアルバイトができる状態にまで改善した。

脹，硬結）のため，デカン酸フルフェナジンとデカン酸ハロペリドールの2剤も使用しづらくなっていた。X年8月の再発・再燃の際は，デカン酸ハロペリドールの効果発現が遅く，かつ，注射部位反応のため，RLAIに変更を試みた。それにより現在は症状が改善され，再びアルバイトをできるまでになり，家にこもることなく生活できている。

これまでの経過から，やはり服薬アドヒアランスの低下が精神症状に影響し再発・再燃をくり返し，結果として認知機能の低下，生活能力の低下を引き起こしている現実がみえてくる。その改善手段の1つとして今回使用したRLAIは，2週間ごとの投与で安定した血中濃度が得られること，さらには注射部位反応が少ないため有用であると考えられた。

11. 統合失調症の陽性症状へのRLAIの効果

馬場信二

医療法人玉藻会　馬場病院

I. 症　例

[症　例] 54歳，男性，外来。
[既往歴] 特記事項なし。
[家族歴] 特記事項なし。
[生活歴] 同胞3名中第2子。現在姉と2人暮し。高校卒業後，実家の食堂の手伝いをしていた。入退院をくり返すため，長期の就労歴はない。未婚。
[現病歴] 引きこもりのため，27歳時にT病院に入院した。その後上京したが，被害妄想による近隣への暴言のため，35歳時にM病院に入院した。その後も幻聴（テレビタレントが自分を呼ぶ声が聞こえる），妄想（恋愛妄想，発明妄想，誇大妄想，被害妄想），奇行，徘徊などのため，36歳，38歳，49歳，50歳，51歳，52歳時に合計8回の精神科入院歴（地元4回，首都圏4回）がある。そのうち2回は措置入院で，他は医療保護入院である。いずれも幻聴や妄想に影響されて上京し，有名人に会いにプロダクションやタレントの自宅へ行って興奮したり，自ら警察署に行って妄想を喚くため入院となっている。病識はなく服薬は拒否し，定期的な通院はしなかった。X-3年10月に当院を初診し，即日入院した。3カ月後に退院した。

　前回当院退院時（X-2年1月）より当院外来に定期的に通院し，持効性注射剤であるデカン酸ハロペリドール（100mg/月）を規則正しく施行していた。しかし処方された内服薬は全て廃棄していた。自宅では無為自閉の生活を送っており，診察場面では妄想を語っていたが興奮はみられなかった。X年4月の定期の診察に来院せず，30回目のハロペリドールの持効性注射ができなかった。X年5月に上京してタレントに会いにテレビ局へ行って興奮したため，当院に再入院となった（姉の同意による医療保護入院）。
[治療経過] 入院当初は支離滅裂な幻覚妄想状態であった。一方的に大声で妄想内容を喚いていた。「宇宙は光の反射で無限です。地球の裏側に理想の土地があります。マスコミの人から呼ばれてタレントに会いに東京に行っただけなのに会わせないから怒ったんです。僕をテレビ局が必要としているんです。僕の知識でエベレストより高いビルが作れますよ」などと喋りまくり，恋愛妄想，発明妄想，誇大妄想，言語新作などが認められていた。病識や治療動機は認められなかった。

　入院当初にリスペリドン錠を処方したが拒薬していた。今までの経過から退院後も内服薬は拒薬することが明白だったので，患者本人の希望もあり，入院第2週目より内服薬は処方しなかった。しかし注射は本人が「頭のビタミン剤みたいなもの」と得心していたため，入院前に一時途切れていたデカン酸ハロペリドール（100mg/月）を再開し，今回入院中に2回施行した。短期間で興奮は治まり，妄想を自発的に話題にすることはなくなり，「東京から連絡が入らなくなった」と語り，幻聴の背景化が伺われた。持効性注射だけは継続するように伝えて，約2カ月後に退院して外来通院になった。
[切り替え方法] 退院前より少し顎が震える軽い錐体外路症状がみられていたこともあり，RLAIの注射を検討していた。そこで，2週間に1回の投与となるが，今までの注射剤より効果が高く副作用が少なくなることを説明し，同意を得た。

　そこで，入院中に施行した最後のハロペリドールの持効性注射（100mg）から5週間経過した，退院後の最初の外来受診日のX年7月第1週よりRLAI 25mgの筋注を開始した。その後は隔週で定期的に通院して，規則正しくRLAI 25mgを筋注していた。無為自閉傾向は継続していたが，テレビを見たり買い物や簡単な用事をして割と落ち着いていた。妄想は自発的には語らず，幻聴も否定していた。顎の震えもRLAIの3回目施行時には消失した。表情も明るくなり，経過は良好と思われた。

　しかし，9回目のRLAI 25mgを筋注した日に自宅で妄想を喚いて興奮したことがあった。また，X年11月の10回目のRLAI 25mg施行時の外来受診時に，かなりの興奮状態で，大声で多弁に妄想を一方的に怒鳴り，攻撃的態度や不穏が著明であった。入院を要する程度ではないが急速な対応が必要と考えられた。そのためハロペリドール10mgとビペリデン5mgを筋注し，RLAIも50mgに増量して施行した。以後，RLAI 50mgを定期的に施行し

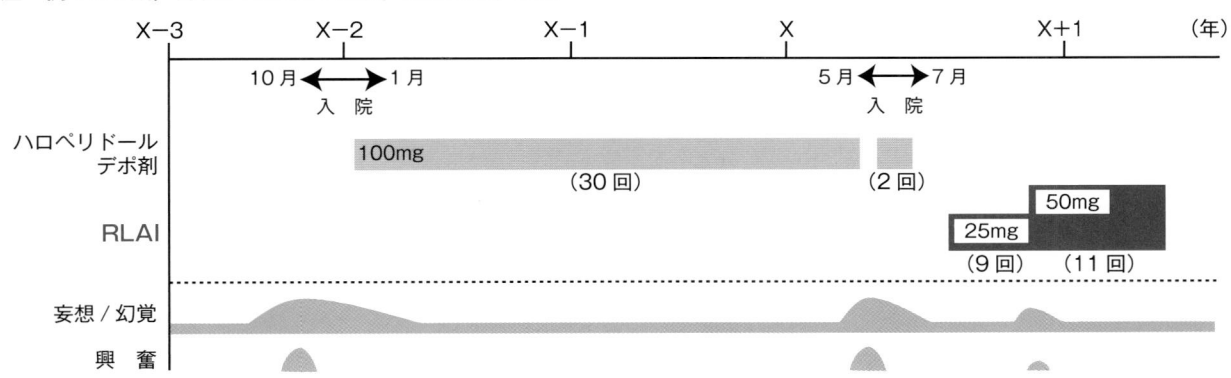

症　例：54歳，男性。主症状：幻聴，恋愛妄想，興奮

ており，妄想を興奮して喚くのはX年12月後半には治まった。

RLAI 50mgに変更後，X+1年3月末までに11回施行したが副作用は認められていない。妄想は継続するが他の精神症状は落ち着いており，「マスコミの人も全然来ません」と語り，幻聴はないらしい。また「東京へ行く必要はありません」と，妄想に影響されて行動する様子もない。表情は明るく，時々「5分間聞いてください」と言って，「東京とT市以外なくなってます」などとひとしきり妄想を語ると満足してRLAIの注射をして会計に回る，というパターンである。以前のような興奮，大声，多弁，攻撃的態度，徘徊といった症状の再燃は認めず，経過は安定している。

II. 考　察

本症例は経過の長い統合失調症で，多彩な妄想や幻聴に影響された言動のために入院をくり返していた。病識はなく，治療動機も乏しく，説得されて消極的に通院していた。今回（X年）入院前も処方された内服薬は全て廃棄しており，医師に妄想内容を聞いてもらうために通院しているようになっていた。2年半ハロペリドールの持効性注射（100mg/月）を規則正しく施行していたが，症状が再燃して再入院となった。

退院後は軽度の錐体外路症状があったため，RLAI 25mgに変更したが10回目（5カ月目）に再燃し，興奮状態となった。RLAI 50mgに増量後は，妄想は継続するものの興奮の再燃はみられていない。

2008年度版の等価換算表[1]ではハロペリドールの経口2mg≒リスペリドン経口1mgとされている。抗精神病薬の持効性注射製剤同士の等価換算表は，まだ発表されていないが，医薬品インタビューフォームによるとハロペリドール経口剤（1日量）の20倍量のハロペリドール持効性注射を4週間に1度投与すれば同等の血中濃度が得られるとされている。したがって，単純計算ではハロペリドール持効性注射100mg≒ハロペリドール経口剤5mg≒リスペリドン経口剤2.5mgとなる。一方，血中濃度のAUCから考えると，リスペリドンの経口剤2mg，3mg，4mgはRLAI 25mg，37.5mg，50mgにそれぞれ相当するとされている[2]ので，リスペリドン経口剤2.5mg≒RLAI 31.25mgとなる。以上よりハロペリドール持効性注射100mgはRLAI 31.25mgに匹敵すると考えられる。RLAIに31.25mgの製剤はないが，ほぼ同じ用量の37.5mgの製剤がある。

本症例はハロペリドール持効性注射100mgやRLAI 25mgで再燃しており，ハロペリドール持効性注射100mgにほぼ相当するRLAI 37.5mgを仮に使用していても症状再燃を防止できなかった可能性があった。RLAIは原則的には25mg⇒37.5mg⇒50mgと段階的に増量すべきだが，前述の病状経過より，RLAIを25mgから50mgに迅速に増量する必要があると判断した。その増量による効果は6週間後に確認でき，副作用の存在を示唆する症状の発現は認められなかった。

[患者の声]
患者本人にRLAIについて問うてみると，「体調が変わらないからよいです。前の注射（ハロペリドール持効性注射）の時は注射が終わった後も痛かったけど，今度のはそういうことはありません」と評価した。2週間ごとの診察，注射に抵抗はなく今後も継続することに異存はないようである。

[ポイント]
陽性症状による興奮，攻撃的言動の再燃時に，RLAIを25mgから50mgに増量する必要があったが，特筆すべき副作用もなく，病状の鎮静やその後の再燃の防止に有効であったと考えられる。

文　献

1) 稲垣中，稲田俊也：4. 向精神薬の等価換算．染谷俊幸編：臨床精神神経薬理学テキスト 改訂第2版．pp.485-494．星和書店，東京，2008．
2) 吉村怜児：Risperidone 持効性注射製剤（RLAI）の基礎と臨床効果・薬物動態．臨床精神薬理，12：1075-1080, 2009．

12. 統合失調症の陽性症状へのRLAIの効果

岩田仲生*　亀井浩行**　佐々木淳輝**
*藤田保健衛生大学医学部精神神経学講座　　**名城大学薬学部

I. 症　例

[症　例] 34歳，男性，外来。
[既往歴] 高血圧，脂質異常症。
[家族歴] 特記事項なし。
[生活歴] 同胞2人中第1子。両親と同居。大学卒業後に軽作業所にて職務経験有。独身（婚姻歴なし）。
[現病歴] X-14年，A大学に入学したが，人間関係のトラブルから被害妄想が出現した。B大学病院を受診し，神経症と診断され，経口抗精神病薬（詳細不明）による治療を開始した。大学3年時にA大学を退学した。X-11年，C大学に入学したが，再度人間関係のトラブルがあり，被害妄想が再燃したため，B大学病院の外来受診を継続した。X-7年，思考障害，被害妄想，不明言動，幻聴などの症状が悪化し，母親に対して暴力的となったためD大学病院精神科外来を受診した。

X-3年，軽作業所で働いていたが，上司との関係が悪く，夜中に幻聴があった。服薬アドヒアランスも悪く，外来通院での治療は困難と考えられたため，D大学病院精神科に2週間ほど入院となった。退院後，外来で治療を継続した。

X-2年，妹の結婚式のため患者以外の家族が海外に行ったのを契機に不安感，不明言動が出現した。この間，患者の恋人が患者宅に泊まり様子をみていたが，混乱状態に陥ったため，同日恋人に付き添われD大学病院の時間外外来を受診し，入院となった。4日ほどで退院し，その後は外来で経過観察となった。

[薬物治療の経過] X-3年の退院後より，D大学病院精神科では外来でオランザピンを主剤として治療していたが，体重が著しく増加したため，クエチアピンに切り替えた。しかし，体重増加は改善せず，替わってリスペリドン内用液4mL/日を処方した。以降，体重増加は改善し，症状も安定してきたため，リスペリドン内用液4mL/日で経過観察となった。X-1年の時点では，幻聴，被害妄想，不明言動は継続していたが，リスペリドン内用液4mL/日で経過観察としていた。

[切り替え方法] X年10月，幻聴，不明言動は継続しており，また，患者によると調子が良い時は内服薬を飲み忘れてしまう，あるいは飲まないようにしていたとのことで，服薬アドヒアランスは部分的であった。家族が服薬を促しても，時に易怒的となり対応が困難となる場面も多々あった。そこで，通院受診時に，RLAIという，2週間に1回投与することで内服薬と同等の効果があり，飲み忘れの心配がいらない注射薬剤があると説明し，患者から文書による同意を得た。説明に際してはパンフレットや患者心理教育用の資材を多面的に用いながら視覚的に訴えたことで，より理解が深まったものと思われた。

X年10月，リスペリドン内用液4mL/日からRLAI 25mgへ切り替えとなり，1回目が投与された。患者にRLAIの効果は約3週間後から出始めると説明し，リスペリドン内服液4mL/日は継続した。同年11月，RLAIの投与開始1カ月後の時点で統合失調症の症状は大きく変化せず，副作用も認められていなかったため，3回目投与時よりRLAIを37.5mgに増量した。同時にリスペリドン内服液を2週ごとに漸減（4mL/日→2mL/日→1mL/日）し，同年12月にはリスペリドン内用液を中止した。

X+1年1月，患者によると幻聴は消失し，不明言動は減少してきた，また家族への暴力はなくなり会話で解決できるようになったとのことであった。しかし同年3月，家族からの報告では依然として不明言動があるとのことで，症状改善の目的でRLAIを37.5mgから50mgに増量した。その後，患者からは，「ビデオカメラを買い自分に自信がついた」，「ピアノ教室に通い始めた」，「趣味が増えた」と前向きな言動が認められた。しかし，ほぼ同時期に患者は，自分がRLAI導入に同意した理由についての記憶がないと述べた。患者によると，注射は症状が非常に重い状態の人が打たれるものというイメージがあるということで，注射に対して強い不安感を持ち，拒否的な態度が認められた。そこで，RLAIは患者の現在の状態や症状の重症度とは関係なく，日々の服薬のストレスから解放され，積極的に症状を改善したいと思っている方に使用されているということを再度資材を用いて視覚的に説明したところ，納得してRLAI 50mgの投与（2回目）を継続した。

RLAI 50mgの3回目投与時において，患者によれば幻

症　例：34歳，男性。主症状：幻聴

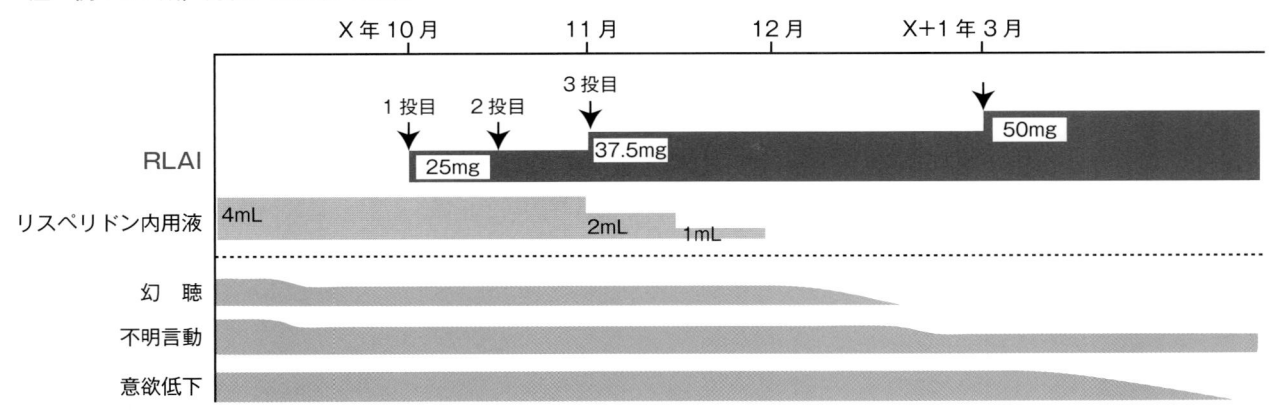

聴が消失しており，またイライラする気持ちは減少し家族への暴力はなくなり，話し合いで解決できるようになったとのことであった。また，趣味が増え，日々の生活を楽しめており調子が良いとのことであった。その後，時に予約日に来院できない場合もあるが，こちらから電話連絡をしたり家族の通院援助を受けることで，予約日から数日間以内にRLAI投与を継続することができている。

II．考　察

本症例は統合失調症の臨床症状である陽性症状（幻聴，被害妄想，不安症状，イライラ，家族への暴力など）と認知機能障害（思考障害，支離滅裂）が中等度持続しており，経口抗精神病薬による薬物療法が行われていた。しかし，幻聴や，家族に「意味のわからないことを言っている」と言われるなど不明言動，まとまりのない会話が継続しており，統合失調症の症状は改善されなかった。また，本症例は自分が調子が良いと思っている時は服薬していなかったことから，服薬アドヒアランス不良が考えられたため，診察時に患者の病態，症状，RLAIの特徴・必要性について説明を行った。2週間に1度の注射を継続することによって，内服薬を毎日服用することと同等の効果が得られることを説明し，患者および家族より同意が得られたため，RLAIを導入した。RLAIに切り替えを行ったところ，服薬アドヒアランスが向上して幻聴が消失し，統合失調症の症状が改善した。

　治療方法の選択において患者，家族の理解・認識と合意はその後の治療継続と予後に大きく影響する。本症例においては特に中等度の認知機能障害があるために，一度理解できた内容もしばらくするとわからなくなってしまうところが治療継続に対する障壁となった。統合失調症における認知機能障害の症状や程度は患者によって様々だが，本症例においては，口頭による説明のみではほとんど理解が得

[患者の声]
本人曰く「注射にしてから体調が崩れなくなって良い」とのこと。「ゴルフ，スケート，ピアノなどの趣味を楽しめるようになった」と前向きに意欲が向上してきている。今後は社会復帰，自立を目指し，SSTに継続参加したいと治療に対して積極的な姿勢をみせている。

[ポイント]
本症例は怠薬により再発・再燃を繰り返しているケースである。認知機能障害のため，治療に対する認識が十分に得られなかったが，家族が通院を援助することでRLAIによる継続的な薬物投与が可能となり，これまでよりも良好な結果が得られた。切り替えについてはRLAIの増量を早めに行い，経口剤を慎重に漸減したことがポイントであった。

られないことが明確となったため，疾患の説明や治療法について常に文書やわかりやすいイラストなどの視覚情報を組み合わせることで，よりよい理解を得られるように支援した。このことから，患者への説明においては単に口頭による説明のみでなく，文書や患者心理教育用の資材を含めた視覚情報とともに提供することがより疾患理解，治療への同意を得るのに重要であることが示される。

　また，本症例のように服薬アドヒアランスが部分的な場合においては特に抗精神病薬の効果を正しく評価することが難しい。患者や家族に確認してもアドヒアランスの実態を正確に把握することは限界がある。また本症例の場合，患者自身の認知機能障害もアドヒアランスのモニタリングを困難にしていた。しかしながら，RLAIによる治療を開始した後は通院アドヒアランスをモニタリングすることで，患者の治療アドヒアランスを明確に把握し評価することができた。

13. RLAIが有効であった頻回再発型統合失調症症例

切明義孝

特定医療法人芳生会　保土ヶ谷病院精神科

I．症例

[症　例] 54歳，女性，入院。
[既往歴] 気管支喘息，25歳時に動脈管開存症の手術。
[家族歴] 特記事項なし。
[生活歴] 同胞4名中第2子。商業高校を卒業後，生命保険会社にて事務員として5年勤務した。以後は父親の税理士事務所にて事務員として勤務した。その後，A県庁の土木部にてX-23年8月末まで勤務した。X-18年7月に結婚。出産歴なし。
[現病歴] X-23年11月頃（31歳）より「尾行されている気がする」，「他人の目が気になる」などの訴えが出現した。その頃，縁談の話があり本人も乗り気であったが先方の都合で破談となり，ショックを受けて自分の貯金をおろして180万円ほど衝動買いしてしまったという。X-22年2月16日，「お前を殺す」という声が聞こえると訴えたため，両親に説得されてH病院を受診し，統合失調症と診断され約2週間入院した。
　退院後，自己判断で服薬を中止してしまったため，精神運動興奮状態となりネグリジェのままで外に飛び出して大声を上げて騒いだので，父親に付き添われてX-12年2月6日から1カ月半，H病院に再入院となった。X-11年11月までに同病院に4回入院し，X-7年6月14日に当院を初診した。
[治療経過] 初診時，患者は薬を1年以上内服しておらず幻覚妄想状態で，素足で不潔状態，強い臭気が漂っていた。多弁だが内容は支離滅裂で，落ち着きなく不穏だったため，同日から約10カ月入院した。その後，外来通院していたが，その間も家族に連絡せず酒浸りになり酔いつぶれているところを保護されるなど，他病院も含め3回の入院歴がある。
　X年9月14日，夫に連れられて来院した。9月になってから家事をしようと思ってもうまくやれず不安になることが多くなり，落ち着かず，易怒的になり，夜も眠れなくなった。喘息薬の吸入もしておらず，夫は病状悪化を心配し，症状のコントロールと服薬管理のため入院治療を希望し，同日より入院した。

　X-7年6月の当院初診時は，リスペリドン4mg/日，プロペリシアジン15mg/日，ビペリデン3mg/日，ブロチゾラム0.25mg/日，配合睡眠剤（ベゲタミンA）1錠/日で治療を開始した。その後，X-4年10月にプロペリシアジン20mg/日に増量し，レボメプロマジン20mg/日を追加後は主剤は変更せず，眠剤の調整のみであった。
　今回の当院入院時はリスペリドン4mg/日，プロペリシアジン20mg/日，レボメプロマジン20mg/日，ビペリデン3mg/日，ブロチゾラム0.25mg/日，ベゲタミンA1錠/日の処方であった。これまでたびたび服薬中断することがあり，また飲酒好きということも重なり，家族も服薬管理に苦労をし続けていた。
[切り替え方法] 本人は「薬を飲んでいます」と言うが，夫は「病識がなく勝手に薬を中止してしまう。喘息薬の吸入もしておらず，家庭では服薬管理ができない」と言い，病識がなく治療への理解に乏しく，過去にも再発による入退院をくり返していたため，本人と家族に持効性注射剤（LAI）使用を提案したところ，理解と同意が得られた。
　現在リスペリドンを内服しており，病態のコントロールが可能であると判断されるため，本人および家族に充分な説明を行い合意を得た上で，入院当日（X年9月14日）より，RLAI 25mgによる治療を開始した。夜間不眠時にはロラゼパム0.5mgを頓用，不安時や不穏時にはハロペリドール1/2アンプル+ビペリデン1/2アンプルの筋注で対処することとした。
　9月23日，「朝起きていられなくなった」との訴えがあったのでベゲタミンAを中止し，9月28日のRLAI 25mg 2回目投与後より，リスペリドン内服を完全に中止した。10月1日，「お薬が減って嬉しい」と話し，表情がよくなり明るくなったので，開放病棟へ転棟した。その後外出時や外泊前には再発への不安を訴えることがあったが，ハロペリドール1/2アンプル+ビペリデン1/2アンプルを筋注することにより問題なく生活できた。10月26日のRLAI 25mg 4回目投与後，10月27日にはプロペリシアジン15mg/日，レボメプロマジン15mg/日，ビペリデン2mg/日に減量できた。10月30日，幻聴はみられず，再発への不安も軽快したため退院となった。その後も，2週間に1

症　例：54歳，女性。主症状：不安，幻聴

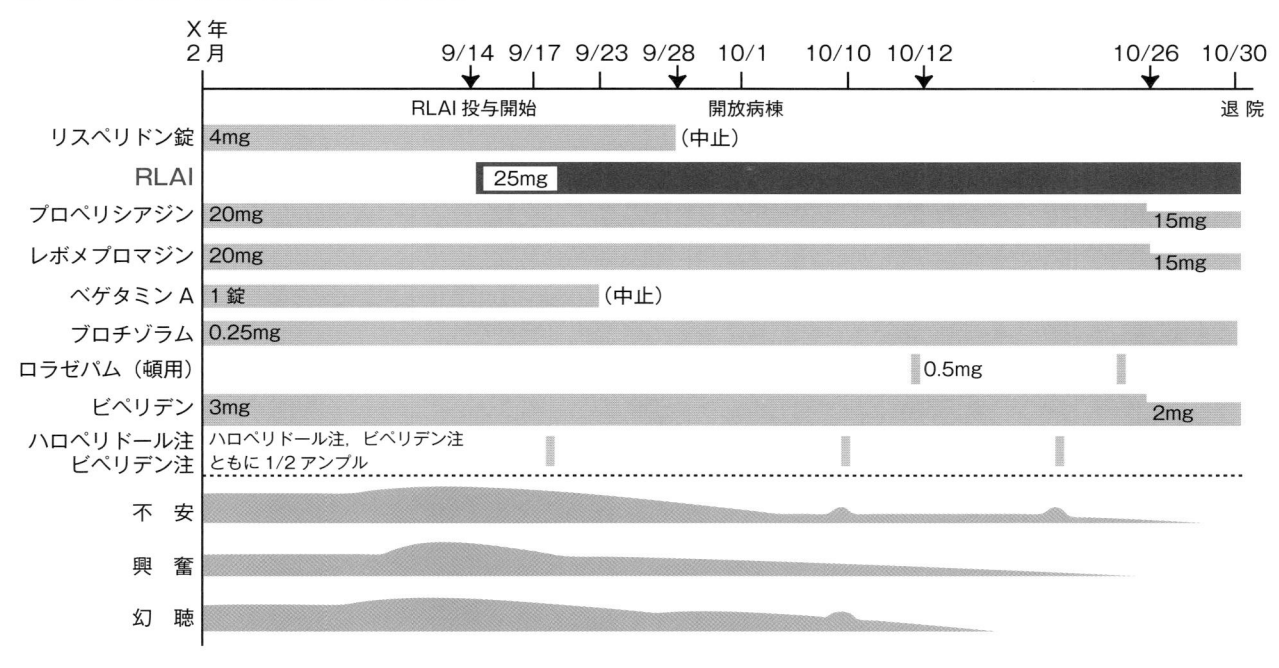

回しっかりと外来通院している。

II．考　察

　本患者は合計12回の入院歴があり，喘息発作や飲酒に関連する入院もあるが，そのほとんどが統合失調症の再発によるものであった。統合失調症の患者では一時的な服薬中断が再発へと結びつくことが多々ある。生活環境からのストレスが服薬中断につながりやすく，幻聴や妄想から服薬拒否を招いてさらなる病状の悪化につながるという悪循環はしばしば経験される。本症例では風邪や喘息発作などが引き金となって服薬できなくなり，再発に結びつくこともあった。

　RLAIは2週間ごとの注射により，身体疾患の合併などによって内服が困難，あるいは不可能な状況下でも，有効成分の血中濃度が一定に保たれるため，リスペリドンに反応する症例ではよい結果が期待できる。本症例ではRLAI使用開始後約3週間目に一時的に幻聴が出現したが，ハロペリドール1/2アンプル＋ビペリデン1/2アンプルの筋注によって消失し，以後，幻聴は出現していない。これはリスペリドン内服からRLAIへの切り替えに伴う薬剤動態の変動による一過性の事象だと思われる。本症例ではRLAIの使用に伴い副作用として若干の眠気が出現したが，結果としてベゲタミンAが不要となり，プロペリシアジン，レボメプロマジン，ビペリデンの減量にも成功し，夜間不眠時に頓用していたロラゼパムまで不要になった。

　RLAIの使用により，病状が安定したのみならず内服薬

[患者の声]「治ったという声が聞こえて薬をやめると再発してしまった。寝不足，神経の高ぶりも再発の引き金になっていた。イライラで薬を飲まなくなると再発してしまった。今は注射しているので安心して生活できる。こまめに診察してもらえるのも感謝している。（RLAIを続ければ）もう再発することはないと思う」

[ポイント] ①怠薬による再発をくり返している患者には大きなメリットがある。②患者と家族にとって安心感を与えるRLAIは治療上大きな武器である。③さらに一段上の症状改善を目指すにはよい治療法である。

が減ったことにより，患者と家族は今回の治療に対し大きな満足感を得ることができた。しばしば絶望の淵に立たされてきた患者と家族にとっては，大きな満足感を与えることができる治療法は拒薬につながりにくく，服薬アドヒアランスを高めることは明らかであり，結果として再発を強固に防止することが期待される。

　RLAIは2週間に1回来院して注射する必要があり，2週間という間隔に様々な議論があるが，筆者はむしろ2週間ごとに患者を診察できるというメリットを実感している。頻回に再発入院をくり返してきた患者とその家族にとっては，「こまめに診察していただけるようになった」と感謝される場合が多い。リスペリドン内服により良好なコントロールが得られる症例には，RLAIの使用を検討する価値があると思われる。

14. RLAIにより治療薬を減量し得たうえ奏効した統合失調症の1例

曽和信正[*]　松元志朗[*]　古田博明[*]　杉本孝義[**]　黒崎郁彦[***]　西脇健三郎[*]

[*]医療法人志仁会　西脇病院　　[**]医療法人志仁会　西脇診療所　　[***]夜間診療所MOMOクリニック

I. 症 例

[症 例] 54歳，男性，入院。

[既往歴] 特記すべきことなし。

[家族歴] 母親がうつ病にて精神科病院通院歴あり。

[生活歴] N市にて同胞3名中第3子，3男として出生。小学校，中学校の成績は下位。高校卒業後，父親と同じ鉄工関係の会社に就職し父親と一緒に働くが定期的に欠勤していた。しかし父親は放任しており，欠勤を叱ることはなかった。22歳で恋愛結婚し1子をもうけたが30歳の時に離婚した。36歳の時，父の死を契機に仕事に行かなくなり自室にこもりがちになる。以後，現在まで無職で単身生活である。

[現病歴] X−18年頃，単身生活で引きこもっていたが，自室でわけのわからない独り言をぶつぶつ言ったり何かに聴き入っている様子がみられ，家族が心配してM病院を受診した。幻聴，独語，空笑がみられ統合失調症と診断された。M病院へは3回の入院歴があり，以後外来通院していたが，引きこもりと幻覚妄想状態は続いていた。X−17年2月6日，当院初診となった。

初診の時，何か人の声が聴こえるという幻聴，「世の中の支配者になった」という妄想気分がみられた。同日入院し，X−17年5月21日に軽快，退院した。以後デイケアに通所しながら単身生活を続けているが，X年4月までに16回の入院歴がある。

[治療経過] X年4月入院前は，リスペリドン10mg/日，塩酸トリヘキシフェニジル6mg/日，ドンペリドン20mg/日，ニコチン酸トコフェロール400mg/日，フルニトラゼパム2mg/日，センノシド24mg/日，プラバスタチンナトリウム10mg/日，アスコルビン酸600mg/日，アロプリノール100mg/日の投与を受けていた。不眠，幻聴，誇大妄想がみられ，嘔気，嘔吐，腹痛を時々くり返していた。X年4月26日，デイケア通所のため来院した当院外来ロビーにて落ち着きなく動き回り，大声で奇声をあげ続け，「自分は首を吊って1度死んだ人間だから何をやっても死なない！」と叫んで壁に頭を打ちつけ，前頭部に10cmの裂傷を負い，10針縫合処置後，そのまま当院へ医療保護入院となった。入院後，リスペリドン投与にて鎮静化し，「入院2週間前から自分の判断で断薬して試していた」ことを告白した。4月30日に「迷惑をかけてすいません，すいません」と謝罪し，少し病識が出てきた。5月7日「首を吊って死んだと思ったのはおかしかった」と振り返ることができるようになった。ただ「自分が世界の支配者になっている。お金はうなるほど持っている」，「私はUFOの王様で神様と仏様のNo.1です」と言い，妄想は持続していた。

[切り替え方法] X年8月，断薬により再発して入院したことがこれまで3回あり，日頃も薬の量を勝手に減らしたり，薬を飲んだり飲まなかったりしていたことを告白した。そこで，2週間に1度投与するだけで断薬による再発の心配がなくなるRLAIを提案したところ同意したため，8月26日にRLAIを25mgより投与開始し[1)]，8月31日に退院した。

2週間後よりリスペリドン内用液を6mL/日，3mL/日と1週ごとに漸減し，5週後にRLAI単剤とした。9月29日，他科の内服薬を整理し，フルニトラゼパム2mg/日，センノシド24mg/日，プラバスタチンナトリウム10mg/日，アロプリノール100mg/日としたが嘔気，嘔吐，腹痛はみられなかった。以後，外来でRLAI 25mg/2週間の治療を続けていた。

10月13日，定期外来通院の診察室で「自分はUFOの王様で神様と仏様のNo.1であるという考えが強くなってきた」と言い，腕を組み胸をそらして座り，顔を上げやや見下ろす姿勢でこちらを見た。表情は硬くて乏しかった。数日前より不眠傾向で，落ち着いて行動できなくなったことを訴えた。徐々に妄想気分が増強してきていると考えられたため，同日任意入院となり，リスペリドン内用液3mL/日を投与し1週間後のRLAI投与日から37.5mg/2週間に増量したところ，11月12日には表情は穏やかになり行動にも慎みが出てきた。ただ「自分がUFOの王様で神様，仏様のNo.1であるという感じはまだあります」と静かに語った。RLAIを増量したことで固着していた妄想が

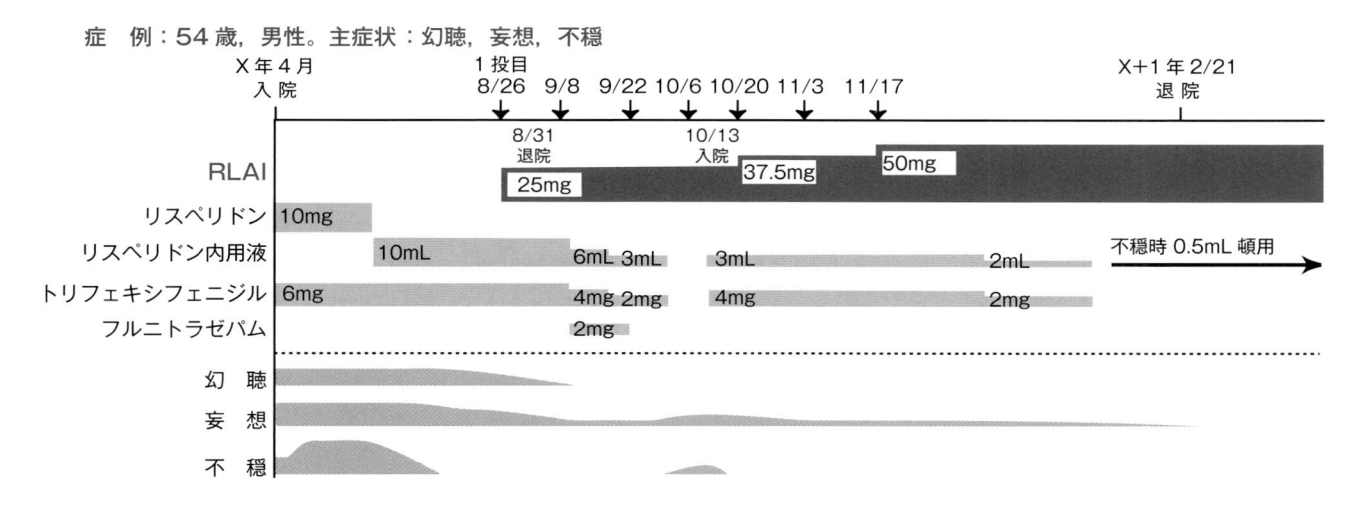

症　例：54歳，男性。主症状：幻聴，妄想，不穏

| | X年4月 入院 | | 1投目 8/26 | 9/8 | 9/22 | 10/6 | 10/20 | 11/3 | 11/17 | | X+1年2/21 退院 |

（図：RLAI 25mg（8/31退院）→37.5mg（10/13入院）→50mg；リスペリドン 10mg；リスペリドン内用液 10mL→6mL→3mL→3mL→2mL；不穏時0.5mL頓用；トリフェキシフェニジル 6mg→4mg→2mg→4mg→2mg；フルニトラゼパム 2mg；幻聴・妄想・不穏の経過）

用量依存的に軽減していることが認められたため，11月17日からRLAIを50mg/2週間に漸増したところ，4週間後には妄想が完全に消失したため，X+1年2月21日に退院した。退院後も2週間に1度外来通院しているが，経過良好で近所の知人と落ち着いて会話ができ，他患者に対する接し方も社会性を帯び，配慮のある行動がとれている。

II．考　察

本症例は発病以来18年間再燃をくり返し，16回の入院歴があるが，そのうち少なくとも3回は断薬を原因としており，日頃も服薬アドヒアランス不良の状態であったことが推測され，服薬アドヒアランス不良により幻覚妄想が増強し，その幻覚妄想に左右され断薬に至ったものと考えられた。患者は入院後，薬の大切さは理解できており，RLAIによって2週間に1回の注射で毎日数回の内服から解放されること，薬の飲み忘れを心配しないでもよくなること，投与量を減らすことができるかも知れないことを説明するとRLAIの治療を積極的に受けるようになり，治療に対するアドヒアランスが向上した。また，RLAI治療開始後，嘔気，嘔吐，腹痛などの身体症状が消失し，他科薬の整理が容易となり，1日3回の服用から1日1回の服用に減らすことができ，患者の満足感に有益であった。服薬アドヒアランス不良であっても患者本人が告白しないならば治療者は認知できないため，きちんと服薬した上でなお薬量不足と判断され，長い治療経過の中で投与量が増加していることが考えられる。

本症例においてはRLAIの漸増により用量依存的に奏効し，これまで固着していた妄想が完全に消失し寛解に至ることができた。前治療薬の投与量にかかわらず，RLAI 25mgで開始し，内服薬を漸減中止するなかで症状を慎重に観察し，症状の経過に合わせて，RLAIの効果を見極めて必要であれば37.5mgまたは50mgまで漸増することで

[患者の声]「薬に縛られている感じがしなくなった。変な考えが浮かばなくなり，現実をしっかり見られるようになった。嘔気がなくなったことで食事を楽しめるようになり，生活にはりが出てきた。今後は近所の人との交流を深めて社会復帰したい」
[ポイント]①頻回の内服の必要がなく，飲み忘れの心配がなくなることを説明すると患者のほうから意外と積極的に希望する場合が多い。②前治療薬の投与量にかかわらずRLAI 25mgで開始し得る。③RLAI治療導入後，他科薬を整理しできるだけ単回投与にすることで患者の満足感が得られ，治療継続につながる。④RLAI開始後に副作用は全く認めなかった。

治療効果が維持できることが示された。本症例において特筆すべきことは，リスペリドンを10mg/日投与していた時よりもRLAI 50mgとしてからのほうが精神症状がより安定したことである。RLAIはリスペリドンの経口投与量に換算すると50mgが4mg/日[2]に相当するとされているが，実際には本症例のように前治療薬がリスペリドン換算で4mg/日以上であってもRLAI 50mg以下で精神症状のコントロールができ，副作用の軽減を図れる可能性が大きい。未だ数少ないRLAIの臨床経験上のことではあるが，前治療薬の種類及び投与量[3]にかかわらず同様の傾向はあると感じられ，RLAIへの切り替えを行う価値があると考えられた。

文　献

1) Chue, P. et al.: Comparative efficacy and safety of long-acting risperidone and risperidone oral tablets. Eur. Neuropsychopharmacol., 15：111-117, 2005.
2) Lasser, R.A. et al.: Clinical improvement in 336 stable chronically psychotic patients changed from oral to long-acting risperidone: a 12-month open trial. Int. J. Neuropsychopharmacol., 8：427-438, 2005.
3) Schumauss, M. et al.: Efficacy and safety of risperidone long-acting injectable in stable psychotic patients previously treated with oral risperidone. Int. Clin. Psychopharmacol., 22：85-92, 2007.

15. 多剤併用を回避でき，退院へ結びついた RLAI の効果と有用性について

菊池　勤

医療法人　松崎病院精神科

I. 症　例

[症　例] 53歳，女性，入院。
[既往歴] 特記すべきことなし。
[家族歴] 特記すべきことなし。
[生活歴] 同胞 5 名中第 3 子にて出生し，問題なく生育した。高校卒業後，役場にて 5 年ほど勤務し，結婚を機に退職した。その後 3 子をもうけた。
[現病歴] X 年 4 月初旬，自衛隊員の長男が A 県に出向するのと同時期に北朝鮮のミサイル実験が行われることとなった。その頃より「息子は死んでしまった」と言っては空を仰いで「神様！」と儀式めいたことを言ったり，厄払いなどの振る舞いをするようになった。次第に「テレパシーが！！」，「悪魔だ！！」などと独語をくり返すようになり，興奮し，周りの物を壊したり暴力を振るうようになったため，X 年 4 月 11 日 B 市民病院精神科を受診し，14 日に当院へ紹介され入院となった。
[治療経過] 入院時，「テレパシー！！」，「神のお告げ！！」などと独語が激しく，興奮を伴って暴れたために，隔離室で治療を開始した。幻覚・妄想や興奮に対してアリピプラゾール液 24mL/日，ヒドロキシジンで治療を開始し，入院後 1 カ月までにアリピプラゾール液 30mL/日，ヒドロキシジンを 150mg/日まで増量したところ幻覚・妄想，興奮が軽快し，隔離室から開放されるまでに至った。しかし，状態は不安定で，再度隔離室への入退室をくり返した。入院後 1 カ月頃よりアリピプラゾールからオランザピンへ切り替えを開始し，オランザピンを 10mg/日から 20mg/日へ増量したところ興奮はみられなくなったため，隔離室を使用することはなくなった。しかし，幻覚・妄想については一進一退であったことに加えて病識や薬物療法に対する理解が乏しく，「もう薬はいらないかも」，「薬は飲みたくない！」という言動をくり返すようになった。

そのため，RLAI を紹介し，「経口剤では状態が安定しないこと」，「あなたは飲み薬を毎日決められた通りに服薬をするストレスが大きいようなので，注射を始めたほうが，より安全に，より早期の退院が望める」といった説明をしたところ，患者は注射に理解を示し，同意した。

RLAI の導入のために，入院後 2 カ月半頃よりオランザピンからリスペリドン内用液に切り替えた。その後，リスペリドン内用液を 2mL/日から 6mL/日へ増量したところ，幻覚・妄想がかなり軽減し，リスペリドンへの適応が確保されたため，入院後 3 カ月より RLAI を開始した。
[切り替え方法] RLAI 開始時，切り替え中のオランザピン 5mg/日，リスペリドン内用液 6mL/日は継続したままで，RLAI 25mg で投与を開始し，RLAI 開始から 1 カ月後（入院後 3 カ月半後）までにオランザピンを中止した。

RLAI 導入後に，幻覚・妄想状態の軽減・改善がみられ，興奮することがなくなったために同伴での外出を始めることができるようになった。入院後 4 カ月半頃（RLAI 導入 1 カ月半頃）よりリスペリドン内用液 4mL/日に減量したところ，妄想が再燃したために同伴外出は中止にした。リスペリドン内用液を 6mL/日に再度増量し，並行して RLAI を 37.5mg に増量したところ，妄想は軽減した。このことより本患者はリスペリドン用量換算 6mL/日以上は必要と考えられた。

その後，状態は安定したが，入院後 5 カ月頃より流涎，嚥下不良などの錐体外路症状（EPS），過鎮静が出現した。そのため，リスペリドン内用液 3mL/日に減量してビペリデン 3mg/日を投与したところ，入院後 7 カ月までに EPS，過鎮静は軽減し，同伴外泊を始められるまでになった。最終的に RLAI を 50mg に増量し，リスペリドン内用液を慎重に減量・中止しても幻覚・妄想の再燃はみられず，ビペリデンを減量・中止しても EPS は出現しなかった。外泊数を延長しても，患者の状態は引き続き安定していたため，入院後 12 カ月で退院となった。

その後外来通院をしているが，状態は安定し，主婦業もきちんとこなせていて，家族からの評価も高い。

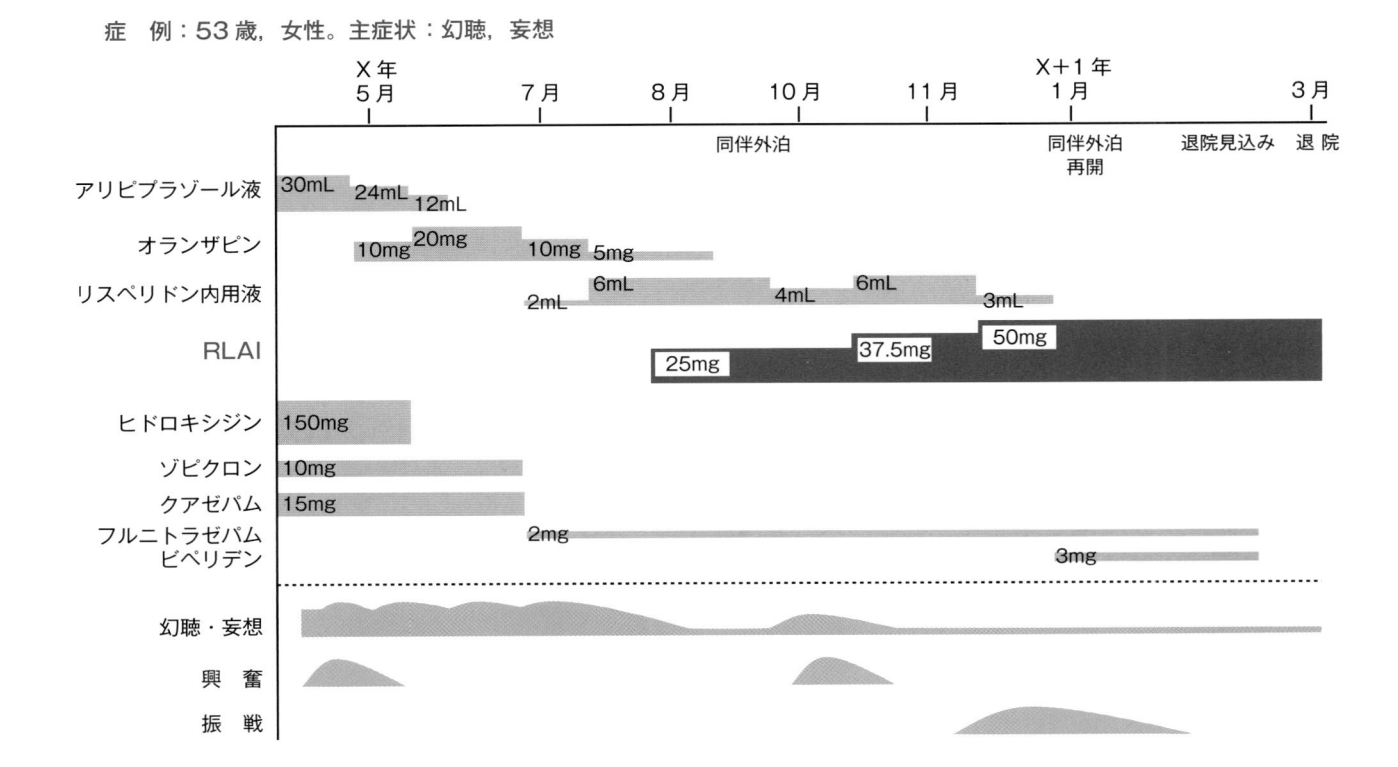

症　例：53歳，女性。主症状：幻聴，妄想

	X年5月		7月	8月	10月	11月	X+1年1月		3月
					同伴外泊		同伴外泊再開	退院見込み	退院
アリピプラゾール液	30mL	24mL	12mL						
オランザピン		10mg	20mg	10mg 5mg					
リスペリドン内用液				2mL	6mL 4mL	6mL	3mL		
RLAI						25mg	37.5mg	50mg	
ヒドロキシジン	150mg								
ゾピクロン	10mg								
クアゼパム	15mg								
フルニトラゼパム				2mg					
ビペリデン							3mg		
幻聴・妄想									
興奮									
振戦									

II. 考　察

入院治療から外来治療へ移行する上では，患者の服薬に対する考え，服薬アドヒアランスが良好になっていることが重要なため，退院に向けた服薬指導が重要であると考えている。しかし現実には，服薬指導はできても，患者の服薬ストレスは強く，外来治療に移行しても時間の経過とともにフルアドヒアランスが得られず，再発，再入院することはよくあることである。そのため，退院後の服薬アドヒアランス低下の心配から，退院をさせることに躊躇する患者は少なくない。この症例も「薬を飲みたくない」という考えが根本にあり，症状が改善しても，内服治療では退院をさせるには，とても不安な症例であった。

この症例はオランザピン，アリピプラゾールを最高用量まで処方しても，幻覚・妄想・興奮は一進一退で安定しなかった。通常そのような場合，多剤併用もしくはリスペリドン高用量を要することが多く，本症例においては，RLAIに切り替え時の経口剤の用量などから，少なくともリスペリドン6mg/日以上は必要であろうと推察された。しかし，最終的にRLAI 50mg（血中濃度のAUCではリスペリドン用量で4mg/日に相当）のみで症状を改善し安定させることができたことは，経口剤と注射剤とでの力価に違いがあるのであろうと推測させる。

本症例では，RLAIを使用することで，症状の改善，安定が得られ，患者自身もRLAIが必要であることを認識さ

[患者の声]
「嫌な幻聴や妄想が消えたのは注射のおかげであると理解できた」，「毎日服薬することはとても無理だけど，服薬せずに注射だけでいいなんてすごく楽です」

[ポイント]
①他剤を最高量投与しても症状が安定せず，リスペリドンの高用量か多剤併用が必要と思われるケースでも，RLAI 50mgのみで状態は安定させることができる。
②フルアドヒアランスが保証できるために退院後の服薬アドヒアランスを心配する必要がなく，安心して退院させることができる。
③焦らずに患者の状態をみながら経口剤をうまく調整していくことで，RLAIの単剤化が可能になる。

れ，病気に対する理解を深めることができた。

RLAIは，退院後のフルアドヒアランスが保証されるため，服薬アドヒアランスを心配することなく安心して退院させることができるので，今後，退院を促進していく上ではRLAIは重要な治療の選択肢になりうると考えられる。

患者へのRLAIへの受け入れは，注射剤であることによる心理的な不安から拒否されがちである。しかし，患者にとって，注射剤にすることでどのような利点があるのかを，患者ごとに具体的に説明し目的を明確にすることで，前向きに受け入れられると思われる。

16. 経口剤の服用が負担でアドヒアランス不良だった統合失調症患者にRLAIが有効だった1例

塩塚秀樹

医療法人成晴会　堤病院

I. 症例

[症　例] 34歳，男性，外来。
[既往歴] 特記事項なし。
[家族歴] 特記事項なし。
[生活歴] 同胞3名中第2子。高校卒業後，大学受験に失敗して浪人したが，結局大学進学はあきらめた。定職には就いたことはなく，新聞配達などのアルバイトを数年していた。X-3年7月に母が死去，現在は父，妹と3人暮らし。性格は真面目だが神経質。
[現病歴] X-10年，23歳時に将来への不安から焦燥感が強くなり不眠傾向になった。やがて独語が増え，幻聴や滅裂思考，粗暴行為などが出現して，同年11月からX-9年1月，A病院に入院した。その後はB病院に通院してしばらく安定していたが，X-6年になり，本人の希望で経口剤を中止にすると再発し，滅裂状態になった。X-6年5月，当院に初回入院した。ペロスピロン単剤で症状は軽快し，翌月退院して当院に通院した。服薬アドヒアランスは不良でしばしば不安定になったが，なんとか持ちこたえていた。

X-3年7月，母の死を機に怠薬して奇異な言動が多くなり，同年12月，当院2回目の入院となった。アリピプラゾールで軽快し，5カ月で退院した。その後，当院のデイケアに通所しながら通院を続けていた。ところが，X-1年の秋，パソコン教室に通い，ある程度使えるようになると，自分は正常になったと思うようになり，また当院初診時から主治医だった筆者が一時諸事情で当院を離れたこともあり，また怠薬し始めた。

X年の春になると，思考のまとまりがなくなり，不眠になって生活が乱れ，X年5月，当院に3回目の入院となった（当院では3回とも任意入院）。
[治療経過] 第1回目の入院時には滅裂思考が目立ったが，定型薬からペロスピロン単剤に変更したところ，1カ月で退院できた。しかし，その後は，なかなか良好な服薬アドヒアランスを保てなかった。きちんと服薬すれば，比較的少量の経口剤でも良好な状態を保てるが，様々な訴えが多い上に，父親の薬物療法への理解も不十分で，数カ月単位で薬剤の種類，剤型，量の変更を余儀なくされ，安定しなかった。以下にその変遷を述べる。

X-6年5月（第1回退院時処方）はペロスピロン8mg/日であったが，同年11月には飲み忘れし始めて，オランザピン5mg/日に変更した。X-5年2月にイライラ・焦燥感が増強して，オランザピンを10mg/日に増量した。同年10月，眠気が強いためオランザピンを再び5mg/日に戻したが，X-4年5月にまだ眠気が強いという訴えがあり，さらに2.5mg/日へ減量した。同年8月，眠気が取れないためリスペリドン内用液2mL/日に変更した。しかし，同年11月に今の薬は苦い・頭が熱くなると訴え，再びオランザピン2.5mg/日にした。同年12月，朝起きられないとの訴えを受け，オランザピン散2mg/日とした。ところが，X-3年2月に今の薬は合わないと訴えたため，リスペリドン散1mg/日に変更した。同年3月，ゴミを見ると気持ち悪くなるとの訴えがあり，3mg/日に増量した。同年7月，母の死で精神状態が不安定になり，8月に入って身体がだるい・薬を飲み忘れるとの訴えを受けた。そこでペロスピロン16mg/日に処方を変更したが，X-3年12月，怠薬により症状が再燃し，当院に2回目の入院となった。入院後はアリピプラゾール12mg/日で軽快し，5カ月で退院した。退院時の処方は，アリピプラゾール12mg/日，ゾピクロン7.5mg/日であった。この処方で約2年安定していたが，前述の状況で再発，X年5月，当院3回目の入院となった。

[切り替え方法] 第3回目の入院後，レボメプロマジンを追加し，処方はアリピプラゾール12mg/日，ゾピクロン7.5mg/日，レボメプロマジン25mg/日となった。1カ月で落ち着き，X年7月に筆者が復職して再び主治医となった。上記処方での内服を継続していたが，経口剤主体の治療では，退院後に再び服薬アドヒアランスの悪化が予想されたので，今後の方針を患者とよく話し合った。

本人によると，副作用も気になるが，薬を飲まなくてはならないという意識が負担になり，逆に飲めなくなってしまうとのことだった。そこで，持効性注射剤という治療法があり，服薬アドヒアランス不良の患者に適していること，経口剤の減量化，副作用の軽減が期待できることを伝

症　例：34歳，男性。主症状：滅裂思考

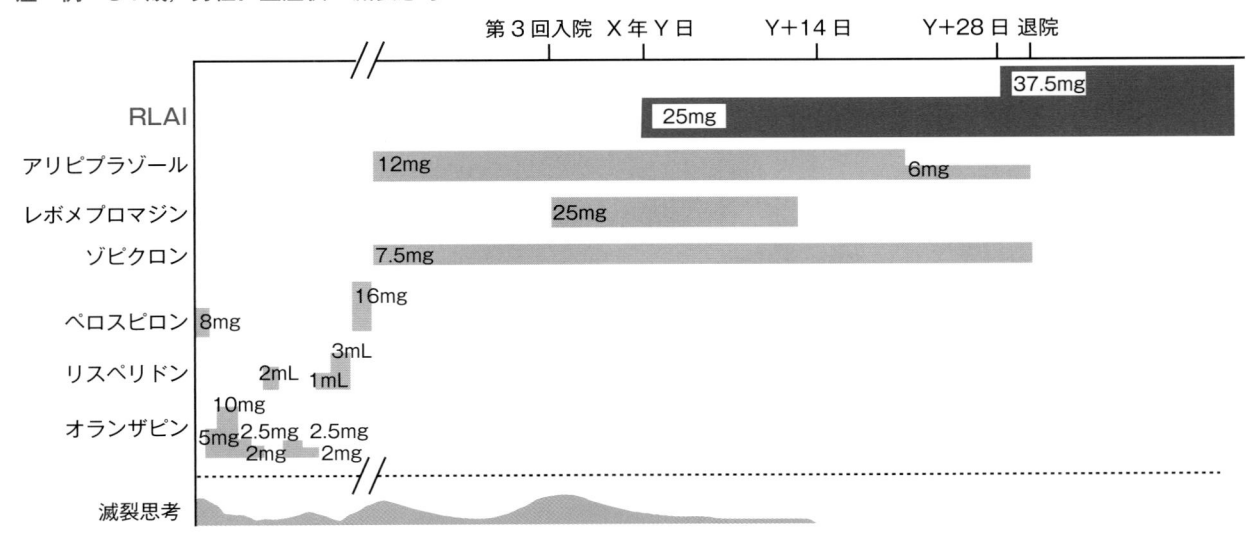

RLAI	25mg → 37.5mg
アリピプラゾール	12mg → 6mg
レボメプロマジン	25mg
ゾピクロン	7.5mg
ペロスピロン	8mg → 16mg
リスペリドン	2mL → 3mL → 1mL
オランザピン	5mg → 10mg → 2.5mg → 2mg → 2.5mg → 2mg

第3回入院 X年Y日　Y+14日　Y+28日退院

え，本人も同意した。そこで，注射剤としてはRLAIを使用し，経口剤は完全中止を目指すことにした。

退院予定日の約1カ月前のX年Y日にRLAIの筋注を行い，3週後から主剤経口薬の減薬を開始した。RLAI筋注後，疼痛の訴えや硬結などの注射部位反応はなかった。また錐体外路症状の出現もなく，精神状態も悪化しなかった。Y+12日にレボメプロマジン25mgを中止，Y+14日にRLAI 25mg筋注2回目を施行。Y+21日にアリピプラゾールを12mg/日から6mg/日に減量した。Y+28日にRLAIを37.5mgに増量して3回目の筋注を行った後，Y+32日に退院となった。経口剤はこの時点ですべて中止した。

現在では，精神状態も安定してデイケアへ通所している。副作用の訴えはなく，経口剤は全く服用していない。

Ⅱ．考　察

本症例は，良好な服薬アドヒアランスが得られずに症状の再燃，再発をくり返していた患者が，RLAIだけで安定した精神状態を保つようになった統合失調症の1例である。

もともと経口抗精神病薬への反応はよいが，生来の神経質さから副作用を必要以上に気にし過ぎていたことと，ずっと薬を飲み続けなければならない，という意識が本人にとって負担になっていたことが，逆にアドヒアランス不良の原因になっていた。完全な病識はないものの，ある程度の病感はあり，定期的な通院はできていた。日頃，患者に服薬の必要性は伝えていたので，服薬が必要であると知ってはいたが，そのことを負担に考え過ぎて反対に薬を飲まなくなってしまっていた。RLAIを筋注するだけでよくなったことで，その負担から解放することができた。副

［患者の声］「内服薬の時は飲み忘れしないか心に負担があった。注射剤になり，飲み忘れの心配をしなくていいので楽になった」，「注射は全然痛くない。経口薬の時よりも今のほうが調子がいい」，「将来は何かの仕事に就きたい」

［ポイント］経口剤を服用し続けることを負担に感じて服薬アドヒアランス不良の患者に，持効性注射剤RLAIでの治療を提案した。抗精神病薬以外も含めて経口剤の服用は全くなしで安定した精神状態を保っている。副作用の発現や注射部位反応などはみられていない。

作用もなく，抗精神病薬以外の薬もまったく服用しないですむようになったことが，RLAIへの信頼度を高める結果となった。

この症例は，経口剤中断による再燃，再発の既往があること，再発時に著しい思考障害が存在し，精神症状の危険度，問題度が高いこと，病識に乏しいこと，父親が統合失調症に対する理解が低く周囲の問題解決能力が低いことなど，持効性注射剤による維持治療が適合するいくつかの条件を備えていた。患者とよく話し合い，本人の経口剤への心情をよく理解した上で，持効性注射剤の特徴を十分納得させた上でRLAI使用の受容に至った。

持効性注射剤は，わが国では「なかなか薬を飲まない患者にやむなく使う最終手段」という認識での使用が多いと思われるが，欧米では統合失調症の維持治療における重要な選択肢として位置づけられている。従来の持効性注射剤よりも優れた点を持つRLAIの登場で，持効性注射剤療法のあり方も変わる可能性がある。今後はRLAIが，統合失調症の治療の新たな選択肢となることを望みたい。

17. 服薬コンプライアンスの低い症例へのRLAI導入

武重 宏呂修

北海道立向陽ヶ丘病院

I. 症 例

[症　例] 40歳，女性，入院。
[既往歴] 特記事項なし。
[家族歴] 特記事項なし。
[生活歴] 同胞2名中第2子。短大卒業後，事務職に就いたが，統合失調症を発病したため数カ月で退職し，その後は無職である。父は死亡しており，母，姉と同居。未婚。
[現病歴] 元来外向的な性格。短大在学中のX-21年（19歳）頃から「対人関係がうまくいかない」などと訴え，徐々に自室に引きこもるようになった。

就職した直後から，「誰かが電波を使って声を聞かせてくる」，「テレビのニュースで自分のことが放送されている」，「アパートの階上の住人が音をたてて嫌がらせをする，盗聴器を仕掛けている」などと訴えるようになった。

勤務先の上司から連絡を受けた両親に伴われてX-19年5月にA大学病院精神科を受診し，統合失調症の診断で入院となった。同年6月に退院して実家に戻り，それに伴い当院に転医し，以後当院で治療している。

[治療経過] 本人および家族の疾患についての理解が不十分で，服薬中断して症状が再燃して入退院をくり返すため，デポ剤であるデカン酸ハロペリドールが導入された。しかし，「注射のせいで，テレビを見ても本を読んでも理解できない」と本人が訴え，家族もそれに同調して，本人と家族の強い要望で何度かデポ剤は中止されている。服薬を中断しては「先生に盗聴されている」，「先生の声が聞こえてくる」などと主治医に関する異常体験が出現したため，4回の入院歴がある。

X-5年4月に筆者が主治医となり，X-3年5月に本人と家族の希望によりデカン酸ハロペリドールを中止した。オランザピンを処方していたが，通院や服薬は徐々に不規則となり，最終的には中断に至った。次第に「主治医に盗聴されている」，「性的な考えが頭に浮かんでしまう」と被害関係妄想，自生思考が出現した。当院へ頻繁に電話しては，「自分のことを盗聴しているのか」と相談し，電話は多い時には1日10回以上に及んだ。元々料理が好きで日常的に炊事をしていたが，それもしなくなった。異常体験を訴える本人への対応で家族も疲弊し，X-1年4月7日に入院（5回目）した。その後，オランザピン20mg/日，ブロナンセリン24mg/日，ペロスピロン48mg/日，アリピプラゾール36mg/日を順次使用したが効果がなく，異常体験が持続して入院が長期化した。リスペリドン内用液9mL/日により幻聴，妄想は軽減し，外泊中もおおむね落ち着いてすごせるようになった。服薬コンプライアンスが低いため，デカン酸ハロペリドール50mg/4週を併用して，X年1月22日に約9カ月ぶりに退院した。ところが，退院直後からリスペリドン内用液の内服が不規則となり，次第に「主治医に盗聴されている」などと訴えるようになり，X年6月22日に入院（6回目）となった。

[切り替え方法] 入院当初は「主治医が盗聴，盗撮していてつらい」と，頻繁に看護詰所に来ては訴えていた。リスペリドン内用液5mL/日により2週間ほどで異常体験の訴えは軽減し，外泊中に炊事，掃除などの家事を行えるようになった。入院によりリスペリドンの内服が確実になると症状が改善することから，リスペリドンが持続的に放出されるRLAIが適していると判断し，患者に提案したところ，了承が得られた。

そこでX年7月にRLAIを25mgより投与を開始し，デカン酸ハロペリドールを中止した。X年7月21日に退院し，リスペリドン内用液を減量するためRLAIを増量することにした。外来にて9月30日までにRLAIを50mgまで増量し，リスペリドン内用液を2mL/日へ減量した。現在では，時に「性的な考えが頭に浮かんできてつらい」と訴えるが，盗聴されているという妄想はほぼ消失している。異常体験についての頻繁な電話相談はRLAI導入後にはまったくなくなり，安定した状態が維持でき，定期的に外来通院をしている。

症　例：40歳，女性。主症状：幻覚，妄想

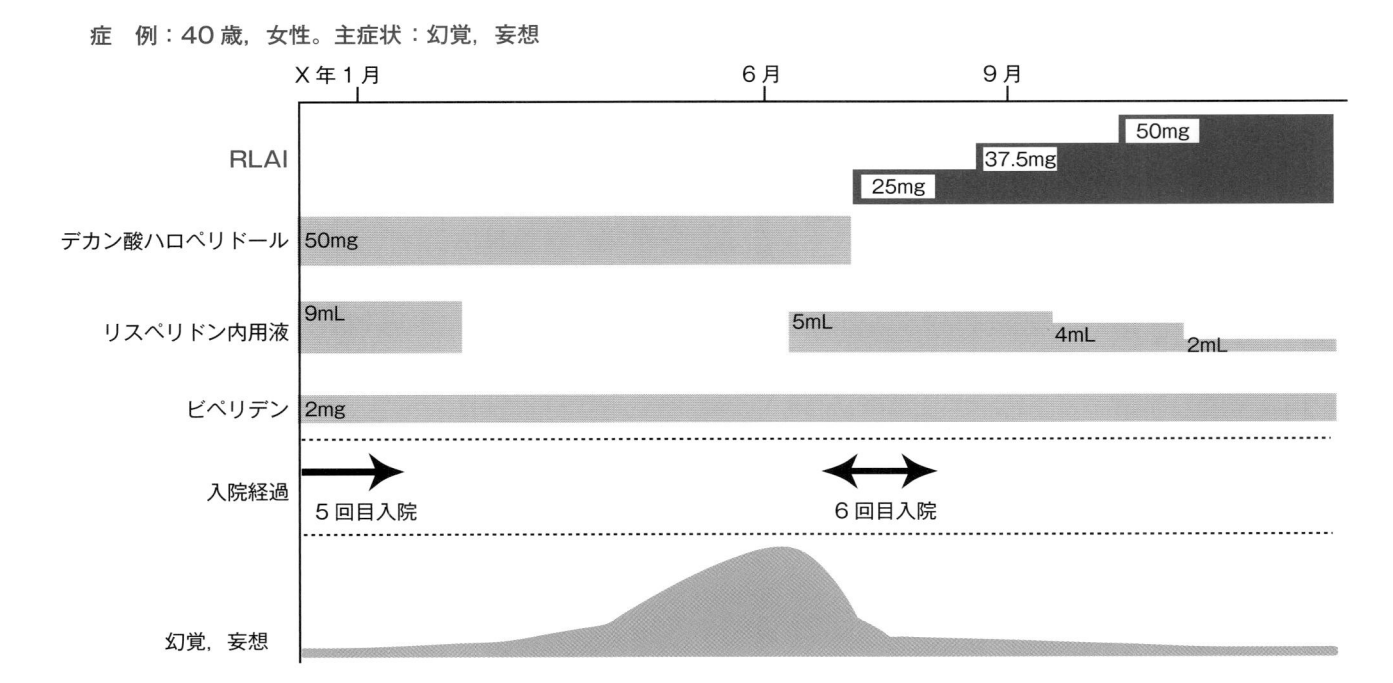

薬剤	X年1月	6月	9月
RLAI			25mg → 37.5mg → 50mg
デカン酸ハロペリドール	50mg		
リスペリドン内用液	9mL	5mL	4mL → 2mL
ビペリデン	2mg		
入院経過	5回目入院	6回目入院	
幻覚，妄想		（増悪）	

II. 考　察

　服薬コンプライアンスの低い妄想型統合失調症で，RLAI の導入により陽性症状が軽減した症例である。異常体験のために頻繁な電話相談で時間を費やしていたが，症状の改善により家事も行えるようになるなど，QOL がかなり改善された。

　服薬コンプライアンスが低く，デポ剤に対して拒否的になったのは，「薬のせいでテレビを見ても本を読んでも理解できなくなる」という理由であった。認知機能低下を思わせる訴えであるが，服薬中断中も同様の訴えがあり，これが統合失調症の症状なのか抗精神病薬によるものかは明確ではない。服薬中断により症状再燃がくり返されているにもかかわらず，本人の病識は乏しく，現在でも上記の訴えにより RLAI の中止を要求することがある。疾患と服薬の理解を十分に得るのはなおも困難であると思われる。しかしその一方で，本人なりに改善点の実感を口にしており，それが服薬コンプライアンスの向上につながる心理教育の糸口となる可能性はある。

　これまで受診の間隔が一定せず，通院は恣意的であり，それが服薬コンプライアンス低下を招く一因でもあった。しかし RLAI の導入により2週間ごとの規則正しい通院の習慣ができ，それが本人にとって疾患と向き合う機会を与えていると考えられる。

　本人の服薬コンプライアンスの低さは，家族の理解が不十分なことによって助長されていた面がある。これまで家族に対して疾患と薬物療法の重要さをくり返し説明してき

[患者の声]
「盗聴されているということが気になって1日中何も手につかなかったが，注射をするようになってからは，料理も作れるようになり，年賀状も書いた。今後は作業所かデイケアに通いたい」

[ポイント]
①服薬コンプライアンス不良の症例であるが，入院中の服薬が確実である時は症状が改善していたため，RLAI に適していると考えられた。
②RLAI の導入により病状改善だけでなく，規則正しい通院の習慣ができ，服薬コンプライアンスの向上につながる可能性が示された。

たが，症状が改善せず入院が長期化して初めて家族も次第に理解を示すようになった。発病後20年近くを経てようやく家族の理解が得られ始めたというのは，厳しい現実ではある。RLAI について家族は「症状を気にせず自分らしくすごせるようになった」と肯定的である。

　統合失調症の治療の多くは長期の経過をたどるので，主治医は転勤などにより数年で交代していく場合が多い。症状悪化時の状態，服薬コンプライアンスのみならず，家族との関係，家族の疾患理解度などの総合的な患者情報が確実に蓄積，伝達されるべきであり，そのことの重要性が実感させられる症例である。

18. 怠薬をくり返していた統合失調症患者へのRLAI使用

大矢健造

医療法人桐葉会　木島病院

I. 症 例

[症　例] 51歳，女性，外来。
[既往歴] 高脂血症，糖尿病。
[家族歴] 精神科的遺伝負因を認めない。
[生活歴] 同胞はない。中学卒業後より美容師の見習いとして約3年間従事していたが，辞めてしまい，その後2年半ほどは飲食店関係の仕事などを転々としていた。婚姻歴はなく，両親も他界しており，現在は独居生活である。
[現病歴] X−31年（20歳時）に被害妄想や幻聴などの症状が出現し，K病院に入院となる。その後は詳細不明であるが，怠薬による症状の再燃から，精神科病院への入退院をくり返していた。

X−24年12月，再び怠薬し，母親に暴力的となり包丁を振るったりしたため当院を初診し，入院となった。その後，X−11年3月まで長期入院した。入院中に母親が他界したこともあり，退院後は独居生活となった。怠薬することはあるものの，症状の著しい増悪はなく，当院には比較的定期的に通院することができていた。X−6年1月に同じアパートの住人と折り合いが悪くなり，被害意識が強くなったため，当院に再入院した。薬物の再調整と，転居するなどの環境調整を行い，同年3月に退院した。

以後も当院にて通院を続けており，X年4月に筆者が主治医となった。この間に多剤併用となっていたため，薬剤の整理も行われていたが，服薬を怠ることは多く，薬が余っているために通院も不定期となりがちで，時に被害的な病的体験が増悪することがあった。

[治療経過とRLAIへの切り替え] X年4月時点での処方は，リスペリドン6mg/日，ハロペリドール4.5mg/日，カルバマゼピン200mg/日，トリアゾラム0.25mg/日，ビペリデン2mg/日であった。自閉傾向もあり，通院は4週間に1度程度で，ヘルパーサービスを週に2度利用し，あとは自宅近隣のデイケアに通所していた（通院には通所先のデイケアスタッフが同行している）。しかし，怠薬すると「嫌なことを言われる」と訴え，悪口などの幻聴が強くなった。また，デイケアへの通所が滞り，同じ通所者に対する被害意識が出現し，怒声を浴びせるといったことが認められた。

服薬の必要性をくり返し説明したが，飲み忘れることも多く，被害妄想も強くなり，易怒的となることも増したため，飲み忘れの心配がない注射剤であるRLAIについて患者とよく相談し，了解が得られたので，X年8月4日よりRLAI 25mgを開始した。また，同日よりハロペリドールを中止した。

開始した当初は注射に抵抗を示した。また，4週間に1度程度の通院であったのが，2週間に1度は来院しないといけなくなったことにも不満の弁を述べた。しかし，開始3週目にリスペリドン内服を中止したことから，抗精神病薬は全て中止して併用薬のみとなり，服薬回数も3回/日から2回/日になったため，患者自ら「薬が減って楽になった」と話した。RLAI開始後4度目の来院時には被害妄想が軽減しており，易怒性が消失していたが，自閉傾向はあいかわらずで，デイケアへの参加回数が増えることはなかった。幻聴に関しては，軽減は認められたが，「時々変なことや嫌なことが聴こえてきます。もう少し減ったら楽になると思う」と話した。このため，X年11月（9回目）よりRLAIを37.5mgに増量した。

この結果，幻聴は続いてはいるが，頻度が減り，「名前を呼ばれたりするけど，悪口はたまにしか聴こえない」などと話すようになった。また，被害妄想や易怒性の出現は認めていない。現在も「注射は痛いなあ」と言いながらも定期的に通院している。

II. 考 察

服薬アドヒアランスが不良で，怠薬のために症状が増悪することをくり返していた統合失調症患者にRLAIを使用し，効果的であった症例である。使用開始に際しては，
・患者が注射に抵抗を示していたこと
・罹病期間が長く，4週間に1度程度の通院に慣れており，自閉傾向もあったため，2週間に1度の定期的な通

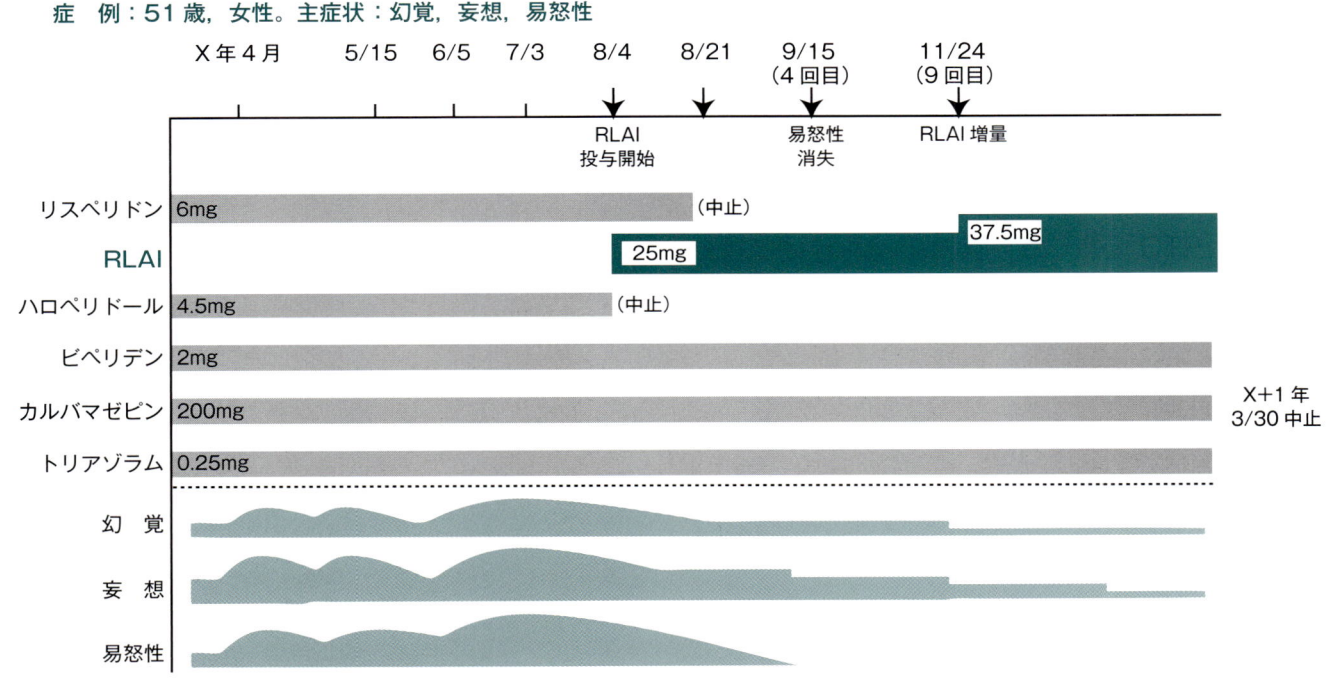

症　例：51歳，女性。主症状：幻覚，妄想，易怒性

[図：治療経過のタイムチャート]

時間軸：X年4月　5/15　6/5　7/3　8/4　8/21　9/15（4回目）　11/24（9回目）

- 8/4：RLAI投与開始
- 9/15：易怒性消失
- 11/24：RLAI増量

投薬：
- リスペリドン　6mg（中止）
- RLAI　25mg → 37.5mg
- ハロペリドール　4.5mg（中止）
- ビペリデン　2mg
- カルバマゼピン　200mg（X+1年3/30中止）
- トリアゾラム　0.25mg

症状推移：幻覚，妄想，易怒性（いずれも経過とともに軽減）

院が可能なのかどうか
・RLAIの効果が乏しかった場合や，副作用から中断を余儀なくされた場合に，後の治療戦略をどうするか

などといったことが不安要素として考えられ，通院や服薬がより不定期になってしまわないかが懸念された。

しかし，実際に使用を開始してみたところ，6週目（4回目投与）以後より効果が認められ，被害妄想や易怒性が軽減していった。易怒性の軽減に関しては，RLAIによる鎮静効果のような直接的な作用ではなく，妄想の軽減に伴うものと考えられた。また，あらかじめビペリデンが投与されていたためか，今のところ目立った錐体外路症状も出現はしていない。今後はこれらの併用薬に関しても漸減〜中止を試みることを考えている。

RLAIにより，患者自身も効果を実感することができていたためか，抵抗を示していた2週間に1度の診察や注射という手技に関しても，自然に抵抗を示さなくなっていった。この事象は服薬アドヒアランスが上昇したことによると捉えることができる。服薬アドヒアランスは患者側の要因としては精神症状や病識の乏しさに，薬剤の要因としては副作用の出現や，効果の実感などに左右されると言われている。薬剤の要因としてもう1つ重大な問題が「単なる飲み忘れ」であり，この「単なる飲み忘れ」が習慣的となり，服薬の中断につながることも多いのではないかと思われる。

本症例では，RLAIにより精神症状が改善し，副作用が出現せず，患者が効果を実感することもできた。このこと

> [患者の声]
> 「薬が少なくなったので嬉しい。飲み忘れても注射があるからと思える。注射はその時は痛いけど，たくさん薬を飲むよりマシ」
>
> [ポイント]
> ①本症例は罹病期間が長く，怠薬をくり返す漫然とした治療経過が習慣となっていたため，飲み忘れの心配がなく，飲み薬も減らすことができるRLAIを患者とよく相談して導入を決めた。
> ②RLAIに切り替えることで，より通院が規則的になり，併用薬を怠薬することも少なくなるなど，症状だけでなく，服薬アドヒアランスにも改善が認められ，RLAIの服薬アドヒアランス改善効果が実感できた。

以上にRLAIを使用したことで，「単なる飲み忘れ」を防ぐことが可能になったことが，服薬アドヒアランスを上昇させた大きな要因ではないかと考える。

19. RLAIによる陽性症状への効果と副作用の改善が治療アドヒアランスの獲得につながった症例

竹内秀隆

西知多こころのクリニック

I. 症 例

[症　例] 28歳，男性，外来。
[既往歴] 特になし。
[家族歴] 兄がうつ病で療養中。
[生活歴] 同胞4名中第4子，次男として生まれ，両親と兄の4人暮らし。高校卒業後に，製造業の仕事に就いていたが，現在は無職である。
[現病歴] X-5年頃から，顔を何度も叩く行為がよくみられるようになった。X-3年5月に会社でいじめられているという理由で，仕事を辞めた。しかし，実際にはいじめられたという事実はまったくなかった。その頃より，誰もいない部屋で「うさんくさい」など，大きな声で独り言を言うようになった。家族との会話も聖書に関することなどの難しい質問のみとなり，自室に閉じこもることがほとんどで家族との接触も少なくなった。X-3年8月には，図書館で難しい本をたくさん借りてきて，意味不明の質問をするようになった。独り言の回数も多くなり，家族との接触もさらに少なくなってきた。

X-3年9月頃から，哺乳瓶を買ってきて吸うようになり，しつこく兄にも勧めるようになったため，家族は患者の行動が異常であると思い，X-3年9月29日に当クリニックを受診した。

初診時には，言葉が貧しく，表情も乏しく，声も小さく下を向くことが多かったが，興奮することはなかった。自室に閉じこもることが多く，意欲の低下が認められ，時々「哺乳瓶を吸うとうまいぞ」などの声が頭の中から聞こえてくるなどの訴えがあった。神経学的に異常な所見はなく，中毒性薬物の使用歴もなかった。幻聴やそれに基づく行動，顔を叩くなど奇異な行動，意欲低下，言語の貧困，自閉的な生活や無関心などの症状から，破瓜型統合失調症と診断した。初診時より，陽性症状とともに陰性症状も出現していたため，薬物療法により症状の改善を図るとともに，自らの病気に対する理解や社会生活の改善を目標として治療を開始した。

[治療経過] 初診時にすでに陽性症状と陰性症状の両方の症状があったために，その両方の症状に対して効果が期待できるアリピプラゾール12mg/日を投与することとした。

2週間後には幻聴がなくなり，表情も良くなってきた。1カ月後には1人で通院できるようになった。診察でも言葉が多くなり，治療前の症状について詳しく語り，当初みられていた奇異な行動もまったくなくなった。この頃，母親が少し動揺していると聞いたので，母親にも来院してもらい，病気に対する説明を十分に行い，理解してもらった。X-3年11月10日に，陰性症状に対するさらなる効果を期待して，アリピプラゾールを18mg/日に増量した。

しかし，X-3年12月22日に家族から「急な坂を自転車で何度も上ろうとしている」との電話があり，すぐに来院してもらい診察をした。本人は「約2週間前から，調子が良かったので薬を飲まなかった」と語り，幻聴が再び出現して危険な坂を上っていたことがわかった。再び本人および両親に，服薬の重要性について時間をかけて説明をした。本人も服薬しなかったことで症状が悪化したことを理解して，今後はしっかりと服薬することを約束してくれた。両親も服薬について注意をしてくれることになり，その後，症状は安定していた。

ところが，X年10月に家族から「大声を出したり，独語や空笑，不眠などの症状が出現している」との連絡があり診察したところ，症状が安定していたので再び服薬を中止していたことが判明した。その後，アリピプラゾールを増量したが改善しなかったため，オランザピンへの切り替えを行い，症状は比較的安定した。

[切り替え方法] RLAI切り替え前の処方は，オランザピン20mg/日，トリアゾラム0.5mg/日，エスタゾラム2mg/日，フルニトラゼパム2mg/日を就寝前，塩酸ビペリデン3mg/日を分3，塩酸トリヘキシフェニジル4mg/日を分2であった。抗精神病薬をアリピプラゾールからオランザピンへ変更したが，幻聴・空笑・独語など症状がまだ完全には改善しておらず，またアカシジアが出現して改善しないこと，さらには服薬アドヒアランスが十分ではないた

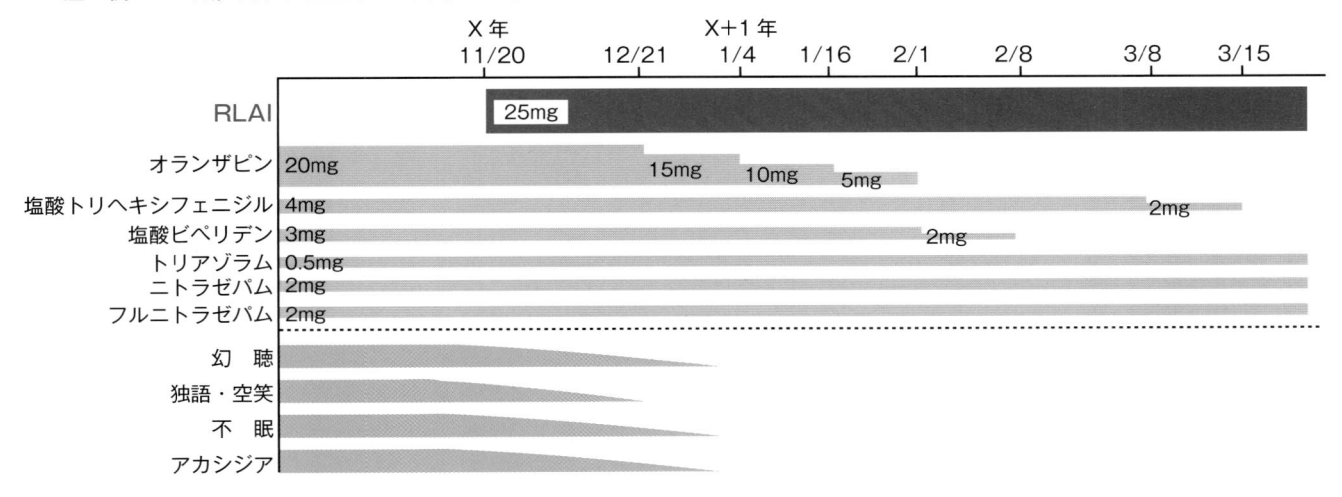

症　例：28歳，男性。主症状：幻聴，空想，独語

	X年 11/20	12/21	X+1年 1/4	1/16	2/1	2/8	3/8	3/15
RLAI		25mg						
オランザピン	20mg	15mg	10mg	5mg				
塩酸トリヘキシフェニジル	4mg						2mg	
塩酸ビペリデン	3mg			2mg				
トリアゾラム	0.5mg							
ニトラゼパム	2mg							
フルニトラゼパム	2mg							
幻聴								
独語・空笑								
不眠								
アカシジア								

め，RLAIへの切り替えを検討した。

　患者に対しては，内服薬が不要となり，症状が改善し，副作用が軽減する可能性がある2週間に1度の新しい注射剤があることを説明したところ，同意が得られたため，X年11月20日にRLAIを25mgで投与開始し，2週間ごとに継続とした。12月21日にオランザピンを15mg/日に減量し，その後2週間ごとに5mg/日ずつ減量して，X+1年2月1日にはオランザピンの投与を中止した。同時に併用薬である抗パーキンソン薬（塩酸トリヘキシフェニジル，塩酸ビペリデン）も漸減し，3月15日には中止した。オランザピンをRLAIに切り替えてから，アカシジアは認められておらず，精神症状も安定した。

　現在までRLAIは25mgで維持しており，自室に閉じこもることもなく，次第に外出する機会も増えて，家の手伝いや家族との会話も普通にできるようになっている。

II. 考　察

　本症例は，初診時にはすでに陽性症状と同時に陰性症状が出現していたが，薬物治療の開始により比較的短期間で症状が改善した。しかし，十分に注意をしていたにもかかわらず，服薬の中断により数度の症状の再燃を来たしてしまった症例である。服薬コンプライアンスが不十分であり，アカシジアが出現したことにより，これらの問題点の解決を期待してRLAIへの切り替えを行った。その結果，陽性症状が改善してアカシジアなどの副作用もなくなり，現在は通院も1人でこれまで以上に規則正しく，治療の必要性もRLAI導入の前より理解しており，治療アドヒアランスを獲得した状態であると考えられる。

　患者はそれまで服薬コンプライアンスが十分でなかったが，RLAIの導入による陽性症状への効果とつらい副作用

[患者の声]
「当初は，注射に対して少し抵抗感があったが，幻聴などの症状が改善したことやつらい副作用がなくなったことで本当によかったと思う。また，薬を飲む回数や量が減ったこともうれしく感じている。今のよい状態を維持して，将来的には簡単な仕事でもいいからやりたいと思っている」

[ポイント]
RLAIを導入することでこれらのことが達成できた。
①幻聴などの陽性症状への効果と副作用（錐体外路症状）であるアカシジアの改善。
②抗精神病薬の減量と抗パーキンソン薬の中止。
③服薬コンプライアンスでさえ不十分であった患者が治療アドヒアランスを獲得。

がなくなったという実感が，服薬コンプライアンスでさえ不十分であった患者が一気に治療アドヒアランスを獲得できたことにつながったと考えられる。このように，RLAIは従来のデポ剤の役割のみならず，治療アドヒアランスの獲得のための有用な治療法の1つと考えられる。

　また，この症例ではRLAIの導入により併用薬である抗パーキンソン薬も中止でき，さらにRLAI用量は25mgで維持されていることから，全体として抗精神病薬の減量もできている。今後は，減薬目的でのRLAIの導入も考えられるのではないかと思われる。引き続き治療アドヒアランスの継続した獲得のために，RLAIでの治療や本人に対するさらなる働きかけ・家族に対する教育・助言などを行い，デイケアや地域活動支援センターの利用などリハビリテーションへの参加を積極的に促そうと考えている。

20. 服薬管理をめぐる家族間葛藤を減少することができた1例

山家 卓也

医療法人崇徳会 田宮病院

I. 症 例

[症　例] 34歳，男性，入院～外来。
[既往歴] 特記事項なし。
[家族歴] 特記事項なし。
[生活歴] 同胞2名中第2子。高校1年のとき不登校になった。商業高校卒業後，コンピュータの専門学校を卒業。以後は，印刷工場に就職するが8カ月で退職。以後，転職を頻回にくり返す。両親と同居。結婚歴なし。
[現病歴] X−18年（高校1年）時，「周りの人間にバカにされた感じを受ける」と言い，不登校となった。このためX−16年に近医の精神科を受診したが，受診は不規則で服薬は初回のみであった。

X−12年頃より，夜中に大声を出したり，外へ向かって物を投げたり，両親に対しての暴力行為が出現した。X−9年より隣家に大声で怒鳴るなどの迷惑行為，両親への暴力が強まった。このため同年，当院を初診し，そのまま第1回入院（医療保護）となった。入院後，両親の面会の際に易怒的となる場面がみられたものの，病棟適応はおおむね良好であり，外泊を5回行ったが問題はなく，病状が安定したため退院となった。退院時処方はハロペリドール9mg/日およびレボメプロマジン60mg/日であった。しかし退院後すぐに拒薬傾向となり，外来診察は数回のみで治療中断となった。以後，昼夜逆転の生活となり，近所をうろうろする，登下校中の子どもや送迎する親に罵声を浴びせたり追いかけ回すなどの行動が続いた。また，両親への暴言・暴力行為が続き，家の中で物にあたりテレビ・家具などを頻回に破壊し，「自分は病気じゃない」と受診拒否が続いた。

X年，近隣住民に罵声を吐きつばを吐いて押し倒す行為がみられ，警察に通報された。このため保健所が介入して当院再診となった。診察時は「仕事がみつからなくて困っているだけ。自分は病人ではない」と語り，診察室に入っても落ち着きなく動き回ろうとし，言動にまとまりがない状態であった。同伴の母親は腫れ物に触る対応で事情を話そうとせず，家族間葛藤が高い状態であることが推察された。このため，X年Y月，当院に第2回入院（医療保護）となった。

[治療経過] 幻聴を伴う幻覚妄想状態および不穏・興奮状態に対し，オランザピン10mg/日およびロフラゼプ酸エチル1mg/日，フルニトラゼパム2mg/日にて治療を開始した。オランザピンを15mg/日に増量したところ，幻聴やよそよそしさ，表情の硬さは著明に改善した。しかし，母親の面会に際して不穏・興奮状態となり，母親の肩を小突くなどの敵意・攻撃性・易怒性が続いた。また，開放病棟にて無断離院をくり返したため，閉鎖病棟へ転棟とし，バルプロ酸ナトリウム400mg/日を追加処方したところ，精神状態は改善を認めた。また，入院後4カ月で中性脂肪（TG値）が58mg/dLから187mg/dLまで上昇し，オランザピンの副作用の可能性を重視した母親の強い希望で，Y+4月，上乗せ漸減法[1]にてオランザピン15mg/日から脂質代謝に影響の少ないとされるアリピプラゾール24mg/日に切り替えを試みた。オランザピンは1週間ごとに2.5mg/日ずつ減薬とした。

[切り替え方法] 退院後の方針についての両親との面接では，服薬・通院中断に対して両親の不安が非常に強く，退院について両親の十分な同意を得られなかった。2週間に1回の注射でよい持効性注射剤があるという選択肢について本人および両親に提示したところ，両親が強く希望し，本人も「それで両親が納得するならRLAIを試してみてもいい」と受け入れに同意した。そのため，オランザピン15mg/日からアリピプラゾール24mg/日への上乗せ漸減法による切り替えを行っている途中で，Y+4月よりRLAI 25mgの投与を開始した。

RLAI投与開始時の内服薬は，アリピプラゾール24mg/日，オランザピン10mg/日，バルプロ酸ナトリウム400mg/日，フルニトラゼパム2mg/日であった。RLAI初回投与の21日後からオランザピンを5mg/日に減量し，28日後にはRLAIを37.5mgに増量し，アリピプラゾール24mg/日を中止した。35日後にはオランザピンを2.5mg/日に減量し，42日後からは内服薬はバルプロ酸400mg/日とフルニトラゼパム2mg/日のみとなった。切り替えに際して精神症状の動揺や悪化はみられなかった。RLAI 37.5mgにて精神状態は安定して経過したため，Y+6月，退院となった。以後は，2週ごとの外来通院にて家庭適応よく症状も安定して経過し，現在は就労を目指してハローワーク

症　例：34歳，男性。主症状：幻聴，不穏

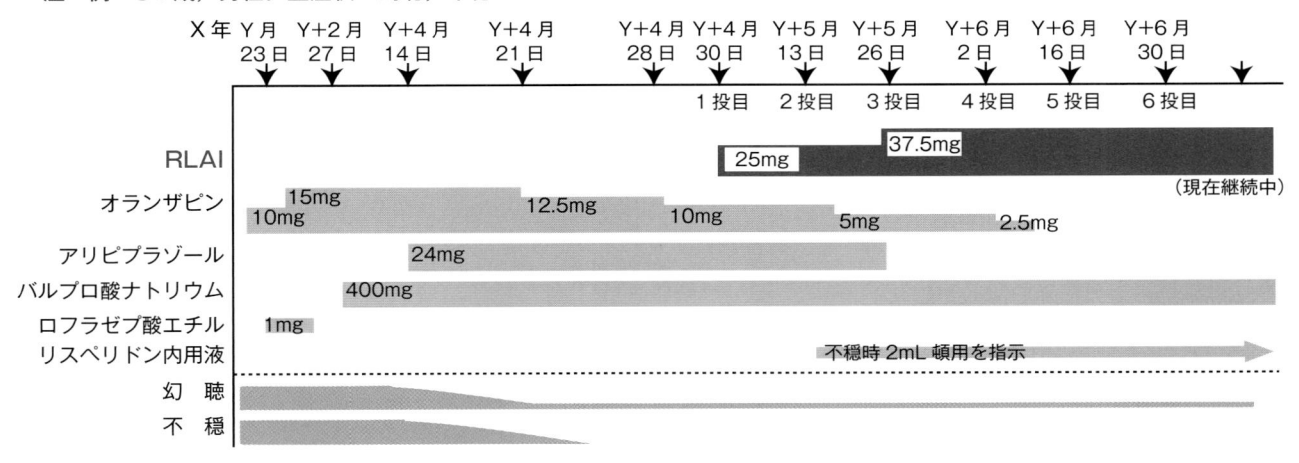

に意欲的に通っている。家族への暴言・暴力行為，近隣への迷惑行為はまったくみられていない。

II. 考　察

拒薬傾向が強く，治療中断にて9年間家庭内での暴言・暴力行為が続いていた症例に対し，RLAI導入によって精神状態の安定を得ることができた事例である。

導入当初は，退院後の服薬管理をめぐる家族間葛藤の減少を目的として家族がRLAI導入を強く希望し，本人は「退院のためにはRLAIを受け入れざるを得ない」と受け入れに消極的であった。しかし，RLAI導入後は，「注射にしてから気持ちが平坦になった」と語り，退院後8カ月間経過している現在も定期的に外来通院を継続している。RLAI注射に対して抵抗・拒否はまったくみられず，頓服としてリスペリドン内用液2mLを本人が積極的に用いるようになった。内服薬の自己管理が可能となり，服薬管理をめぐる家族間葛藤を大幅に減少させることができた。経口薬服用時と比べてRLAI切り替え後は本人が薬の効果をより実感することができ，これによって服薬アドヒアランスが高まったと考えられた。RLAIは経口薬よりも血中濃度が安定する特徴を有するため，精神症状の安定により寄与している可能性が考えられた。

RLAIは投与開始から3週間後より血中濃度が上昇し，約4週間後より血中濃度が安定する特性を有する。このため，RLAI初回投与後4週間は内服薬の主剤は減量しないことが必要であると考えた。また，オランザピンは抗コリン作用を有し，急速に減量するとコリン作動性リバウンドのために不眠や焦燥が出現しやすいため，切り替えに際しては慎重かつ時間をかけた減量が必要とされている。アリピプラゾールは，漸減漸増法よりも上乗せ漸減法のほうが安定した切り替えに有用とされている。また，アリピプラゾールが長時間作用型であり，ドパミンD_2受容体に親和性が非常に強いため，アリピプラゾールから他剤への切り替えに際しては速やかにアリピプラゾールを中止したほうがよいと考えた。このため，オランザピンは2.5mg/日ずつ慎重に減量，アリピプラゾールはRLAI投与開始後4週間を目安に速やかに中止した。これによって，精神症状に大きな変化を来たすことなく，RLAIに切り替えを行うことができた。TG値はオランザピン投与開始後4カ月で58mg/dLから187mg/dLまで上昇したが，RLAI切り替え後6カ月で119mg/dLまで減少した。オランザピンは入院時，RLAIは外来通院時の投与であるため，食事や間食，運動などの生活習慣の環境が大きく異なり一概に比較はできないものの，オランザピンよりもRLAIのほうが脂質代謝に与える影響が小さいことが示唆された。

本症例を通して，RLAIに切り替えることで長期間の拒薬・治療中断例の服薬アドヒアランスが著しく改善する経験を得た。今後は，アドヒアランス不良例に対してのみならず，アドヒアランスが良好な症例に対しても，精神状態のより一層の安定に寄与する選択肢の1つとしてRLAIを提案していくことが有用であると考えている。

[患者の声]「最初はチクッとしたが，痛みは気にならなくなった」，「入院前はいつもイライラしていた」，「気持ちが平坦になった」，「家の手伝いをしたり，ハローワークで求人を見たりしている」
[ポイント] ①RLAIに切り替えることで長期間の拒薬・治療中断例の服薬アドヒアランスが著しく改善した。②アリピプラゾールからRLAIへの切り換えは，RLAI投与開始後4週間における急速切り換え法が有用であった。③オランザピン投与時と比べて，TG値の低下が認められた。

文　献

1) 宮本聖也，大木美香：抗精神病薬の選択と多剤併用．臨床精神薬理，5：843-854，2002．

21. 初発統合失調症に RLAI が奏効した1例

市川　麗

特定医療法人楠会　楠メンタルホスピタル

I. 症 例

[症　例] 22歳，男性，医療保護入院。
[既往歴] 副甲状腺機能低下症，口蓋裂。
[家族歴] 特記事項なし。
[生活歴] 同胞3名中第3子。地元の中学・高校を卒業したが，引きこもりのためほとんど学校には行けなかった。現在は両親と同居している。幼少時はひょうきんで明るい子どもだったが，口蓋裂のため発音が悪く，学校ではいじめられることも多かった。友人は少なく，特定の友人と家で遊ぶことが多かった。
[現病歴] X-8年頃より不登校となり，自宅に引きこもるようになった。心配した家族がA病院でカウンセリングを受けるように勧め，カウンセリングが開始された。自宅に引きこもる日が徐々に多くなったが，調子のよいときは学校に行くようにしていた。X-6年の誕生日にドラムセット一式を両親にプレゼントされ，熱心にドラムの練習に取り組むようになり，徐々に他の人との会話も増えるようになった。

X-1年4月頃，引きこもりも随分と改善され，成人式に出席したり，友人に電話をかけたり，1人で外食に行ったりできるようになっていた。この頃，カウンセリングを終了した。しかし，同年8月中旬より再び，外出を怖がるようになった。「誰かに見られている」と注察妄想を疑わせるような発言も認めるようになり，全く外に出ようとせず，自宅に引きこもるようになった。同年11月頃，耳元で指をパチンパチンと鳴らしたり，ガラスやドアを蹴るなど奇異な行動が顕著となった。患者が部屋で泣いているのを家族が心配したため，11月8日にB病院を受診した。高カルシウム血症の疑いにて11月10日まで入院した。入院中も壁に話しかけたり，天井を指さして何かを話しているなどの奇異な行動がみられ続けた。退院後，Cクリニックを紹介されて受診し，総合失調症の疑いと診断され，入院加療が必要と判断されたため，X-1年11月17日に当院に初診となった。

初診時，表情は硬く，独語・空笑を認め，落ち着かない様子で「誰かにねらわれている」，「おなかの中から声がする」と幻覚妄想状態であり，やや精神運動興奮状態であったため，同日医療保護入院となった。

[治療経過] 入院時診察にて，「お母さんが何人もいる」，「音楽が頭の中を流れていてノリノリです」との発言があり，音楽を大音量で聴いたり，頭の中に流れてくる音楽（幻聴）に合わせて壁やドアを蹴るなど幻覚・妄想に左右された奇異な行動がみられた。また，興奮状態となることが多く，隔離室の使用が頻回となり，身体的拘束を余儀なくされた。

入院時よりリスペリドン6mg/日，ブロナンセリン8mg/日，ゾテピン50mg/日，フルニトラゼパム2mg/日，ビペリデン4mg/日にて薬物治療を開始したが，幻覚妄想状態が続き，表情は硬く，「病気じゃないので退院します」，「薬は飲みません」，「食事もいりません」などの発言を認め，興奮・不眠・入浴拒否・拒薬・拒食も認められた。そのため，X-1年11月24日よりハロペリドール18mg/日を追加し，ブロナンセリンを8mg/日から16mg/日に増量，ゾテピンを50mg/日から150mg/日に増量し，他の薬剤はそのまま継続し様子をみることになったが，壁蹴りなど幻覚・妄想に左右された奇異な行動は軽快しなかった。

X-1年12月3日よりオランザピン口腔内崩壊錠10 mg/日を追加し，その他の薬剤はそのまま継続し様子を見ることにした。オランザピン口腔内崩壊錠の剤型を大変気に入り，拒薬の回数が減り拒食も改善した。しかし，このころより自室に引きこもることが多くなり，日中も臥床傾向となったため，12月10日よりアリピプラゾール12 mg/日を追加し，その他の薬剤に関しては継続して様子をみることにし，12月17日にアリピプラゾール24mg/日に増量した。X年1月より筆者が主治医となった。同月13日，アリピプラゾールを24mg/日から30 mg/日に増量した。またオランザピン口腔内崩壊錠を10 mg/日から20mg/日に増量し，その他の薬剤に関しては継続して様子をみることにした。徐々に壁蹴りなどの奇異な行動や興奮がみられなくなったため，X年2月10日よりゾテピンを徐々に漸減～中止して様子をみることにした。病棟にも少しずつ慣れてきたのか，看護師や他の患者との交流も少しずつみられるようになった。

X年3月31日よりブロナンセリン，アリピプラゾールを徐々に中止していった。X年6月2日の時点で内服薬はリスペリドン3mg/日，オランザピン口腔内崩壊錠20mg/日，ビペリデン4mg/日，フルニトラゼパム2mg/日とした

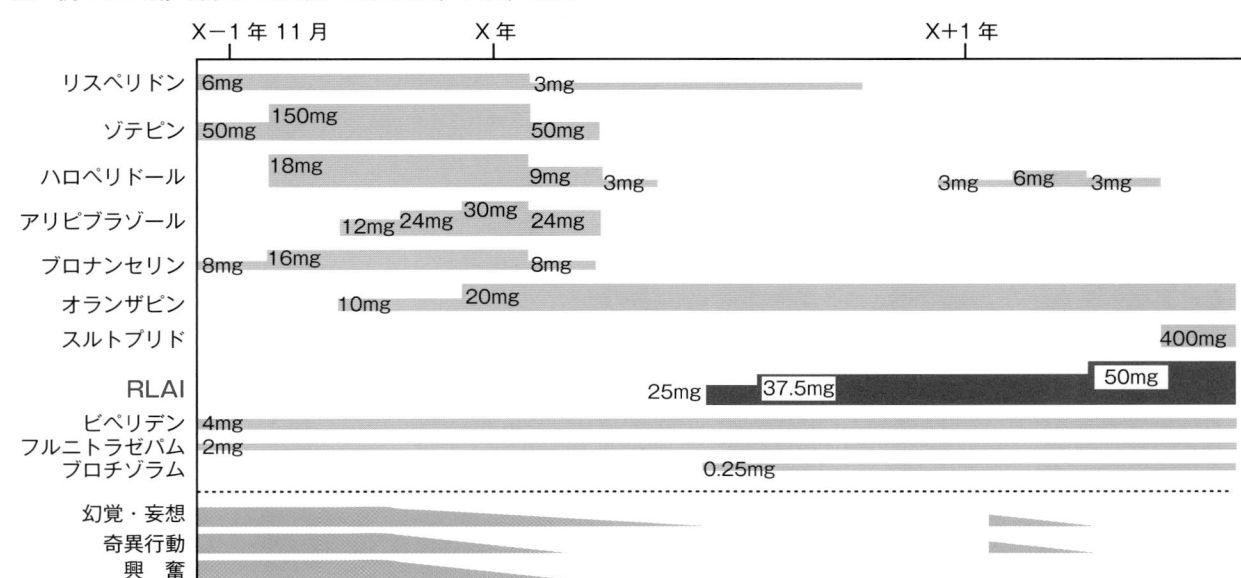

症　例：22歳，男性。主症状：幻覚妄想，興奮，自閉

薬剤	X-1年11月	X年	X+1年
リスペリドン	6mg	3mg	
ゾテピン	50mg → 150mg	50mg	
ハロペリドール	18mg	9mg → 3mg	3mg → 6mg → 3mg
アリピプラゾール	12mg → 24mg → 30mg	24mg	
ブロナンセリン	8mg → 16mg	8mg	
オランザピン		10mg → 20mg	
スルトプリド			400mg
RLAI		25mg → 37.5mg	50mg
ビペリデン	4mg		
フルニトラゼパム	2mg		
ブロチゾラム		0.25mg	
幻覚・妄想	━━━━ 漸減		わずかに再燃
奇異行動	━━━━ 漸減		わずかに再燃
興奮	━━━━ 漸減		

が，ドア蹴りや破壊，興奮を認めず，幻聴も自覚しない程度になり，他患者とも穏やかにすごすことができるようになってきた。この頃より家族同伴による外出も可能となった。外出に行ったまま帰院しないリスクもあったが，定期的に外出をくり返しているうちに時間の感覚もでき，自分から「病院に帰る時間だよ」と言えるようになり，家族も安心できるようになった。そのため家族から「退院の受け入れも可能」との発言がみられた。またこの頃より少しずつ本人の病識も認められるようになったため，患者向けの本を利用して疾患教育を少しずつ行っていくことにした。

［切り替え方法］退院も検討できる状態となり，退院後の服薬管理が問題となった。入院時拒薬を頻回に認めたことより，退院後の拒薬は容易に想像できた。

服薬管理を両親に行ってもらうことも検討したが，服薬チェックを行ってもらうことによる親子の関係のもつれ（口うるさく「薬飲んだ？」と言われることによる，親に対する陰性感情の発生）も容易に想像できた。また，外来受診を定期的に行うことができるかということも課題となった。

そこでRLAIを投与することを検討した。2週間に1度だけ外来受診をすればよいということ，外来受診をすることでデイケアに来るきっかけを作り，自宅への引きこもりを防止できること，内服薬の量を少なくできること，将来的に内服薬なしで注射だけにできるということ，外来受診のきっかけが作れることなどのメリットがあげられた。

X年7月下旬頃，まずは両親に上記のRLAIのメリットとデメリットをパンフレットを用いて説明した。両親は「是非使ってください」とのことであったので，さっそく本人に説明したが，「内服薬を飲むので注射はいいです」，

> ［患者の声］「ちょっと調子がよくなった感じがする」，「実際一度注射を行ってみると，痛くないね」，「これなら続けていける」
> ［ポイント］①RLAI治療により怠薬・没薬のリスクが減ることで，定期的な外来通院のきっかけになる。②外来受診することでデイケア通所のきっかけを作り，自宅へのひきこもりを防止できる。③注射が嫌になったら内服薬に変更できることをくり返し説明することで，安心してRLAI治療を受けることができる。④RLAI導入によって薬剤整理を行い，内服薬の減量が可能となる。

「痛いのは嫌です」と拒否的であり，「一度だけ試しにやってみよう」と何度も声かけをしたがなかなか同意しなかった。実際に注射を行っている患者の感想を何度も聞かせてみた。筆者とスタッフはあきらめかけていたが，根気よく声かけを続けた。ある日急に「僕も注射したいです」という発言がみられたため，X年11月11日よりリスペリドン3mg/日，オランザピン口腔内崩壊錠20mg/日に加えRLAI 25mgの投与を開始した。なお，他の薬剤としてビペリデン4mg/日，フルニトラゼパム2mg/日，ブロチゾラム0.25mg/日を内服していた。

最初はRLAI 25mgで4週間様子をみた後，増量を試みることにした。RLAIを開始したことによって家族が「これで拒薬時の心配が減り安心できるようになりました」と大変喜んでいた。

家族より年始に外泊希望があったため，X+1年1月2日から1月4日まで入院して初めての外泊を試みることにした。外泊したまま帰院しないというリスクは大きかったが，「注射が待っているから必ず帰ってきてね。今回外泊からきちんと帰って来たらまた外泊の機会を作るからね」

と，筆者と約束をして外泊を許可した。外泊中は目立った興奮・奇異な行動もみられず，身の回りのことは自分でするなど落ち着いていたとのことだった。また，趣味のギターをひいたり，家族に料理を作ったり，映画を観たりすることができたと家族が大変喜んでいた。副作用も認めなかったためX+1年1月5日よりRLAIを25mgから37.5mgに増量し，4週間様子をみた。他の薬剤はそのまま継続した。

1月22日から1月24日まで2回目の外泊を行った。今回の外泊中も目立った興奮・奇異な行動はみられず，身の回りのことは自分でするなど落ち着いていたとのことだった。しかし，しばらくして空笑・独語・シャドーボクシングのまねをするなど奇異な行動がみられるようになった。1月26日より内服薬のリスペリドン3mg/日を中止した。他の薬剤はそのまま継続し，しばらく様子をみることにしたが，次第に奇異な行動が顕著になった。その後もナースステーションに張りつくなどの奇異な行動が続き，診察中も空笑・独語が明らかに増えてきた。X+1年2月2日，ハロペリドール3mg/日を追加し，その他の薬剤はそのまま継続することにした。しかし独語・空笑などの症状の軽快を認めなかったため，2月9日にハロペリドールを3mg/日から6mg/日に増量した。他の薬剤はそのまま継続し様子をみることにしたところ，しばらくして空笑・独語が少なくなり，ホールに出て他患者と談笑するようになってきた。この頃より病棟作業療法にも積極的に参加するようになった。

X+1年2月中旬頃に3回目の外泊をした。外泊中は目立った奇異な行動などはみられず落ち着いていたが，帰院後よりドア蹴り・盗み食いなどの行動がみられた。薬剤調整を検討したが，手の振戦が顕著になったため，2月24日，ハロペリドールを6mg/日から3mg/日に減量，他の薬剤はそのまま継続して様子をみることにした。

X+1年3月2日，RLAIを37.5mgから50mgに増量し様子をみることにした。この頃よりデイケアの見学をしたいと本人からの申し出があった。以前よりデイケアの見学を勧めていたが本人は拒否的だったので，退院後デイケアに通所できるか心配だったが，本人から「デイケアで料理が作りたい」，「デイケアってどんなことしているのですか？」，「デイケアで音楽はできますか？」などと意欲もみられるようになった。空笑やドア蹴りなどの症状は目立たなくなったが，看護師や主治医に対して脱抑制がみられたため，X+1年3月5日にハロペリドール3mg/日を中止し，スルトプリド400mg/日を追加して，他の薬剤をそのまま継続して様子をみることにしたところ，しばらくして脱抑制はみられなくなった。3月14日，デイケアでホワ

イトデーのお菓子作りを行ったが，落ち着いてクッキーを作ることができた。現在は病棟でも落ち着いてすごすことができるようになってきている。

今後の目標としては，他の内服薬や抗パーキンソン薬や睡眠薬などを中止し，RLAI単剤による治療を目指している。また，デイケアや病棟作業療法の参加を促しながら，退院を目標にしたいと考えている。退院後はデイケアや軽作業などを取り入れながら社会復帰を目指したい。

II. 考　察

本症例では，退院を考慮できる段階で，退院後の服薬管理が問題となったが，入院時拒薬を頻回に認めたことより，退院後の拒薬は容易に想像できた。そこでRLAI治療を開始することで，怠薬・投薬のリスクが減ること，RLAI治療が定期的な外来通院のきっかけになるということ，外来受診することでデイケア通所のきっかけを作り，自宅へのひきこもりを防止できることがポイントであると考えた。

今回，RLAI治療導入は怠薬・拒薬する患者にとって内服薬の量を減らすことができることや，将来的に内服薬なしで注射だけにできることがメリットとしてあげられる。本症例は当初，「注射は痛いので嫌です」，「内服薬のままでいいです」とRLAI治療に拒否的であったが，パンフレットを用いてRLAI治療のメリット・デメリットを説明すると共に，実際にRLAI治療を行っている患者の感想を聞かせることで同意を得られた。やはり，医療者からの促しだけでは困難なこともあり，実際にRLAI治療を行っている患者の生の声というのがこれからRLAI治療を行う患者にとって安心感につながるのではないかと考えられた。

また，本症例は当初，注射が嫌だと感じたらいつでも内服薬に変更できることをくり返し説明することで，安心してRLAI治療を受けることができたのではないかと考える。実際にRLAI治療を行ってみると，「ちょっと調子がよくなった感じがする」，「実際一度注射を行ってみると，痛くないね」，「これなら続けていける」などの発言がみられるようになった。

本症例では多剤併用となっていたが，RLAI治療導入によって薬剤整理を行い，内服薬の減量が可能となったことで患者の気分が楽になり，RLAI治療の継続が可能になったと考えられる。患者の状態変化については多剤併用のため過鎮静になっていたのか，陰性症状であったのか判断は難しいが，明らかに薬剤を減らしたことやRLAI治療導入によって意欲や食欲もみられ，対人緊張もなくなり，対人交流が増え，本来の"らしさ"を取り戻しつつあるのではないかと考える。

22. 怠薬による再燃・再入院例に対する RLAI の使用

石塚 卓也

医療法人碧水会　長谷川病院精神科

I. 症例

[症　例] 34歳，女性，入院から外来。
[既往歴] 特記事項なし。
[家族歴] 特記事項なし。
[生活歴] 同胞2名中第2子。高校卒業後，短大に進学し，卒業後はアパレル会社に就職した。しかし人間関係のストレスがきっかけになり，3年で退職している。この後はアルバイトなどを行っていたが，いずれも長続きしなかった。
[現病歴] X-12年（20歳），短大卒業後に就職した当初は特に問題はなかったが，この会社で人間関係のストレスをきっかけにうつ状態となったため，X-10年8月（22歳）に近医心療内科クリニックを受診した。この時点の診断は抑うつ状態であり，SSRIの他，睡眠薬などが処方された。外来治療は継続していたが，抑うつ状態は改善されなかった。次第に会社に行くのが苦痛になり，無断欠勤が続いたためX-8年（23歳）に退職になった。その後はアルバイトをくり返していたが，いずれも長続きしなかった。この後，心療内科には通院しておらず，自宅を中心とした自閉的な生活を送っていた。

X-1年3月（32歳）頃から不眠傾向になり，多弁で落ち着きがなくなってきた。同年3月Y日からは「神様が身体の中に入ってきて，勝手に喋らされる」，「神様の声で死ねという声が聞こえてくる」，「皆さんに迷惑をかけたから死ななくてはいけない」など陽性症状が悪化し，精神運動興奮が強まった。このため，翌日A大学病院精神科を初診し，入院治療が必要と認められたために3月Y+2日に当院を紹介され入院になった。統合失調症の診断にて，X-1年3月から9月まで約7カ月間の入院をした。

退院時の処方はオランザピン15mg/日，バルプロ酸ナトリウム800mg/日で外来通院に切り替えた。退院時の病態像として幻覚妄想状態は改善し，精神運動興奮も認められなかったが，やや過鎮静で日中の眠気を訴えていた。また入院時の身長は165cm，体重は51kgであったが，退院時には58kgまで増加し，本人も気にしていた。

外来通院はしばらく続けていたものの，まもなく怠薬し幻覚妄想状態が再燃した。この後，急激な経過で陽性症状は再燃した。「天使が身体に入ってくる」，「死ねという声が聞こえてくる」，「近所から変な目で見られている」，「色々な人の声で死ねと聞こえる」，「私に天使と悪魔が乗り移って心と体を操作しようとしている」など，幻聴，被害関係妄想，憑依妄想が顕著になり，滅裂で行動にまとまりがなくなったため，X-1年10月に当院に医療保護入院となった。

入院時は幻覚妄想状態に加えて，精神運動興奮が著しく，保護室での観察を余儀なくされた。服薬自己中断の理由としては，体重増加（処方後約7kg増加），過鎮静，月経不順が理由であった。外来の最終処方はオランザピン15mg/日，バルプロ酸ナトリウム800mg/日，ゾピクロン7.5mg/日，クアゼパム15mg/日であった。

[治療経過] 入院初日は精神運動興奮が著しく，滅裂であり，「殺される」と叫び，不穏で緊張が高かったため，保護室での隔離を必要とした。服薬に対する拒絶も認められたため，リスペリドン内用液4mL/日およびロラゼパム3mg/日を追加し，オランザピンおよびバルプロ酸ナトリウムを中止した。第5病日には入院時のような緊張・興奮状態は多少改善された。しかし「死んでしまえという声が聞こえてきて怖い」，「私の中に天使が入ってくる」という幻覚妄想状態は不変であった。このためリスペリドン内用液を6mL/日に増量した。隔離は相変わらず必要な状態像であった。第7病日には緊張や精神運動興奮はほぼ消失した。幻覚や妄想はわずかながら減ったが，まだ幻聴に左右された異常行動が時折みられた。服薬内容は変更しなかった。第12病日には隔離による行動制限を一部解除し，日中の隔離を解除したところ，特に問題なくすごせていた。

第14病日に隔離を全面解除し，一般病室へ移室した。副作用として錐体外路症状（EPS）が軽度認められ，やや過鎮静であったため，ロラゼパムは1.5mg/日に減量した。第23病日，同室の患者に対しての被害関係妄想が強くなり，「○○さんが私の悪口を言いふらしている」，「ベッド

症　例：34歳，女性。主症状：幻覚・妄想

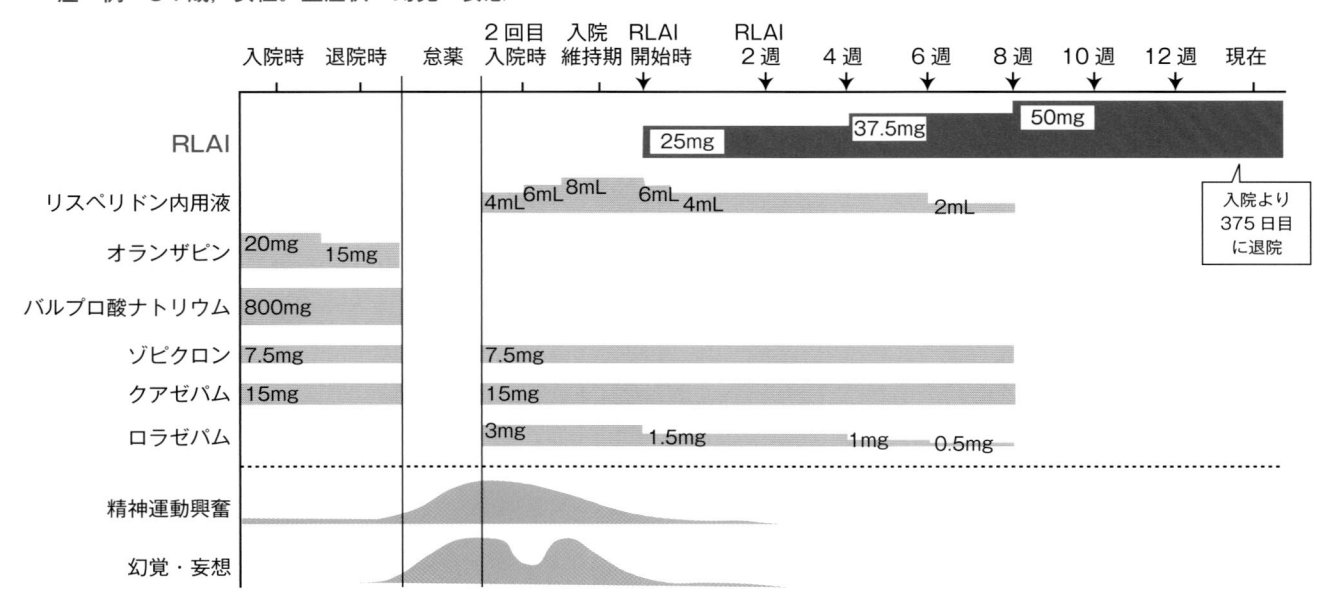

	入院時	退院時	怠薬	2回目入院時	入院維持期	RLAI開始時	RLAI 2週	4週	6週	8週	10週	12週	現在
RLAI						25mg			37.5mg		50mg		
リスペリドン内用液				4mL 6mL 8mL	6mL	4mL				2mL			
オランザピン	20mg	15mg											
バルプロ酸ナトリウム	800mg												
ゾピクロン	7.5mg			7.5mg									
クアゼパム	15mg			15mg									
ロラゼパム				3mg	1.5mg		1mg	0.5mg					

入院より375日目に退院

に置いてあった飲み物に毒を入れた」などと猜疑心が強まり，興奮状態になり，他患者の髪の毛を引っ張るなどの問題行動が認められたため，再隔離をせざるを得なかった。リスペリドン内用液は8mL/日に増量した。

　第30病日に隔離を時間解除した。しかし，自ら進んで保護室から出ることは少なく，むしろ保護室内で自閉的な生活を送った。陰性症状および過鎮静が疑われたため，リスペリドン内用液を6mL/日に減量した。

　第47病日に隔離を全面解除し，一般病棟へ移室した。他患者に対しての被害関係妄想は改善されていた。比較的穏やかにすごしているものの，日中から寝ている時間が増えた。病棟の作業療法や心理教育プログラムに参加を促すが，本人は乗り気でなく自室ですごすことが多かった。第70病日に看護師および家族の付き添いによる外出を許可した。幻覚・妄想状態はほぼ改善されており，精神運動興奮も認められていない。しかし，全体的な印象では表情に乏しく，EPSも軽度認められた。

　第90病日，初めての外泊を許可した。その後はリスペリドン内用液を徐々に減量し，4mL/日で維持を行っていたが，やはり服薬に対する拒否感は根強く残っており，退院後を見据えた際には持効性注射剤の必要性があるものと思われた。このためX年6月のRLAIの上市とともに，患者および家族にリスペリドンの効果が確認されているが，退院後，内服薬では十分な服薬コンプライアンスが保てない可能性があること，RLAIはリスペリドンの2週ごとの注射であり服薬が不要となる可能性があること，さらにEPSの軽減が図れることを含めて，十分な説明を行い，同意を得たためRLAIを導入した。

[患者の声]
「服薬の煩わしさから解放されて，日常生活が楽になった」，「いちいち服薬をチェックされなくなったことで気が楽になった」

[ポイント]
① 患者と治療方針の決定を十分に話し合い，コミュニケーションを築いていく必要があるが，そのツールとして，RLAIは有用であると思われる。
② 主観的副作用のコントロールは外来治療上非常に大切であるが，RLAIはその軽減を示し有用であると思われる。

[切り替え方法] RLAI投与前の処方は，リスペリドン4mg/日，ロラゼパム1.5mg/日および睡眠導入剤2種類であった。

　X年6月にRLAIの25mgより投与を開始した。内服薬を中止する目的で3回目投与時にはRLAIを37.5mgに増量しロラゼパムを1mg/日に，4回目投与時にはリスペリドンを2mL/日に減量した。5回目投与時よりRLAIを50mgに増量し，内服薬をすべて中止した。RLAI導入後に幻覚・妄想の再燃は認められず，体重増加・月経不順・過鎮静などの副作用も認められなかった。入院から375日目で退院し外来通院に切り替え，現在は未就労であるが，自宅での家事手伝いなどは行えており，友人に会って旅行に出かけるなど，活動性の改善がなされている。

　なお，退院時の身長は165cm，体重は50kg，BMIは18.37であった。

II. 考　察

　本症例は，若年女性例の怠薬，再燃症例に対してRLAIを導入して，再燃なく経過し，RLAI単剤化が可能となった症例である。統合失調症のアドヒアランスの低下の要因として，尾崎[1]は，①統合失調症の疾患としての特性：うつ病などの問題を合併・認知機能の障害がある・自覚症状に乏しい，②患者−治療者関係：患者が治療効果を信用していない，患者が病気に対する認識を十分持ち得ていない，③治療の特性として副作用が生じる・治療が複雑・高価・通いづらいなどと述べている。

　また，女性に共通の傾向として，肥満・体重増加や月経不順などの主観的副作用のコントロールは外来治療上非常に大切であり，EPSや血糖値上昇・高コレステロール血症などの客観的副作用と同様に注目すべきである。このためには患者と治療方針の決定を十分に話し合い，コミュニケーションを築いていく必要がある。

　このような患者とのコミュニケーションを図っていくツールとして，RLAIは有用であると思われる。その理由として，この薬剤を導入するにあたり，導入のメリットやデメリット・薬剤の作用および副作用，コストのことなど既存の薬剤に比べて，患者に説明すべき点が多く，結果として患者の治療参加意欲や服薬アドヒアランスの向上に寄与している可能性があるからである。

　上記のことを考慮すれば，RLAIは服薬アドヒアランス向上には有用であると思われる。

文　献

1) 尾崎紀夫：アドヒアランスを重視した統合失調症の治療−再発予防の観点から−. 精神神経学雑誌, 108(9)：991-996, 2006.

23. 被害妄想に伴う敵意のために多剤大量処方になっていた事例に対するRLAIの効果

髙柴 哲次郎

医療法人恵愛会 福間病院

I. 症 例

[症　例] 39歳，男性，外来。

[既往歴] 特記すべきことなし。

[家族歴] 特記すべきことなし。

[生活歴] 同胞中2名中第2子。10歳時に両親が離婚。父のもとで養育される。夜間大学卒業後，就職したが不安を訴え2〜3カ月で退職した。

[現病歴] X-13年頃から被害感を訴えMクリニックに通院していたが，被害関係妄想と敵意から父に対して傷害事件を起こし，X-12年から1年3カ月間A病院に措置入院した。退院後は援護寮からグループホームに移行したが就労を焦り，幻聴・被害妄想が再燃し，高揚・興奮状態となってX-6年から1年半B病院に入院した。退院後，再婚した母・義父と共に転居した。X-5年8月，当院を初診した。

[治療経過] 幻聴，被害妄想，心気妄想などが持続し，時に高揚気分が出現して性的に逸脱した言動がみられ，X-4年に8カ月間，X-3年に3カ月間当院に入院した。母，義父と3人の生活で，家族に対する被害感から暴言・暴力などが出没するため，退院後も家庭内緊張が高く，通院治療はしばしば危機的な状況を迎え，多剤大量処方となっていた。

X-3年9月退院後も被害妄想や心気妄想が強く，主治医に対しても「何で変な薬を入れるのか」と被害感をぶつけ非難してくるために，対応が困難な状況が続いていた。それでも，次第に規則的に通院し，服薬も自己管理しながら一応継続できる状態となったので，X-2年2月からデイケアに通うことができるようになった。この頃の処方はリスペリドン内用液5mL/日，ハロペリドール15mg/日，バルプロ酸ナトリウム800mg/日，クロルプロマジン75mg/日であった。単剤処方を目指して，ハロペリドールやリスペリドンの減量を試みると被害妄想が増悪し，敵意による諍いが多くなるため減量は困難であった。X-1年末に「義父・母との生活は嫌」とグループホームへの入所を希望し，入所面接や手続きを通じた支援が医療不信を軽減させたのか，疎通性障害がやや改善しX年2月にはハロペリドールを9mg/日にまで減量できたが，5月に症状が増悪して家庭内暴力の危険が出たため，同年7月までにハロペリドールを15mg/日にまで増量し，RLAIに切り替えていくことを提案した。本人は「薬を飲んでいたらとんでもないことになりますよ」，「注射で実験台になったら嫌だなと思いますよ」と述べながらも，持効性注射剤の可能性に期待した母が熱心に勧めたことから「注射は打ちたいです」と述べて実施できるようになった。

[切り替え方法] X年7月28日に第1回目のRLAI 25mgの投与を実施し，その時の処方はリスペリドン内用液5mL/日，ハロペリドール15mg/日，バルプロ酸ナトリウム800mg/日，ビペリデン6mg/日で維持していた。

RLAI開始1週後から9月末までに1〜2週ごとにハロペリドールを15→12→9→6→4.5→1.5mg/日，リスペリドン内用液を5→4→3→2mL/日と減量していった。疎通性障害は改善してきたが，被害関係妄想や心気的な訴えは続いた。幻聴も持続していて，家庭内では「物を盗るな，隠すな」などと義父や母を責めていた。RLAI 7回目投与時にハロペリドールを中止し，処方をリスペリドン内用液2mL/日，ビペリデン2mg/日，バルプロ酸ナトリウム800mg/日とし，9回目投与時にはリスペリドン内用液を中止した。しかし，家庭では「盗った，隠した，監視するなと責めるのですぐ喧嘩になるんです」と母が訴え，患者も「本を見ててもテレビを見ても妨害が入るし，車の音とかですぐに考えが伝わって」と被害妄想，妄想知覚，考想伝播，考想察知，作為体験など多彩な陽性症状を表明したため，敵意・攻撃性などの情動は安定し始めているが，RLAI 25mgでは用量不足と判断し，リスペリドン内用液0.5mL/日を追加するとともに，10回目投与時からRLAIを37.5mgに増量した。12月に入って，患者は地域生活支援センターの指導のもとに，午前中のみ週3日の農園作業に従事し始めたが，「母が監視してうるさい，作業で疲れる」などと訴えるようになり，母は「最近，情緒的に不安

症　例：39 歳，男性。主症状：被害関係妄想，敵意

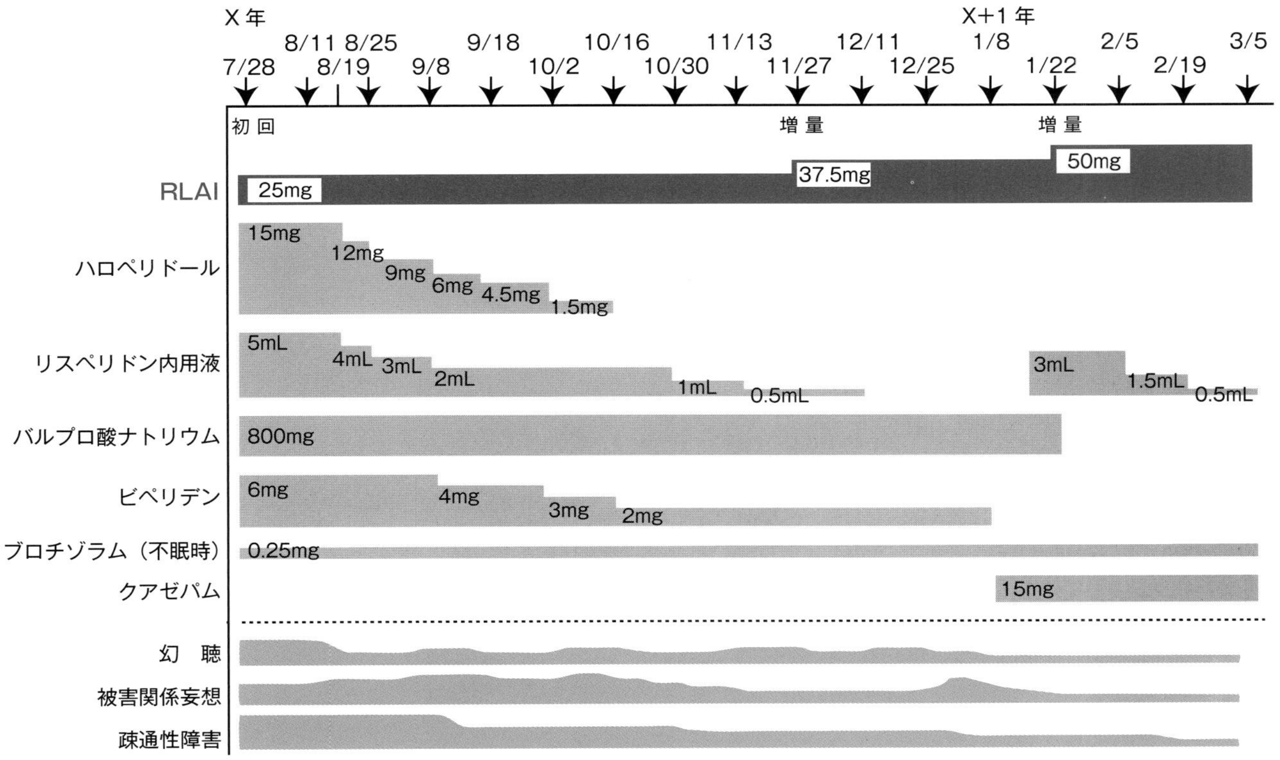
X 年
X+1 年
7/28
8/11
8/19
8/25
9/8
9/18
10/2
10/16
10/30
11/13
11/27
12/11
12/25
1/8
1/22
2/5
2/19
3/5
初 回
増 量
増 量
RLAI
25mg
37.5mg
50mg
ハロペリドール
15mg
12mg
9mg
6mg
4.5mg
1.5mg
リスペリドン内用液
5mL
4mL
3mL
2mL
1mL
0.5mL
3mL
1.5mL
0.5mL
バルプロ酸ナトリウム
800mg
ビペリデン
6mg
4mg
3mg
2mg
ブロチゾラム（不眠時）
0.25mg
クアゼパム
15mg
幻　聴
被害関係妄想
疎通性障害

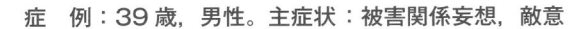

定で包丁を投げるぞって脅すし，すぐ言い争いになるから入院させてもらえませんか」と被害妄想から敵意を向けて興奮する患者への恐怖感を訴えるため，X+1 年 1 月にリスペリドン内用液 3mL/日を追加した。被害妄想に伴う敵意が急速に安定したため，バルプロ酸ナトリウム 800mg/日を中止し，14 回目投与時から RLAI を 50mg に増量した。X+1 年 2 月，母が「随分よくなって素直になった。症状もよくなってきたので今後のことを考えたい」と話し，義父が病気をまったく理解せず，同居するのを苦にしているので困っていることを表明していた。追加したリスペリドン内用液は2週ごとに3→1.5→0.5mL/日と減量し，3 月に入って 17 回目の RLAI 投与を実施した時点で中止した。

> [患者の声]
> 「注射はとてもいい。薬の副作用が感じられない。食欲のために太っていたが，食べ過ぎなくなり 6kg くらい体重が減ったし，体調がとてもよくなった。作業ができるようになったので，家を出て 1 人暮らしを目指したい」
> **患者の母の声**：「被害妄想はあるけども，すごく素直になって反抗もしないし，今まで大変だったのでこんなによくなるとは思わなかった」
> [ポイント]
> ①陽性症状に支配される患者は不安や恐怖，抑うつ，敵意などの症状により服薬しようと考えていても規則的には服薬できなくなる。服薬が不規則なために生じる不安定な状態に対処しようとして多剤併用，大量処方になりがちになることを理解しておく。
> ② RLAI を増量するときは，まずリスペリドン内用液を 1 ～ 3mL 追加して効果があれば増量するといった工夫が有効である。

Ⅱ. 考　察

幻聴，被害妄想，妄想知覚，心気妄想などの陽性症状が持続的に存在し，被害妄想に基づいて敵意・攻撃性が著しくなり，家族や治療者を非難するといった状態をくり返すために，対応が困難だった慢性統合失調症・妄想型の事例である。

患者は精神症状を否認することが多く，被害感・警戒感・猜疑心を強く表明するために，面接での話題はこれに終始し，的確に症状を評価したり服薬状況を確認したりすることが困難であった。薬物療法は受け入れ，服薬を続けていると判断されていたが，被害妄想・敵意による不安定な状態が続き，処方方針は定まらないまま多剤大量処方となっていた。幻聴や妄想に伴う不安や恐怖，そして敵意を体験するたびに患者が自己判断で過量に服用したため，服

薬が不規則になっていたが，RLAIにより確実に適切な量の抗精神病薬が体内に届くことで著しい症状の改善がみられた。服薬状況についてRLAIを50mgに増量した後に本人および家族に尋ねてみると，母は「自分で管理してきちんと飲んでいたと思います。薬だけはしっかり飲むように言っていましたから」と述べ，本人は「不安でたくさん飲んだり，薬が恐くて飲まなかったり，疲れて飲むのを忘れたりしていた」と述べた。

患者が自分で服薬管理をしており，かつ症状がなかなか安定しない場合，治療者は服薬状況を適切に把握できないまま多剤併用，大量処方に傾いていく可能性が示唆されるが，まず服薬が規則的にできないために精神症状が安定しないのではないかと考えてみる必要があろう。

RLAI導入後，患者は5回目くらいまでは「副作用じゃないか」，「RLAIをしなかった時のほうが調子よかった」などと心気的，被害的な視点から批判的なことを述べていた。その後，被害感に伴う医療不信の発言はなくなり，疎通が著しく改善した。家庭などでの被害妄想や幻聴を無理なく日常生活に交えて話題にできるようになった。

その後，社会復帰に向けた強い関心が出てきて，自発的に地域支援センターの指導を受け，農園作業に参加するようになった。疲労が重なり精神症状が不安定になったため，被害妄想に伴う諍いから家庭内緊張が高まり暴言や軽い暴力がみられるようになり，家族から入院を要請されるほどであった。しかし，治療者側に対する被害感，不安，恐怖，混乱などがなく疎通が良好であったため，リスペリドン内用液3mL/日を追加して様子をみた。すぐに安定が得られ，RLAIを37.5mgから50mgに増量したところ，症状のさらなる改善が得られた上に，追加したリスペリドン内用液を中止することもできた。この緊迫した状況をリスペリドン内用液併用で2週間程度と，短期間のうちに迅速に乗り切れたことに驚きを感じている。

リスペリドンに適応を示す患者にRLAIを導入しても症状の安定や改善が不充分な時，リスペリドン内用液を併用し経過をみながらRLAIの投与量を調整するといった工夫は，RLAI処方を実施していくための大切な技法と考えてよいであろう。

II. 陰性症状，認知機能への効果

24. リスペリドン口腔内崩壊（OD）錠からRLAIへの切り替えにて陰性症状の改善が認められた1例

吉田　拓　花井忠雄

医療法人　ときわ病院

I. 症例

[症　例] 20歳代，男性，外来。
[既往歴] 特になし。
[家族歴] 特になし。
[生活歴] 同胞2名中第2子。内気で神経質な性格。中学生の時いじめに遭ったことがある。大学受験に失敗し浪人するが大学進学は叶わず，整体の専門学校を卒業後はアルバイトなどを転々としていた。結婚歴はない。福祉ホームに入居中。
[現病歴] X−6年4月頃より昼夜逆転の生活傾向が顕著となった。対人交流も乏しくなり自宅にひきこもりがちとなっていた。同年8月5日の早朝より警察に意味不明な電話をくり返し，自室の窓ガラスを割るなどの異常行動が認められた。同年8月7日，母親に対し突然「うるせーな！！」と怒鳴りつけたり，一転し「ごめんなさい」と床にひれ伏すなど幻聴・妄想に支配され，精神運動興奮状態を呈した。身の危険を感じた母親が救急車を呼び，当院に搬送され即日医療保護入院となった。
[治療経過] 初発エピソードであり，薬物反応性は良好であった。リスペリドンを主剤とする薬物療法にて2週間程度で幻聴・妄想は消退した。同年8月28日に退院となった。しかしすぐに怠薬にて再燃し，同年9月8日，再入院となった（医療保護入院）。精神病症状は約4週間で改善をみたが，その後うつ症状が認められた。引き続き自発性の低下が進行し無為・自閉傾向が前景に目立つようになった。院内作業療法，ソーシャル・スキルズ・トレーニング（SST）などを試みたが芳しい改善は認められず，自宅退院は困難と判断された。X−4年1月17日，福祉ホームへの退院となった。

退院後はリスペリドン6mg/日，ビペリデン3mg/日（1日3回），レボメプロマジン25mg/日就寝前投与にて2週ごとに定期的に通院加療していた。服薬確認は福祉ホーム職員が行うため，服薬は遵守され陽性症状の再燃は認められなかった。しかしながら，自発性の低下は持続し，起床，洗面，食事，服薬などには常時職員の声かけを要する状態が続いていた。病識は不十分であったが，服薬は職員の声かけのおかげで抵抗なく行うことができていた。診察場面では自ら語ることはほとんどなく，主治医の質問に「変わりないです」と答えるのみであった。

[切り替え方法] X年8月6日に，RLAI導入を目的にパンフレットを用いて説明を行った。有用性，忍容性の高さなどの説明に十分な理解が得られたかどうかは疑問が残ったが，注射剤による治療への抵抗は主治医の予想に反し本症例では認められなかった。決して強制ではないのでゆっくり考えて結論を出すように伝え，同年8月20日，再診時にRLAI治療を希望したために，家族にも説明し導入となった。

RLAIは25mgより投与を開始し，内服は変更なくリスペリドン6mg/日を維持した。多少の精神的緊張からか痛みの訴えは聞かれなかった。同年9月3日の第2投目に痛みを尋ねると「刺すときの痛みはあるが問題ない」と述べていた。精神症状に目立った変化は認められなかった。同年9月17日，第3投目にRLAIを37.5mgに増量し，内服のリスペリドンを4mg/日に減量した。この頃には，症状や処方薬についても自発的に尋ねてくるようになった。「よく眠れるようになった」と述べるため，就寝時のレボメプロマジンを不眠時に使用するよう指導した。同年10月15日，第5投目投与と同時に内服のリスペリドンを中止した。睡眠状態は改善し，レボメプロマジンは2週間の間，1度も使用しなかったため中止した。ビペリデンは慎重に減量し，第7投目から中止した。

以後，RLAI 37.5mg単剤で維持療法を継続している。切り替え中には幻覚・妄想などの精神病症状の再燃はなく，睡眠の改善が認められ，錐体外路症状は消失した。結果的に，レボメプロマジンやビペリデンも中止することができた。福祉ホーム職員から自発性の改善（声かけの必要な場面が大幅に減少）が確認され，自覚症状の改善も認められている。X+1年4月現在も37.5mgで維持している。

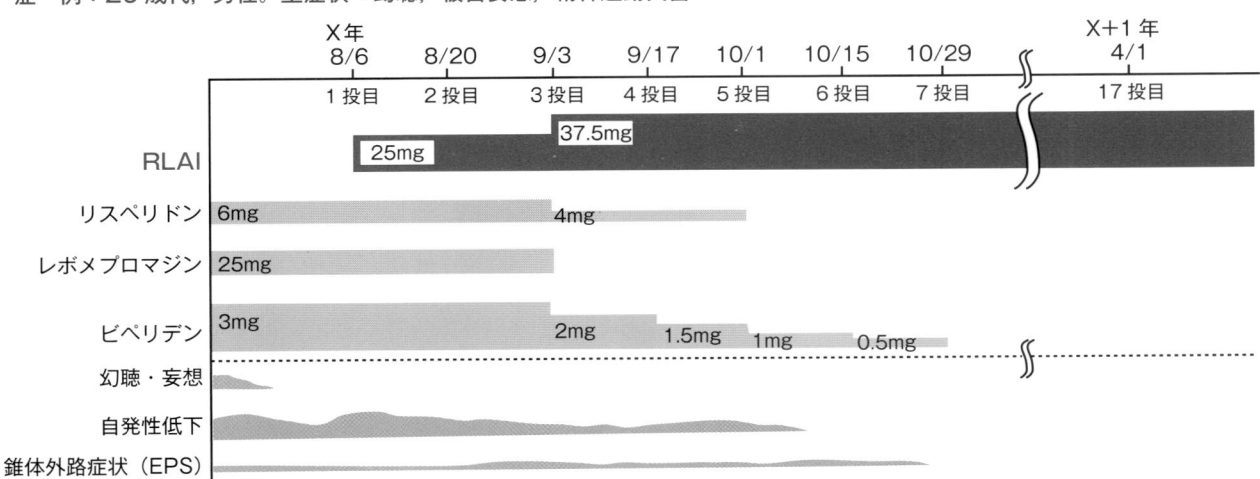

症　例：20歳代，男性．主症状：幻聴，被害妄想，精神運動興奮

II．考　察

　RLAIの適応については今後の症例の蓄積を待ち，慎重に検討されていくべきものであるが，まずどういった症例に安全に使用できるかを最優先に考えたい．

　本症例ではすでにリスペリドン6mg/日の単剤治療にて5年近く経過していたため，リスペリドンの安全性はすでに担保されていたことから，RLAIへの切り替えは単純なものであった．また通院間隔も2週に1度であり，病院のすぐ近くの福祉ホームに入居したことも好都合であった．通院の負担は考慮しなくてよいケースであり，万が一病状の悪化，重篤な副作用発現が生じても速やかに対処できる環境であった．また，患者の経済的負担も無視はできない．経済的不安が病状に悪影響を与えることは日常臨床上，よく経験するからである．この点でも，本症例では公的扶助を受けており，問題にはならなかった．以上のような条件を満たしており，注射剤での治療に抵抗がなかったため，最初にRLAIを導入した症例であった．上述のように服薬は遵守されており，陽性症状はリスペリドンの内服で十分コントロールされており，投与法の変化のみで症状に変化が起きるとは考えにくかったからである．

　日中の服薬から解放されれば十分と考えてのRLAI導入で精神症状の改善はあまり期待していなかったが，予期せぬ好結果を得ることができた．投与後6週頃には，再発後6年近く治療抵抗性であった自発性の改善が明らかになり，自宅退院への意欲も高まっている．自覚的にも「人生が楽になった感じ」と述べており，RLAIへの切り替えにとても満足していて，治療者との信頼関係も深まった．陰性症状への効果はRLAIの特性である血中濃度の安定だけでは説明が付かず，薬理学的なメカニズムは不明であるが

[患者の声]
「毎日の服薬をしなくなり，楽ですね」，「人生が楽になった感じがします」，「注射に切り替えて本当に良かったです」

[ポイント]
①注射剤への導入を焦らず，あくまでも患者が決定するように，パンフレットなど持ち帰ってもらい時間をかけ考えてもらう．
②経験が少ない場合は，リスペリドンの単剤治療で陽性症状がコントロールされている症例から導入を図り，抗パーキンソン剤は錐体外路症状を見極めながら時間をかけ慎重に漸減する．
③経口剤では取り切れなかった陰性症状が改善する症例がある．

とても興味深い．個人的な見解であるが，医療者側が考えている以上に，患者にとって毎日服薬するといったことの心理・社会的負担は大きいものかもしれない．本症例では幸いにも結果的にその負担から解放された．そのことが陰性症状の改善に影響している可能性が示唆される．

　RLAIの可能性はこれから拡がっていくことが期待されるが，福祉ホームや共同住居に入居中もしくはデイケア通所中で通院の負担が少なく公的扶助を受けており，陽性症状がコントロールされている患者層には，陰性症状の改善も期待でき，有用性の高い治療法であると思われた．

25. 統合失調症の陰性症状，認知機能へのRLAIの効果

神田 良樹

医療法人樹会　武蔵小金井南口心療クリニック

I. 症例

[症　例] 20歳，男性，外来。
[既往歴] 特記すべきことなし。
[家族歴] 母・兄も統合失調症。父母は離婚している。
[生活歴] 同胞2名中第2子。母と同居。同病の兄は別居し単身暮らし。X-2年に大学入学し，現在は留年2年目。
[現病歴] 大学入学直後のX-2年に意欲減退が著しくなり，何もかもおもしろくなくなり，外出にも人目が気になり出たくなくなり，自宅へ引きこもりを始めた。何事にも集中できず，本を読んでも覚えられない，話している途中で考えが途切れてしまう，考えがまとまらず，思ったように話せない，同時にいくつかのことができなくなる，等々の認知機能障害が生じた。さらに，人目が気になり，大勢に噂され，大学に行くと見張られている，周囲の雰囲気が無気味に感じるなどの陽性症状と，1日中何もする気がせず，できれば終日横臥していたい，風呂に入るのもおっくうでめんどうくさいといった陰性症状があった。それまで母に反抗めいたことはしなかったが，母が疎ましく感じ，焦燥感もあり，母にあたり散らすことが多くなった。

母も病感はあるが病識のない統合失調症で，今まで反抗したことがなかった次男（本人）が反抗するようになり，本人を自分に逆らわなくしてほしいと希望して，本人とともにX-2年に本院を受診した。
[治療経過] 本人と初回面接後，薬物療法が必要なことを説明し，現在の病状が，治療により少しでも改善する旨を説得し，治療を開始した。本人に病感はあるものの病識はなく，これは心の問題であると主張するため，心理士との協働体制をとり，医療中断を防ぐようにした。本人は服薬のアドヒアランスが悪く，クエチアピン150mg/日より薬物治療を始めたが，投与初期の眠気・だるさを嫌がり規則的な服薬をせず，服薬アドヒアランスは非常に低く，病状の改善はなかなか見込めない状態が続いた。

母は本人とは別に治療していたが，本人の反抗が止まらないため，母まで治療に拒否的になることが出てきた。

X年，ついに本人は心理士のカウンセリングは受けに来るが，薬物療法を止めてしまった。本人も母も入院に対して拒否的なので，外来で薬物療法の必要性の説得を継続した。

[切り替え方法] X年6月，本人が，自分は不規則な生活を送っているため，食事も不規則であり，いくら食事と無関係に薬を服薬するように言われてもそれには抵抗があり，かつ薬の管理を自ら行うことは困難であることを訴えた。同居している母も自分のことで精一杯で，本人の薬の管理まではやってくれないということであった。

当院では，RLAIによる治療をすでに開始していた。そこで，自ら薬の管理をせずともよく，意欲の減退が改善していく可能性が高い，等々RLAIについて説明し，勧めたところ，本人の同意を得た。

RLAIを25mgより開始し，6週間後（4回目投与時）に37.5mgへ増量し，さらにその6週間後（7回目投与時）に50mgへ増量した。増量していった理由は，本人の主観的なRLAIの効果のよさと，本人の現実的な行動の変化から増量することを決めていった。なお，RLAI投与6カ月前からRLAI投与期間を含めて，他剤はいっさい使用していなかった。

RLAI投与8週目より留年していた大学に行き出すようになり，次第に生活のリズムが確立し，10週目あたりより同級生とも会話ができ始めたと報告があった。現在も，2週間に1度規則的に外来通院し，自らRLAIを希望するようになっている。

II. 考察

診療所における統合失調症治療では，病感はあるが病識がなく，服薬せず，病状の変化が望めない患者に対しては，通常は入院を勧め，治療の当初の部分を入院設備のある精神科病院へ依存することが多い。したがって，患者に入院を拒否されると，手をこまねいて見ているしかなくな

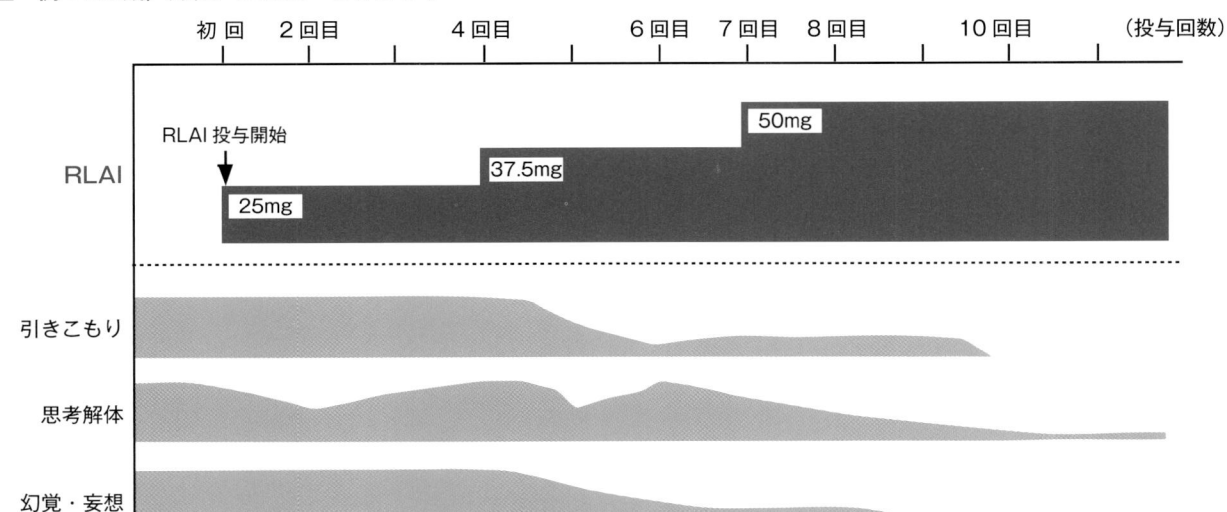

症　例：20歳，男性。主症状：引きこもり

| | 初回 | 2回目 | | 4回目 | | 6回目 | 7回目 | 8回目 | | 10回目 | （投与回数）|

RLAI投与開始：25mg → 37.5mg → 50mg

症状経過：引きこもり，思考解体，幻覚・妄想，自我障害

ることもありえる。

しかし，本症例の場合では，医療中断を防ぐため，心理士の協力もあり，医療中断せず，またよいタイミングでRLAIが登場したこともあり，服薬を完全に中断され，通常であればそのまま医療中断になるところを，中断にならず，RLAIでの治療に移行できた。本人もはじめは病状が改善するとは思っていなかったようであったが，少しでも通常の同年輩の人たちと同じ生活ができるようになり，喜んで治療を受けている。

これは今まで経験したことのあまりなかったことである。RLAIの有用性をシンプルに実感できた症例であった。

RLAIの特徴として，まず剤型がデポ剤であり，第1世代のデポ剤と違い患者に説得しやすく，患者側でも医師からの強制ではないので受け入れやすいということ，第2に「服用しています」という患者も実際にはコンプライアンスが悪い例（再発してしまう）があり，それを気にしなくてよいこと，第3に，剤型上，薬の管理を患者自身が気にしなくてよいことが挙げられる。

本症例では患者に病名をオープンにできており，患者自身も改善・治癒を願っていた。ちょうどよいタイミングでRLAIが登場したといえる。

[患者の声]
「3年間の大学生活の遅れを取り戻したいと思っている。注射をすることで自分が変わったのが不思議な気もするが，治療を続けていてよかった。兄と母にも勧めてみたい。主観的に楽で，普段治療のことを意識しなくていいので，負い目を持たないでいる」

[ポイント]
①アドヒアランス以前のコンプライアンスさえつかなかった症例が，自らウェル・ビーイングの状態であると述べるようになっている。
②通常はどの薬剤でも一進一退しながら効果発現にいたるが，RLAIは手応えとして停滞することが少なく，効果が出続ける手応えがある。
③このまま欠陥状態へ移行すると思われた本症例において，陽性・陰性症状・認知機能の改善をもたらしたRLAIは，他剤ではできなかったと思われる効果をもたらした。

26. RLAIの導入により認知機能が改善し，治療に対する意欲の向上がみられた1例

三﨑 ゆかり

医療法人明仁会　かないわ病院精神科

I. 症例

[症　例] 68歳，女性，外来。
[既往歴] 糖尿病。
[家族歴] 遺伝負因なし。
[生活歴] 夫との間に2男1女をもうけた。夫と長男夫婦，孫と同居。
[現病歴] 詳細は不明だがX-38年（30歳）頃の発症と考えられる。X-32年に当院に1回目の入院後，約1カ月の入院期間で，X-9年まで，当院に計12回の入院歴がある。

X-7年までは比較的規則正しく服薬を行っていたが，服薬を中断すると「夫が浮気をしている」などの被害妄想が強くなった。言動や行動がまとまらなくなり，家事などが行えなくなると夫や長男に連れられて不定期に受診したが，服薬はせず，デカン酸ハロペリドール100mgの筋肉内注射を行っていた。X-4年の受診は3回のみであり，X-3年に約1カ月の入院をしたが，外来通院は2回のみであった。

被害妄想およびまとまりのない行動や言動のため，X-2年に約1カ月の入院をしたところ，症状はやや軽快したため退院となった。外来通院を勧め訪問看護も導入し，治療の継続を勧めたが，手や口の振えのため注射への拒否が強く，きちんと服薬することを約束しX-1年にはデポ剤を中止してリスペリドン6mg/日の内服とした。訪問看護は数回で拒否し，継続できなかった。手の振えのため抗パーキンソン薬の内服を勧めたが，思考障害が強く，内服は拒否しビペリデンの筋肉内注射を希望した。内服薬をアリピプラゾール12mg/日に変更したところ，手の振えが消失したが1回のみ受診したのみで通院は絶えた。

X年4月，「昔付き合っていた男が話してくる」と幻聴が強くなり，思考はまとまらず入院となったが，リスペリドン3mg/日の内服にて症状は軽快し，約1カ月で退院となった。その後は6月に2回通院したのみで通院は絶えた。

X年8月27日に「おとうさんや息子や嫁さんがグルになって私を虐める」，「皆でトイレの水をかける」と被害妄想が強くなり，夫に連れられて受診し，同日に16回目の入院となった。

[治療経過] 入院後，リスペリドン3mg/日の内服を開始した。表情は硬く，拒食や拒薬が強く，検査や検温なども拒否が強かったが，促すとなんとか服薬はできていた。入浴は「外から見られている」と言い，拒否した。

X年9月に入り，拒食・拒薬は改善し，被害妄想も徐々に改善したが，「おとうさんや息子や嫁さんがグルになって入院させられた」，「おとうさんが悪いのにどうして私が入院させられるかわからない」と，病気に対しての理解は乏しかった。家族の希望にて9月20日から2泊の外泊を行い，自宅では落ち着いてすごせた。なお，夫は食道がんのため，入退院をくり返していた。

[切り替え方法] 夫からの退院の希望があり，RLAIの効果や切り替え方法などを本人および夫に説明し，同意を得て，X年9月28日に1回目のRLAI 25mg筋肉内注射を施行した。3週間はリスペリドン3mg/日の内服を継続することを再度説明し，翌日に退院となった。次回の外来受診は夫の都合上，10月15日とし，予定日に受診した。「おとうさんがまた入院したから，自転車で1人で来た」と述べた。本人自ら1人で受診したことは初めてであった。「娘がご飯の用意の仕方とか紙に書いてくれてある。そうしないと何をしたらいいかわからない」と，思考障害や認知機能の障害を認めた。リスペリドン3mg/日の内服を1週間継続することを説明し，2週間後の受診とした。

X年10月29日には依然として思考障害や認知機能の障害を認めたため，RLAIを37.5mgに増量した。2週間後，「こんにちは。おかげさまで元気にやっています」と，表情明るく笑顔で診察室に入室した。「1人で来ようと思ったけれど，雨だったから娘に送ってもらった」と治療に対する意欲もみられた。これまでは夫に対しての被害妄想が強く，夫の悪口を言うのみであったが，夫の病状を問うと「ありがとう」とお礼を言い，「入院しているから洗濯物

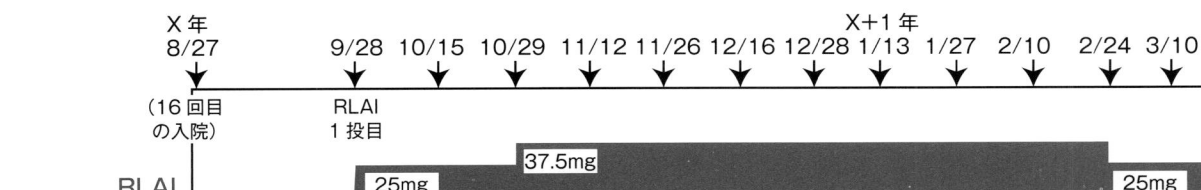

症　例：68歳，女性。主症状：被害妄想，拒絶，認知機能障害

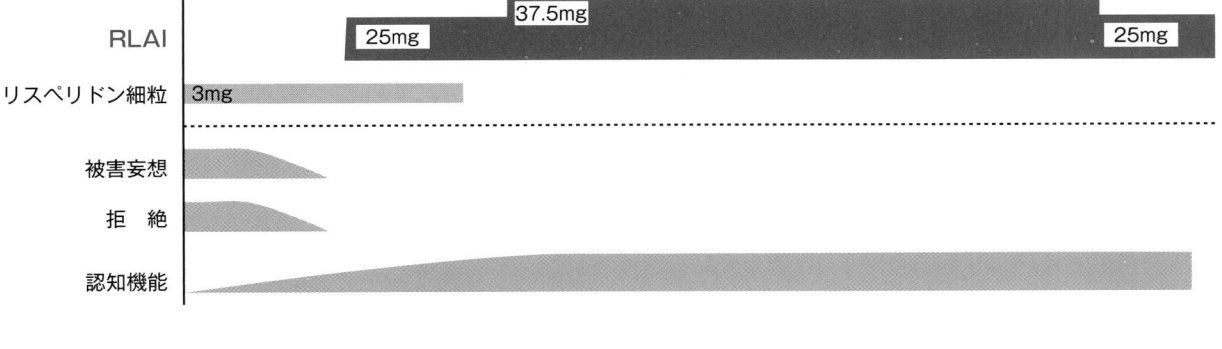

	X年 8/27		9/28	10/15	10/29	11/12	11/26	12/16	12/28	X+1年 1/13	1/27	2/10	2/24	3/10
	(16回目の入院)		RLAI 1投目											
RLAI				25mg		37.5mg							25mg	
リスペリドン細粒		3mg												
被害妄想														
拒絶														
認知機能														

を持っていったりしているわ。怒る元気はあるからうれしいわ」と，夫を気遣う様子がうかがわれた。2週間後の受診では「調子いいわ。今の薬は合ってるね」と表情は明るかった。「おとうさんは放射線治療を受けていて，その副作用で気持ち悪くなったりしている。今までは私が入院ばっかりしていて，おとうさんに迷惑かけていたから，今度は私が看病する番で頑張るわ」と，夫の病気に対しての理解もよく，夫への思いやりが強くなった。「おとうさんの病院は遠いから，時々は近くまで行く人の車に乗せてもらっているわ」と，近所の人との対人関係も良好となった。次の受診日には「都合が悪くて受診の日が遅れる」旨を自ら外来に電話し，認知機能の改善がうかがわれた。

X年12月16日，予定の受診日より遅れて受診した際には「遅れてごめんね」と，受診日が遅れたことを詫び，また2週間後が年末に入るため，受診日の相談をしたところ，自ら「2週間より早いけれど最後の28日に来るわ」と，治療に対する積極性がみられた。X+1年1月13日に受診し，以後は規則正しく受診を継続している。陽性症状の再燃はなく，認知機能は改善し，X+1年2月24日には，RLAIを25mgに減量した。

II．考　察

本症例は罹病期間が長く，40年間近くにわたり16回の入退院をくり返していた。入院治療により一時的に幻覚妄想状態は改善するものの，認知機能の障害が著しく，病気および治療の継続性の理解が乏しく，再燃をくり返していた。16回目の入院を機にRLAIの導入を視野に入れ，リスペリドンの内服を開始した。内服にて陽性症状の改善はみられたものの，認知機能の改善は得られず，RLAIの導入により，認知機能の改善が得られた。

本症例で最も注目すべき事柄は，陽性症状の改善とその

[患者の声]

「今の薬は合っているわ」，「注射は痛いけれど，今の注射のお陰でおとうさんの看病とかもできるのですね」と表情よく話し，RLAI治療の効果を患者自身が感じていることがうかがわれる。「これからはおとうさんの看病を頑張るわ」，「息子ら夫婦も仲良くしていかなくてはだめね」と意欲もみられている。

[ポイント]

①本症例では，リスペリドンの内服にて陽性症状の改善がみられ，夫からの退院希望があった時に，本人および夫にRLAI治療を提案したことで，RLAI治療がスムーズに受け入れられたと考える。

②入院中にRLAI治療を開始したことで，夫の安心感も得られたと考える。

③40年近くにわたり，服薬中断をくり返していた本症例において，RLAI治療により認知機能が改善し，継続的な治療の必要性の理解が得られ，かつ対人関係および社会適応能力の改善が得られた。

維持のみならず，罹病期間の長い症例では改善しにくい認知機能の改善が得られたことであろう。

認知機能の改善に伴い，病気に対しての理解が深まり，規則正しく受診し，治療継続の必要性の理解が得られた。また，安定した治療効果に伴い，夫を思いやる気持ちや，近所の人たちとの対人関係も改善し，再燃の増悪因子の1つであった対人関係の改善が得られ，日常生活技能の向上および社会適応能力の向上が得られたことは特記すべき事柄であると考える。

27. RLAIの陰性症状，認知機能への効果

田中芳郎

財団法人報恩会　石崎病院

I. 症例

[症　例] 63歳，男性，外来。
[既往歴] 12年前より糖尿病治療中。
[家族歴] 特記すべきことなし。
[生活歴] 同胞4名中第4子。独居。高校卒業後，郵便局勤務（7年間）。30歳時に統合失調症を発病後，職を転々とする。婚姻歴なし。
[現病歴] X−32年（30歳），幻覚妄想（「清水次郎長の声がきこえる」「電磁波で殺される」），精神運動興奮（暴言・暴力）にて発病した。以後，怠薬による症状再燃のたびに精神科に入院している（計12回）。

発病後は日雇い労働などの職を転々としてきたが，経年するにつれ自発性低下・情意鈍麻・認知機能障害などの陰性症状も進行，稼働不良となり，X−6年（56歳）より生活保護を受給中である（同年7月より当院に転医）。

X−3年（59歳）からは精神障害者授産施設への通所を開始し，菓子パン製造に参加していた。

[治療経過] RLAI治療開始までの定時内服はリスペリドン12mg/日，クロルプロマジン200mg/日，ビペリデン2mg/日であったが，怠薬傾向が著しいため，デカン酸フルフェナジン50mgの月1回筋肉内投与も継続していた。陽性症状は消退していたが，意欲低下や自閉傾向の他日中の眠気や倦怠感も強く，そのために授産施設への通所も不規則となっていた。

そこで，2週間に1回の注射をするだけで，服薬が不要となる新しい薬が出たことを説明し，RLAI投与の了解を得た。

[切り替え方法] X年8月にRLAIを25mgで投与開始した。その後，リスペリドンおよびクロルプロマジンから切り替えるために，3回目投与時に37.5mgへ，5回目投与時に50mgへ増量した。RLAI投与前に内服していたリスペリドンが最大量の12mg/日であったこと，またデカン酸フルフェナジンが1回50mgと比較的高用量であったことを考慮し，RLAIを50mgまで増量した。

経口薬は，まずは眠気・倦怠感といった副作用の軽減を期待して，定型薬であるクロルプロマジンより減量を開始した。RLAI初回投与時に100mg/日，2回目投与時に50mg/日と減量し，3回目投与時（37.5mgに増量時）には中止した。また，リスペリドンは，RLAIの初回投与1週間後に8mg/日，その後，3回目投与時（37.5mgに増量時）に4mg/日，4回目投与時に2mg/日と減量し，5回目投与時（50mgに増量時）に中止した。ビペリデンは，クロルプロマジンおよびリスペリドンを十分に減量した後に漸減を開始し，RLAI 4回目投与の1週後に1mg/日へ減量し，リスペリドン中止と同時にビペリデンも中止した。

以上のように，RLAI投与開始から8週後に内服薬は全て中止とした。切り替えが進むにつれ日中の眠気や倦怠感は軽減していき，RLAI単剤となった8週以降は眠気・倦怠感は消失した。本人は「身体が軽くなった」と言い，その後は「薬を飲まなくていいのはとても楽」，「以前の注射（デカン酸フルフェナジン）と違って痛くないし，（注射部位が）しこらない」と話していた。

X年11月からは授産施設への通所も良好となり，意欲的に菓子パン作りに取り組めるようになった。その後も経過良好で作業能力も向上したため，X+1年3月から授産施設への通所が週2日から週3日に増え，訪問販売係も担当するようになった。

当院スタッフからも「以前と違って表情・声ともに明るくなり積極的になった」と評価されている。家族（兄弟）からは，「独居のため常に服薬を心配していたが，今は安心している」と喜ばれている。

II. 考察

本症例は，怠薬・拒薬傾向によりこれまでに計12回もの入院をくりかえしてきた症例である。このために経口投与と併せて定型抗精神病薬のデポ剤による治療も継続していたが，陰性症状の遷延および必要以上の鎮静効果のためQOL低下や通所リハビリテーション治療の頓挫を招いていた。今回，RLAI単剤への完全切り替えにより，眠気・

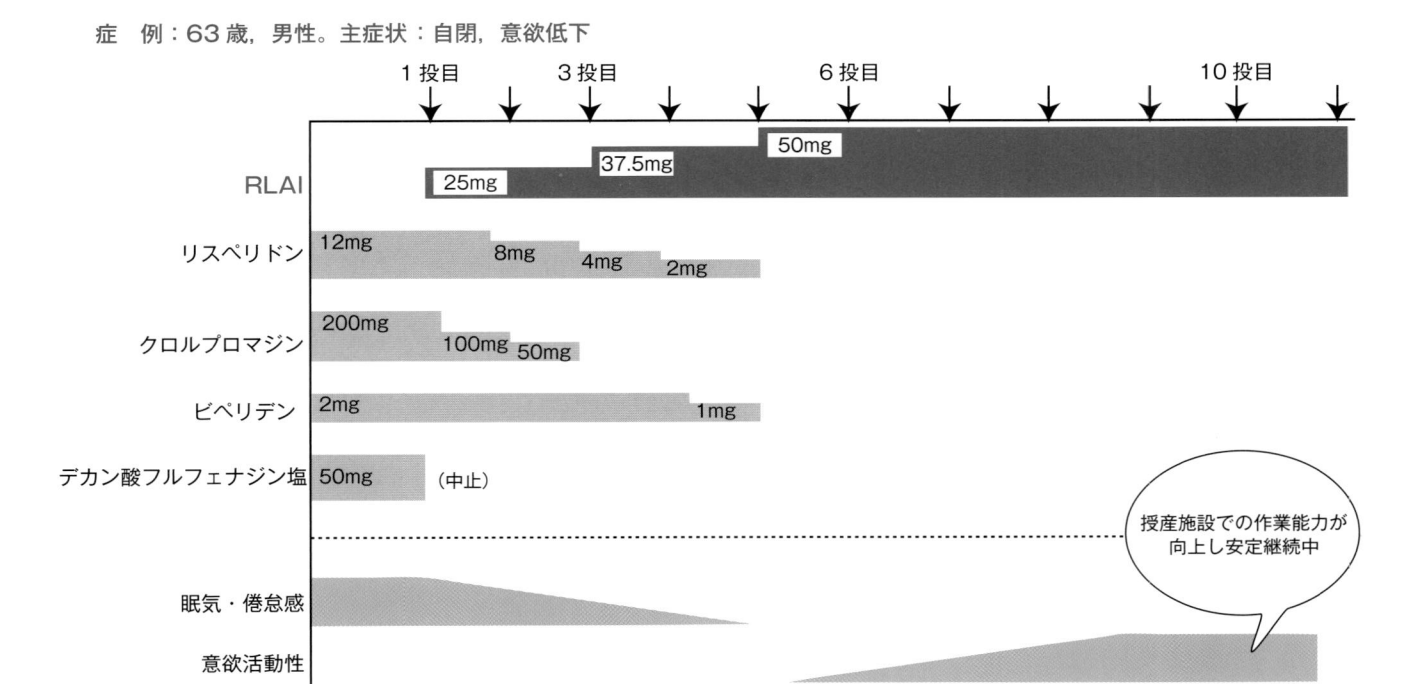

症　例：63歳，男性。主症状：自閉，意欲低下

| | 1投目 | 3投目 | 6投目 | 10投目 |

RLAI　25mg　37.5mg　50mg
リスペリドン　12mg　8mg　4mg　2mg
クロルプロマジン　200mg　100mg　50mg
ビペリデン　2mg　1mg
デカン酸フルフェナジン塩　50mg　（中止）

眠気・倦怠感
意欲活動性

授産施設での作業能力が向上し安定継続中

　倦怠感を含む過鎮静が消失しただけでなく意欲および認知機能の改善も認め，授産施設での作業活動が飛躍的に向上した。
　今日，様々な非定型抗精神病薬の登場により患者の服薬アドヒアランスは全体的に向上しているものの，依然として怠薬・拒薬をくり返すケースは少なくない。RLAIのような非定型抗精神病薬デポ剤の登場はこのような症例に対し，陽性症状の再燃予防のみならず陰性症状の改善をも期待できることを，今回の事例を通して実感した。

[患者の声]
「薬を飲み忘れちゃうので，今の治療は自分に合っている」と満足感あり。「ずっとパン作りを続けたい」と言う。

[ポイント]
①苦手な内服を止め，RLAI治療のみにできることをあらかじめよく説明することで，患者の納得が得られた。
②漸減・中止は定型抗精神病薬から行うことで，症状の悪化や副作用発現がみられることなく切り替えることができた。

28. RLAIにより認知機能に著しい改善がみられた1例

森藤 豊

社会医療法人杏嶺会　いまいせ心療センター精神科

I. 症　例

[症　例] 22歳，女性，外来およびデイケア通所。
[既往歴] 川崎病（2歳）。
[家族歴] 精神疾患についての遺伝負因はなし。
[生活歴] 同胞3名中第2子，次女として正期産で出生，発達上の問題についての指摘は認められなかった。小学校でも友人関係および学業においても特に問題は指摘されなかった。小学校卒業後，地元の公立中学へ進学した。
[現病歴] X-8年4月，中学進学とともに歯科矯正を行い，口内に矯正具を装着しながら通学していたが，そのことで男子生徒からいじめを受けるようになり，耐えかねて同年6月より不登校となった。その後，同年12月ごろから徐々に通学が可能となり，X-7年1月には，通常の定期試験を受けることができた。しかしながら，そのころから，意味不明な独語と空笑を認め，家族が話しかけても応答することができなくなった。同年1月20日，「霊がとりついている」と叫び，近所の宗教団体建物へ侵入しトラブルとなり，警察に保護された。同日，当院初診となった。
[治療経過] 来院時は興奮が強く，言動は独語が中心で呼びかけに応答不能であったため，同日医療保護入院となった。入院ではハロペリドール15mg/日，レボメプロマジン125mg/日の内服を軸とした薬物療法を行い，興奮状態が解消したため，同年6月12日に退院となった。その後外来通院を続けたが，X-6年2月に高校受験が迫り，不安とともに幻聴や幻覚が強まったために任意入院した。入院中にハロペリドール18mg/日，リスペリドン2mg/日，クロルプロマジン12.5mg/日による薬物療法を受け，1年以上の入院を経た後X-5年4月に退院となった。その後は外来通院で，当院の作業療法やデイケアを利用して生活安定を図ったが，幻聴や妄想が目立った。妄想に基づいた奇異行動が目立ち，今まで母親が同伴で通院していたが徐々に1人での通院となり，両親および姉妹からは無視をされるような存在となってしまったようであった。デイケアの通所においても，自分自身が妄想や幻聴に左右され，他の利用者を振り回し，また振り回され，そのたびに混乱し，診察時間外であれば，救急外来でハロペリドール5mg/日の筋注を受けることがあった。また興奮が強い時もあり，その後も複数回の入院加療を続けた。入院時には随時薬物調整を行ったが，疎通性の悪さと妄想および幻聴などは改善されず，認知機能の著しい低下を認め続け，改善はしなかった。

最終的には，リスペリドン8mg/日，クロルプロマジン12.5mg/日を軸とした内服となっていたが，X年1月，自宅での家族の管理もなく，内服はまったくの不徹底であったことが自らの発言と持参した残薬の量から発覚し，外来通院の中でRLAIの開始に踏み切ることとなった。

[切り替え方法] RLAI開始前，内服の抗精神病薬としては，リスペリドン8mg/日が定期内服であったのみで，頓服としてクロルプロマジンおよびレボメプロマジンを処方していた。持参した残薬からもっぱら頓服を活用し，大部分のリスペリドンの内服がなされていなかったことがわかった。RLAI 50mgではリスペリドン8mg/日をカバーするには十分ではないと考えたが，内服不徹底を考え，完全切り替えを目標に実施することとした。家族の協力が得られないため，通所するたびにサポートを行っていたデイケアスタッフの同伴で内服の必要性を説明したが，十分理解できなかった。自力での内服が行えない問題点を指摘したうえで，以前より時間外の筋肉注射を自ら希望していたこともあるため，その注射と同様に行うものであると伝え，RLAIを開始することとした。

開始当初4週間は内服を変更せず，その後からリスペリドンの漸減と漸減した分を常に頓服として保管して持ち歩くように指導した。RLAIは3回目に37.5mg，5回目に50mgまで増量し，3回目施行までにリスペリドンの定期内服を完全に終了させ，最終処方のリスペリドンは頓服扱いとした。RLAI 37.5mgの2回目施行のころより，幻聴の減少と，眠気の訴えを認めるようになったが，50mgの2回目施行のころには幻聴はなくなったと言うようになった。しかしながら眠気の訴えが続き，当院内の薬剤師に眠気の原因について尋ねるなど，今まで認められなかった自

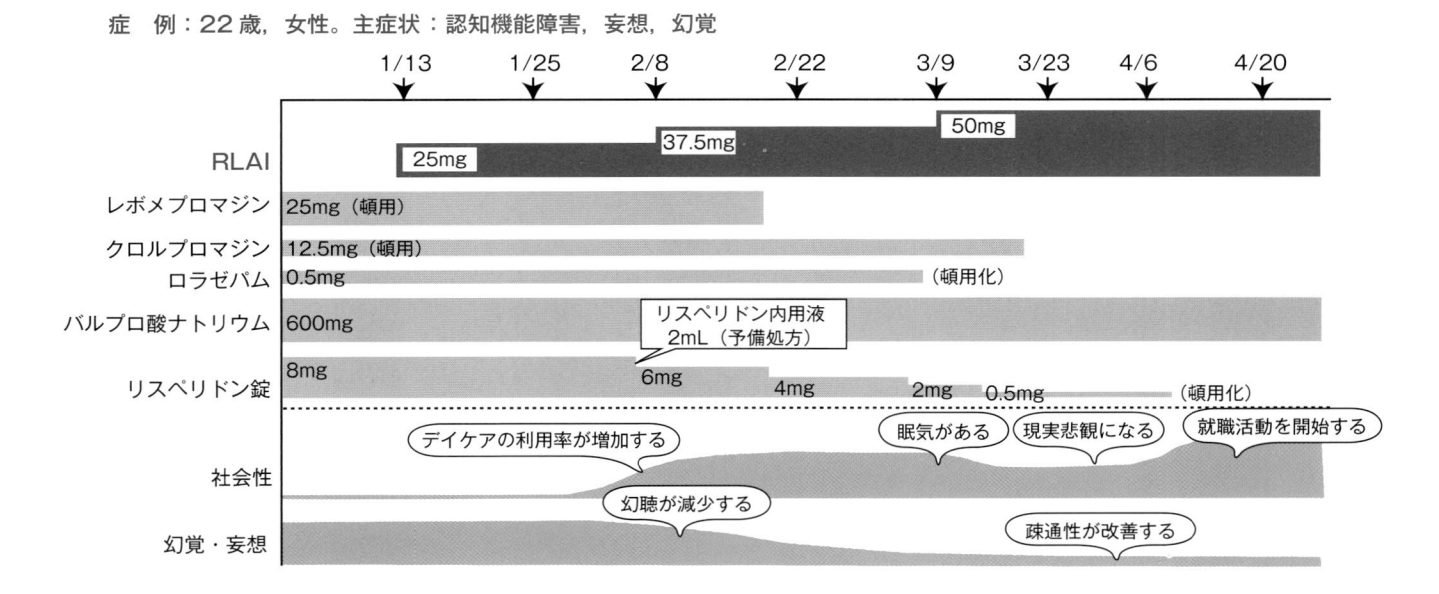

症　例：22歳，女性。主症状：認知機能障害，妄想，幻覚

	1/13	1/25	2/8	2/22	3/9	3/23	4/6	4/20
RLAI		25mg		37.5mg		50mg		
レボメプロマジン	25mg（頓用）							
クロルプロマジン	12.5mg（頓用）							
ロラゼパム	0.5mg					（頓用化）		
バルプロ酸ナトリウム	600mg		リスペリドン内用液 2mL（予備処方）					
リスペリドン錠	8mg		6mg	4mg	2mg	0.5mg	（頓用化）	
社会性		デイケアの利用率が増加する			眠気がある	現実悲観になる	就職活動を開始する	
幻覚・妄想			幻聴が減少する		疎通性が改善する			

主的な行動を認めるようになった。また同年4月にはハローワークに出向き，障害者枠での就業を希望するなど，社会復帰に向けた行動を自発的に行うようになった。さらに，家族内で自分が無視される存在となっていたことを自覚して悲観し，デイケアスタッフに愚痴をこぼす姿を見かけるようになった。ただ，現時点において睡眠薬をすべて中止としたにもかかわらず眠気の存在があり，その他の内服調整の必要性を感じるところとなっている。

II．考　察

本症例は中学生で発症し，妄想や幻覚により認知機能を低下させ，現実検討能力を著しく低下したいわゆる破瓜型統合失調症の患者において，RLAIの効果を確認することができた事例である。家族の服薬管理もなく，自己管理能力も欠如した状態での適応で，旧来の定型持効性注射剤の適応と類似した感覚での適応といえる。RLAIは水溶性のため，定型の脂溶性持効性注射剤と異なり，注射後の疼痛をあまり自覚せず，ハロペリドールやレボメプロマジンの注射よりもむしろ痛みが感じないといった感想を述べるようになった。結果として，妄想的な発言は決して消滅したわけではないが，認知機能の改善とともに社会性の回復が目立ち，現在自分が置かれている処遇に気づき，家族の自分に対する対応などを悲観するという新たな社会問題を認識するに至った。内服では認められなかった改善にむしろスタッフなどが対応できず，家庭内での不安などへの相談対応が後手に回ってしまった形となった。

破瓜型統合失調症のように，日常的に支離滅裂で会話がかみ合わず，認知機能の低下から現実検討能力が著しく低下した患者においても，RLAIにより認知機能を改善させ

[患者の声]
「注射自体は，時間外に受けていた筋肉注射よりも痛みが残らない。注射を受けてから何となく眠たくなったが，特に注射が続くことが嫌であるとは感じなかった。仕事がしたくなった。家ですごすのがつらくなった」

[ポイント]
① RLAIの適応は，家族の協力が乏しく内服不徹底なアドヒアランス不良症例においても十分活用でき，その効果は絶大となることがある。
② RLAIは普段から注射などを希望する患者においてはそれほど抵抗を示すものではないといえる。
③ RLAIと量的に等価と考えられる内服のリスペリドン以上の用量の内服のリスペリドンでも置換することが可能といえる。
④ RLAIにより社会性の回復を期待できることがあり，事前に社会的問題に取り組む必要がある。

ることを十分期待できることを示唆するものとなった。そのため，RLAI導入に際しては疎遠化した家族に対しても，病状の改善が期待できるなど家族への働きかけを事前に行い，改善後に悲観的な心境に至らないように十分配慮する必要があると考えられる。また，内服不徹底ながらも8mg/日のリスペリドンが50mgのRLAI（約3.6mg/日）でも十分置換できるものであることが示されたといえる。同じリスペリドンを成分としたものであっても，投与形態を変えることにより，服薬アドヒアランスに依存せずに投薬を安定させることができる以上に，消化管経由と直接血中移行とでは血中濃度の動態も異なり，薬効そのものにまで変化をもたらすのではないかと感じられた。

29. 最重症緊張型統合失調症者の治療と経過

藤井 冽

医療法人くすの木会　くすの木クリニック心療内科精神科

I. 症 例

[症　例] 48歳，男性，外来。
[既往歴] 高血圧症。
[家族歴] 父が脳出血で死亡。
[病前性格] 元々大人しく無口であったが，頑固な面もあった。
[生活歴] 工業高校を卒業後，父の仕事（檜風呂を作る小さな会社）を継ぐと思われたが，それはせずに自動車販売会社に1年勤め，その後，自動販売機の販売会社に11年在籍した。
[現病歴] 11年間実家に帰ることも少なく，生活についての情報は少ない。X-17年7月，急に行方不明となり，3週間後自宅に戻った。どうも，女性問題で悩んでいたようだという。家族には何も話さず，終日自室のベッドに臥床していた。
[治療経過] X-17年12月3日，A病院を受診し，ハロペリドール9mg/日，プロペリシアジン75mg/日を投与された。2〜4週に1度通院していたが，次第に無為，自閉，寡黙，拒絶，亜昏迷などが悪化していった。X-14年7月に治療を中断し，しばらくして父母に足で蹴ったり手で叩いたりといった暴力を振るうようになった。

X-13年7月，母が強く催促してA病院を再受診した。この時の治療医の記録は次のようである。「頭髪は乱れ汚れ，対人反応，感情反応は平板で表情は乏しい。質問に対しては，思考渋滞または亜昏迷反応がない。調子のいい時で頭を振ることで意思表示をする程度であり，思考や感情がその機能を停止しているかのように無反応，無欲動であった」。

X-13年12月，主治医転勤のため，再び治療を中断した。X-12年6月12日，母が当クリニックに「年金の診断頃まではなんとか病院に行っていたが，主治医が辞めたらそれっきり行かなくなった。家では終日臥床，無為，自閉時に暴力を振るう」と相談を持ちかけた。相談の結果，往診を試みることになった。当日の夕方，患家を往診したところ，自室のベッドに横になって目をつぶり，こちらの呼びかけなどにもまったく無反応であった。

一応，往診の目的と治療方針を本人に伝えた。治療としては，2週間に1度往診をして注射をした。内服を勧めたが拒絶されたため，薬剤はハロペリドールのデポ剤200mg，フルフェナジンのデポ剤25mgを選択した。しかし，不思議なことに注射は拒否しなかった。これから延々と13年の往診が始まった。

内服はしないが注射はさせる，という矛盾は今も理由がわからない。母に対する暴力が時々見られるほかには，終日臥床の日々であった。時々，内服を勧めると「いやだ」と大声を出し，これが本人の意思表示としての唯一の言葉であった。また，入院を勧めたところ，突然起き上がり医師を壁に突き飛ばし，昏迷の中にも拒絶衝動が隠されていることに改めて驚かされる場面もあった。生活一般については，母の作ったものは食べず，弁当，カップ麺，牛乳，ジュースなどを食していた。入浴は週2回程度で，湯船にチャポンと浸かる程度であった。タバコは自分で買いに行き，お金は母が机の上に置いてやっていた。散髪は年2回ほど，近くの床屋に行っていた。気に入らないと相変わらず母に暴力を振るっていた。このようにして，相も変わらぬ往診が13年続いた。

[切り替え方法] RLAIの発売と同時に，母にRLAIへの切り替えを提案したが，自立支援法の上限が5,000円であるため，それまでの倍近く費用がかかることになることで，納得してもらうのに手間取った。それでも丁寧に説明して，何とか納得してもらい，X年6月25日にハロペリドールのデポ剤，フルフェナジンのデポ剤から切り替える形でRLAIの投与を開始した。

切り替え前のデポ剤投与量から，RLAIは50mgが必要と判断し，3回目投与時から37.5mg，5回目投与時から50mgへと段階的増量を行った。その結果，3週目ごろからそれまで拒否してきた降圧剤を服用するようになり，表情が柔和となった。これには母も驚いていた。また，母への暴力がなくなり，本人が自室から出て姿を見せたときに，母が前のような恐怖感を抱かなくなった。さらには，タバコをスパッと止め，定期的に散髪に行くようになっ

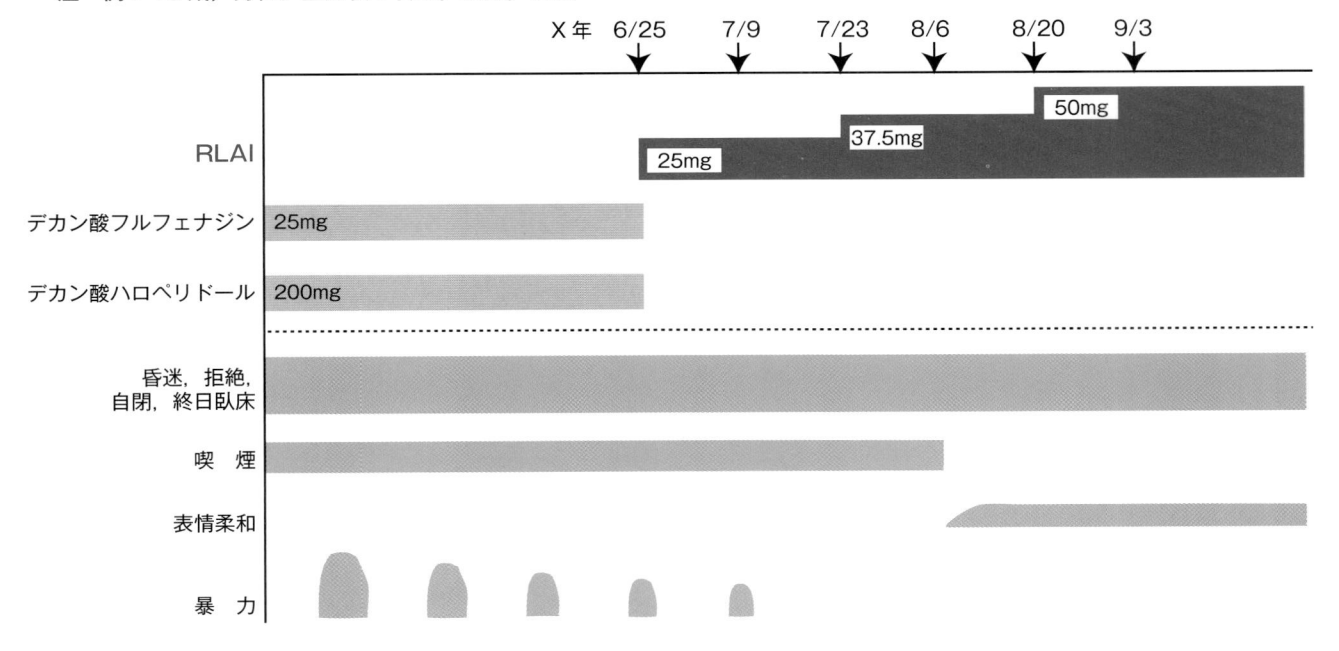

症　例：48歳，男性。主症状：昏迷，拒絶，自閉

た。しかしながら自閉，寡黙，昏迷，終日仰臥については変わらないため，さらなる改善のために，どうすべきかを思案中である。

II．考　察

当院での治療開始前の11年間の生活がまったくつかめず発症誘因もわからないまま，深い昏迷に陥った症例である。本来は入院加療が正当な方法ではないかと考えられたが，本人，家族にまったくその意思はなかった。

13年の永きにわたって内服を拒否し，ハロペリドールおよびフルフェナジンのデポ剤にて維持していた間，患者と彼の部屋だけ，時間が止まっていたかのようなたたずまいであった。しかし，RLAIの使用が始まって3週間を過ぎたころから少しずつ以下のような変化が認められ，今後とも継続してRLAIを使用してゆく動機づけを与えられ，医師，家族とも喜んでいるところである。

①降圧剤を服用し始めた。
②表情が柔和になった。
③母への暴力がなくなった。
④タバコを止めた。
⑤定期的に散髪に行くようになった。

しかし，肝心の基本症状（自閉，寡黙，無為，昏迷）は変わらないため，薬の効果の限界なのか，それとも本人の病状が重症過ぎるのか，判断しかねるところである。医師としてはRLAIの75mgが発売されないかと期待するところである。病気の根源に作用する薬は出てこないかと改めて考えさせられもする。

[患者の声]
患者本人は拒絶，昏迷にて治療者を無視しているかのようにみえる。言葉はないが血圧測定への抵抗が減り，表情が柔和となり，それまでより緊張感が減ったといった変化が認められた。

[ポイント]
13年もの永きにわたってハロペリドールのデポ剤200mg，フルフェナジンのデポ剤25mgの筋注を続けていて，何ら症状改善の手掛かりが掴めなかったが，RLAIに切り替えることで，暴力が減った，タバコをスパッと止めた，といった効果が認められ，よい結果が得られた。

さらに，年老いた母の介護に限界が見え始めた今，再度，入院を考慮すべき時が近づいたとも考えられる。本人が拒絶する中，90kgの巨体をどうやって階下に導き，車に乗せ病院に運ぶのには何人の人手がいるのか，考えただけでも，その困難さは想像に難くない。

また，入院加療とはどういう事態なのか。病院に行けば彼より病状の軽い人がたくさん見出せるはずである。本人の寝姿を見ると，複雑な心境となるが，RLAIの効果が今後どのように認められるかを期待している。

30. 怠薬による症状増悪をくり返していた統合失調症患者への RLAI 導入が治療継続に対し効果的だった1例

池部　達　鎌田　雄　三浦澄子　赤田弘一　斎賀孝之　佐藤茂樹

日本赤十字社　成田赤十字病院精神神経科

I. 症　例

[症　例] 39歳，女性，外来通院中。

[既往歴] 境界型糖尿病。

[家族歴] 母が統合失調症でX-15年に自殺している。

[生活歴] 同胞2名中第2子。短大卒業後に父の自営業を2年間ほど手伝い，その後は数回アルバイトをしたが，いずれも長続きしなかった。母が死去後，父は再婚した。父との関係は良好であったが，義母と実姉との折り合いは悪く，独り暮らしを続けていた。

[現病歴] X-16年ごろから自室に引きこもりがちになった。人が立ち入るのを拒否し，トイレットペーパーを大量に買い込んだり，警察に何度も電話したりといった行動がみられ，妄想的な言動が明らかとなっていた。病院への受診を勧めたが頑なに拒否し続け，父のみ近医精神科へ対応を相談に行くなどしていた。X-11年12月に，父が何とか本人を連れてきて当院初診となった。「これは家族ではありません。自分もほんとは違う名です」などとくり返し述べ，人物入れ替え妄想が活発であった。病識はまったく欠如していた。同日から3カ月半の入院後にA病院に転院となり，3カ月間の入院となった。その後は2年間A病院に通院していたが，治療中断していた。

X-5年6月に幻覚妄想状態で刑事事件を起こし，当院へ3カ月間の措置入院となった。症状軽快して退院し，外来通院していたが，怠薬気味で通院も不規則となり，症状悪化のため3回の入退院を短期間内にくり返した。その後も半年間の通院中断後にX年4月に警察署でわめき散らすという行動があり，内容が了解不可能なため署員に当院へ連れてこられて受診となった。言動は被害妄想に支配されたものであった。一方的に同じ話を何度も執拗にくり返すなどして，こちらの話に対してはまったく聞く耳を持たなかった。そのまま再入院となり，3カ月の入院治療後，外来通院となった。

[治療経過] 入院中，治療中断防止のために主治医，患者，患者の父，担当看護師とで話し合いの場を持ち，取り決めを行った。父同伴での2週間ごとの受診，定期的な訪問看護の実施，服薬回数を1回にまとめる，父による服薬確認をできるだけ頻回に行うことにした。

しかしその後も本人自身の治療への動機は乏しく，父の強い促しでかろうじて通院しているといった様子であった。明らかな被害妄想の再燃はないものの，猜疑心が強く，自己流の考えを一方的に述べるに終始し，訂正不可能であった。同じ話を執拗にくり返すのみで話題はまったく広がらなかった。内容としては批判的なもので占められていた。常に硬い表情をし，笑顔は見られなかった。実生活では，部屋は乱雑で生活リズムもルーズ，気を遣う様子もなかったという。必需品の買い物以外の外出もなかった。父が服薬確認を毎回行うのは難しく，結局のところ本人任せになり，結果的に疎かになっている様子がうかがえた。執拗さがさらに増すなど，状態は悪化傾向であった。デカン酸ハロペリドール筋注を併用していたが，姑息的であった。退院して3カ月を経ようとしていたが，いずれ近いうちに治療中断，幻覚妄想状態に至るという今までと同じパターンに陥ることが強く懸念された。

[切り替え方法] RLAI 使用の提案を本人，父に行った。本人は当然ながら納得する様子はなかったが，父からはよい方向に向かう可能性があるなら，と理解を得られた。境界型糖尿病があり，薬物療法としてはリスペリドン10mg/日とデカン酸ハロペリドール100mg筋注で継続していたが，経口薬の量はそのまま変更せず，デカン酸ハロペリドールを中止して，RLAIに切り替えた。リスペリドン10mg/日からするとRLAIでも50mgでの使用が必要であろうと考えられたため，25mgを2週間ごとに2回使用した後37.5mgに，同様に50mgまで増量した。経口リスペリドンは，RLAI 37.5mgとした時に8mg/日，50mgとした時に6mg/日と2mg/日ずつ減量した。経口リスペリドン減量のペースは本人の状態をみながら決定した。RLAI 25mgの時は特に症状の変化はみられず，37.5mgの時も明らかな効果は感じられなかったが，50mgとなって2回

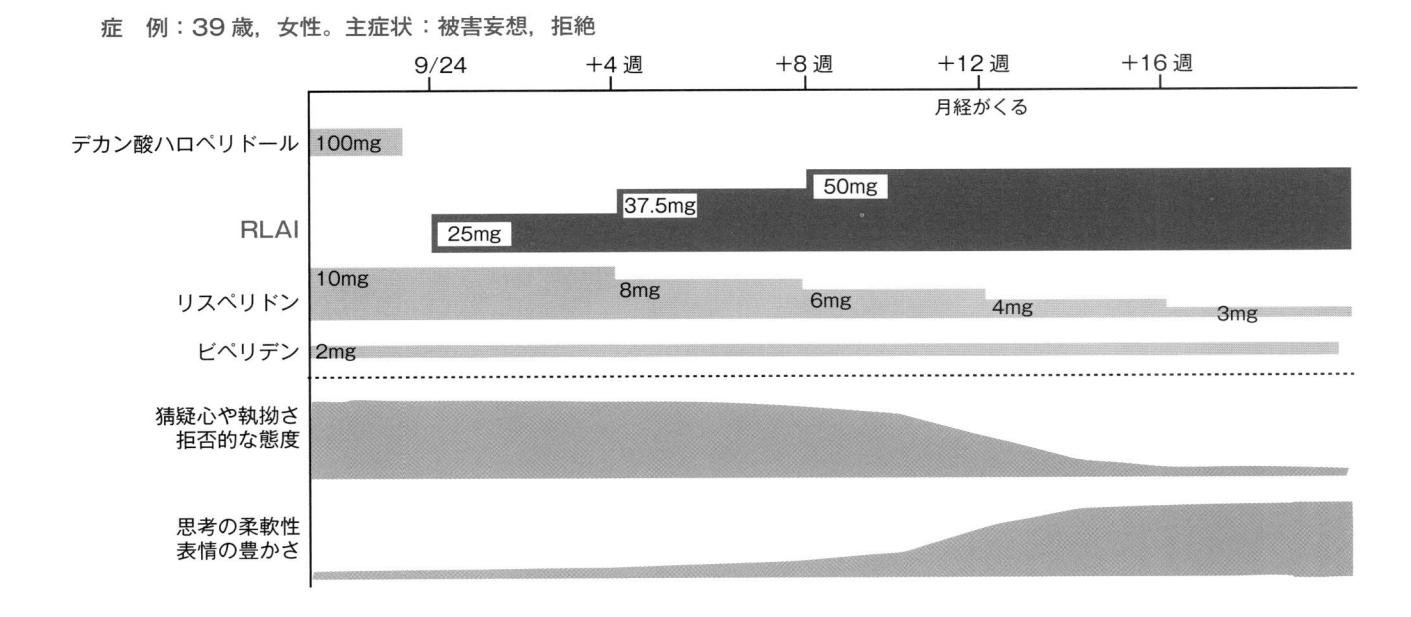

症　例：39歳，女性。主症状：被害妄想，拒絶

薬剤	9/24	+4週	+8週	+12週	+16週
デカン酸ハロペリドール	100mg				
RLAI		25mg	37.5mg	50mg	
リスペリドン	10mg	8mg	6mg	4mg	3mg
ビペリデン	2mg				

月経がくる（+12週付近）

猜疑心や執拗さ・拒否的な態度
思考の柔軟性・表情の豊かさ

目の投与後あたりから急に本人の様子に変化がみられるようになった。それまでは自分の考えを一方的に訴えるだけだったのが，主治医の意見に理解を示し同調するなど，執拗さが減り思考に柔軟性がみられるようになった。猜疑心が強く拒絶的な態度だったのが，時に笑顔を見せるなど，話の中で感情的な疎通性を感じとることができるようになった。行動面では，自発性は低いものの，父の休日にはともに軽いスポーツなどをしたりするようになった。筋注時には「何の意味があるのか」と言って説得に毎回多少の時間を要していたのが，現在はほとんど抵抗なくスムーズに施行できるようになっている。現在はRLAIは50mgで継続し，経口リスペリドンは3mg/日まで漸減できた。

II．考　察

本症例はリスペリドンには反応性を示していた。リスペリドンの規則正しい服用は効果的であるのだが，本人の病識が乏しいうえ，服薬管理をする者がおらず，アドヒアランスを保てない状況であったため，RLAIの導入対象として適当であった。合わせて，この症例では元々2週間ごとの通院であったのがRLAIへ導入できた要因として大きいと思われた。治療に拒否的な患者の通院間隔を短くさせるのは実際には困難である。

身体的な変化としては，リスペリドンの影響による高プロラクチン血症のため長年無月経であったものが，RLAIに切り替えることにより月経が来たことである。無月経は本人が固執していた点でもあり，再び月経が始まったエピソードは，治療への態度の変化に大きく寄与することになったと考える。現時点で，その後のプロラクチン値は未

[患者の声]
「自分ではよくわからないけれど，周りの人は，前とはかなり違うと言っている。皆がそう言うのでやはり良くなっているのだろうと思う。それはよかったと思う。生理は来てよかった」

[ポイント]
①状況的にアドヒアランスが期待できないために導入した。
②執拗さ，猜疑心，拒絶的態度，思考の狭小さ，といった通常，改善に困難を要することが多い症状に対し改善が得られた。
③本症例では漸減途中であるが，経口リスペリドンはかなり少量まで順調に減量することができており，RLAI単剤にできる可能性がある。

測定だが，低下していることが推測され，今後検査を予定している。

RLAIの量に関して，50mgに増量して投与2回目を過ぎたあたりから急速に効果が現れた。元々，本症例では症状のコントロールにリスペリドン10mg/日が必要で，換算的にはRLAIも高用量での効果発現が妥当ということもあるが，RLAI自体が効果発現までに時間を要することも考えられた。経口リスペリドンとの比較では，入院中にリスペリドン10mg/日を規則正しく服用して症状軽快を得た時に比べて，RLAI導入後に得られた接触性の改善のほうが上回っており，結果的により高い効果を得られ，RLAIの効果の高さが示唆された。

現在のところ，本症例は病識を獲得したとまでは言えないが，総じて治療への抵抗が明らかに少なくなり，今後の治療継続への1つの道筋を立てることができた。

31. 体系化された被害妄想を呈する統合失調症長期経過症例に対するRLAIの効果

原田伸彦[*]　三塚杏子[*]　松岡洋夫[*,**]

[*]東北大学病院精神科
[**]東北大学大学院医学系研究科精神神経学分野

I. 症例

[症　例] 67歳，女性，入院。
[既往歴] 45歳頃から高血圧症。
[家族歴] 詳細は不明だが母親が父親を刺殺している。
[生活歴] 同胞4名中第1子。専門学校卒業後，事務職に就いており，30歳時にこの職場で知り合った男性と結婚，3児をもうけたが，X-5年に離婚し，現在単身生活中。
[現病歴] X-24年（43歳頃）に母親が父親を刺殺するというエピソードがあり，その後より精神的に変調を来たすようになった。夫に対して被害的な言動が目立つようになり，ベランダで大声を上げて騒いだり，夜通し夫に暴言を吐いたり，包丁で脅すといった行動を認めた。「夫に通帳を盗まれた」と警察に毎日のように頻回に電話をしたり，息子を疑い包丁を持って追い回す，といった行動も認めた。この結果，X-15年にA病院に措置入院となった。妄想症状に加え思考形式の障害が著しく，連合弛緩を認め，統合失調症と診断され，スルピリドやレボメプロマジンなどの投与を受けた。X-14年の退院後に当院を紹介され，以降当院で加療を行っている。当院には4回の入院歴があるが，病識に乏しく怠薬しては再燃し入院する，ということをくり返していた。症状は遷延化しており，さらに近年は加齢に伴う身体的な不安も強く，容易に精神的に不安定となる状況が続いていた。X年1月から5月の期間に4回目の入院をしており，このときは，服薬遵守によって症状がある程度軽快して退院したが，7月頃より再度怠薬があり，次第に被害妄想やまとまりのない言動が強まっていった。区役所や警察に連日くり返し電話をし，「自宅に元夫が侵入している」と訴え，警備会社に監視カメラを依頼するなど逸脱行動が強まった。不安・焦燥感が強く，次第に滅裂に近い状態に陥るようになっていったため，X年10月に当院に医療保護入院とした。
[治療経過] 近年はオランザピン5～10mg/日の経口投与による加療を行っていた。服薬が遵守されていると一定の効果があったものの，内服継続に対する動機づけが乏しく，「眠気」，「呂律が回らなくなる」といったことを訴え，怠薬しがちであった。経過中にデカン酸ハロペリドールの使用を試みたこともあったが，数回の施行で「病気でもないのに注射される」と拒否感が強く，中断していた。夫とは離婚し，子どもたちも患者の被害関係妄想の対象となっていたため，家族との関係は疎遠となっていた。孤立した状態で独居であり，保健師など他者の介入も嫌うため，服薬を含め治療に乗りにくい状況が続いていた。

今回の入院当初は興奮症状が著しく，連合弛緩を強く認め，言動のまとまりが不良で落ち着かなかった。退院後の生活を考えたところ，再度怠薬して症状が再燃する可能性がきわめて高く，持効性注射剤の適応があると考えた。RLAIの投与を視野に入れ，オランザピン5mg/日に加えリスペリドン内用液2mL/日を内服とし，忍容性に問題がないことを確認した。精神症状は動揺性をみせるものの，服薬遵守のためもあってか次第に落ち着きを認めていった。
[切り替え方法] RLAIへの切り替えを前に本人に持効性注射剤について説明した。本人は当初注射剤という言葉に過敏に反応し，「そうやって私を眠らせようとする！」と興奮し拒否的であった。しかし，その効用についてよく説明し，軌道に乗れば内服薬を止めることも可能であることを説明したところ，最終的にその使用に同意を得ることができた。入院28日目に初回のRLAI投与を25mgから開始した。内服薬に関しては，RLAI開始3週間後から漸減することも考えたが，本人が内服を止められる，ということに強い期待を抱いていたため，3週間経過した時点で抗精神病薬の内服を中止してみることとした。RLAIは2週ごとに筋注を行い，6週目には37.5mgへ増量した。本人としては，副作用や危惧していた眠気が強まることがなかったため，受け入れが良好であった。次第に周囲へ目を向ける余裕を持てるようになり，投与開始後7週目にはこれまで一切興味を示さなかった病棟のレクリエーションに参加したり，心理社会プログラムに参加したりするまでに

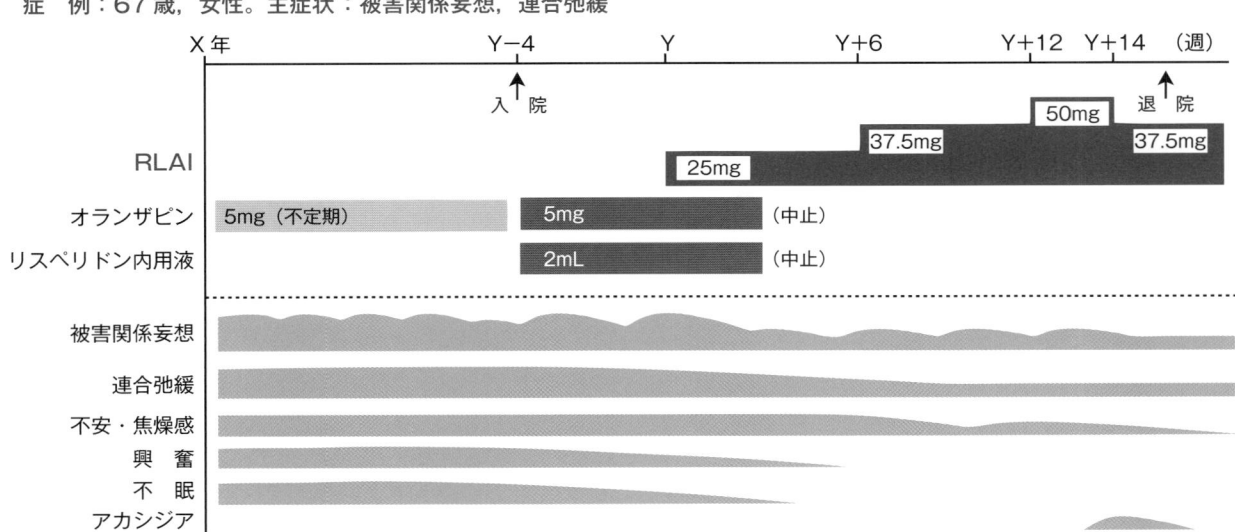

症　例：67歳，女性。主症状：被害関係妄想，連合弛緩

| | X年 | Y-4 | Y | Y+6 | Y+12 | Y+14 （週） |

RLAI: 25mg → 37.5mg → 50mg → 37.5mg
オランザピン: 5mg（不定期）→ 5mg（中止）
リスペリドン内用液: 2mL（中止）

入院：Y-4　退院：Y+14

症状経過：被害関係妄想，連合弛緩，不安・焦燥感，興奮，不眠，アカシジア

なった。面接場面でも現実的問題について順序立って話すことが少しずつ可能となり，双方向性のコミュニケーションが図れるようになった。これまで1回の面接で30分以上，一方的に興奮しまとまらずに堂々巡りの訴えをしてきたことから考えると，著しい改善であると言える。本人からも「以前より考えがまとまりやすくなった」という意見があった。病気に対する受け入れは完全とは言えなかったが，面接を重ねるうちに徐々に理解が進んでいった。退院を前に一時情動的に不安定となることがあったため，12週に50mgまで増量したところ脚がむずむずする，とアカシジアの出現を認めた。このため，14週目より再度37.5mgに減薬し，その後は37.5mgで維持することとしてX年12月（RLAI投与開始15週目）に退院した。

　退院後，被害的な言動は目立たず落ち着いた生活を送っている。ただし，表面化は少ないものの体系化された被害関係妄想は持続しており，「（元夫が）今は寒いから暖かくなるのを待っているのかもしれない」といった発言も認める。一方で，他の症状に関しては「統合失調症の症状」として共有できる部分もあり，今後の関わりにおいて徐々に病識を高めていくことは十分可能であると考えている。

Ⅱ．考　察

　年余にわたり，強固に体系化された被害関係妄想を持つ統合失調症の症例である。歴代主治医が熱意をもって関わっていたが，病識に乏しかったことや，サポート体制が不十分なことなどから，服薬アドヒアランスが保てず症状が慢性化・遷延化している状態にあった。近年は思考形式の障害が強まってきており，疎通も満足にとれず，良好な治療関係が確立していたとは言い難かった。

[患者の声] 切り替えにより「内服薬がなくなることを心配しなくてよくなった」，「（持効性注射剤は）眠くならないので内服よりもいい」といった意見が聞かれている。注射部位の疼痛を訴える場面もあるが「もっと早く教えてくれればよかったのに」と話すなど，総じて肯定的である。

[ポイント] ①統合失調症の長期経過症例においてもRLAIにより症状改善が期待できる。②遷延化した思考の障害や陰性症状に対しても一定の効果を持つ。③アドヒアランスが不良で，かつサポート体制の乏しい症例にRLAIはよい適応である。

　RLAIの導入により長年存在した妄想症状は軽減しており，思考の障害も改善している。これに伴い現実検討能力も改善し，家族を含め周囲との関係性が保てるようになってきている。これまでもオランザピンをはじめとして数種類の抗精神病薬が試みられたが，ここまでの効果を上げるには至らなかった。この理由としては，リスペリドンそのものの効果もあるだろうが，持効性注射剤の使用により薬物の血中濃度が一定に保たれるようになったことが非常に大きいのではないかと推察される。また，これまで本人が自覚してきた眠気などの副作用が少ないこと，内服の必要性がなくなったことや本人がRLAIにより考えがまとまりやすくなったことをある程度自覚していること，などが本人にとって肯定的に働いており，治療継続への動機づけとなっているようである。筆者にとっては，晩期発症でかつ長期経過例に対してもRLAIが有効であることを実感した，貴重な症例であった。

32. 10数年にわたり持続した幻聴や無為自閉に対してのRLAIの効果

鈴木竜世　藤田　潔

医療法人静心会　桶狭間病院藤田こころケアセンター

I．症　例

[症　例] 60代，女性，入院/外来。
[既往歴] 糖尿病。
[家族歴] 精神科的遺伝負因なし。
[生活歴] 同胞5名中第5子。夫と同居。商業高校卒業後，大手会社に2年間就職。その後は5年間パート勤務をした。20代で恋愛結婚し1子をもうけた。
[現病歴] 20歳頃に幻覚・妄想状態を発症した。他院を初診し，3回入退院をくり返した。その後通院を自己中断したが，20代で結婚し主婦として適応していた。しかし，35歳時に親族の結婚式の準備で過労がちとなった頃から「高校の担任の先生が結婚しようって言う」という幻聴に支配されて戸外を徘徊しだしたため，家族に連れられて当院を初診し入院となった。入院時は一見穏やかだが，話の道筋は脱線しがちで急に攻撃的になり，幻聴に支配されて急に窓から飛び降りるなど言動がまとまらない状態であった。その後，治療を行ったが幻聴・妄想は持続し，幻聴に影響を受けた行動がくり返され，これまでに合計17回の入院治療を行っている。入院すると少し言動が穏やかになり，退院後は料理の手伝いや洗濯物をたたむなどの家事を少しだけ行うが，数週ほどですぐに病状は悪化した。幻聴に支配されて時折攻撃的になるが，基本的には無為自閉で終日臥床した状態となることをくり返した。

ここ数年はさらに病状が不安定で，年に2回の頻度で入院していた。今回も，前回の退院後3週間目で「逮捕状と聞こえたから」と幻聴に支配されて戸外を徘徊したため，当院に入院となった。入院してからはほとんどベッド上で臥床し，身だしなみも整えず，作業療法にはまったく参加しなかった。

[治療経過] 当院初回入院時には，ハロペリドール40mg/日にチミペロン9mg/日とレボメプロマジン50mg/日を合わせた内服とハロペリドール2アンプル（朝・夕）の静注を2カ月ほど継続したところ幻聴は軽減し，5カ月ほどで退院となった。外来ではハロペリドール30mg/日にチミペロン15mg/日を併用して加療したが幻聴は持続し，時折幻聴に誘われて外へ出て行くなどをくり返した。その後，プロペリシアジン100mg/日，ハロペリドール20mg/日，炭酸リチウム600mg/日，チミペロン20mg/日とカルバマゼピン150mg/日の5剤併用を行ったが幻聴は持続し，独語が絶えずみられた。とくに50歳頃からは症状の増悪が頻発し，ペロスピロン48mg/日とチミペロン35mg/日，クエチアピン900mg/日とチミペロン25mg/日，クエチアピン300mg/日とスルトプリド1200mg/日など2剤ずつの組み合わせで治療を行ったが，幻聴に支配され好褥的であった。その後，糖尿病を発症したことから，リスペリドン6mg/日やアリピプラゾール24mg/日での単剤治療に切り替えたが，幻聴・妄想は持続していた。

夫や姉などの家族は一貫して患者に対して支持的で，徘徊や攻撃的な行動が軽減すると，幻聴が持続している状態でも自宅での療養を試みてくれた。内服は家族が管理していたが，時折家族の目を盗んで週に数回服薬しないということがくり返された。そこで，本人および家族に対し，RLAIは2週間に1回注射するだけで内服薬を中止できる可能性があり，家族の服薬管理も不要となることを説明したところ，RLAI投与に同意したためRLAIへの切り替えを行った。

[切り替え方法] 切り替え前の処方はアリピプラゾール24mg/日の単剤で，睡眠薬としてフルニトラゼパム2mg/日を併用するのみであった。アリピプラゾールはドパミンD_2受容体への親和性が高いことから，アリピプラゾールを併用している限りRLAIの効果は発揮しにくいと考え，RLAI開始3週目にアリピプラゾールは中止した。RLAIは25mg，37.5mgを各々2週おきに2回ずつ投与して，糖尿病やその他の副作用の増悪がないことを確認したうえで，50mgまで増量した。アリピプラゾールからRLAIへの切り替えは一気に行ったが，この間に特に幻聴・妄想が増悪することはなく，投与開始1カ月弱で幻聴は半減した。

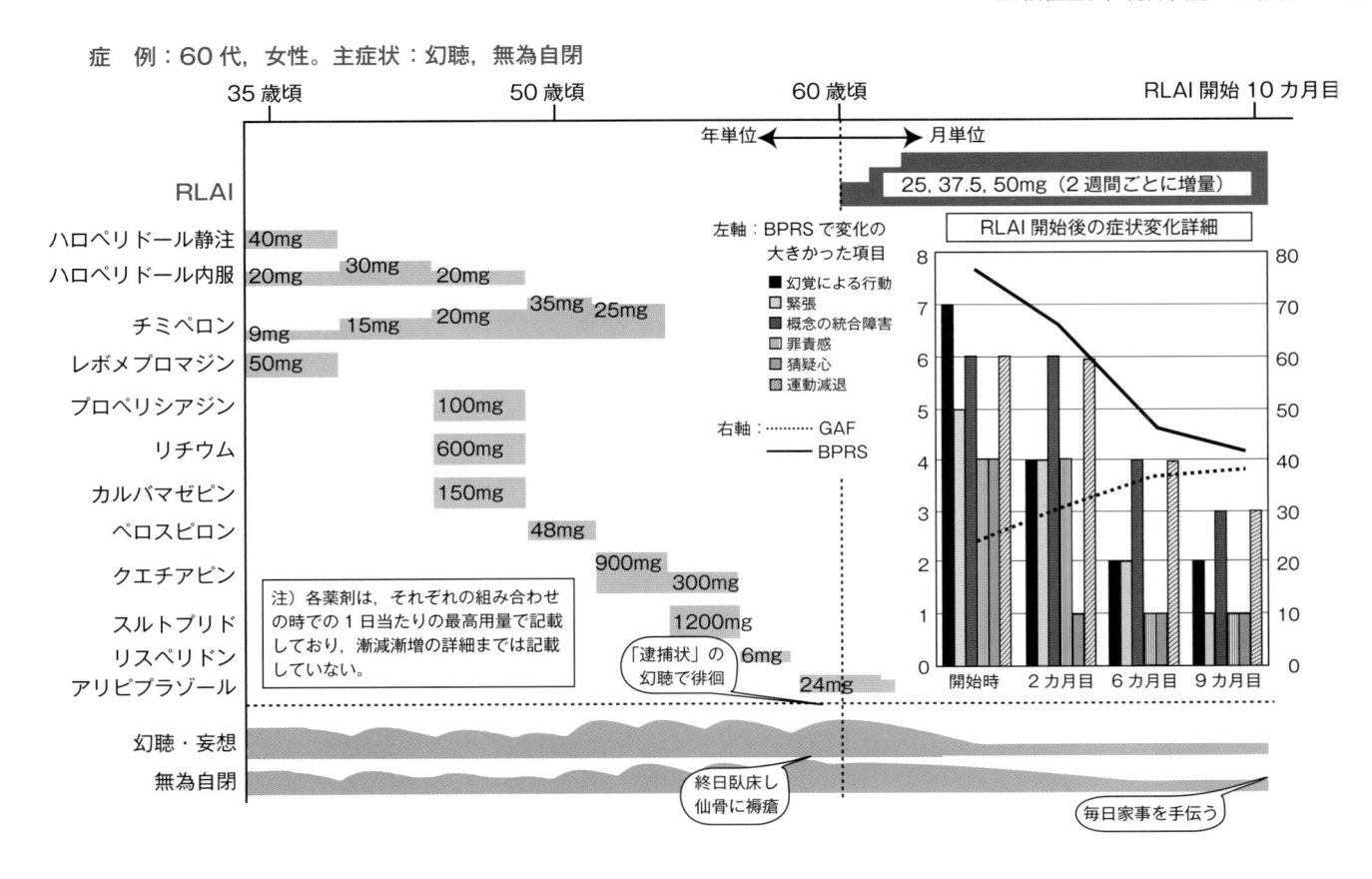

症　例：60代，女性。主症状：幻聴，無為自閉

[図：35歳頃〜RLAI開始10カ月目までの薬剤使用歴と症状経過]

- RLAI：25, 37.5, 50mg（2週間ごとに増量）
- ハロペリドール静注：40mg
- ハロペリドール内服：20mg, 30mg, 20mg
- チミペロン：9mg, 15mg, 20mg, 35mg, 25mg
- レボメプロマジン：50mg
- プロペリシアジン：100mg
- リチウム：600mg
- カルバマゼピン：150mg
- ペロスピロン：48mg
- クエチアピン：900mg, 300mg
- スルトプリド：1200mg
- リスペリドン：6mg
- アリピプラゾール：24mg

注）各薬剤は，それぞれの組み合わせの時での1日当たりの最高用量で記載しており，漸減漸増の詳細までは記載していない。

左軸：BPRSで変化の大きかった項目
- 幻覚による行動
- 緊張
- 概念の統合障害
- 罪責感
- 猜疑心
- 運動減退

右軸：…… GAF　―― BPRS

RLAI開始後の症状変化詳細（開始時，2カ月目，6カ月目，9カ月目）

「逮捕状」の幻聴で徘徊　／　終日臥床し仙骨に褥瘡　／　毎日家事を手伝う

　切り替え直前（今回の入院時），切り替え2カ月後（今回の退院時），6カ月後，9カ月後の症状評価尺度の推移はそれぞれ次の通りである。GAF：22→29→35→36，BPRS：76→65→45→41。また，抗パーキンソン薬を併用していないにもかかわらず，錐体外路症状はほとんど発現していない。切り替え前は，落ち着いている時には簡単な家事の手伝いはできたものの持続できていなかった。何かを自発的に楽しむこともなく，被害的・指示的な幻聴に支配されて表情も険しくなることが多く，前回の入院期間中には作業療法には全く参加せず，終日臥床して仙骨部に褥瘡が生じていた。今回RLAIに切り替えた後は少しずつ他者との交流も持てるようになり，現在は毎日自宅で簡単な料理作りを手伝ったり，テレビなども楽しく見て，身だしなみもそれなりに整えることができるようになった。診察でもこれまでは尋ねられたことに短い言葉で答えるのみであったのが，最近では診察室に入ってくるとニコニコして，近況の報告を自ら率先して行うようになった。

　これまでのように，幻聴に支配されていきなり戸外に徘徊する素振りは全く感じられず，家族も安心して一緒に暮らすことができると語り，家族との関係性も向上している。現在，RLAIでの治療を開始して10カ月ほどになる。1年近く幻聴・妄想の増悪がないのは，この患者の最近の病状の変動状況から鑑みると安定していると判断できる。

[患者の声]
「前の幻聴を10とすると今は0.5くらいに減ったし，聞こえたとしてもほとんど気にならない。言われたことに対して自分で考えられるから，言われるままにしなくてすむ」と笑顔で答え，RLAIが自分のつらい状態を改善してくれることは自覚できている。一方，「2週間ごとに注射するのはつらい。痛いし，いつまで続けないといけないのかしら」とも語る。

[ポイント]
①これまでの治療期間の長さやリスペリドン内服の効果の持続の有無にかかわらず，入院して落ち着くタイプは，服薬が確実に行われることが効果を発揮しうると考えられるので，RLAIが有効である可能性がある。
②アドヒアランスについては，週単位での拒薬でなくても病状悪化を引き起こすケースもあるので，おおむねアドヒアランス良好とされる場合でも病状が安定していなければRLAIを試みる価値はある。

II．考　察

　40年ほど前の発症で，この15年間は幻聴・妄想が消えることなく，無為自閉生活を継続してきた患者に対して，RLAIが有効であった症例を報告した。

これまで抗精神病薬を多剤併用かつ大量に投与されても持続的な効果がみられなかったので，今さらRLAIの使用で効果があるかどうかも疑わしい状況であった。ただ，入院すると少し落ち着くという経過をくり返していることから，アドヒアランスが微妙に悪いこと（1週間以上継続して薬を飲まないことはないが，週に数回は飲まない状態）が病状に影響している可能性を考えて，RLAIを試みたところ，予想以上に病状が安定した症例であった。さらに，以前にリスペリドン6mg/日が内服されていた時にも効果は持続していなかったにもかかわらず，RLAIでの効果が持続していることからも，本症例がこれまでの治療薬の効果が安定しなかった理由は，薬効の問題以上に持続的にドパミン受容体に対して作用を発揮し続けているかどうかの問題が大きかったと考えられる。怠薬による統合失調症再発のリスクは，服薬アドヒアランスの良好な場合に比べて約5倍高く[1]，また，抗精神病薬を症状発現時に断続的に服薬した場合と継続的に服薬した場合とでは，1年後の再発率はそれぞれ29〜55%および7〜33%と，断続的に服薬した場合で高い[2]と報告されているが，この症例は，このことを如実に語っていると言えよう。かつ，症状発現以降何十年と経って今さらと思う状況であっても，継続的な治療にすることで安定しうる患者もいることを知らせてくれた症例とも言える。

　なお，当患者では病識が乏しいゆえに，注射など侵襲的な治療法に対しては，効果があっても，わずかの痛みや不便さも耐えづらいようである。外来である以上，患者が自ら来院しなければ治療は不可能である。このため，少しでも患者が苦痛と感じるところを改善する努力がいる。

　こうしたことを踏まえると，今後の展望としては，4週間以上に1回でよいものや，痛みを少なくする方法の開発が求められる。

文　献

1) Robinson, D., Woerner, M.G., Alvir, J.M. et al.: Predictors of relapse following response from a first episode of schizophrenia or schizoaffective disorder. Arch. Gen. Psychiatry, 56：241-247, 1999.
2) Kane, J.M.: Schizophrenia. N. Engl. J. Med., 334(1)：34-41, 1996.

Ⅲ. 社会復帰・QOL の改善

33. RLAIへの切り替えにより社会生活適応度が向上した症例

柴田　勲

医療法人高仁会　川口病院

I. 症例

[症　例] 40歳, 男性, 外来。
[既往歴] X-1年2月 (39歳) に横紋筋融解症。
[家族歴] 特記すべき事項なし。
[生活歴] 同胞3名中第3子, 次男。地元の小・中学校, 高校を卒業後, 現役で大学に入学。大学卒業後は建設会社で現場監督者として勤務していた。26歳で結婚したが, 31歳で離婚し単身生活となった。
[現病歴] X-15年 (25歳) に父親が他界した後より抑うつ状態となった。その後, 軽躁状態と抑うつ状態を交互に周期的にくり返していた。X-13年7月 (27歳) に躁状態を呈したためY病院を初診し, そのまま入院となった。入院後に幻聴の存在が明らかになり, 統合失調症として治療が開始された。

クロルプロマジンを主剤とした薬物療法により症状は軽快したためX-12年2月に退院となった。退院時の処方はクロルプロマジン250mg/日, レボメプロマジン55mg/日, トリヘキシフェニジル4mg/日であり, 外来治療においても継続となった。X-6年 (34歳) にリストラされ, 以後は貯蓄と短期間のバイトを転々とすることで生計を立てていた。X-1年4月 (39歳) より, 通院に便利な当院を紹介され転医した。
[治療経過] 当院初診時は, 真面目な性格であったが多弁であり, 思考のまとまりを欠いていた。X-1年7月に母親が他界した後より幻覚妄想が活発になり, 他人への暴力行為もみられるようになったため, H病院に措置入院となった。入院後はブロナンセリンを主剤とした薬物療法により症状は軽快したため, X-1年8月に退院となった。退院時の処方はブロナンセリン8mg/日であった。退院後は貯蓄がほとんどなく就労も困難な状態であったため, 生活保護を受給しながら当院に通院することになった。H病院での退院時処方を継続したが, 多弁になったり泣き出したり情緒は不安定な状態であった。X-1年9月には「暴走族に見張られて怖い」などと述べて興奮状態になったため, 当院に市長同意での医療保護入院となった。リスペリドンを主剤とした薬物療法により症状は改善したため, X-1年10月に退院となった。退院時の処方はリスペリドン6mg/日, バルプロ酸800mg/日, フルニトラゼパム2mg/日であり, 外来治療においても継続した。精神病症状はみられず安定しており, ナイトケア, 外来SSTに通っていた。就労意欲はあるものの, 面接にはなかなか受からず, 受かっても短期間で辞めてしまうような状態であった。X年8月に統合失調症治療における薬物療法の重要性を説明した上で, RLAIの紹介をしたところ, 「薬を飲まなくても済むようになれば楽だから」という理由で希望したため, 切り替えを開始した。
[切り替え方法] 安全面への配慮のため経口薬はそのまま継続し, RLAIは25mgから投与を開始した。理論上は, RLAIを投与して3週間後よりリスペリドンを減量するのが望ましいが, 薬物調節のための来院回数が増えてしまい患者の負担が増してしまうため, 4週間ごとにRLAI 12.5mgを増量し, 経口リスペリドン2mg/日を減量した。RLAI開始12週間後より経口リスペリドンを中止とし, その後2週間ごとにバルプロ酸200mg/日を減量し, 6週間かけて中止とした。症状の変化はみられず, フルニトラゼパム2mgは不眠時に本人の判断で服用するよう指示した。X年12月にはビル管理の仕事に就くことができた。その後はフルニトラゼパム2mgを必要としなくなり, 生活保護も打ち切ることができた。現在, 仕事を続けており, 1年間交際していた女性と結婚している。

RLAI切り替え前後での糖, 脂質代謝異常はみられなかった。体重は切り替え時84.5kg (BMI 30.5) であったが, 切り替え終了5カ月後には79.5kg (BMI 28.7) であり, 明らかな減少がみられた。RLAI投与時の痛みについては初回が「ほとんど痛くない」であり, その後は「痛くない」であった。横紋筋融解症はみられていない。

II. 考察

本症例は経口リスペリドンを主剤とした処方により精神病症状は完全に消失しており, 服薬アドヒアランスの高い症例であったが, 服薬ストレスの低下を望んでRLAIへの

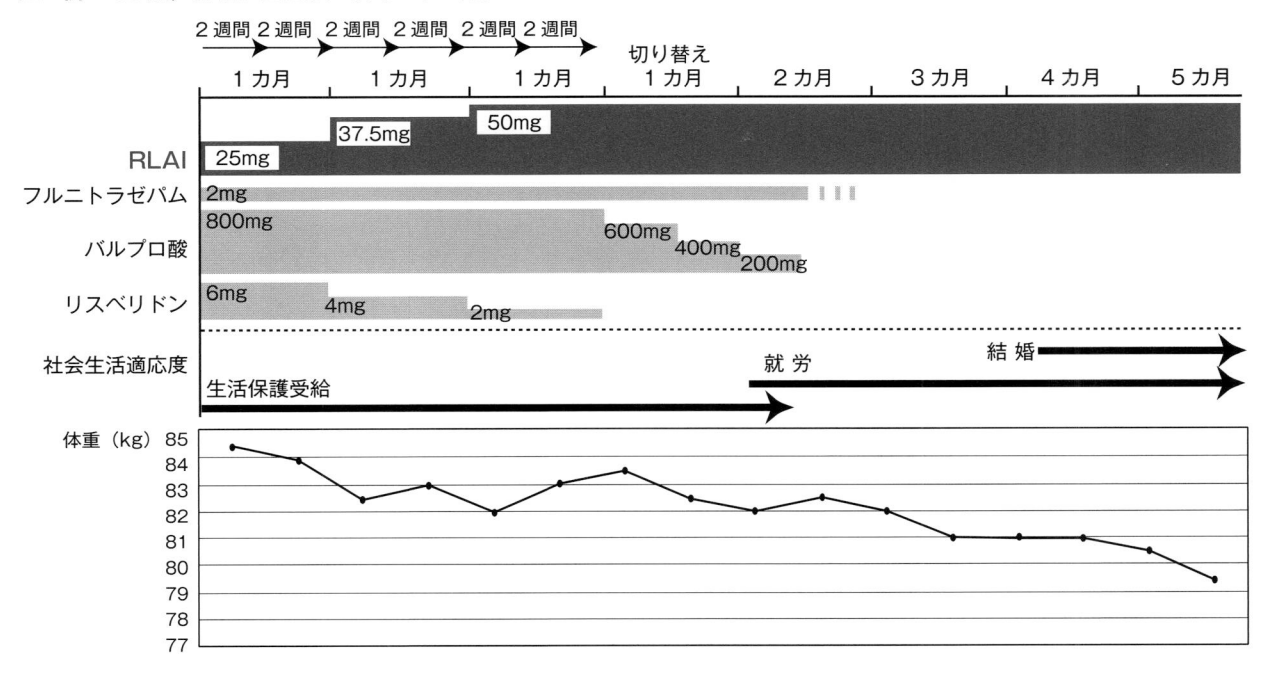

症　例：40歳，男性。主症状：抑うつ，幻聴

	2週間 2週間 2週間 2週間 2週間 2週間	切り替え				
	1カ月　　　　1カ月　　　　1カ月	1カ月	2カ月	3カ月	4カ月	5カ月
RLAI	25mg　37.5mg　50mg					
フルニトラゼパム	2mg					
バルプロ酸	800mg　　　　　　600mg 400mg 200mg					
リスペリドン	6mg　4mg　2mg					
社会生活適応度	生活保護受給		就労	結婚		

切り替えを希望した。主剤を十分な時間をかけて置換することにより，症状は安定したままRLAIに切り替えることができた。その後，服薬せずに済むという患者にとっての最大のメリットを活かすために，併用薬のバルプロ酸を十分な時間をかけて漸減〜中止したが症状は安定していた。それによりフルニトラゼパムは必要時に服用するという本来あるべき指示を出すことができ，最終的には中止が可能となった。経口リスペリドンが主剤であった際にも同様に併用薬を中止することができた可能性もある。しかし，RLAIを投与することで，患者のメリットのために治療者はより積極的に併用薬の減量を行う気持ちになり，さらに主剤が確実に患者の体内に吸収されていることから安心して行うことができた。

　本症例ではRLAIへの切り替え後より就労が可能となり，家庭も持てるようになった。つまり，社会生活適応度の向上によりrecoveryに近づくことができた。バルプロ酸，フルニトラゼパム中止後に症状の悪化がみられていないことを考えると，症状の経過で一時的に必要であったが，その後は必要ないにもかかわらず継続投与されてきたことが考えられる。RLAIへの切り替えにより余計な併用薬がなくなったことで，認知機能への悪影響が取り除かれ社会生活適応度が向上した可能性もある。また，肥満により統合失調症患者の身体機能，自尊心，性生活，仕事などへの主観的評価が著しく低下するという報告[1]があることから，RLAIへの切り替え後にみられた肥満度の軽減も社会生活適応度の向上に関係している可能性も考えられ

[患者の声]
「RLAIにしてから身体が軽くていい」

[ポイント]
①症状が安定しており，服薬アドヒアランスの高い患者でもRLAIの対象となる。
②患者のメリットを活かすために，併用薬は症状をみながら時間をかけて漸減〜中止する。
③本来必要のない併用薬を中止することで，社会生活適応度が向上する可能性がある。

た。

　現在，RLAIによる痛みや副作用もみられておらず，本剤は安全性も高いと考えられた。

文　献

1) Kolotkin, R.L., Corey-lisle, P.K., Crosby, R.D. et al.: Impact of obesity on health-related quality of life in schizophrenia and bipolar disorder. Obesity, 16(4): 749-754, 2008.

34. RLAI 使用が職場復帰に与えた影響が大きかった統合失調症の1例

堀 輝　中村 純

産業医科大学精神医学教室

I. 症 例

[症　例] 37歳，男性，外来。
[既往歴] 特記事項なし。
[家族歴] 特記事項なし。
[生活歴] 同胞2名中第1子。内向的な性格。国立大学大学院を卒業後，大手電機メーカーに就職し，東京で働き始めた。未婚。現在は会社の寮に独り暮らし。
[現病歴] X-8年の5月頃，職場の中で孤立しているような感覚があった。また，同時期から仕事がこなせなくなり，無断欠勤が増えだした。同年10月には，「会社のパソコンが狙われている」などと訴えたり，「未来人」の宛名で職場全員にメールを出すなどの異常行動がみられたため，職場の上司の勧めで，X-8年11月にAクリニックを受診した。統合失調症と診断され，B病院精神科でX-8年11月～X-7年2月まで入院加療を行った。リスペリドン2mg/日で寛解状態となり退院した。

退院後はAクリニックで外来治療を継続した。X-7年6月から職場復帰となった。職場復帰当初は，残業も休日出勤も制限されていたため，生活リズムも安定していた。X-5年からは通常労務で経過をみていた。X-4年になると，新しいプロジェクトの副責任者となった。その頃より残業が増えだし，会社に寝泊まりすることが増え，通院も不定期となりだした。X-4年8月に再燃し，X-4年9月～12月までB病院に2度目の入院となった。X-3年9月に再度職場復帰した。プロジェクトからは外されたが，通常業務をこなすことはできていた。X年6月，職場の同僚が昇進しているのを目の当たりにし，自分も薬がなくてもやれるところを見せつけたいと考え，自己判断で断薬した。X年7月には，突然「お前がつけ狙っているから俺はこんな仕事をさせられている」など大声をあげたため，X年7月～11月まで再度B病院に入院治療を行い，リスペリドン2mg/日で症状は改善した。その後，会社の産業医からの提案で自宅療養するように指導され，X年11月に当院を紹介受診することとなった。

[治療経過] 初診時，精神症状は改善していたが，軽度の連合弛緩，不安，感情鈍麻，朝がなかなか起きられないといった生活リズムの乱れを認めた。本人に今回自宅に戻ることとなった経緯を問うと，「会社の人が自宅に戻って休んで来いって言うから来ました」とだけ短く答えた。十分な情報を整理する必要があると考え，本人の同意のもと，職場の産業医と情報交換を行うこととした。職場の産業医からは，①もともとは能力が高い人であり，その点は会社としても認めている，②今まで何度か再発しており，その時の行動が奇異であるため職場の人間が怖がっている，③薬を飲んでいるときは非常に調子がよいが，止めると周りが気づくくらい目つきが変わる，④本当は，職場が地元にあればそこへの転勤が望ましいが地元には会社がないため，次に復職を考えるときは両親と同居を条件として服薬管理をしてもらえる形にしてもらいたい，との回答が得られた。

本人との診察時に内服について尋ねると，「やっぱり仕事が忙しくなるとなかなか飲めないですよ。夜とか会社に寝泊まりしたりすることもあったので……。あと，やっぱり先生たちは薬を飲まないといけないと言われるけれど，頭じゃわかっているけれど，調子がよくなると薬がなくてもやっていけるのではないかと考えたり，薬がなくてもできるというのを見せたいという気持ちもあります。でも今回また入院になってしまったので，次からはきちんと飲みます」と答えた。また，家族は「会社からは，私たちが東京に行くことが職場復帰の条件みたいなことを言われましたが，息子のために行ってあげたい気持ちもありますが，いまさら何十年も住んだところから引っ越すのは抵抗があります」と不安げに話した。

[切り替え方法] 本人に対して，職場は内服を継続することで病状が安定することを望んでいると伝え，これまでも3度の再発をくり返しているがリスペリドン2mg/日で安定している状態であったので，RLAIの導入の検討を提案したところ，本人もRLAIを希望した。

X年11月にRLAIの25mgで投与を開始した。1週間

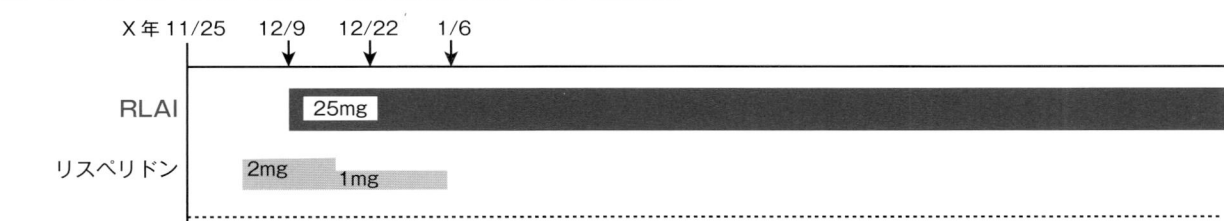

症　例：37歳，男性。主症状：軽度の連合弛緩，不安，感情鈍麻

後にリスペリドン経口剤を1mg/日に減量，X+1年1月のRLAI 3回目投与時にリスペリドン経口剤を中止した。その後，25mgで維持しており，症状の安定がみられている。新たな副作用の出現もみられていない。

そこで，X+1年2月に再度職場と連携をとり，RLAI導入の件と両親の不安についても説明したところ，職場の産業医は，「そのような治療法があったのですね。知りませんでした。われわれとしても受診を継続しているかを確認できる体制づくりをします。両親は内服管理を中心にしてもらいたかっただけですので，同居でなくてもよいです」との返答であった。また，東京で3カ月程度その体制でやれるか試してみたいとのことであったので，X+1年3月に転医となった。現在，Aクリニックに2週間に1度通院を継続しながら，X+1年夏頃の職場復帰を目指している。

II. 考　察

本症例では，怠薬のたびに再燃をくり返しており，職場の中でも不安が募っていた。職域における精神疾患に対する理解はまだまだ乏しく，本症例のように精神病症状に対しては偏見の目で見られることも少なくない。実際に，働いている最中の服薬は抵抗が大きかったり，移動などが多いと薬を飲み忘れることが多くなる。

本症例でもリスペリドン2mg/日を眠前の1回投与で経過をみられていたが，結果的には再燃をくり返しているという結果となっていた。職場からも，「3度も再発しているのだから，また飲まなくなるのではないか」という声もあった。産業医からも服薬コンプライアンスを保つために，両親との同居などの条件がつけられたりなど，服薬コンプライアンスを保つための工夫を模索している状況であった。RLAI導入により，職場の不安はある程度解消され，実際に復職に向けて職場も再度動き出したところである。もちろん服薬を続けることのみが，再発予防につながるわけではないが，少なくとも今までと同じような再発の

[患者の声]
今回，切り替えにあたり患者とRLAIについて話をしてみたところ，以下のような話をしてくれた。
①「仕事が遅くなったり，不規則になったりすると実際にはなかなか内服はできない」
②「薬を飲み続けるのが面倒くさい気持ちもあるし，よくなっているのに飲み続けるということがなかなか理解できない」
③「もう3回も休んでいるし，会社を辞めさせられるのではないか。RLAIは2週間に1度でも内服の手間を省けるので試したところ，予想以上の効果がみられた」

[ポイント]
①抗精神病薬の投与継続が病状の安定感につながる症例であった。
②働く場面では飲み忘れが多く病状の不安定性につながっていた。
③職場自体も継続的な内服を希望していた。
以上のことから，RLAIのメリットを説明することで，スムーズな導入が図れた。

仕方はある程度防げると考えられる。実際に，職場産業医からは，なぜ今までRLAIが使用されていなかったのか，2週間に1回で精神科の先生の診察を受け，注射されるのであれば，こまめにフォローされるので会社としては安心である旨のコメントが寄せられた。最初の質問には，最近RLAIが承認され日本でも使用できることになったと伝えると，「すごい薬ですね」と驚いた様子であった。また，精神科医側からみると，長期投与のデポ剤のほうがよいと考えがちであるが，こまめな診察が職場に安心感を与えることもあると考えられた。

新規抗精神病薬が，統合失調症治療の中心となっている現在では，陰性症状の改善，認知機能障害の改善，副作用の軽減などから，働く統合失調症患者は今後も増加していくことが予測される。あらゆる理由による，内服中断を防ぐ方法としてRLAI導入は有効な選択肢の1つになると考えられる。

35. RLAIの血中濃度の安定性を実感でき，就労に至った1症例

柴山岳史

柴山神経科クリニック

I. 症例

［症　例］37歳，男性，外来。
［既往歴］特記事項なし。
［家族歴］特記事項なし。
［生活歴］男のみの同胞3名中第1子，長男として出生。実家は酒屋を営んでいた。目立った問題もなく大学まで卒業した。病前性格は温厚であるが内向的，人付き合いが苦手。
［現病歴］就職した会社で上司から厳しく叱責されたのを契機に，同僚から自分が悪く思われていて会社中から嫌われているという被害妄想や，そのことを言う同僚の幻聴が聞こえるようになり退職した。しかしその後も，それらの原因が昔の友人との不仲が元になっているとも考え始め，さらに昔の友人にも激しい焦燥や不信感を抱くようになって不眠症状も強まったため，X-10年7月13日に当院を初診した。
［治療経過］初診時，幻聴，周囲の家族や友人に対する被害妄想，激しい焦燥感を改善させるためにハロペリドール4mg/日，クロルプロマジン50mg/日，ブロマゼパム10mg/日，ビペリデン2mg/日を朝・夕食後で治療を開始した。幻聴は消退したもののさらに意欲低下，全身倦怠感も出現したため，本人の希望によりX-4年3月より4月まで入院した。その際，ハロペリドール4mg/日をリスペリドン6mg/日に置換した。入院加療により被害妄想も軽減していたが，数カ月単位で症状の軽度再燃を認めていた。

X年6月より再び意欲低下や昔のことへのこだわりが強まったため，パロキセチン20mg/日を追加投与したところ意欲低下は軽減したが，症状の動揺や昔のことを思い出しての激しい焦燥やパニック症状，周囲の家族や友人への被害妄想はなかなか改善しなかった。しかし本人はこれ以上内服薬を増量することを嫌がっていた。また，数カ月単位で症状の軽度再燃があることから，患者の服薬コンプライアンスに問題がある可能性も考えられた。

そこで，2週に1回の筋肉注射により持続的に薬物が放出されるため，内服薬よりも安定した作用が期待でき，飲み忘れの心配がないこと，副作用が少なくなる可能性があることを説明してRLAIを勧めたところ，本人の同意が得られたため，X年7月より投与を開始した。
［切り替え方法］RLAI投与開始時の処方は，リスペリドン6mg/日，クロルプロマジン50mg/日，ブロマゼパム10mg/日，ビペリデン2mg/日，パロキセチン20mg/日であった。

RLAIは25mgより投与を開始し，その後2週に1回筋肉内注射を施行した。当初，症状の動揺や激しい不安，焦燥があったが5回目の投与（8週間）時にはほぼ消失したため，リスペリドンを6mg/日から3mg/日へ減量したうえ，RLAIを25mgから50mgへ増量した。なお，RLAIを25mgから50mgまで一気に増量したのは，リスペリドンを6mg/日で投与していたことから，これを中止するには50mgが必要であると判断したこと，投与初期より錐体外路症状を含む身体的副作用がまったくみられなかったこと，患者本人が被害妄想や焦燥がRLAI投与により消退したため，早急なRLAIの増量を希望したことによる。50mgを5回（RLAI開始から16週目）投与後に，症状の消失が認められたことから，リスペリドンの内服を完全に中断した。

その後も状態の安定は継続し，幻聴，被害妄想，不安，焦燥，パニック症状とも再燃していない。そしてX+1年2月より就労し，現在は1日3時間，病院給食の準備作業を行っている。経口剤はまだ多くが併用されているものの，抗精神病薬が安定して作用しているためか，仕事を再開したストレスは今のところ認められていない。今後は，患者の状態を見極めたうえで，残存する経口剤を順次減量，中止していく予定としている。

II. 考察

本症例は，幻聴や被害妄想の他に，不安・焦燥・パニック症状を併存し，抗精神病薬に抗うつ薬を併用してもなお症状の改善がなかなか認められなかったが，RLAIに切り替えることでリスペリドンの内服薬で得られなかった症状

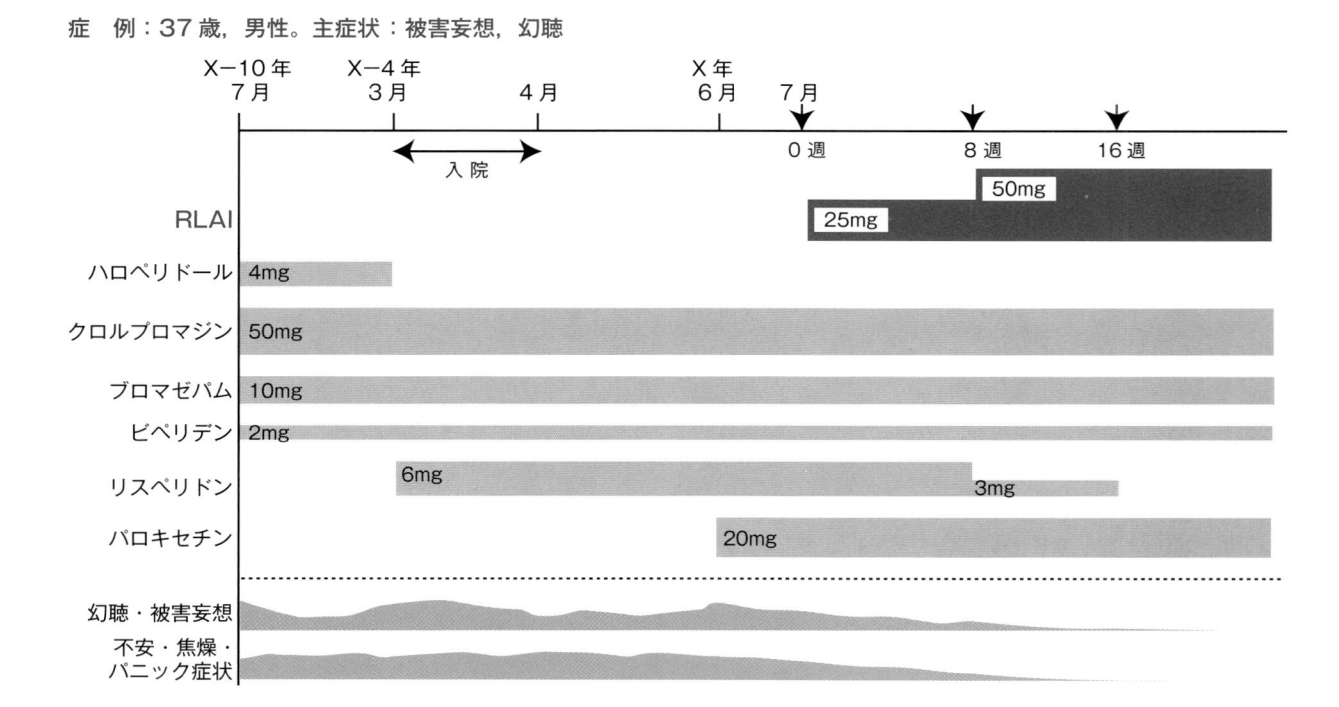

症　例：37歳，男性。主症状：被害妄想，幻聴

	X-10年 7月	X-4年 3月	4月	X年 6月	7月 0週	8週	16週
			←入院→				
RLAI					25mg	50mg	
ハロペリドール	4mg						
クロルプロマジン	50mg						
ブロマゼパム	10mg						
ビペリデン	2mg						
リスペリドン		6mg				3mg	
パロキセチン				20mg			
幻聴・被害妄想							
不安・焦燥・パニック症状							

改善の安定性を強く感じた症例である。RLAIに切り替えたことにより，血中濃度が安定したことが症状改善に大きく影響していると考えられるが，これまでにも数カ月単位で症状の軽度再燃が認められ，患者の服薬コンプライアンスが低いことも危惧されていたため，確実な薬効が維持されたことも重要であると考えられる。

また，本症例では切り替え前のリスペリドン用量が6mg/日であったことから，RLAIに完全に切り替えるには50mgまで増量する必要があると考えていた。今回，RLAI投与を開始しても副作用が認められなかったこと，RLAIで症状が軽減したため患者が早急な増量を希望したことから，25mgから50mgまで一気に増量したが，増量に伴う副作用発現は認められず，症状改善効果が強く認められた。RLAIに切り替えて半年以上経過するがこれまでのような症状の軽度再燃などは認められておらず，就労までも可能となったのはまさに朗報である。

統合失調症の治療には，確実な抗精神病薬の服薬コンプライアンスが重要であることは承知のことであるが，近年では患者の治療への積極的関与も含めて，アドヒアランスという概念が主流となっている。これまでの薬物治療では，例えて言えば医師が一方的に薬を処方し，患者は自己判断で薬を飲んだり飲まなかったりしていたケースもあったと思われる。すなわち，そこには医師と患者の間の治療に対する了解が足りていなかった可能性もある。

しかしながら，アドヒアランスという概念下では，例えばRLAIに切り替える場合は，まずRLAIについて患者に

> [患者の声]
> 「激しいイライラや不安がなくなり生活しやすくなった。本当に安心して働けるようになった」と述べている。
>
> [ポイント]
> ①短期間での症状軽度再燃に服薬コンプライアンスの低下を疑い，服薬の心配が不要となるRLAIを提案し，受け入れられた。
> ②RLAIにより経口剤では得られなかった症状改善効果とその安定性が認められ，安定した血中濃度が影響していることが示唆された。
> ③RLAI 25mgを4回投与し血中濃度を安定させることで，リスペリドン3mg/日相当を中断することが可能であることが示された。

メリットやデメリットについてすべて説明をし，患者が十分に納得したうえで導入を開始する。したがって，患者に治療参加意識が芽生えるとともに，患者自ら治療方法を決定したという責任感も生じるものと推察される。さらに，RLAIの場合，服薬管理が不要となり，その負担も大きく低減される。このことが，患者の治療アドヒアランスを高め，その結果として治療満足度も上がり，継続して治療を続けていくことが可能になると思われる。

36. 患者の生活パターンに合わせて RLAI を導入した 1 例

内田志保　國見由佳理　岡田康子　岡田寿夫

医療法人寿康会　大府病院

I. 症　例

[症　例] 21歳，男性，入院～外来。

[既往歴] アレルギー性鼻炎。

[家族歴] 精神疾患の遺伝的負因なし。

[生活歴] 同胞2名中第1子。現在は両親，妹と同居。X年の時点では大学2年生に在籍（初診以降は休学）。

[現病歴] X-1年（大学2年時）に学習意欲および集中力低下がみられ，次第に昼夜逆転の生活となり，欠席により履修単位不足で大学2年生を留年した。X年4月頃より注察妄想と不眠，思考伝播がみられ，不眠のため市販の睡眠導入剤を家族に内緒で服用していた。

同年8月上旬，突然家族に「結婚したい人がいるからプロポーズしてくる！」，「相手の親に同棲を許してもらう」と自宅を飛び出そうとした。しかし，本人の言う「相手」は実際の交際相手ではなく，家族が不審に思い，行動を止めた。両親が話を聞くと「どうして自分の考えがわかるの？」と混乱し泣いた。この頃より空笑と衝動制御困難を認めた。同年8月11日，両親に付き添われ当院を初診。診察室でも注察妄想のため落ち着かず，行動を制止できず入院による治療開始となった。

[治療経過] 入院時，本人および両親へ病名（統合失調症）の告知と抗精神病薬（リスペリドン）による治療を行うことを説明した。その際「リスペリドンには経口3剤形と注射剤がある」とパンフレットを用いて説明し，本人が内用液剤を選択した。しかし本人は病識がなく，病気と治療に対する十分な理解と同意が得られなかったのでやむを得ず父親による医療保護入院となった。リスペリドン1mg/日より開始し，不眠と思考伝播は速やかに改善したが衝動性は続き，静養中の他患者の顔を覗きこむなどの迷惑行為があり，リスペリドン2mg/日，クロルプロマジン50mg/日，ビペリデン2mg/日，フルニトラゼパム2mg/日へ調整した。その後衝動性は改善し，リスペリドン2mg/日のみで8月29日に退院となった。その後は病的体験もなく落ち着いて生活できていたが，日中の眠気を訴えたため，リスペリドンを1.5mg/日へ減量し，服薬は継続していた。

2学期より大学に復学したが，初日のテストで周囲のスピードについていけず，気分不快のため早退した。同日夜，持ち帰ったテストに取り組むが解答がわからず，不眠となった。9月17日，外来を受診しリスペリドン2mg/日へ増量したが，妄想および不安焦燥感，不眠の増悪のため本人が「休みたい」と希望し，再入院となった。リスペリドン3mg/日への増量とクロルプロマジン50mg/日を再開したところ1週間ほどで病的体験は改善し，「夜だけの薬がいい」と希望もあり，クロルプロマジンを漸減中止し，入眠調整のためフルニトラゼパム2mg/日を追加した。

その後，外泊やデイケアの見学などの行動拡大と，退院後の生活を相談し始めた頃より本人の不安感が強まり，空笑が増えたため，リスペリドン5mg/日へ漸増し症状は後景化した。外泊や友達との関わりが増えた時期より「薬を飲むの面倒」と口にするようになったため，入院時に用いたリスペリドンのパンフレットを再度提示し，生活スタイルに合わせた薬物治療について話し合った。その結果，本人が「注射にします」と希望したため，X年11月11日にRLAIの導入となった。

[切り替え方法] RLAI導入時はリスペリドン5mg/日を服薬中であったため，初回はRLAI 25mg＋リスペリドン5mg/日で開始した。注射後「飛び上がるほど痛かった。もう注射は嫌だ」と訴えたが，「注射に慣れていないから怖かったんじゃないの？もう1回だけ試してみよう」という母親の言葉に促され，継続することとした。その後2週間ごとにリスペリドンを1～2mg/日ずつ漸減する予定とし，RLAI導入後も病的体験の悪化はなく，RLAI初回投与1週間後に予定通りの外泊を行った。外泊中に家族から「顎や肩ががくがくすると訴える」と連絡があり，錐体外路症状（EPS）を考え，リスペリドンを3mg/日へ減量した。減量後はEPSを疑う身体所見や訴えはなく，RLAI 2回目以降はRLAI 25mg＋リスペリドン3mg/日で継続した。しかし11月25日に右乳頭痛を訴え，診察上も右乳輪部の腫脹を認めたため，プロラクチン値を測定したところ44.8ng/mLと高値であった。その後，外泊や体験デイケアへ参加したが病的体験の再燃や他の副反応の出現を認めなかったため，高プロラクチン血症については外来でフォローすることとし，12月1日に自宅へ退院した。退院後は入眠も良好だったため，本人の希望でフルニトラゼパムを中止した。また次第に右乳頭痛は軽減しX+1年

症　例：21歳，男性。主症状：不眠，注察妄想

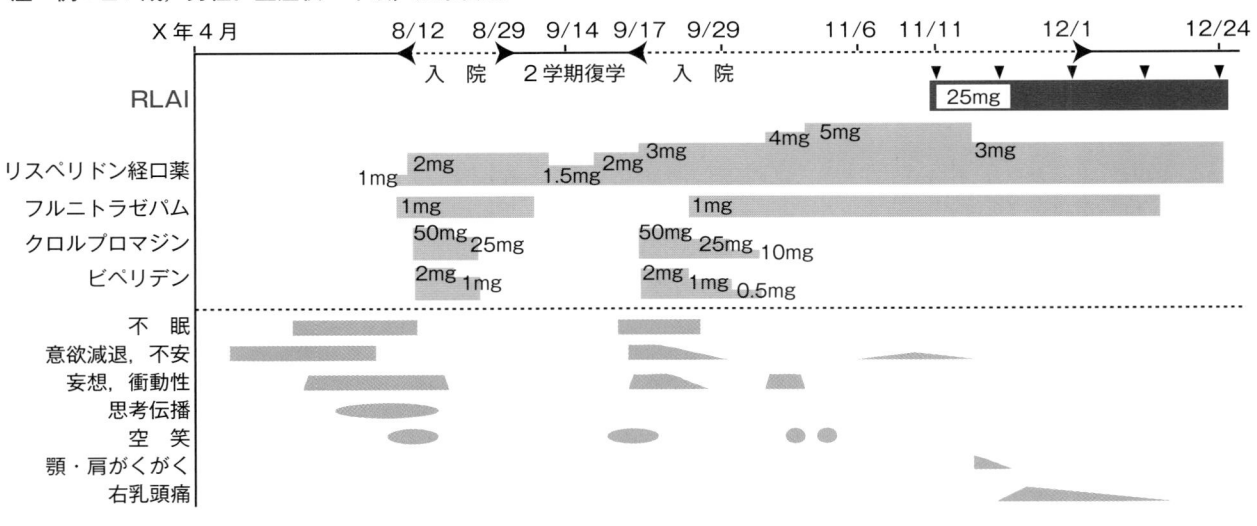

[図：X年4月から12/24までの治療経過。RLAI 25mg（11/11頃～12/24），リスペリドン経口薬 1mg→2mg→1.5mg→2mg→3mg→4mg→5mg→3mg，フルニトラゼパム 1mg，クロルプロマジン 50mg→25mg，50mg→25mg→10mg，ビペリデン 2mg→1mg，2mg→1mg→0.5mg。入院期間：8/12～8/29，9/17～。2学期復学：8/29～9/14。症状：不眠，意欲減退・不安，妄想・衝動性，思考伝播，空笑，顎・肩がくがく，右乳頭痛]

2月には痛み，腫脹ともに消失した．外来時に「RLAIを37.5mgへ増量することで全ての経口薬を中止できる可能性があるがどうか？」と提案したところ，本人が「毎日薬を飲むことがリズムになっているからこのまま続けたい」とRLAI増量を希望しなかった．また，経口薬を管理する家族も「（注射をしていると思うと）安心して寝る前の薬を取りにくるのを見守られる」と家庭内の治療体制も確立され，患者−家族関係も安定している．現在は患者1人で通院し，RLAI 25mgとリスペリドン経口剤3mg/日の併用を継続している．また再入院やデイケアの利用により疾病教育が進み，現在では病識が得られ，薬物治療の継続必要性と様々なストレス因子が症状に与える影響を理解した．X＋1年度は学校カウンセラーと相談しながら復学を予定している．

Ⅱ．考　察

本症例は21歳の初発統合失調症患者であり，初診時より本人および家族へ病名を告知し，薬物療法の継続必要性を説明した．その際，無理なく薬物療法を続けていくために退院後の本人の生活パターンをイメージしてもらうことを促し，本人の希望を優先した剤形の選択を行った．

本患者は顕著な認知機能低下は認められないものの，集中力低下がみられ，情報の同時処理に関しては苦手な印象を得た．そのため，本人と家族への説明時にはできるだけ簡潔にわかりやすい情報提供ができるよう，シンプルで視覚化されたリスペリドンの4剤形〔錠剤・口腔内崩壊錠，細粒剤，内用液剤，持効性注射剤（RLAI）〕が図示されたパンフレットを用いた．くり返し同じパンフレットを用いることで，患者本人も複数の剤形があることを理解できたと考える．初回時は内用液を選択したが，その後症状の後景化により患者の生活パターンが変化し他者交流が拡大し

[患者の声]　RLAI初回投与後，「飛び上がるほど痛かった，もう注射は嫌だ」と訴えたが，家族の言葉からは「今まで注射の経験も少なく，注射に対する怖いイメージが強すぎた」可能性が示唆された．2回目以降は「30分くらいするとなんでもなくなる」と注射への抵抗感も軽減した．

[ポイント]　①剤形選択のためのインフォームド・コンセント：初診時より，本人および家族に対し一貫したパンフレットを用いて薬剤提示したことが，その後スムーズにRLAIへ切り替えができたのではないかと考える．②患者の生活パターンに合わせた剤形選択：患者の症状軽快による生活変化に伴い剤形変更を考慮することは，患者のアドヒアランス維持に有効ではないかと考える．

たことで，「薬を毎日飲むのが面倒」と自らRLAI導入を選択した．またRLAI導入前には，本人と家族とは別々に話す機会を設け，本人とは経口薬と注射剤のメリットとデメリットを相談し，家族とは本人と今後どのように付き合っていくのがよいかという点で話し合った．家族は「薬を飲んだか飲まないかを毎日見張っているのは，正直つらい．本人が望めば家族は注射を希望したい」と返答した．本人は「毎日の薬は面倒＝注射は2週間に1回でいい」という初めは短絡的ともとれる結論であったが，現在は注射剤と経口薬のリズムを気に入っており，患者自身のアドヒアランスによる薬剤選択ができている．

従来型の持効性注射剤は病識欠如や病的体験により経口薬を拒薬する患者に対し，定期的に抗精神病薬を投与するために選択される理由が多かったのではないかと考える．しかし本症例を通じて，病識が得られ治療に協力的な患者が生活パターンや友人関係を維持するために，リスペリドン製剤の1剤形としてRLAIを選択される可能性が示唆された．

37. 就労を契機に断薬し再燃した症例におけるRLAIの有効性

小曽根 基裕　鈴木 優一

東京慈恵会医科大学附属病院精神神経科

I. 症 例

[症　例] 26歳，女性，入院。
[既往歴] 特記事項なし。
[家族歴] 特記事項なし。
[生活歴] 同胞2名中第2子として出生。父親が死去したため，中学時より母親と3人暮しとなった。高校卒業後，アパレル系の職場に勤務。現在は生活保護を受けながら，アルバイトを行っている。
[現病歴] X-6年，テレビの歌番組を観て，「自分の歌詞が使われている」などの関係念慮を認めたが，受診には至らなかった。X-1年（25歳），歌手になるためオーディション活動を行っていたが，「自分の歌詞が無断で盗用された」，「個人情報がネットで漏れている」，「同棲中の彼氏に追われている」などの被害関係妄想が出現し，他院精神科入院（1回目）となった。入院後，リスペリドン6mg/日，オランザピン10mg/日の維持量で被害関係妄想は消失した。意欲低下や感情鈍麻を認めたが，家族の社会的事情もあり，2週間ほどで退院となった。退院後，就職活動を行ったが思うようにいかず，焦りがつのるようになった。退院1カ月後，流涎，ご飯が飲み込めない，体が硬直するなどの症状を主訴に当院の救急部を受診した。ビペリデン筋注によって症状は改善したが昏迷状態であり，食事摂取が困難であったため，そのまま当院に緊急入院（入院2回目）となった。
[治療経過] 意欲低下，不安焦燥感の改善を目的にクエチアピンを追加したところ，リスペリドン2mg/日，クエチアピン600mg/日で焦燥感が改善した。意欲低下も改善を認めたため，3カ月程度で退院となった。外来ではリスペリドンは中止され，クエチアピン主剤で治療が継続された。

X年Y-2月，飲食店でアルバイトを始めたが，早朝勤務の担当となってから，朝方の眠気のため寝坊することがあり，服薬に対し拒否的な態度を示すようになった。X年Y月，同居の母親が1週間家を留守にした際，服薬を自己中断したところ症状が再燃した。母親が患者を連れて外来を受診したが，「みんながわたしを陥れた」，「白だ黒だ！」，「タヌキがいる」，「むちゃくちゃ楽しいですよ！」などと叫び，幻覚妄想，滅裂思考，精神運動興奮を認めたため，X年Y月Z日，医療保護入院となった。

[切り替え方法] 入院時，救急室にてハロペリドール1アンプル（A），ビペリデン1A，レボメプロマジン1Aの筋肉注射を行ったが，鎮静困難であったため，ハロペリドール1A，フルニトラゼパム1Aの点滴静注を行った。同日より身体拘束を行い，病識が乏しく内服の同意が得られなかったため，ハロペリドールの点滴静注を継続した。Y月Z+3日より，服薬に同意できるようになったため，リスペリドン6mg/日の内服に切り替えた。患者に服薬を中断した理由をたずねると，「薬を飲むと眠くて寝坊するのが嫌なんです」，「仕事が忙しく薬を飲む時間がないんです」などと語った。今後も服薬アドヒアランスを維持することが困難と思われたため，患者にRLAIの紹介を行った。その際，メリットとして，内服薬がなくなること，副作用が少なくなる可能性があること，ただし2週間に1回の外来で注射をする必要があることを説明したところ，RLAI導入に対し意欲的姿勢を示した。また母親にも同様の説明を行った結果，家族不在時の服薬管理のストレスがなくなることから，導入には前向きであった。

そのためX年Y月Z+20日より，リスペリドン6mg/日の内服を継続した状態でRLAI 25mgの筋注を開始した。1週間後のY+1月Z-3日より，リスペリドンを4mg/日に減量した。Y+1月Z+4日，RLAI 2回目の筋注を施行した。Y+1月Z+7日，書字時に手の振えの訴えを認め錐体外路症状が疑われたため，Y+1月Z+8日よりリスペリドンを3mg/日へ減量した。精神症状は安定していたため，さらにY+1月Z+11日からリスペリドン2mg/日に減量を行い，RLAIとリスペリドン内服を併用した状態で同日退院となった。外来にてY+1月Z+17日にRLAI 37.5mgへ増量を行い，Y+2月Z-9日からリスペリドン内服を中止とした。Y+2月中旬からは，以前勤めていたアルバイト先に復帰し，遅刻することなく出勤できた。

X+1年1月中旬の外来にて，錐体外路症状は認めない

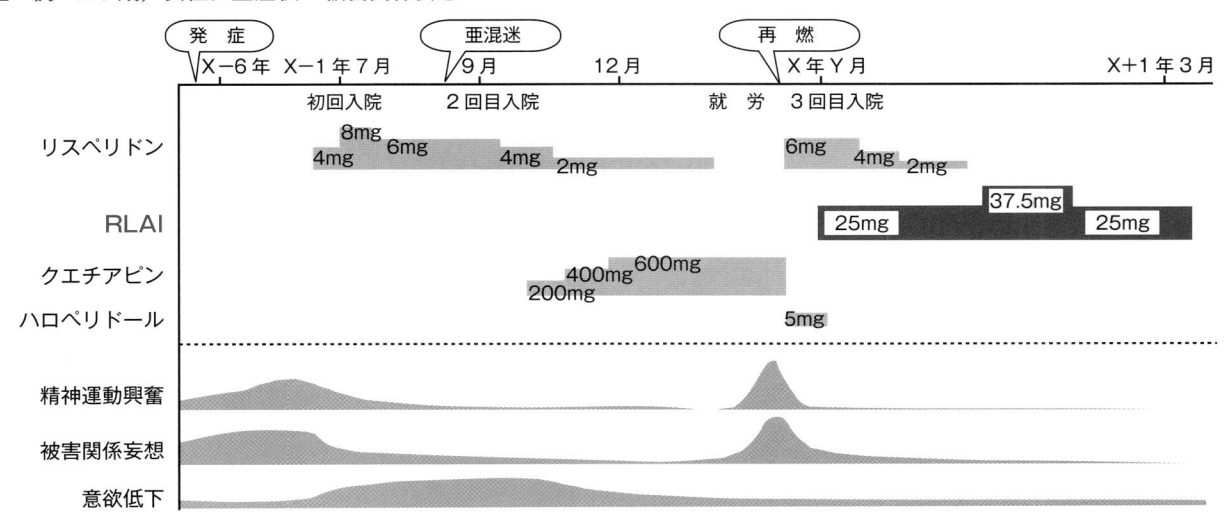

症　例：26歳，女性。主症状：被害関係妄想

	発症		亜混迷		再燃	
	X-6年	X-1年7月	9月	12月	X年Y月	X+1年3月
		初回入院	2回目入院		就労　3回目入院	

リスペリドン　　4mg　8mg　6mg　4mg　2mg　　　6mg　4mg　2mg
RLAI　　　　　　　　　　　　　　　　　　　　　25mg　37.5mg　25mg
クエチアピン　　　　　　　　200mg　400mg　600mg
ハロペリドール　　　　　　　　　　　　　　　5mg

精神運動興奮
被害関係妄想
意欲低下

が，無月経を認めたことと，体重が退院後2カ月で5kgの増加を認めたため，RLAIを25mgに減量した。その後は，25mgを維持量としているが，症状の再燃は認めず経過良好である。

II. 考　察

　当初，クエチアピン600mg/日にて寛解維持できていたが，就職を契機に生活スタイルが変化し，①眠気の副作用が業務に支障をきたし患者の服薬意欲を低下させたこと，②職場での内服が困難であったことから服薬アドヒアランスが困難となった結果，再燃してしまった症例であった。
　Weidenら[1]はたとえ数日であっても服薬アドヒアランスの低下に伴い症状が急性増悪するリスクが高いことを指摘している。本症例においても1週間弱の断薬をきっかけに再燃したことを考えると，持効性注射剤への変更は意義のあるものと考えられる。導入時，注射であるということに対して患者が抵抗感を抱く可能性はあったが，医師－患者関係が確立した入院時に，十分な時間を使って薬剤の特性を説明したことで，患者はRLAIの導入に対し好意的な態度を示し，スムーズに切り替えができた。特に就労中の服薬が必要でないことや，服薬後の眠気を生じることがないことが，復職を強く望む患者にとって魅力的であった。さらに，RLAIに切り替え前は家族が絶えず患者の服薬を確認する必要がありストレスを感じていたが，RLAI導入により家族の負担が減り，家族のQOLも改善することができたと考えられる。
　本症例からみた導入時の注意点は，①RLAIは血中濃度の変動が少なく，錐体外路症状のリスクが低いとされるものの，切り替えの時期では内服薬と併用となるため，血中濃度が不安定となり，手指の振戦など，錐体外路症状をきたす可能性があること，②RLAIといえども本症例でみられた無月経・体重増加については内服薬と同様に副作用チェックが不可欠であることが挙げられる。
　総括すると，RLAIは本症例のように，就労能力は維持しているものの，就労・就学による服薬継続が困難となる傾向が強い症例に適していると考えられた。

> [患者の声]
> 「忙しい仕事中に内服しなくてよいのが楽です。注射はほとんど痛みがなくてよかったです」
> 家族の声：「今まで付きっきりでしたが，家を留守にしても安心していられます」
> [ポイント]
> ①生活スタイルの変化による断薬がRLAI導入のきっかけになった。
> ②切り替えを入院時に行った。
> ③患者の生活スタイルを考慮したRLAI導入のメリット・デメリットを十分に説明した。
> ④切り替え時期は錐体外路症状などの副作用の出現に注意する必要があった。
> ⑤家族の服薬管理のストレスを軽減することができた。

文　献

1) Weiden, P.J. et al.: Partial compliance and risk of rehospitalization among California Medicaid patients with schizophrenia. Psychiatr. Serv., 55：886-891, 2004.

38. リスペリドン内用液からRLAIに切り替えたことで，専門学校進学が可能となった1例

牧　徳彦

医療法人鶯友会　牧病院

I. 症例

［症　例］25歳，男性，外来。

［既往歴］特記事項なし。

［家族歴］母方の伯父が統合失調症で精神科病院に入院加療中。

［生活歴］同胞3名中第3子。都心の大学に進学していたが，3年前に中退した。現在は，地元に帰省して両親と同居している。喫煙や飲酒歴はない。

［現病歴］元々，真面目で穏やかな性格である。地元の進学校を卒業して，有名私立大学に進学した。同時に単身生活になった。20歳頃から，「人目が気になる。周囲が自分の噂をしている」などと感じるようになった。この頃，心療内科クリニックを自ら受診したが，単なる「気にし過ぎ」と言われ，1回のみの受診で中断した。しかし，その後も周囲から見張られている気分が改善しないため，次第に自宅アパートに閉じこもりがちになった。大学にも通うことができず，休学をくり返した後，X-3年に3回生で中退した。その後は，帰省して地元で両親と生活をしているが，ほとんど外出をせず，自室にこもるようになった。

X-1年11月，自宅でブツブツと独り言を話すようになり，両親が心配して当院への受診を勧めた。当初，本人は受診を嫌がっていたが，説得されてしぶしぶ来院した。

［治療経過］初診時，帽子を目深に被り，うつむいて視線を合わせようとしなかった。小声でボソボソと独語を認め，時折横を向いて誰かに話しかけるような仕草を見せた。空笑もあり，幻覚妄想状態であると考えられた。そこで，両親と本人に対して，統合失調症の可能性が高く，薬剤治療が必要である旨の説明を行った。家族歴もあることから，病名告知に両親はある程度納得していたが，本人は「僕は病気ではない」と拒否的であった。しかし人目が気になって苛々することは認めており，その感情を和らげる薬剤として説明したところ，外来通院・内服治療に同意した。リスペリドン内用液2mL/日（夕食後）を開始した。X-1年12月，3度目の受診時には「時に胸苦しい感じが残るけど，気分は楽になりました」と笑顔で話すようになった。

X年1月，「春から専門学校に進学を考えている。周囲に見張られている感覚もなくなったので，リスペリドン内用液の内服を止めていいか？薬を飲んでいることを知られたくない。病気だという負い目を感じる」との相談が本人からあった。両親としては，自閉的であった状況から進学を考えるまでに元気になったと喜ばれるが，一方で内服を止めても大丈夫だろうかと心配された。そこで，リスペリドンという薬剤に関しての治療効果は，本人・家族共に認めることから，リスペリドン内用液から持効性注射剤RLAIへの変更を提案した。

［切り替え方法］まず，冊子『リスパダールコンスタによるより良い治療のために（岩田仲生監修）』を用いて，RLAIの特性の説明を行った。内服の場合と異なり，2週間に1回の投与で済むことから，本人の抵抗感も少なく，「同じ成分の薬なら注射をしてみたい」と同意した。また，家族もRLAIにより再発が予防できることから同意した。

X年1月，RLAI 25mgの投与を開始した。当初，注射という治療方法に懐疑的な言動もみられたが，1回目の施行で，「思ったより痛くなかった」と笑顔がみられた。病状は安定していたことから，リスペリドン内用液はこの時点で頓服扱いとした。以降，2週間隔でRLAIを施行している。第3回目施行の際には，「久し振りに友人と話が弾んだ。楽しかった」と喜ばれた。この頃には周囲に対する猜疑心や被害的訴えはほぼ消失した。RLAIにより副作用の発現はみられなかったことから，専門学校の受験や入学のストレスを考慮すると，さらなる治療効果が求められると考え，4回目投与時より37.5mgに増量した。

X年3月，専門学校入学試験に合格した。面接試験時に正直に当院通院中の旨を話したと言う。「今まで周囲の人から見られている感じがあったけど，お薬を飲みだして気にならなくなった。最近は非常に気分が楽になった。今は同じ薬の注射をしています」と自ら話すまでの病識を示した。両親も安心しており，今まで控えてきた車の運転も再

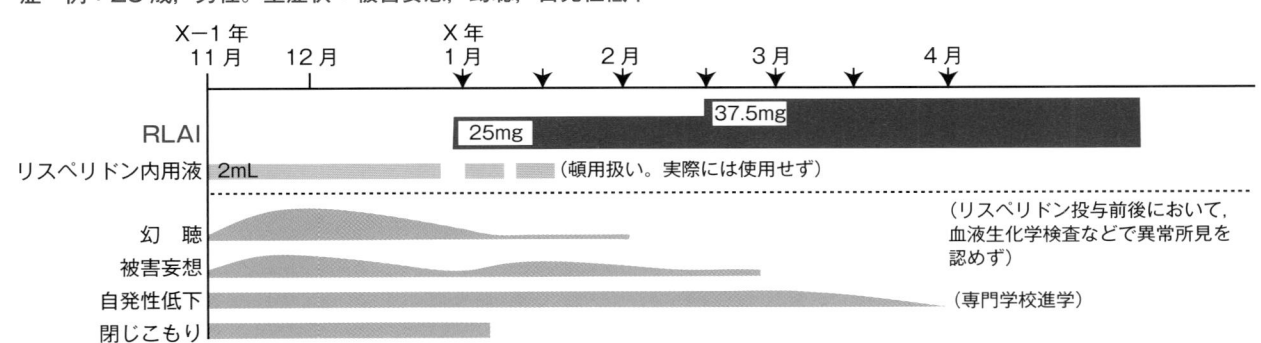

症　例：25歳，男性。主症状：被害妄想，幻聴，自発性低下

```
              X-1年              X年
              11月   12月    1月      2月      3月      4月
                                                      
 RLAI                                      37.5mg
                            25mg
 リスペリドン内用液 2mL        (頓用扱い。実際には使用せず)
 ─────────────────────────────────────────────
 幻　聴                                        (リスペリドン投与前後において，
 被害妄想                                       血液生化学検査などで異常所見を
                                              認めず)
 自発性低下                                     (専門学校進学)
 閉じこもり
```

開し，X年4月から始まる専門学校進学に向けて，意欲を持って準備を進めている。

Ⅱ. 考　察

　新規抗精神病薬の登場により，従来型抗精神病薬に比して，有効性・安全性の増した薬剤治療を行うことが可能となった。

　近年の薬剤治療における考え方は，「コンプライアンス」から「アドヒアランス」へと移りつつある。医師の指示通りに服薬を順守しているかではなく，患者が主体となり責任を持って自分自身の治療法を守る意識があるかという点が重要視される。特に，長期にわたって服薬の必要性がある精神科領域においては，治療意欲というべき患者の主体的意識が治療経過に大きく影響する。また，「アドヒアランス」だけでなく，最近では「コンコーダンス」という概念も一部提唱されつつある。これは，患者を指導するのではなく，患者を治療上のパートナーと考えるという概念であり，日本語訳では「服薬における協力関係」，「治療同盟の構築」などと定義される。医療専門職と患者がパートナーシップの立場から疾患や治療に関して経験や信念を重視して話し合い，一緒に薬剤治療に関する意思決定を行う過程を尊重するものである。最終的な薬剤使用に関して，精神科領域の場合には難しい場面も予想されるが，患者・家族への援助という観点からは，今後必要になる考え方であろう。当院では，アドヒアランスもしくはコンコーダンスの精神に則り，急性期・慢性期の如何を問わず，極力治療に関して患者・家族の理解を得られるように努力している。薬剤師や精神保健福祉士，臨床心理士などの職種と協働して，説明に当たるようにしている。

　今回の症例では，冊子『リスパダールコンスタによるより良い治療のために（岩田仲生監修）』を用いて，RLAIの特性の説明を行った。このような患者や家族への説明に利用できる心理教育用ツールが各種増えていることも，薬剤選択にとって大きな意義を持つ。この症例の場合，発症

[患者の声] ①「同じ成分の薬なら注射をしてみたい」，「思ったより痛くなかった」と笑顔がみられた。②「久し振りに友人と話が弾んだ。楽しかった」と喜ばれた。③「今まで周囲の人から見られている感じがあったけど，お薬を飲みだして気にならなくなった。最近は非常に気分が楽になった。今は同じ薬の注射をしています」と病識が出現した。

[ポイント] ①RLAIはアドヒアランス向上に寄与する。②RLAIはコンコーダンス（治療同盟の構築）としての提案がしやすい。③RLAIに切り替えることで2週間毎日内服している薬が，1回の注射で済む。

以上のことから，再発予防が期待でき，患者に説明しやすい。

から当院受診に至るまでに，おそらく3年経過しており，その間に幻覚妄想状態は持続していたと考える。また自閉傾向を認め，陰性症状も出現した。初期の治療薬としてリスペリドン内用液を用いたところ，速やかに陽性症状・陰性症状とも改善した。これにより進学意欲も出て家族は大変喜んだが，本人は「人前で薬を飲むのを見られたら，また被害的になるかも知れない」との不安を抱いたと言う。この時点で，就寝前投与などに変更してリスペリドン内用液を継続する方法はあったであろうが，「（内服で）病気である負い目を感じる」との発言からは，自己中断の可能性が高いと思われた。また，他剤への変更（従来のデポ剤含む）も検討したが，本人も認める通り，リスペリドンの臨床効果は明らかで副作用もなかったため，同薬剤が望ましいと判断した。

　以上を踏まえて，本人にRLAI使用を選択してもらえたことは幸いであった。その際に，前述の心理教育用ツールを用いたことで，患者の病態理解の一助になったことは間違いない。この症例を経験して，新規抗精神病薬の持効性注射剤の登場により，患者・家族による治療選択の幅が広がったと同時に，患者・家族の生活の幅も広がったと確信している。

39. RLAIにより家族関係が良好になり，アルバイトを開始できた1症例

吉藤 諭

医療法人六三会　大阪さやま病院

I. 症例

[症　例] 22歳，男性，外来。
[既往歴] 特記すべき事項なし。
[家族歴] 特記すべき事項なし。
[生活歴] 同胞2名中第1子。現在4年制大学の4回生で休学中。
[現病歴] X-3年4月頃より「H駅で事件があって，それはお前が犯人だ」と見知らぬ人に言われたなど奇妙な体験があったが，両親には隠していた。X-2年秋に殺傷事件があり，これも見知らぬ人に「お前が犯人だろう」と言われ公安委員に相談していることを両親に打ち明けたが，このときはまだ病院を受診はしなかった。

X-1年1月中旬，「誰かが僕を見張っている」，「家の前にある車のカーナビが僕を映している」などの発言があり，また，シャワーを1日に何回も浴びたり，手洗いが頻回になったりした。X-1年2月11日，警察に「事件を起こした犯人は僕です」と自首するなど奇異な行動が続いた。合計で警察に3回自首しに行ったという。警察の勧めでX-1年3月12日にA医院を受診し通院していたが，症状が改善しないためX-1年5月26日に紹介を受けて当院を初診した。入院治療が必要と思われたが，この時点で本人に病識はなく，家族の同意のもとに医療保護入院となった。

[治療経過] 入院後，リスペリドン内用液4mL/日の投与を開始した。X-1年6月中旬，「自分が犯人だとは思わない。被害妄想だったと思う」などの発現があり，病識が出始め，徐々に症状軽減が認められた。しかし，X-1年8月4日，「他患者に復讐される。みんなが噂をしている」などの被害妄想が再燃したため，オランザピン5mg/日を追加したところ，「あれは被害妄想であった」という発言があり，症状の軽減が認められた。

X-1年8月23日に任意入院に切り替え，X-1年9月13日に軽快退院となった。

退院後，症状の再燃はなく外来通院していたが，内服薬の飲み忘れがあることを母親に指摘され，その都度，喧嘩をするなどをくり返したため親子関係がぎこちなくなることがあった。

そこで，2週間に1回筋肉内投与することで，安定した作用が期待できる新しい持効性注射剤であるRLAIを提案した。その際，経口薬はすべて中止しRLAI単剤とできる可能性があること，副作用は経口剤よりも少ないとされていること，注射時の痛みもほとんどないとされていること，海外ではRLAIにより再発が抑えられているデータがあること，嫌になったらいつでも止めてよいことを説明し，患者と家族の同意が得られたため，X年8月27日より外来にてRLAI 25mg筋注を開始した。

[切り替え方法] RLAI開始時の処方はリスペリドン内用液4mL/日，オランザピン5mg/日であった。RLAIの血中濃度が上昇してくると考えられる，初回投与3週間後のX年9月17日に，RLAI 25mgと等価となると考えられるリスペリドン内用液4mL/日を中止した。

その後，症状の増悪は認められなかったこと，また患者からの要望もあり，RLAIの4回目投与のX年10月15日よりオランザピンも中止した。現在，RLAI 25mgを2週間に1回投与するのみで症状が再燃することなく経過し，X年10月からはアルバイトを開始するなど，徐々に社会への復帰を始めている。

II. 考察

本症例は，内服薬により症状の再燃は認められなかったものの，服薬不規則で母親に毎日服薬の確認をされるため，患者にとってはそのことが負担になり，親子間での関係がぎこちなくなっていた。

主治医としては不規則な服薬による症状の再燃が心配であったため，母親および患者にRLAIの利便性を説明し，双方に納得してもらい，RLAIの投与を開始した。その結果，症状再燃はみられず，服薬確認が不要となったため親子関係も良好になった。

このように，抗精神病薬の服用が症状再燃を防ぐために

症　例：22歳，男性。主症状：被害妄想

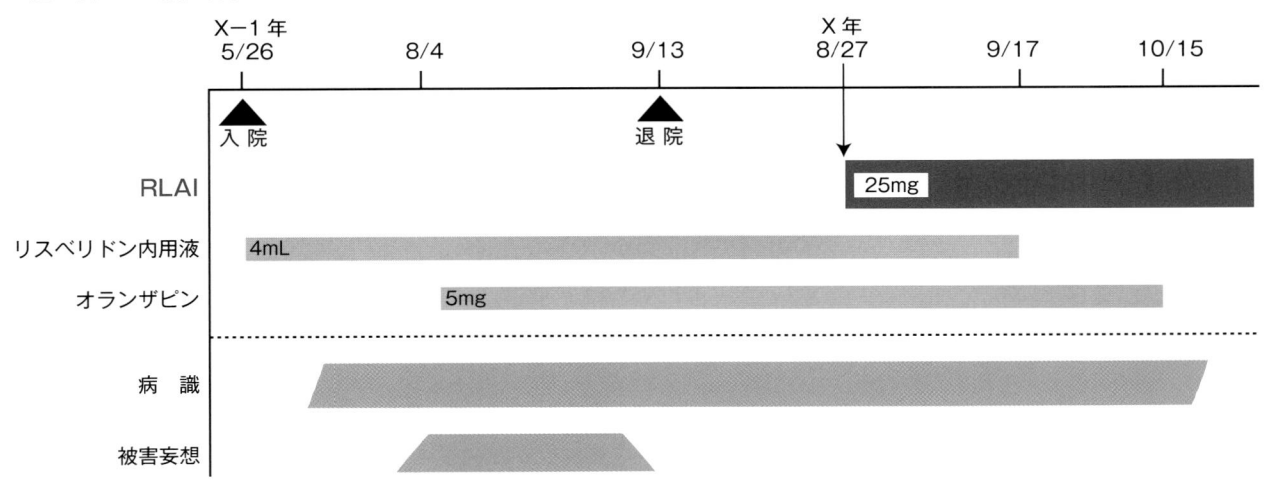

| | X-1年 5/26 | 8/4 | 9/13 | X年 8/27 | 9/17 | 10/15 |

入院　　　　　　　　　退院

RLAI　　　　　　　　　　　　　　　　　　25mg
リスペリドン内用液　4mL
オランザピン　　　　　　　5mg
病　識
被害妄想

必要であることはわかっていても，さまざまな事情により服薬アドヒアランスが低下することで再燃の危険がある。また，家族などの服薬確認はこの患者のように家族関係の悪化を引き起こすこともあり，それがきっかけで拒薬などにつながることは避けるべきである。そこで，2週間に1回の投与により安定した薬効が期待でき，内服薬を減少・中止することが可能であるRLAIにより，服薬負担の軽減および家族関係の改善が認められた。

今回は，主に服薬確認により患者-家族の関係が悪化していた症例にRLAIの処方を試みた。初めての施行時は少し痛みが伴ったものの，「我慢できる痛さです」とのことであった。その後，RLAIの血中濃度が安定しリスペリドン内用液，オランザピン内服薬を中止した状態でも症状の再燃なく経過し，家族関係も良好になり，アルバイトを開始できるまで回復している。

本症例により，RLAIでQOLが改善することが示されたことから，今後は，服薬が不規則で症状の再燃をくり返す患者や，抗精神病薬を複数剤併用している患者にRLAIを処方することによって，薬剤の整理を目的として使用を進め，患者のQOL改善を図る予定である。

[患者の声]
「RLAIの投与後より親子関係が良好になった」と，本人・母親ともに喜んでいる。また，RLAI導入前は母親が本人のことがあまり信頼できていない様子で，本人に付き添い来院していたが，最近では患者1人で来院することができており，「日帰り旅行もできるようになった。今度は宿泊も含めた遠方への旅行も計画中」と楽しそうに話している。

[ポイント]
①服薬アドヒアランスの低い患者には，内服をせずに持続的な薬効が期待できるRLAIの導入が妥当である。
②導入の際には，RLAIの利便性はもちろん，副作用も十分に本人や家族に説明する必要がある。しかし，副作用（注射の痛みなど）ばかりを強調しすぎることにより，効果が期待できるRLAIの導入機会を逃すことに注意する必要がある。

40. リスペリドン口腔内崩壊錠からRLAIへの切り替えによりさらに活動性が向上した1症例

白谷 敏宏

医療法人緑蝶会　しらたにメンタルクリニック

I. 症　例

[症　例] 31歳, 男性, 統合失調症妄想型。

[初診時主訴] 何もする気がしない。身体がだるい。悪口が聞こえる（本人）。何もせずにゴロゴロしている（家族）。

[既往歴] 特記すべきことなし。

[家族歴] 精神疾患の遺伝負因なし。

[生活歴] 同胞なし。1人っ子として両親と生活。高校までは特に問題行動はなく, 不登校などもみられなかった。

[病前性格] 大人しく, どちらかといえば内向的。

[現病歴] X−10年, 高校を卒業後, 電力会社に就職したが, 入社後の研修中に同僚とうまくいかないと感じた。また,「研修所に盗聴器が仕掛けられている」,「誰かが自分の心を読んでいる」と訴え, 会社を10日で退職した。心配した両親がA病院に連れて行き, 投薬を受けたところ, すぐにこれらの症状は消失したため, 1回の受診のみにて以後受診しなかった。同年9月, 自衛隊に入隊した。入隊後4年間は特に何事もなく過ごしていたが, X−5年, 入隊5年目に周囲から苛められていると感じ, 自衛隊を除隊した。除隊後, 自宅に戻ったが, やはり「周囲から監視されている」と訴えるため, 再びA病院を受診し, 投薬を受けるようになった。ここで初めて統合失調症の診断を受けた。その後, X−1年に家庭の事情でBクリニックへ転医した。しかしそこでの治療は単に薬を増量されるだけで, 逆につらく, 思うように身体が動かなくなり, また, 何もする気が起きず1日中寝てばかりの状態になった。治療に不信感を持った母親に連れられ, X年4月に当院を受診した。前医の最終処方は, リスペリドン3mg/日, オランザピン10mg/日, ペルフェナジン8mg/日, クロルプロマジン25mg/日, トリヘキシフェニジル2mg/日であった。

[治療経過]

1. 初診時所見

身長170cm, 体重105kgと肥満体型であった。表情は仮面様で動きに乏しかった。発語は小声でぼそぼそと話すが, その内容は「はい, いいえ」などの簡単な受け答えに終始した。体調を尋ねると「身体がきつくてうまく身体が動かない」と言う。また「○○（本人の名前）はバカだ」という声がずっと続いており, これは幻聴だという認識はあると言う。さらにいつも自分の生活が監視されていると感じ, 隠しカメラが仕掛けられているのではないかと探し回ったことがあると言う。神経学的所見として, 手指振戦, 筋強剛といった, 錐体外路症状（EPS）が認められた。

また, 肥満体型であること, にもかかわらずオランザピンを服用していることから血糖値を含めた臨床検査を行ったが, 高脂質血症のみで, その他血糖値を含めた項目に異常は見られなかった。

2. 当院受診後経過

初診時の所見として, 前述した妄想および幻聴に加え, 感情の平板化, 思考の貧困化がみられていた。筆者は現在の処方内容が多剤併用になっている点を指摘し, 全身の倦怠感やEPSはその副作用と考えられることを, 本人と家族に説明した。今後, 薬剤の整理と症状に合った薬剤の選択をしていくことを説明し同意を得た。

まず, 薬剤の整理として, ペルフェナジン, クロルプロマジンの定型抗精神病薬を漸減・中止し, リスペリドン口腔内崩壊（OD）錠の増量を開始した。その後オランザピンを中止し, リスペリドンOD錠6mg/日単剤とした（この間約1カ月）。その結果, 患者は表情が豊かになり「体が軽くなりました」と言うようになり, 同時にEPSもほぼ消失した。「少しずつ家の手伝いをするようになり, 近くの海に魚釣りに行っています」と言うなど, その変わりようは家族も驚くほどで, 母親からは「全く別人のようになりました」という感想が聞かれるようになった。ただ, 「悪口を言う」という幻聴は残存しており, 本人の同意を得てX+1年4月よりリスペリドンOD錠を8mg/日に増量したが, EPSの出現はみられず, 幻聴はほぼ消失した。

[切り替え方法] RLAIの日本発売を受けて, X+2年9月, 本人にRLAIの説明をしたところ,「これまで毎日の服用が苦痛であった。服薬しないでよければ是非使いたい」との希望が聞かれたため, 本人同意のもと, RLAI

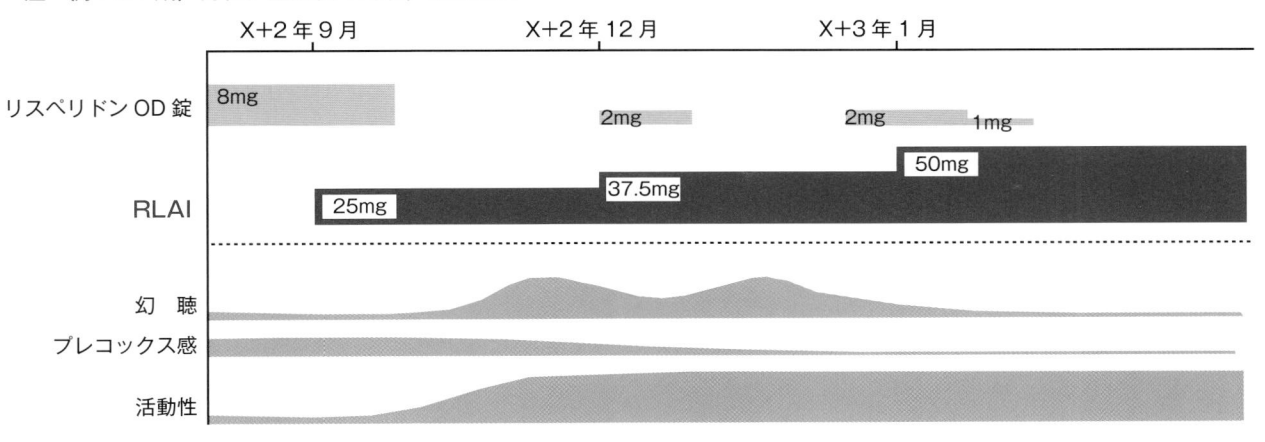

症　例：31歳，男性。主症状：幻聴，意欲障害

25mgより投与を開始した。この際，開始3週間はリスペリドンOD錠8mg/日を併用した。RLAI使用後，内服を中止した時の本人の感想は，「身体が軽くなり動けるようになりました」というものであった。

しかし，同年12月になり，「悪口を言う」という幻聴が再燃したため，リスペリドンOD錠2mg/日を追加し，RLAIを37.5mgに増量した。その後，経口リスペリドンを併用すれば幻聴は少なくなるが，経口剤を中止すると幻聴が再燃するという状態が続いた。しかし，RLAI増量分の血中濃度が上昇する時期に，ほぼ幻聴が消失した。X+3年1月からRLAIを50mgに増量し，慎重にリスペリドンOD錠を減量〜中止した。

X+3年3月現在，RLAI 50mgのみにて幻聴の再燃は見られていない。なお，この間臨床検査値に異常はみられなかった。

さらに，RLAIを使用し始めてから，自ら家業の商店の配達を積極的に行うようになり，活動性が向上したためか，それまで105kgあった体重が95kgへと約10kg減量した。また，それまで精神科デイケアへの参加を頑なに拒否していたが，自らデイケアへの参加を申し込みに行くなど積極性が向上している。

現在，患者は表情も豊かになり，話し方も普通で語彙も豊富である。なにより，われわれ精神科医が統合失調症患者を見て感じる，それまであったプレコックス感が消失し，外見上全く病気を感じさせなくなっている。

II. 考　察

本症例は，それまでリスペリドンOD錠にてほぼ症状のコントロールができていたものを，RLAIへ変更することでさらに活動性の向上をみた症例である。経口リスペリドンが8mg/日と比較的高用量であったため，RLAI 25mgでは幻聴の再燃をみたが，その後RLAIの増量とリスペリド

[患者の声]
「まず，RLAIに変更になって，身体が軽くなったことです。何をするにも身体が重く，動きたくなかったのがRLAIになって軽く動けるようになりました。また，毎日薬を飲まなくてもよくなったことが嬉しいです。毎日薬を飲むことは自分が病気であることを実感させられて苦痛でした。今では自分が病気だと感じることが少なくなりました」

[ポイント]
① RLAIは統合失調症の陽性症状のコントロールには内服薬と同等かそれ以上の効果が認められた。
② RLAIは内服によって生じる倦怠感がなく，それが活動性の向上につながるものと考えられた。
③ RLAIは患者を内服による苦痛から解放することにより，怠薬の危険性を減らすことになり，症状再燃のリスクを減弱させうると考えられる。

以上のことから，RLAIはアドヒアランスの向上につながり，統合失調症マネジメントには有用な薬剤と考えられた。

ンOD錠の併用で幻聴のコントロールは可能で，最終的にはRLAI 50mgのみでコントロール可能になった。これにより，RLAIは統合失調症の陽性症状を用量依存性に消失させ得ることが明らかになった。

さらに本症例で特筆すべき点は活動性の向上である。当院通院前の多剤併用時はまったく動くこともせず，無為徒食をくり返していた。しかし，リスペリドンOD錠に変更してからは少しずつ家業の手伝いをするようになっていたが，まだ不十分であった。ところがRLAIへ変更後は積極的に配達などをするようになり，それに伴い体重が10kg減量できたことは活動性の向上を物語っているように思われる。

41. RLAIによって自立への自信が回復し，障害者雇用にて就労した統合失調症の1症例

加藤 秀明

医療法人生仁会　須田病院

I. 症例

[症　例] 41歳，男性，外来。
[既往歴] 特記事項なし。
[家族歴] 特記事項なし。
[生活歴] 両親と妹の4人暮らし。高校卒業後，県外の会社に就職した。発病後は家の農業を手伝う程度で，就労はしていない。
[現病歴] X−21年，幻覚妄想状態にて発病し県外の精神科病院へ入院したが，1カ月後に当院へ転医した。その後，X−15年とX−8年に再発し入院した。いずれも退院後しばらくは通院するが，次第に通院が途絶え，やがて幻覚妄想が顕著になって，大勢の親戚の人に連行されての医療保護入院であった。それぞれ1年間ほど入院した。

X−7年に退院し，X−5年頃から服薬が不規則になった。「薬を飲むとアトピーになる。薬で病気は治せない」と言って服薬をしぶり，家族が服薬の確認を要した。家族が服薬を強く促すと「僕を信用できないのか」と怒り，家庭は険悪なムードになった。たまに通院したときは音に敏感になっていることを独自の考えで訴え，薬は一応持って帰るが服薬アドヒアランスは悪かった。X−4年になるとまったく服用しなくなり，母親のみが来院し，薬を食事に混ぜて服用させていたところ，次第に症状が悪化した。「テレパシーで合図をしている」，「車のライトで狙われている」，「身体が勝手に動く」などの幻聴，被害妄想，作為体験を訴え，家族を蹴る，全裸で神社へ行く，走行中の車を止める，電話線やガスの線を切るなどの問題行動が生じ，X−4年4月，保健師と警察官に保護されて4回目の医療保護入院になった。

[治療経過] 入院時は強い精神運動興奮状態だったため，保護室に収容した。それまではハロペリドールかブロムペリドールにゾテピンを併用した治療であったが，今回の入院からはリスペリドンを投与した。最大9mg/日の投与で一応静穏になったが，家族は退院を拒否し，外泊さえできなかった。母親は「退院してしばらくすると薬を飲まなくなる。悪くなって入院させるのに大変，暴力をふるわれて恐ろしかった。近所の人に迷惑をかけて申しわけない。親戚の者は退院させるなと言っている」などと述べた。父親の陰は薄かった。生き方などで独特な考え方（こだわり）があって，ときにそれによって気分が高まり攻撃的になる点，仲間を作れない対人関係，要領の悪い作業能力などが問題であった。入院が長くなるにつれて退院への意欲が損なわれ，あきらめ的な言動もみられ，作業療法やソーシャル・スキルズ・トレーニング（SST）への参加も消極的であった。

当院併設の援護寮への退院ならよいと家族の同意が得られ，X年2月に援護寮へ入寮した。退院時処方はリスペリドン6mg/日，ビペリデン3mg/日と，フルニトラゼパム2mg/日の眠前投与であった。

[切り替え方法] 援護寮から当院のデイケアに通所した。デイケアで筆者が担当している心理教育において再発の問題をとりあげ，服薬の心配がなくなり再発予防効果も高いRLAIについて紹介した。症例は関心を示し，筆者も切り替えに意味があると判断したので，X年6月26日，処方はそのままRLAI 25mgを注射した。

7月24日（3回目）にリスペリドンを3mg/日に減量した。8月7日（4回目）にRLAIを37.5mgに増量し，リスペリドンとビペリデンを中止した。不安が生じたら服用するようにとリスペリドン内用液2mLを頓用として処方した。9月4日（6回目）の受診時に援護寮スタッフから最近こだわりが強く，攻撃性もみられるという情報が入り，リスペリドン内用液の頓用で対応できたが，9月18日（7回目）からRLAIを50mgに増量し，フルニトラゼパムも不眠時の頓用にした。以後，X+1年3月20日現在（20回目）までRLAIは維持されており，ほぼ安定した状態が続いている。錐体外路症状（EPS）も生じていない。

X年10月頃から，作業やデイケアに積極的に参加するようになった。デイケアへ通所している女性患者に恋愛感情が生じ，告白して断られたこともあった。診察時でも結

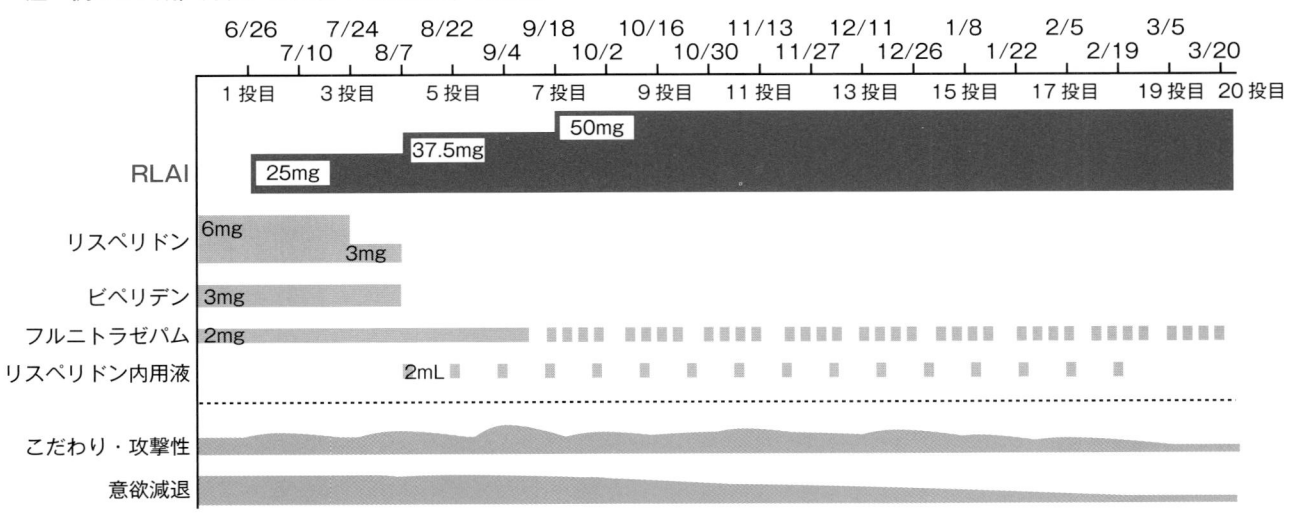

症　例：41歳，男性。主症状：意欲減退，攻撃性

	6/26	7/24	8/22	9/18	10/16	11/13	12/11	1/8	2/5	3/5
	7/10	8/7	9/4	10/2	10/30	11/27	12/26	1/22	2/19	3/20
	1投目	3投目	5投目	7投目	9投目	11投目	13投目	15投目	17投目	19投目 20投目

- RLAI: 25mg → 37.5mg → 50mg
- リスペリドン: 6mg → 3mg
- ビペリデン: 3mg
- フルニトラゼパム: 2mg
- リスペリドン内用液: 2mL
- こだわり・攻撃性
- 意欲減退

婚や就労が話題にのぼり，硬さが減少し，明るくなった。X+1年になると当院の障害者雇用のチャレンジトレーニングに参加し，作業の能率に問題はあるが，仕事への意欲はあり，3月21日に雇用契約を結んだ。

II．考　察

本症例は4回の幻覚妄想・精神運動興奮状態のエピソードを呈し，3回の再発時にはいずれも警察官などに連行され保護室への収容というハードな対応を要した統合失調症患者である。3回の再発の原因は服薬中断が大きいと考えられ，継続治療が必要であるが，それが3回ともできなかった。このような症例に対し，RLAIが服薬を不要としながら安定した効果を示し，再発が予防できるとすれば，RLAIの最大の利点であろう。

本症例ではこれとは別に次の2点に注目したい。1つはRLAIによって家族の服薬確認の負担が解消される点である。本症例は，最後には薬を食事に混ぜて服用させたほど家族の服薬の願いは強く，服薬に関して家庭に軋轢が生じ，親子の信頼関係は損なわれ，これが現在の家族の拒否感情につながっていると考えられる。RLAIが実施されていれば，家族は服薬モニタリングをする必要はなくなり，余裕が生じることで，これまでとは異なった対応ができるかもしれない。RLAIは家族にとっても安心できる治療方法である。

もう1つの注目したい点は，RLAIによる治療をするようになってからは，自立への関心を示し，実際にそれに向かって動き出した点である。これまではことわざの意味とか，イチローなどのスーパースターの生き方などの話題が多かったものが，結婚や就労などの現実的なことを自ら話

[患者の声]
「薬を飲まなくてもよいので，気が楽になり，病気が治ったような気がする。注射を続けて『継続は力なり』で仕事をして，できれば結婚したい」

[ポイント]
① RLAIならば家族の服薬確認の負担が減少する。
② 障害者雇用にて就労を始めたのは，RLAIによって自信が回復した点が大きい。

すようになった。また，入院中はリハビリテーションに消極的だったものが，就労訓練には積極的に参加するようになった点も大きい。これらは意欲減退，不関，自閉などの陰性症状の改善とはニュアンスが異なるものである。本症例においてRLAIに先行した薬剤はリスペリドンなので，陰性症状がリスペリドンの直接的な薬理作用によって改善されたとは考えにくい。RLAI治療になって筆者との治療関係が深まったことや種々の現実場面に出会った際のスタッフとのやりとりも改善に寄与したであろう。

最も大きい要因はRLAIによって，「薬を飲まなくても大丈夫だ。自分でもやれる」という内面的な変化が生じたことであろうと筆者には思われる。物事にこだわる本症例にとって，あれほど周囲から服薬するようにと言われていた服薬をしないですむことは，自尊心の回復や自信につながったに違いない。RLAIは毎日の服薬の煩わしさから解放すると同時に，服薬するという内面的な体験も解放させることに意味があったと考えられる。自立には自信の回復とモチベーションがまず必要であるが，RLAIがそのきっかけになったと考えられる。

42. RLAI投与により復学を期待できる状態にまで回復した1症例

木村慶男

社会福祉法人天心会　小阪病院

I. 症例

[症　例] 20歳，男性，外来。

[既往歴] 特になし。

[家族歴] 兄が統合失調症（他院にて通院加療中）。

[生活歴] 同胞3名中第2子。両親，兄・妹と同居している。小学校3年時と5，6年時に虐められたが，不登校には至らなかった。現在は大学1年生（休学中），囲碁将棋部に在籍。

[現病歴] X-1年9月25日に大学の食堂や教室で「彼女ができているとか，できていないといった変な噂をされる」と訴えるようになった。同年9月28日には囲碁将棋部の大会があったが，そこでパニックを起こしたため，家に連絡があり迎えに行った父に「大会に出場する」と訴え，暴力をふるった。翌29日，近医精神科クリニックに受診し投薬を受けたが，以後も父母に馬鹿にされたと訴え父母へ唐突に暴力行為をふるうことなどがあったり，誰かと電話しては奇異な訴えをしたりしていることもしばしばあった。入院も考慮され，保健センターの紹介で，X-1年11月5日に当院を初診した。前医の処方をある程度参考に投薬したが，通院中の電車内でも，乗り合わせた乗客に「うるさいので話を止めてもらえませんか」と言いに行ったり，テレビで言っていることや父母が会話している場面で被害妄想的となり父を突き飛ばしたりなどの行動が持続するため，11月19日，当院に医療保護入院となった。

入院後も「9月28日に父が死んだが，タイムマシンに乗って生き返らせた」などと訴え，幻覚・妄想を認めたが，X年1月中旬頃より幻聴はやや軽快，2月には「父が死んだというのは勘違いだった」と言うようになった。3月になり「頭がくらくらする」，「薬が強いと思う」などの訴えがあり，減薬したところ，幻聴がやや増悪したため，薬剤の調整を続けた。外泊をくり返し精神症状も軽快したため，同年6月10日に退院となった。以後，現在も通院加療中である。

[治療経過] 入院前は前医の処方をある程度継続し，X-1年11月5日にオランザピン10mg/日，リスペリドン内用液2mL/日を中心として治療を開始した。11月12日にはオランザピンを20mg/日に増量した。しかし上記のように幻覚・妄想に基づき暴力行為などがみられたため，11月19日に入院。入院後は本人の兄がオランザピンで治療されていることから，オランザピン20mg/日で治療を開始した。しかし12月1日には「お腹がすいて仕方がない」と訴えがあり，オランザピン10mg/日，リスペリドン3mg/日に変更。12月9日にはオランザピンを止め，リスペリドン5mg/日に増量，ビペリデン2mg/日も投与した。まもなく空腹感は軽減したが，リスペリドン内用液2mLの頓服をしばしば1日2回使用することがあり，「○○死ね」と聞こえる，と幻聴の訴えが持続するため，12月16日にはリスペリドンを10mg/日まで増量した。それに伴いアカシジアもみられるようになり，ビペリデンを4mg/日に増量した。X年1月13日には幻聴はやや軽快してきたが，他患者に過干渉となるため，クエチアピン300mg/日を追加，2月10日より600mg/日，2月19日より700mg/日に増量した。

この頃に「父が死んだのは勘違いだった」と言うようになった。3月12日よりクエチアピンを600mg/日へ減量し，3月13日よりリスペリドン8mg/日に減量した。一時幻聴の訴えがみられたが，眠気や頭痛を訴えるようになり，3月31日にはリスペリドン6mg/日に減量した。4月9日よりクエチアピンを400mg/日，4月13日よりリスペリドンを4mg/日に減量した。4月23日よりクエチアピンを200mg/日に減量，5月7日に中止した。尿失禁を頻回に認めたため，5月26日よりジスチグミンを10mg/日投与した。時に幻聴の訴えがあったが，外泊をくり返し，特に問題がなかったため，X年6月10日に退院となった。退院時には病的体験はまったく消退していた。

[切り替え方法] 入院中よりRLAIの導入を勧めたが，入院時には毎月の定期検査での採血も怖がるほど注射に対する恐怖感が強く，導入できなかった。外来でもくり返し勧めたが，やはり恐怖感が強く拒否していたため内服薬の使用を続けた。しかし母同伴での受診時に，筆者の経験から，特に若年発症の統合失調症患者の多くが症状がよくなれば一度は服薬を止めてしまうことが多いこと，積極的に止めなくても飲み忘れてしまうことが多いこと，そのため再発のリスクが高くなること，再発すればするほど社会

症　例：20歳，男性。主症状：幻覚，妄想

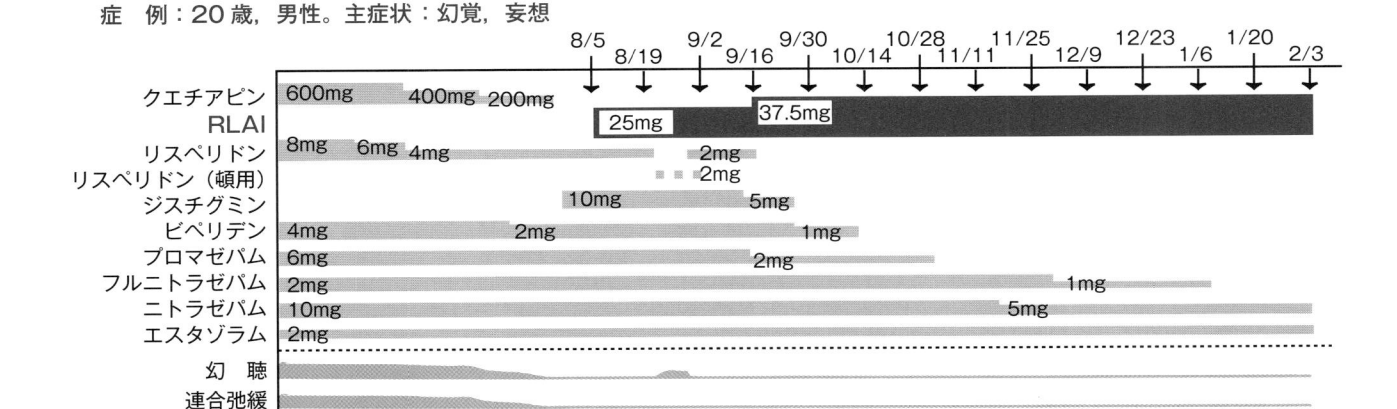

	8/5	8/19	9/2	9/16	9/30	10/14	10/28	11/11	11/25	12/9	12/23	1/6	1/20	2/3
クエチアピン	600mg	400mg	200mg											
RLAI				25mg			37.5mg							
リスペリドン	8mg	6mg	4mg		2mg									
リスペリドン（頓用）				2mg										
ジスチグミン			10mg		5mg									
ビペリデン	4mg		2mg		1mg									
ブロマゼパム	6mg				2mg									
フルニトラゼパム	2mg								1mg					
ニトラゼパム	10mg							5mg						
エスタゾラム	2mg													
幻聴														
連合弛緩														
過干渉，不安焦燥														

的機能が戻りにくくなること，治りにくくなることなどをくり返し説明したところ，母の強い勧めによりX年8月5日にRLAIの25mgを初回投与した。

　RLAI切り替え前の処方はリスペリドン4mg/日（就寝前），ブロマゼパム6mg/日 分3（食後），フルニトラゼパム2mg/日，ニトラゼパム10mg/日，エスタゾラム2mg/日（就寝前），ビペリデン2mg/日 分2（朝夕食後），ジスチグミン10mg/日 分2（朝夕食後）としていた。8月26日よりリスペリドン2mgを頓服として渡したところ，4週目まで頓服を本人が毎日服用していたため，リスペリドン2mg/日減量の状態となっていた。9月2日に頓服を使用しないよう指示したところ，9月8日に幻聴があったと翌日に受診した。そのためリスペリドン2mg/日の服用を指示した。9月16日の4回目投与時からRLAIを37.5mgに増量した。ブロマゼパム2mg/日，ジスチグミン5mg/日を減量した。リスペリドン内服は中止とした。9月30日にはジスチグミンを中止し，ビペリデンを1mg/日に減量した。

　この頃から作業所に通っていたが，楽しいと表情も柔らかくなってきた。10月14日にはビペリデンを中止した。10月28日にはブロマゼパムも中止となり，この時点でRLAIと睡眠導入剤のみとなった。朝の起床困難を訴えたため，11月11日よりニトラゼパムを5mg/日に減量した。11月25日にはフルニトラゼパムも1mg/日に減量した。X+1年1月6日にはフルニトラゼパムを中止した。その後「もう注射は要らないのでは？」と，RLAIにしていなければ服薬中断につながるような発言があった。RLAIの必要性を再度説明し，以後も継続中である。4月の大学復学に向け，作業所に通いながら精神症状も安定した状態を維持している。

II．考　察

　本症例は兄が先に統合失調症を発症しており，その際の経験から，入院途中から病識を認めるようになった。しか

[患者の声] RLAI治療により症状がなくなったため，再三治療継続の必要性を説明していたにもかかわらず，「RLAIがなくてもよいのでは」という意見が聞かれた。以下にその他の発言を挙げる。「RLAIになって眠気や身体のだるさがなくなった」，「飲み薬が減ってよかった」，「服薬忘れを気にせず生活できるようになった」

[ポイント] ①RLAI治療を提案するポイントは服薬忘れや，服薬中断する可能性が高く，再発の恐れが高い症例に，RLAIのメリットを伝え，注射を始めてもまた内服に戻せることを伝える。本症例では最初は注射に対する恐怖感が強かったが，3回目頃より「慣れた」と言われた。②切り替えのポイントは至適量に至るまではリスペリドンの内服薬を頓服として使用できるようにしておく。

し入院中に自己服薬管理していたものの，寝てしまって就寝前薬を飲み忘れることがあったり，外泊中にも飲み忘れがあった。また筆者の経験から，特に若年期発症の患者は症状が軽快すると服薬の必要性を感じなくなったり，飲み忘れが続いた結果としての再発が多いことから，リスペリドンのみで軽快している本症例はRLAIの適応と判断し，入院中から何度も勧めた。しかし注射に対する恐怖心は幼児のような怖がりようで，入院中には導入できなかった。そんな中，母の「筆者がそれほど勧めるならよい薬剤なのであろう」と本人に説得してくれたため，RLAI導入に成功した。

　RLAI導入後，至適量が決まるまで多少の症状の揺れはあったが，現在では「もう腰の注射は必要ないのでは」と訴えるなど，症状が改善して服薬の必要性を感じなくなっていることが想像されたため，再度再発の危険性を説明し，RLAIの必要性を説明する必要があった。今後もRLAIを続ける限り，再発の危険性は減少すると思われる。本人はまもなく復学の予定であり，将来の就労も期待できる状態となっている。

43. RLAI導入により不安が著減し，社会参加が容易になった1例

根本清貴*,** 池田八郎** 朝田 隆*

* 筑波大学大学院人間総合科学研究科精神病態医学
** 医療法人八峰会 池田病院

I. 症 例

[症 例] 21歳，男性，外来。

[既往歴] 特記事項なし。

[家族歴] 母親が41歳時にうつ病にて自殺している。

[生活歴] 同胞2名中第2子。中学生の時にいじめが原因で不登校となったことがある。高校に進学したが，発病のため中退。現在は父と2人暮らし。

[現病歴] X-6年夏頃（15歳，高校1年時）から不眠がちとなり，次第に「寝ようとすると音楽が絶え間なく流れるように」なってきた。また，「文章や授業の内容が理解しづらく」なってきたともいう。このような状態が続き，学校にも登校することができなくなったため，X-5年5月（16歳，高校2年時）にA病院精神科を受診した。受診時，幻聴，自我障害，思路障害などを認めたことにより，統合失調症と診断された。リスペリドン2～3mg/日，ゾテピン50～75mg/日などの内服により，幻聴は比較的速やかに消失した。

本人は整備士の専門学校に進学し，将来は整備士になりたいという夢があったが，高校3年生になり専門学校の受験が近づくにつれ，「不安で仕方がない」，「自分は整備士になれないのではないかと思って怖い」，「緊張して何も手につかなくなる」などと訴え，終日臥床がちの生活になった。結局，受験はできずに終わったが，希望する学校の試験日が過ぎるとこれらの症状は自然に軽快した。その他にも「オートバイの免許を取りたいと思うのだが，いざ行こうとすると足がすくんでしまう」などと訴えることもあった。その後も受験が近づく年末になると同様の症状をくり返し，結局受験できないということをくり返し，自閉的な生活が続いたため，本人が他院の受診を希望し，紹介されてX-1年11月（20歳時）にB病院を受診となった。

[治療経過] B病院受診時，処方としてはリスペリドン3mg/日，ゾテピン75mg/日，スルピリド300mg/日，レボメプロマジン15mg/日，ジアゼパム15mg/日，ビペリデン3mg/日，フルボキサミン50mg/日，ブロチゾラム0.25mg/日と多剤併用となっていた。このうち，リスペリドン，フルボキサミンに関しては，内服するようになってから不安症状が若干軽減したと話したため，リスペリドン，フルボキサミンの2剤を主剤として，それ以外の薬剤は減量する方針とした。しかし，X-1年12月～X年2月にかけては例年の受験シーズンであり，「整備士になりたいのに免許が取れるか心配」，「こんなに不安になるなら死んだほうがいいと思う」などと訴えるため，この期間は薬剤を据え置き，不安が軽減した4月以降にまずスルピリドを減量した。さらに，6月にRLAIが利用できることに伴い，「RLAIを使用することで，先の不安がやわらぎ，将来的に専門学校に行ける可能性が高くなる可能性がある」と伝えたところ，本人が希望し，X年6月からRLAIを導入することとなった。

[切り替え方法] 切り替え時，抗精神病薬はリスペリドン3mg/日，ゾテピン25mg/日を内服していたため，RLAIの最終用量は37.5mgを目標とした。増量方法としては，RLAI 25mgを3回投与した後，4回目から37.5mgとした。37.5mgを2回投与したころ，本人から眠気，だるさの訴えがあり，経口のリスペリドン3mg/日を2mg/日に減量し，ゾテピンも中止とした。2週間観察し，病像悪化がないことを確認し，経口のリスペリドンは中止とした。また，その後，本人から「ジアゼパムはなくても大丈夫かもしれないから減らしたい」との要望があり，漸減～中止としたが，不安症状は特に認められず，むしろ眠気の減少に伴い，活動性の改善を認めた。抗精神病薬がRLAIのみとなった後，本人にRLAIの印象を聞くと，「ストレス耐性が強まった感じがします。不安になることが前よりずっと減りました」と話した。なお，11月（11回目投与）には「37.5mgでは注射部位が痛い」との訴えがあり，25mgに減量したが，特に症状の増悪を認めることはなかった。

この後，受験シーズンに入り，再び症状の増悪があることが危惧されたが，本人自ら「いつもこの時期に調子を崩していたので，今年はまず，オートバイの免許を取ることから始めて，そこで自信をつけて専門学校の勉強に入ります」と言い，自動車教習所に通うようになった。過去に

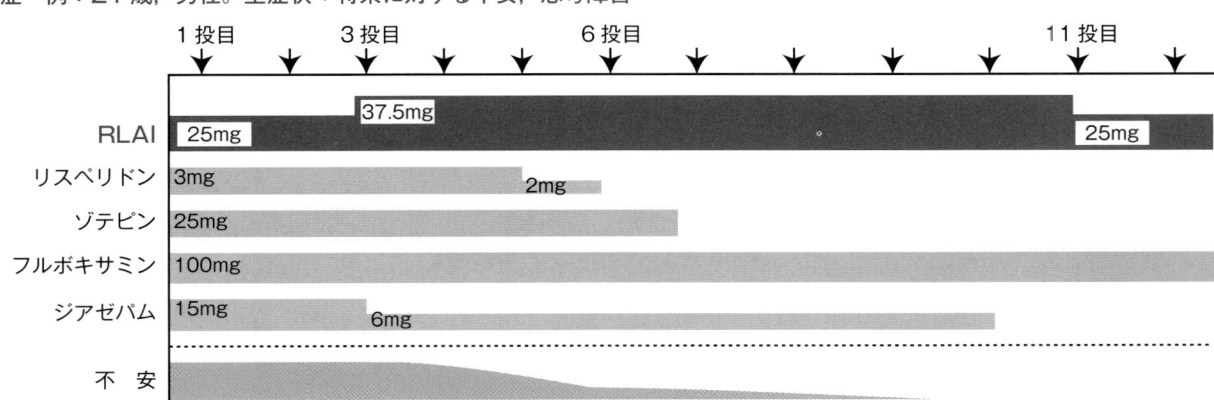

症　例：21歳，男性。主症状：将来に対する不安，思考障害

	1投目	3投目	6投目	11投目
RLAI	25mg	37.5mg		25mg
リスペリドン	3mg	2mg		
ゾテピン	25mg			
フルボキサミン	100mg			
ジアゼパム	15mg	6mg		
不　安				

は，教習所には入学手続きをするものの，「免許が取れなかったらどうしよう」という不安に駆られて結局行けないことを2度くり返していたが，今回はそのようなことはなく，無事にオートバイの免許を取得することができた。このことは本人の自信につながり，来年の専門学校の受験勉強に向けて，準備を始めている。

II. 考　察

統合失調症患者の持つ不安の多くが未来に対する不安であり，木村はこれを「アンテ・フェストゥム」的な時間の取り方と述べている[1]。本症例においても，精神的不調を来すきっかけは，「専門学校に行っても整備士になれるのだろうか」，「教習所で教官の言うことがわかるだろうか」などと，未来に関する不安であった。そして，これらは抗不安薬では十分に症状が取りきれず，本人はもがいているにもかかわらず，傍目には無為・自閉的な生活となっていた。本症例ではRLAIの導入によって，この統合失調症に特有の不安が著減し，その結果，オートバイの免許を取得することができた。RLAIの導入によって社会参加が容易になったといえる。

興味深いことは，力価はほぼ等価であるにもかかわらず，リスペリドン経口では残存していたこの不安症状が，RLAIの導入により軽減したことである。RLAIの特性から考察するに，統合失調症の不安をやわらげるためには，抗精神病薬の血中濃度がコンスタントに維持されていることが重要なのではないだろうか。これまで精神科では特に指摘されていないが，他科においては，処方薬の用量設定の際に，薬の次回投与前の最低血中濃度を示す「トラフ値」を用いることがある。現時点ではリスペリドンをはじめ，非定型抗精神病薬はいずれも血中濃度を測定することができないが，経口内服薬において，より適切な用量設定をするためには，内服直前の薬剤の血中濃度を測定し，ト

[患者の声]
「ストレスに前よりずっと強くなりました」，「将来への不安が少なくなったので，毎日の生活が楽になりました」

[ポイント]
①経口薬では十分に「先回りの不安」をとれない統合失調症患者に対して，RLAIは有効である可能性がある。
②RLAIを始めた後，患者が眠気，だるさを訴えたら，RLAIが血中に出てきているサインであり，経口薬は速やかに減らすことができる。
③トラフ値を意識することは統合失調症の治療においても有用である可能性がある。

ラフ値を求め，その値をみながら用量の加減を調整することが必要なのかもしれない。この観点からいうと，RLAIはトラフ値が経口に比べてずっと高いと考えられ，これが高い有効性に関連するのではないだろうか。

なお，本症例は筆者がRLAIを最初に導入した症例である。このため，経口のリスペリドンの漸減に不安を抱え，RLAI導入後10週で初めて経口リスペリドンを漸減した。この結果，患者は眠気，だるさを一時強く訴えた。RLAI投与後3週間で効果が出ることを考えれば実際は4週間以降で，経口薬は漸減できるはずであるし，現在はそのように行って，大きな問題なく切り替えることができている。

文　献

1) 木村敏：分裂病の時間論−非分裂病性妄想病との対比において−. 笠原嘉編：分裂病の精神病理 5. pp.1-31. 東京大学出版会, 東京, 1976.

44. RLAIへの置換でQOL，意欲の改善を認めた1例

宮澤仁朗

医療法人　ときわ病院

I. 症　例

[症　例] 37歳，女性，妄想型統合失調症。
[既往歴] 糖尿病，脂肪肝，薬剤性肝機能障害。
[家族歴] 特記事項なし。
[病前性格] 内気，小心。
[生活歴] 同胞3名中第2子，長女として出生。幼少時には空想癖があり，よく物語を創作していた。両親は教員で共働きであったため，祖母に過保護に育てられた。地元の小学校，中学校，高校を中位の成績で卒業する。小学校3年の時にいじめに遭い，その後は高校卒業まであまり友人ができなかった。短大（保育科）に進学した。
[現病歴] X-18年（19歳：短大2年時）に幻聴と被害妄想が出現し自室に閉じこもるようになり，徐々に食事も摂取しなくなった。翌年なんとか短大を卒業したが，内的異常体験が持続し空笑，独言を認めた。卒業後は就職せず，自閉的な生活をしていた。
　X-15年（21歳時），A大学神経精神科を受診し通院，服薬を開始したが，被毒妄想が顕在化したため拒薬した。精神運動興奮状態を呈し，X-14年同院へ初回入院となった。その後も症状の軽快と増悪をくり返し，A大学に3回の入院歴を有する。X-10年（26歳時），A大学の担当医より精神科デイケアを勧められ，当院初診に至る。
[治療経過] 当院への転医当初よりデイケアを導入し，社会性の向上，内的異常体験の軽減を目指したが，両親の不仲など，家庭状況に影響を受けてX-9年当院に初回入院となった。前医ではブロムペリドールを主剤として薬物治療が行われ，当院でもそれを継続していたが，入院を機にリスペリドンに置換した。また，入院時検査で糖尿病であることが判明したため，インスリン抵抗性改善薬による治療も開始した。
　リスペリドンによる薬物治療が奏効し3カ月で退院し，その後デイケア通所を再開した。しばらく安定していたが，家庭状況の悪化や拒薬を契機に急性増悪を来し，当院に計6回の入院歴を有する。6回目の入院は患者自らが幻聴体験を吐露し入院を希望し，X-2年5月からおよそ2カ月間入院治療を実施した。退院後はSSTや心理教育を導入し，週2回のデイケア通所を継続していた。公共交通機関を利用し通所していたが，その際「周囲の乗客が患者を監視している」，「悪口を言っている」と訴え，通所が中断したため，両親の協力を依頼し，不定期ではあったがデイケア通所をなんとか維持していた。糖尿病や薬剤の副作用に留意しつつリスペリドン，ペロスピロンを中心に薬剤を調整し，同居している両親や兄弟には再三病気の説明を行い，患者に精神的な負荷をかけないこと，良好な睡眠確保に向けての家族協力を求めた。
　家族の送迎で週2回のデイケア通所を続け，徐々に他の通所メンバーとの交流も認めるようになった。統合失調症の症状について理解を示し，幻聴体験や被害念慮が再燃した際には，患者より自己申告するまでの状態となった。ただし服薬に関しては両親から監視されている意識が残存し，デイケア参加に対しても担当医や家族の促しによる受動的な通所であり，種目の選択など消極的で自発的な動きはみられなかった。また，一貫して身体のだるさや眠気を訴え，デイケア参加中に臥床する場面も認められた。
　X年5月に薬に対する構えの調査票（Drug Attitude Inventory; DAI-10）を実施したが，得点は10点で服薬に対して肯定的・前向きである様子が伺えた。ただし服薬状況調査アンケートにおいて服薬遵守率は80％程度で，飲み忘れが確認された。
[切り替え方法] 新しく非定型抗精神病薬の持効性注射剤・RLAIが登場し，RLAIは有効かつ安全な血中濃度を安定して保てること，症状の再発・再燃が少ないこと，抗精神病薬の毎日の服薬から解放されること，以前の抗精神病薬の注射に比較して痛みが少ないこと，薬価についてなどを患者に対して説明し資料を渡し，両親に対しても同様の説明を行い，家族で相談する機会を与えた。その結果，両親とともに来院し，RLAIへの切り替えを患者自らが希望した。そのためX年7月，RLAIを従来の内服薬に上乗せして筋注し，血液検査なども並行して行い，安全性の確認に努めた。初回より4週までは経口薬を継続しながらRLAI 25mgを筋注し，X年8月（筋注3回目）より経口薬をすべて中止し，それに合わせてRLAIを37.5mgへ増量した。

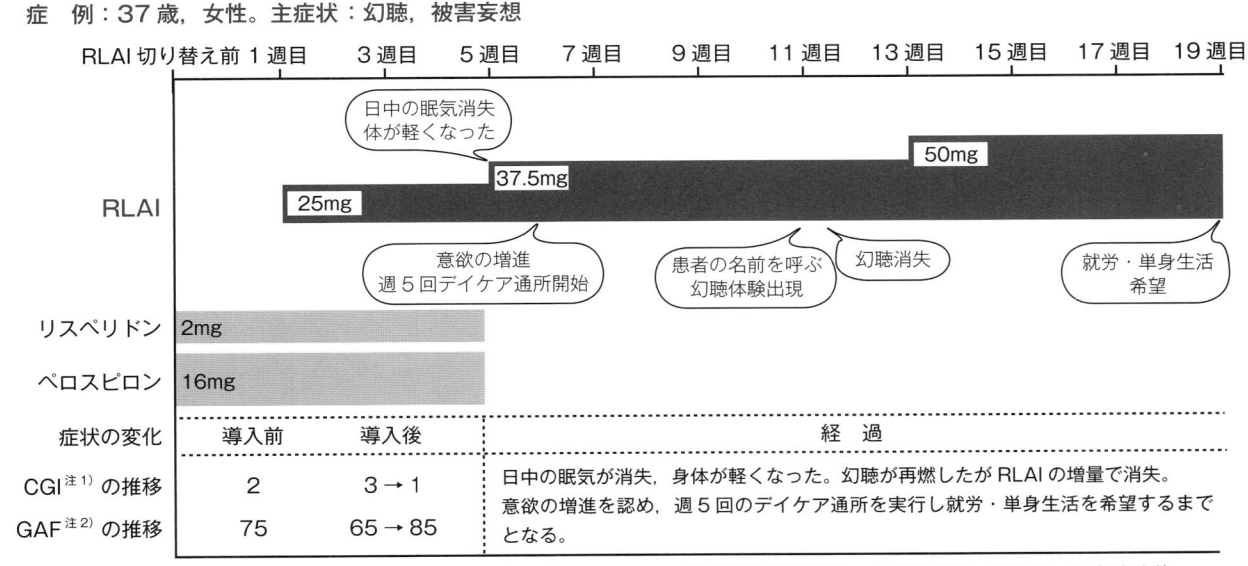

症　例：37歳，女性。主症状：幻聴，被害妄想

	RLAI切り替え前	1週目	3週目	5週目	7週目	9週目	11週目	13週目	15週目	17週目	19週目
RLAI			25mg	37.5mg					50mg		
リスペリドン	2mg										
ペロスピロン	16mg										

5週目：日中の眠気消失　体が軽くなった
5週目：意欲の増進　週5回デイケア通所開始
11週目：患者の名前を呼ぶ幻聴体験出現
13週目：幻聴消失
19週目：就労・単身生活希望

症状の変化	導入前	導入後	経　過
CGI[注1)]の推移	2	3→1	日中の眠気が消失，身体が軽くなった。幻聴が再燃したがRLAIの増量で消失。意欲の増進を認め，週5回のデイケア通所を実行し就労・単身生活を希望するまでとなる。
GAF[注2)]の推移	75	65→85	

注1) CGI; Clinical Global Impressions-Improvement（全般印象評価尺度）。1: 著効改善，2: 改善，3: 軽度改善
注2) GAF; The Global Assessment of Functioning Scale（機能の全体的評定尺度）

　RLAI使用5週間後（内服中止1週後）より日中の眠気が消失し，意欲的となった。不定期になりがちだったデイケア通所も週5回に増えて，家族の送迎を止めて患者自ら公共交通機関を利用して通所するようになった。X年10月，患者の名前を呼ぶ幻聴体験が出現し，患者自ら増薬を希望したため，筋注7回目よりRLAIの用量を50mgとし経過観察を行ったが，その2週後には幻聴体験もなくなり，50mgの用量を現在も継続している。X+1年2月には朝の弁当作り，家計簿をつけるようになり，単身生活を希望している。就労に対する意欲も増強し，アルバイト情報誌を購入し仕事を探すまでの状態に至った。身だしなみにも留意するようになり，表情も生き生きとして積極的に対人交流を図るなど，社会性の向上が認められた。

II. 考　察

　非定型抗精神病薬の内服からRLAIへ置換することによって著明な改善を認めた症例である。RLAI導入の前提として，患者およびその家族に薬剤に関する詳細な情報を提供し，多々ある剤型の中から，患者自身にRLAIを選択してもらう方法を採用した。患者自身がRLAIの有効性，安全性のメリット，高薬価である点などを勘案し納得した上で実施できたことに，アドヒアランスを支持する働きかけが成立し奏効したものと思われる。

　導入後に一時幻聴が再燃したが，RLAIを増量したことによって症状は消褪している。内服からの解放は薬効のみならず，患者の自信回復に寄与し能動性や意欲の増進に帰結したものと推測される。また，適正な血中濃度が保持さ

[患者の声]
毎日の服薬から解放され人目を気にしなくてよくなったこと，特に両親から定期服薬を確認されている意識を強く有し，精神的な負担を抱えていたがそれからも解放されたこと，日中の眠気や全身倦怠感が消失し意欲的になったことに対して感謝の言葉を述べられた。

[ポイント]
①RLAIを投与するにあたって患者に以下のポイントを説明したことで，導入の了解が得られた。
　・血中濃度を安定して保てること。
　・症状の再発・再燃が少ないこと。
　・抗精神病薬の毎日の服薬から解放されること。
　・従来の持効性注射剤と比較して痛みが少ないこと。
②患者の状態変化によるRLAI継続の意向。
　・眠気，倦怠感が消失し意欲的になり，仕事への意欲，単身生活の希望などが出てきた。
　・毎日の服薬から解放され，また両親からの服薬確認もなくなることで，患者本人の精神的負担が減った。

れることによって日中の眠気やだるさも消失し，副作用の軽減を認めた。

　統合失調症の維持療法においてアドヒアランスの向上，QOLの改善，意欲の増進，社会性の獲得にRLAIがより大きく貢献することが本症例を通して示されたものと考える。RLAIによる統合失調症治療のさらなる飛躍を期待してやまない。

45. RLAIの使用により病状が安定化し，作業所への通所が可能となった1例

伊藤耕一

特定医療法人慶愛会　札幌花園病院

I. 症　例

[症　例] 30代，男性，外来通院中。
[既往歴] 特記事項なし。
[家族歴] 特記事項なし。
[生活歴] 同胞1名の長男として出生。最終学齢は工業高校卒業。高校時代はラグビー部に所属し友人も多かった。卒業後は自衛隊に入隊したが，3年で除隊した後，飲食店に数年勤め，その後は発症まで地元の工場にて働いていた。本人が高校時代に両親は離婚し，その後は母親と暮らしている。未婚。
[現病歴] 元来，内向的な性格。X-5年にそれまで長年勤めていた工場を退職した。心配した母親に対しても，はっきりした理由を話すことはなく，その後は自宅に引きこもりがちになった。当初は友人の誘いに外出することもあったが，X-4年頃からはほとんど人付き合いもなくなった。本人によると，仕事を辞める前より，周囲の人の視線が気になり，自分の悪口を噂していると感じるようになったという。次第に，自宅にいても，外を歩いている人の声がすべて自分の噂だと思うようになり，外出できなくなったという。そのため，心配した母親に伴われ，X-3年2月に当院外来を受診した。
[治療経過] 初診時は落ち着きなく周囲を見回し，緊張しオドオドした様子が目立っていた。被注察感が強く，被害関係妄想を認めた。統合失調症と診断し，本人および母親にその旨を説明した。やや現実感のない様子であったが，つらさがとれるならと薬物療法には同意し，オランザピンの投与を開始した。

内服により気持ちが楽になったと述べ，引きこもりの改善を目的にX-3年6月からは当院デイケアに参加するようになった。デイケアには週3回定期的に参加しており，X-2年9月頃には作業所の見学に出かけたり，アルバイトの面接を受けるようになった。しかし，この頃より再び周囲の人の視線が気になると訴えることが多くなり，気分の易変性が目立つようになった。そのため，X-1年4月よりリスペリドン内用液を追加で内服するようになった。当初は「気持ちが楽になった」と述べていたが，次第に内服が不規則となり，対人緊張感が強まってきた。結局，デイケアのメンバーとのトラブルを契機に，X年5月にデイケアを辞めてしまった。
[切り替え方法] デイケア退会後，本人および母親と今後の治療方針について話し合いを持った。本人からは，薬を飲むと楽になるが，肥満への心配があること，仕事をすると日中には人の目が気になり飲めなくなるのではという心配があること，面倒になりつい忘れてしまうことなどを訴えていた。また，母親は再び引きこもりとなってしまうのではと心配していた。そのため，内服量を減らし，確実に治療効果を上げる方法としてRLAIを提案し，導入を開始した。

RLAI導入時の処方は，リスペリドン内用液4mL/日，オランザピン20mg/日，バルプロ酸400mg/日であった。RLAI導入に際してはX年7月に25mgより開始し，元々の抗精神病薬投与量が高いため，1カ月後には50mgへ増量した。導入時には，まず情動の安定化および薬剤の切り替えに伴う症状の増悪を防ぐことを期待し，バルプロ酸800mg/日を併用した。リスペリドン内用液はRLAI開始後に漸減し，50mgへの増量時には中止した。

当初は2週おきの注射間隔に不満を漏らすこともあったが，次第に気持ちが落ち着いてきたと述べ，そのような訴えも消失した。その後は内服量が少なくなり面倒が減ったと述べるようになった。X+1年1月には作業所に通いたいと希望するようになり，自ら自宅近郊の作業所を探して通所を開始した。被注察感や被害関係妄想も軽快し，作業所内での対人関係も問題なくこなしている。その後，本人と相談の上オランザピンを漸減し，現在は10mg/日となっているが，精神症状の悪化をみることなく，作業所への通所を継続している。

II. 考　察

本症例は被害関係妄想で発症し，数年間自宅への引きこ

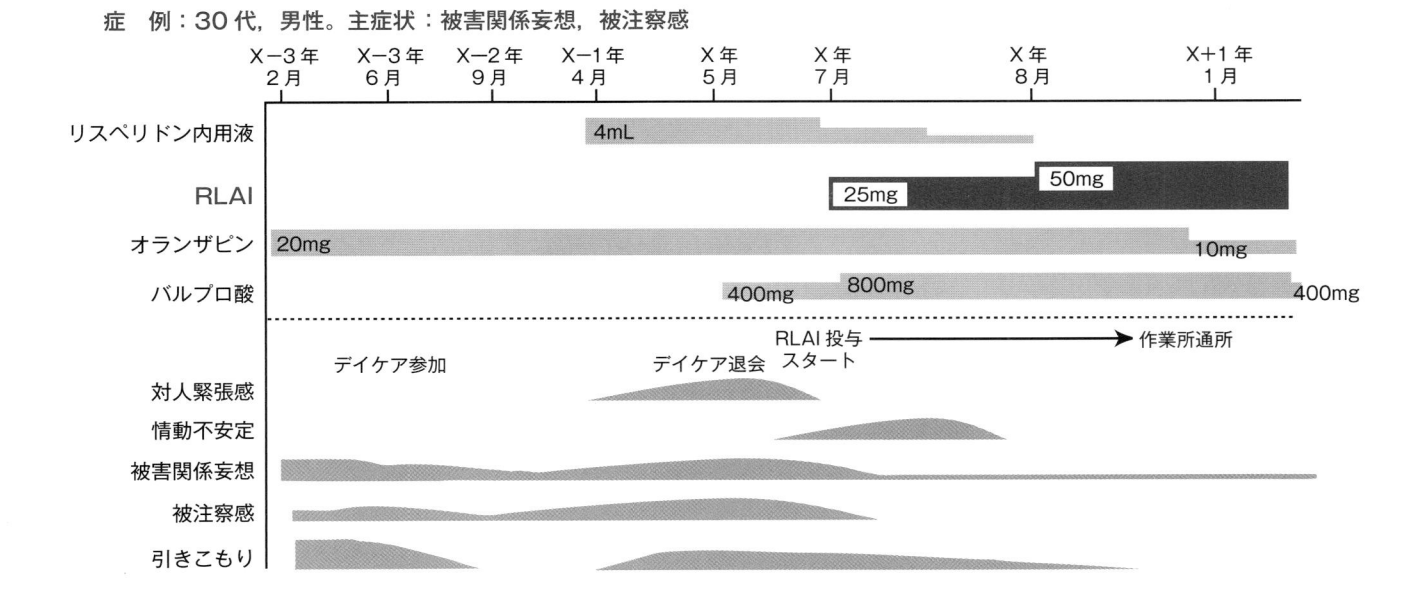

症　例：30代，男性。主症状：被害関係妄想，被注察感

もりの後，当院を初診した。オランザピンの投与によって症状は軽快しデイケアへの参加が可能となったが，その後，社会復帰活動の拡大を契機に病状が不安定化した。病状の不安定化に伴い服薬のコンプライアンスが低下し，対人緊張感が高まり，デイケアへの参加が途絶えてしまった。そのためRLAIを導入したが，その際には，怠薬予防の観点から注射を行うだけではなく，患者本人との話し合いの中から治療関係を構築していくことを心がけた。

近年，統合失調症の治療および医療全般において，薬物療法を含め，従来のコンプライアンスという観点からではなく，アドヒアランスという視点から行うことの重要性が指摘されている。アドヒアランスとは治療効果の向上のため，患者自らが納得して自分の意志で治療に参加していくことである。

RLAIは注射剤という特性から，どうしても肉体的な侵襲が加わるという事実は避けられないかもしれない。しかし，剤形の多様性という視点に立ち，患者の服薬に対する考え方や社会復帰のイメージの中で，薬物療法に対してお互いが十分に話し合うことから，注射剤に対する抵抗感が軽減し，さらに内服薬量の減少から，患者自身の満足感が生まれてくることは社会復帰の観点からみると重要なポイントと思われる。実際，本症例においても当初は，2週間ごとに注射を打つことや，注射時の痛みに関して，不満の言葉も聞かれていた。しかし，導入時に母親を交えての話し合いの中から，できるだけ社会復帰の場面では服薬したくないとの本人の希望もあり，診察ごとに本人の薬物療法に対するイメージを確認していった。導入当初は対人緊張も強く，不安感の訴えも強かったが，次第に病状が安定化していくとともに，その後はむしろ注射に対する肯定的な発言を口にする場面もみられ，その変化には驚かされた。

[患者の声]
「RLAIが2週間ごとに必要なことや，注射なので痛みがあるのはしかたがない。しかし，RLAIを始めて気持ちが楽になった。自分としては社会復帰に際してできるだけ内服薬を飲みたくないので，RLAIはとても助かっている」

[ポイント]
①日常生活場面での薬物療法に対するイメージを患者と共有することで，導入がスムーズとなった。
②剤形の多様性が持つメリットから将来に向けた話し合いを患者と行うことで患者の不安を払拭できた。

RLAIの導入に際しては，まずバルプロ酸を併用した。バルプロ酸が薬剤の切り替えに対して症状の増悪予防効果があるかどうかについては定かではないが，本症例では，導入期には情動面での不安定さも目立っており，このようなケースでは症状の急速増悪を予防することができるのかもしれない。また，内服薬として，オランザピンを併用している。現在は漸減しているが病状には変化なく，作業所への通所も続けている。

最近の本人との薬物療法に対するイメージの話し合いの中では，「内服をやめて，注射だけで安定できれば，将来仕事に出たときにとても楽になる」と話すことが多くなってきている。今後，本人のイメージのように内服薬を中止しても病状が安定してすごすことができれば，患者自身が自信を持って社会復帰していくことになると思われる。この観点からRLAIが持つ薬剤特性が，患者が社会復帰を目指すにあたり，大きな役割を持つものと思われた。

46. 急性期から維持期までRLAIが奏効した統合失調症・糖尿病の合併症例

小林和人

医療法人山容会　山容病院精神科

I. 症　例

[症　例] 60歳，女性，入院→外来。

[既往歴] 糖尿病。

[家族歴] 父親が糖尿病，母親は縊首自殺。

[生活歴] 同胞3名中第2子，次女。高校卒業後，上京し，縫製会社に就職。21歳時に結婚し，4女をもうけた。

[現病歴] X−30年，4女出産後に幻覚妄想状態となり，新生児の指を嚙み切るなどし，A病院に7カ月間入院。その後は通院せず，家族と生活したが，育児・家計を顧みず放浪をくり返した。入院を勧められると屋根伝いに逃げるなどしたが，結局，精神運動興奮状態のため，X−29年9月にA病院に再入院。その後も服薬中断による再燃をくり返し，A病院に頻繁に入退院した（計7回）。X−20年に離婚し，独居となった。

X−19年に帰郷し，当院に通院し始めた。怠薬して幻覚妄想状態となり，X−18年9月〜X−17年4月，当院に入院した。退院後は援護寮に入った。以後，通院していたが，服薬を自己判断で止めて症状が悪化し，幻覚妄想状態となり，X年2月〜4月当院に再入院した。退院後はデイケアに参加しながら，外来に通院していた。外来にてブロムペリドールからリスペリドンへの切り替えを行い，同年7月より処方はリスペリドン錠6mg/日のみであった。

[治療経過] X年9月初めより様子がおかしくなり，同居者に「援護寮を出たい」，「職員の○○さんと結婚したい」などと話し，無断外出をした。9月10日受診時，まったくしゃべらず筆談し，「何ができるか自分を試したい」，「もう治った」，「男というものを知りたい」などと書いた。まもなく緘黙からは脱したが，言動にまとまりを欠き，状態悪化は明らかであり，即日任意入院となった。

入院後，リスペリドン錠6mg/日を開始。多弁で拒絶が強く攻撃的で，頭に浴用タオルを巻き，脚の付け根までズボンを捲り上げ，チリ紙やボタンを携えて廊下を歩き回るなどし，他患者への干渉が多く，非常に迷惑がられていた。内服を嫌がったが，説得により何とか服用を続けた。しかし症状が改善しないため，9月24日，アリピプラゾール12mg/日を追加し，9月28日より24mg/日へ増量（リスペリドンは4mg/日へ減量）したが，それでも改善は不十分であった。アカシジアが出現し，アリピプラゾールによる副作用と判断した。

[切り替え方法] 入院前の状況を詳しく尋ねたところ，糖尿病の悪化が心配で援護寮の食事について不満を述べ，その時の世話人の対応が気に入らず，以来調子を崩し，服薬が不規則となったという。食事についての心配には本人の誤解があり，これには統合失調症の認知機能障害が関与していた。ストレスから不安・焦燥が強まり怠薬に至るというプロセスも改めて確認された。これらの点から，RLAIの適応になると判断し，効果・副作用・費用について説明したところ，RLAI導入を患者が承諾した。

X年10月9日，RLAI 25mgを投与開始した。10月16日（RLAI開始1週目），アリピプラゾールを12mg/日へ減量した。10月23日（RLAI開始2週目）に同剤を中止したところ，アカシジアは消失した。同日，2回目のRLAI 25mgを筋注。リスペリドン錠は4mg/日で継続した。その後，言動にまとまりが出て，疎通性が改善してきた。10月30日（RLAI開始3週目），リスペリドン錠を2mg/日へ減量。非常に穏やかであった。11月6日（RLAI開始4週目）の3回目投与から，さらなる改善を期待してRLAIを37.5mgに増量した。この頃になると，体調のよさを自覚し，自然な笑顔で「快食，快眠，快便です」などと語った。糖尿病の栄養指導に対する理解もよく，退院後の食事療法の方針について納得できた様子だった。11月15日に退院した。

退院後はデイケアを利用しながら2週に1度外来を受診し，RLAI 37.5mgで維持している。援護寮の世話人との関係は良好で，対人関係のトラブルがみられなくなった。糖尿病のコントロールは良好であった。デイケアではエコクラフトを作るなど意欲的で，得意な編み物を楽しみ，帽子やセーターをプレゼントして周囲から感謝された。退院後4カ月経過したが，怠薬の徴候はない。

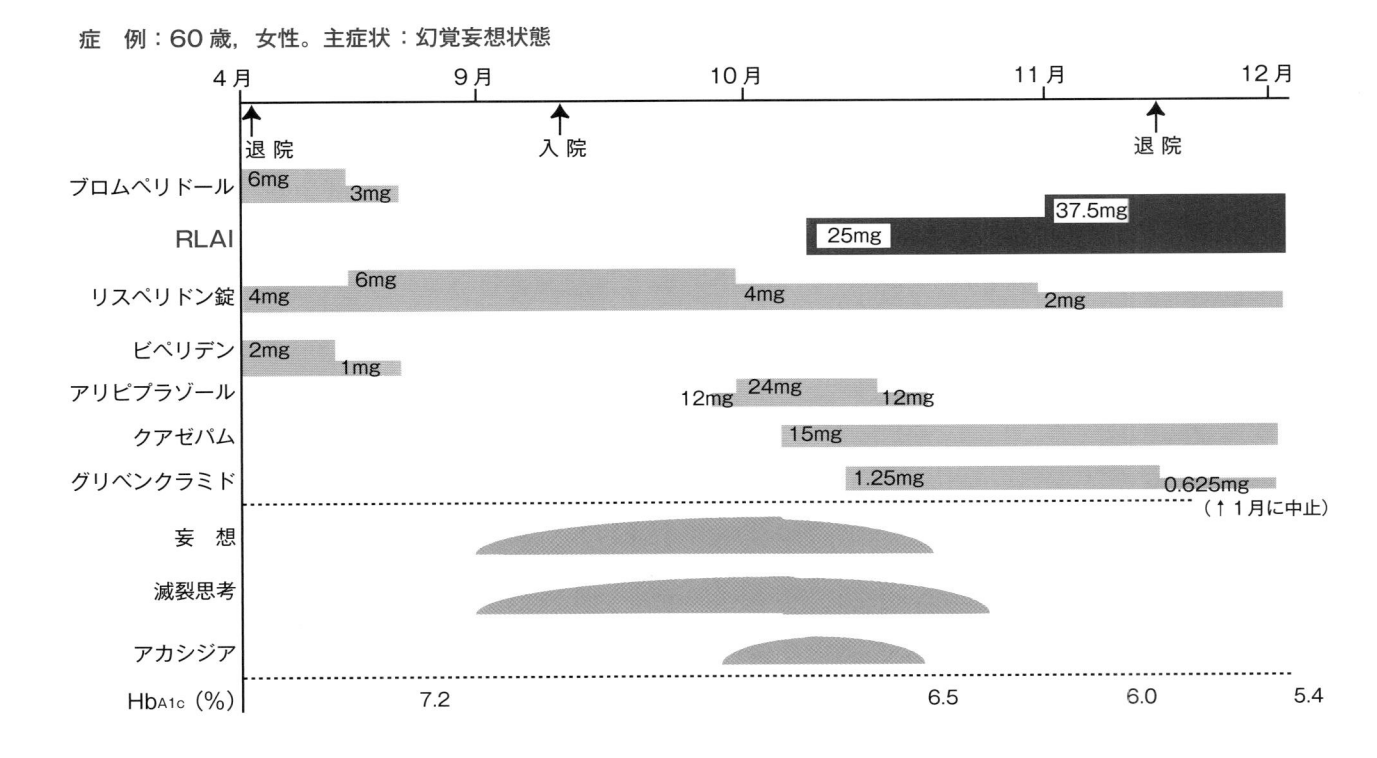

症　例：60歳，女性。主症状：幻覚妄想状態

	4月	9月	10月	11月	12月
	↑退院	↑入院		↑退院	
ブロムペリドール	6mg → 3mg				
RLAI				25mg	37.5mg
リスペリドン錠	4mg → 6mg		4mg	2mg	
ビペリデン	2mg → 1mg				
アリピプラゾール			12mg 24mg → 12mg		
クアゼパム			15mg		
グリベンクラミド			1.25mg	0.625mg	(↑1月に中止)
妄想		（帯状）			
滅裂思考		（帯状）			
アカシジア			（帯状）		
HbA1c (%)		7.2	6.5	6.0	5.4

II. 考　察

　RLAI初回投与後2週，つまりRLAIが定常濃度に達する以前から症状の改善がみられ，併用したリスペリドン錠が奏効したと考えられる。入院当初，リスペリドン錠6mg/日を2週投与して改善不十分であったため，糖尿病悪化のリスクを考慮し，代謝系への影響が少ないといわれるアリピプラゾールを開始したが，そのままリスペリドン単剤で継続していれば状態が改善した可能性が高い。鎮静作用によるアドヒアランス低下，糖尿病悪化のリスクを考慮してアリピプラゾールを選択したが時期尚早であった。

　これまで筆者は，怠薬をくり返す症例に対して，患者と相談して剤型を決めたり，服薬回数を減らすなどして対応してきた[1]。しかし，そこまでしても，怠薬により再発するケースがあり，頭を悩ませていた。なぜ怠薬に至ったかを分析して処方に反映してきたが，現実の臨床では怠薬を防ぎきれない場面を経験する。持効性注射剤は有効な選択肢であったが，従来品は定型薬である上，注射部位の局所反応を嫌がる患者が多かった。RLAIは局所反応が少なく，それがアドヒアランスの維持・向上につながっている。非定型薬は定型薬に比べ代謝系への影響がみられる可能性があるが，ベネフィットがリスクを上回ると考えている。

　本症例では，リスペリドン錠2mg/日+RLAI 37.5mg/2週で，糖尿病の悪化はなく，退院後もリスペリドンによる血糖上昇はみられておらず，HbA1cも安定している。精神状態が安定することによって食事療法の効果が上がった点

[患者の声]
「糖尿病が改善し，薬物療法への不信感が減った。飲み薬が減ってうれしい。ケンカしなくなった。趣味の編み物を楽しんでいる」

[ポイント]
① 怠薬により再燃する患者では，同じ治療を行っても，入院中は改善するが，外来ではいずれ怠薬による再燃がみられるため，RLAIのような持効性注射剤が有効であった。
② RLAI導入を通じ薬物療法の意義を再確認できた。
③ RLAIは急性期から維持期まで有効である。

が大きいと思われる。RLAI導入後は疎通性がよく，対人トラブルが減っており，これが生活習慣の改善につながった。

　退院後，外来でリスペリドン錠の中止を患者に提案したが，患者自身は継続を希望した。内服薬の減量を通じて内服の意味を考えるようになる傾向は他のRLAI投与患者にもみられており，アドヒアランス向上の観点から大変興味深い。

　RLAIの導入でコストが問題となることがあるが，筆者自身は将来の入院という見えないコストを考慮し，費用対効果は高いと考えている。薬剤師などスタッフと協力してその点を説明し，導入の了解を得た。

文　献

1) 小林和人：Risperidone内用液の1日1回10ml投与にて改善した統合失調感情障害の1例．精神医学，49(11)：1143-1145, 2007.

47. 服薬自己調整が続く患者へ RLAI を使用し，デイケアへの通所が可能となった1例

佐藤博俊[*,**]　松岡洋夫[*,**]

*東北大学病院精神科
**東北大学大学院医学系研究科精神神経学分野

I. 症例

[症　例] 43歳，女性，外来。
[既往歴] 特記事項なし。
[家族歴] 精神科遺伝負因なし。
[生活歴] 同胞なし。最終学歴は4年制大学卒業である。X-14年（29歳）に父が死亡し，現在は母との2人暮らし。大学卒業後は34歳までアルバイトなどの就労を何とかこなしていた。婚姻歴なし。
[現病歴] 元来，おとなしい性格ではあったものの友人は多く，成績もよかったため大学への推薦入学が決まっていた。大学への進学を控えたX-25年3月（18歳）頃から，「自分の考えがみんなに伝わっている」と家族に話すようになった。X-24年（19歳）4月初旬に百貨店で販売員のアルバイトを始めた直後より「男性客からからかわれた」としきりに気にするようになり，眠れない日が増えた。同4月中旬頃から「見張られている」，「『あの人変だ』と言われている。みんなが自分の悪口を言っている」と注察妄想，幻聴，被害妄想が出現し，同時に大学構内を突然走り回るなど奇異な行動もあり，心配した母親に伴われて同年5月25日に当院を初診した。診察時は上記の症状に加え，連合弛緩や思考途絶のため会話がままならず，急に立ち上がったり突然笑い出したりなど行動も解体しており，統合失調症と診断され治療が開始された。
[治療経過] 外来で処方されたチオリダジンの内服により入院することなく1カ月ほどで陽性症状は軽減し，目立った行動上の異常はなくなり大学に通えるようになり約半年で終診となった。しかし，卒業を間近に控えたX-21年2月末（22歳）から，緊張感や将来に対する漠然とした不安と共に被害関係念慮が再燃した。極度の不眠と情動不安定も併発し，両親と共に同年3月24日に当院を再受診した。「自分は他の人に操られている」，「問いかけると神様が返事をしてくれる」と作為体験や幻聴，妄想などの陽性症状が活発だったためチオリダジンが再開された。症状は軽快し，大学卒業後かろうじて就労は可能だったが，抗精神病薬の内服量を自己判断で調整していて再燃をくり返し，その度に連合弛緩・児戯的荒廃が進行した。X-9年（34歳）についに仕事ができなくなり，退職して自宅で自閉的な生活となった。

X-3年5月（40歳）から当院の精神科デイケアに参加したが，環境刺激に弱く被害的な関係づけや恋愛妄想，他の利用者への過干渉，情動不安定が強くなり，出席も不規則で同年11月にデイケアの利用を終了した。
[切り替え方法] デイケアを辞めてから通院日以外は自宅で自閉的にすごすようになり，昼過ぎに起床しては「やることがなく時間を持て余している」と夕方早々に多量の睡眠薬を内服し布団に入り，中途覚醒してはさらに追加の睡眠薬を内服してすごす日々となった。デイケアの再開による日常生活リズムの獲得が必要で，本人もそれを望んでいたが，刺激により病状が不安定となるため参加を再開できない状態であったため，まず病状の十分なコントロールが必要であった。本人は幻聴の強さに応じて抗精神病薬の服薬自己調整をし続けていると言い，結局不規則にペロスピロンをおおよそ16mg/日で内服する程度であった。病状不安定の背景には不十分な薬物療法があると判断し，デイケアの再開には病状の安定が必要なことを十分説明した。加えて本人に持効性注射剤（LAI）の使用を提案したところ，同意が得られた。

X年5月1日（43歳）から定型LAIであるデカン酸フルフェナジンの注射を開始したところ，幻聴や被害妄想が減少し「胸のザワザワがなくなった」と効果の自覚が得られ，会話や行動にもまとまりがみられるようになった。本人からは「注射している安心感がある。通院ごとに注射をしたい」と2週間に1回のLAI使用の希望があり，強い倦怠感もあったことから定型LAIからRLAIに切り替えることとし，同年6月26日からRLAI 25mgを2週間ごとに注射した。

定型LAIでみられた倦怠感の出現はなく，同年7月下旬頃から「落ち着きが出てきた。効いてきた感じ」と自覚

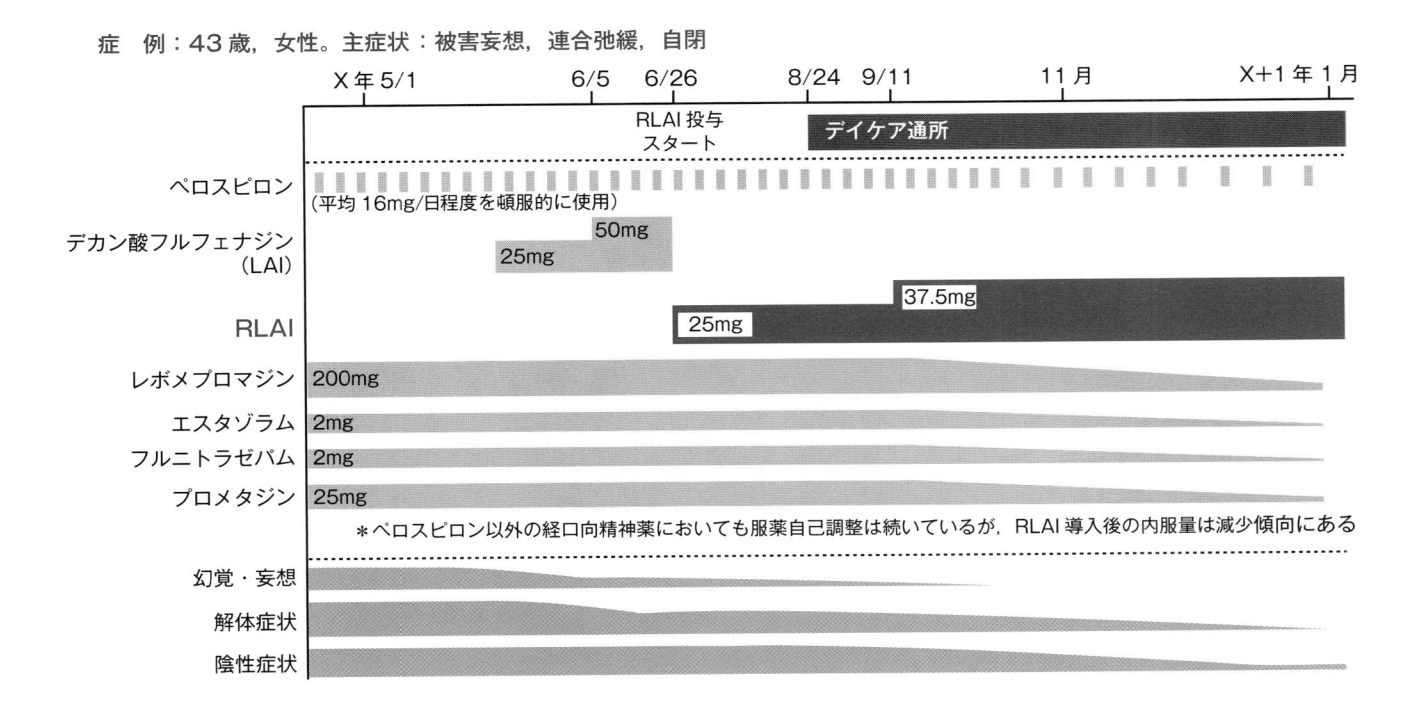

症　例：43歳，女性。主症状：被害妄想，連合弛緩，自閉

	X年5/1		6/5	6/26		8/24	9/11	11月		X+1年1月
					RLAI投与スタート		デイケア通所			
ペロスピロン	(平均16mg/日程度を頓服的に使用)									
デカン酸フルフェナジン(LAI)			25mg	50mg						
RLAI						25mg	37.5mg			
レボメプロマジン	200mg									
エスタゾラム	2mg									
フルニトラゼパム	2mg									
プロメタジン	25mg									

＊ペロスピロン以外の経口向精神薬においても服薬自己調整は続いているが，RLAI導入後の内服量は減少傾向にある

幻覚・妄想
解体症状
陰性症状

的な改善もみられた。同年8月初旬にデイケアの体験通所を行ったが問題はなく，同月24日からデイケアへの通所を再開した。ただし，服薬自己調整や薬の飲み忘れなどは続いており，本人と相談し副作用もないため，同年9月11日からRLAIの量を37.5mgに増量した。前回のデイケア利用時とは異なり，デイケアの出席率はほぼ100％を維持しており，日常生活リズムが整っただけでなく，デイケア内での適応も良好で対人関係能力の改善があり，現在は就労再開を目指すことが可能となっている。

II. 考　察

この症例は18歳の時に発症した統合失調症の慢性期の患者である。発症後でも中退することなく大学を卒業でき，当初は就労も可能なほどの適応が保たれていたが，次第に自閉的となり，30代半ばには有効な社会との関わりが少なくなっていた。初発時や22歳の再燃時共に薬物療法により入院せずに速やかに症状は軽減したが寛解まで至らず，服薬自己調整のため必要であった抗精神病薬の内服ができず，病態が進行したようである。また，解体した思考や行動のため，RLAI導入前はデイケアの利用など有効なリハビリテーションが行えない状態となっていた。

今回，定型LAIに続きRLAIを導入することにより，幻覚・妄想だけでなく思考や行動にもまとまりがみられるようになった。定型LAIで認めた倦怠感などの副作用も認めなかった。また，次第に社会復帰に向けた意欲・自発性，生き生きとした感情が得られるなど陰性症状の改善もみられ，RLAIの継続により情動面でも落ち着きが得ら

[患者の声]「倦怠感もなく，落ち着きが得られ自分で心のバランスがとれるようになった。デイケアにも落ち着いて参加できるようになった。薬を飲み忘れても大丈夫なので，気が楽になった」
[ポイント] ①部分アドヒアランスをRLAIにより補うことで，定型LAIで認めた倦怠感の出現もなく精神症状が安定した。②RLAI導入後にデイケアの利用が円滑となり，就労再開を目指せるようになった。

れるようになった。情動の安定化により対人刺激で精神症状が不安定となることがなくなり，デイケアでの効果的なプログラム遂行が可能となった。それにより昼夜逆転の改善・生活のリズムの獲得のみならず，デイケアでの役割・当番をこなす中で対人関係における自信も回復している。

服薬自己調整による不十分・不安定な維持療法が一連の問題の原因であったと言えるが，本人が抗精神病薬を積極的に嫌がっていたというよりも，くり返しの説明にもかかわらず幻聴に対する頓服的な使用にしか理解が得られていないことに原因があった。本症例は抗精神病薬の部分アドヒアランスをRLAIで補うことで，倦怠感などの副作用も出現せず精神科リハビリテーションが円滑に行えるようになったと言える。定期的に外来に通院していながらも部分アドヒアランスである患者の潜在数は多く，抗精神病薬の不足により症状自体が不安定となっていて社会復帰に有効な手だてがとれない患者においては，拒薬などがなくてもRLAIの導入を積極的に検討してもよく，効果的な手段の1つとなりうるものと考えられた。

48. アドヒアランスとRLAIの効果
―精神症状の推移をモニターする―

髙柴 哲次郎

医療法人恵愛会　第一精神保健クリニック

I. 症 例

[症　例] 33歳，男性，外来。
[既往歴] 特記することなし。
[家族歴] 特記することなし。
[生活歴] 同胞4名中第4子，双生児の兄がいる。両親に養育される。高校を中退している。
[現病歴] 中学2年頃から閉じこもりがちであった。高校1年時の8月頃より，精彩を欠くようになり，次第に奇妙な言動が出てきて近所の家に無断で侵入したため，同年（16歳時）の12月から3カ月間，翌年6月から5カ月間A病院に入院した。ぼんやりした様子で会話がうまく進まず，幻覚妄想は否定するため，破瓜型の統合失調症と診断されていた。退院後は服薬を中断し引きこもっていたが，誇大的な言動と被害妄想から家族に暴力を振るったため，19歳時の7月から5カ月間，B病院に入院した。入院中は多剤大量処方で鎮静された状態で，退院当日，当クリニックを初診した。
[治療経過] 受診時，幻覚妄想はまったくないと否定した。言動は鈍く，表情の動きも少なく病識はみられなかったが，通院服薬の意向は認められた。

そのまま単身生活に移行し，リスペリドン5mg/日の単剤処方に切り替え，2年間アルバイトに従事していたが，夜の仕事に就いて服薬を中断した。幻覚妄想・興奮状態となって22歳時にA病院に2カ月間再入院となった。退院後は再び，当クリニックにて通院加療を継続している。

幻覚・妄想は「ない」とはっきり否認し続けていたが，25歳時に「16歳で発病して以来1日として幻聴がない日はなかった」と表明した。以来，幻覚妄想について話すことが「自分の治療につながる」と，症状体験を積極的に報告するようになった。26歳からフォークリフト操作を習得し倉庫作業に従事していたが，不安，体調不良を訴えて遅刻，早退，欠勤などが続いた。精神症状をモニターしていくと自生思考，自生音楽表象，考想化声，自生記憶想起（画像）などの初期症状が出てきて不安になり，その後，緊迫感，考想伝播，そして幻聴に圧倒され混乱する（本人は「緊張状態」と呼称）といった体験が明らかになった（29歳時）ため，リスペリドン内用液の眠前1回処方に切り替えたところ，服薬が確実になり症状の軽減がみられた。処方は，リスペリドン内用液6mL/日，不眠時にゾピクロン10mg/日，不安時にロラゼパム6mg/日で維持した。仕事に疲れ，落ち込む時には幻聴，軽うつ，時に自殺念慮，不安，恐怖などが出現していた。

[切り替え方法] 月に1回程度の受診を規則的に継続し，服薬管理もできていた。X年7月2日，「幻聴の悪化で2日間服薬を忘れていたみたい」と述べたため，RLAIについて説明し，「2週間に1回来なくてはならないから使えないね」と言うと「薬を飲まなくてもいいんですか。仕事に疲れるとどうしても薬が飲めないことがあるんです。夜9時頃に帰宅して食事をしそのまま寝てしまって，朝，服薬してないことに気づいて服用すると，その日はきつくて仕事にならないんです。薬を飲まなくていいのなら是非その注射をしてください」と希望したので，RLAI 25mgを開始した。

リスペリドン内用液は7月末で中止，眠剤も必要がなくなっていたが，9月末から不眠時にゾピクロン10mg頓用を再開した。また，不安になると恐いのでとロラゼパム3～4mgを頓用していた。「職場の人たちと普通に喋れるようになった」と報告していたが，「イライラして人に当たってしまった。腹が立って，暴力とか出たら大変なので早退した」，「職場でイライラしやすいのでこの7日間リスペリドン内用液1mLを朝飲んでいる」と8月末に報告した。その2週間後には「1.5mL飲んでいると快調」と報告したので，この日（6回目）からRLAIを37.5mgに増量し，その1週間後にリスペリドン内用液1.5mL/日を中止した。

その後「睡眠不足があってもきつくなくて働ける。欠勤や早退はない」，「聞こえる幻聴はきつくないし，あまり出てこなくなった。聞こえても何を言ってるのかわからないし，ごちゃごちゃした感じ。聞こえない幻聴がプレッシャーで動かされるし，不安になる」と報告した。幻聴が作為体験様の症状に変化してきていると判断された。「半年ぶりに両親に会ったら，自信を取り戻したねってとても驚いていた。以前みたいにくよくよしたりしないし，泣く

症　例：33歳，男性。主症状：被害妄想

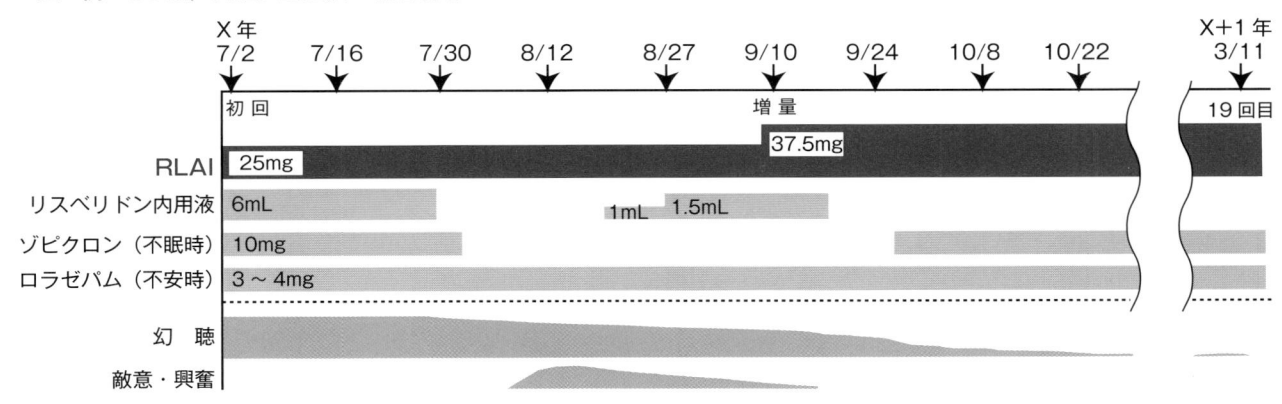

	X年 7/2	7/16	7/30	8/12	8/27	9/10	9/24	10/8	10/22	X+1年 3/11
	初回					増量				19回目
RLAI	25mg					37.5mg				
リスペリドン内用液	6mL				1mL	1.5mL				
ゾピクロン（不眠時）	10mg									
ロラゼパム（不安時）	3～4mg									
幻　聴										
敵意・興奮										

こともなくなった。最近は緊張状態にならなくなった」と述べていた。その後も RLAI は 37.5mg で維持し，X+1年3月に19回目の投与を実施した。

II．考　察

統合失調症の患者は基本的に精神症状を否認することが多く，このために精神症状を評価しモニターしていくことがしばしば困難であるが，統合失調症の基本を構成するこの「症状否認」といった問題を臨床的に把握し解決していくための研究はほとんどみられない。精神症状がモニターできなければ精神科薬物療法を進めていくための指標が曖昧になり，薬物療法を合理的に進めていくことが困難になるのは自明のことである。

この事例でも，当初は精神症状の否認が明確に認められ，前医では「統合失調症・破瓜型」と診断されていた。陽性症状を確認できないのは「否認」のためであることを理解しないために，「幻聴はありません」という本人の言葉から陽性症状はないものとし，「破瓜型」と診断して治療していたわけである。筆者が担当してからも精神症状の否認はみられていたが，折に触れて「幻聴や妄想が体験されているために不安や緊張・抑うつが生じるのだから，幻聴などを恐れずに話してみるように」と伝え続けてきた。そうやって2年以上が経過して初めて，筆者に幻聴や妄想などのつらい体験を話せるようになったのである。この背景には，リスペリドンに「言語化過程改善効果[1]」があるためではないかと考えている。本人は「症状を話すことが自分の治療に役立つのではないかと考えたから」と述べていた。

精神症状がモニターできれば抗精神病薬の効果を判断しやすくなるし，患者が服薬する意味を理解することができるように援助していくことも容易になってくる。患者が体験する精神症状がどれだけつらいのか，どのように日常生活を障害していくのかといったこともお互いの話し合いを

> ［患者の声］「注射を打っていると，とにかく安定するんです。内用液では飲む時間がチョットずれると仕事に行けないような精神状態になったりしていました。錠剤から液剤になって仕事に行けるようになったように，液剤から注射になって全く違う感じで，とても調子がいいです」
>
> ［ポイント］①リスペリドン単剤処方なので，RLAI に切り替えることは容易であった。初回投与後から3～4週間で内服薬を減量・中止していき，イライラや敵意がみられたためリスペリドン内用液を 0.5～1.5mL 追加してみて，効果がみられたので RLAI の用量を 25mg から 37.5mg に増量したところ，安定し，精神症状のさらなる回復がみられた。②就労している患者にとって，日々の服薬がかなり負担になり，作業能力に大きく影響していることを学んだ。また，安定している患者にとっても服薬を規則的に維持することが難しいことが判明した。服薬の重要性，その生活への影響を日々痛感している患者にとって RLAI が大きな福音となることが実感できた。

通じて理解を深めることができるようになっていた。患者自身は抗精神病薬の日常生活における効果を精神症状によるつらさの軽減といった形で実感できるようになり，これが服薬アドヒアランスを向上させる基本となり，治療者患者関係も安定したものになっていた。このような形で治療が進んでいる中で RLAI という剤形を提案でき，思いがけず患者自身の要望が強いことを知ったのである。切り替えも容易であったし，患者自身が精神症状を随時モニターし報告してくれるので，増量などの判断もスムーズにできた。服薬アドヒアランスを育む中で RLAI を処方していくことが，統合失調症における臨床の要になると考えている。

文　献

1）高柴哲次郎：統合失調症の臨床 陽性症状の推移に見られる risperidone の効果—Risperidone 内用液の効果を検討する—．臨床精神薬理，8：1899-1907, 2005.

49. パーシャルアドヒアランスの患者に対してのRLAIの効果

大友好司　添田博也　村田繁雄

医療法人昨雲会　飯塚病院精神科

I. 症　例

[症　例] 38歳，女性，外来。
[既往歴] 特記すべきことなし。
[家族歴] 特記すべきことなし。
[生活歴] 同胞3名中第3子。母は亡くなっており，父やほかの兄弟との関係はほとんどない。高校卒業後，食品会社に3年間勤務したことがある。結婚し1子をもうけたが，その後離婚している。
[現病歴] 高校卒業後，食品会社に就職したが1年後に幻聴や被害妄想が出現し，統合失調症の診断にてA病院精神科で治療が開始された。症状は比較的速やかに改善したため外来での治療を継続していたが，X-12年に結婚したことを機会に治療を中断した。X-11年，切迫流産のためA病院産婦人科に入院したが，経過中に独語，空笑が出現し，同院精神科で治療が再開された。

退院後は夫と離婚し実家に戻り，子どもは前夫に引き取られた。転居のためX-10年より当院外来を初診，以降治療を継続している。
[治療経過] 前医よりリスペリドンを中心とした処方が行われていたが，ちょっとした対人関係のトラブルや環境の変化などで症状が不安定となり，幻聴や被害妄想が再燃し易怒的になったり，不安・焦燥感が強くなり自室に引きこもるなどの状態が続いていた。症状が不安定になると多額の借金をして高額の買い物をしたり，家族への暴言や衝動的な行動が頻回となることから，次第に家族との関係も悪化していた。そのためX-9年に実家を出てアパートで生活をしていたが，被害妄想が増悪して車で他県まで行き保護されるなどの出来事が出現したため，X-9年に当院で8カ月間の入院治療を行った。症状は落ち着いたが家族との関係が途切れてしまったため援護寮を利用することにし，日中はデイケアに参加する方針とした。

しかし退院後も生活は乱れがちであり，種々のストレス要因で容易に症状が不安定になることが続いていた。症状に合わせリスペリドンを増量したり，抗不安薬や気分安定薬の併用も行ったが，投与量を増やすと症状の改善は認めるものの，一方で眠気やだるさなどを訴え減量を希望するため，症状も安定するまでに至らなかった。本人はリスペリドンが一番安心して服用できており，他剤への変更を希望しなかった。そのため，相談の上，X-1年にリスペリドン内用液に変更したところ本人も飲み心地がよく気分が落ち着くと話し，眠気やだるさも軽快したため内用液を継続することとした。その後は共同住居へ入所し通所授産施設への参加も行えるようになったが，共同住居の利用者などのちょっとした言動を気にして抑うつ気分が増悪し，時に朝起きられずプログラムを休んでしまうことが出現していた。外来では薬の飲み忘れはないと話していたが，余っている薬があれば外来に持ってきてもらうように話をしたところ，2カ月間で14回分の残薬があることが判明した。外来で症状と服薬の状況について検討してみたところ，服薬しなかった時と症状の変動が深く関係していることが明らかとなり，その後も"時間を決めて服薬する"，"服薬カレンダーをつける"などを試みてみたが，やはり対人関係などで気になることがあるとそれにとらわれてしまい，服薬できない日があり，症状が変化することが続いていた。

そのため，症状がより安定する可能性があるRLAIについて説明を行い，使用を提案した。
[切り替え方法] 本人との相談では「自分は服薬をきちんとしていると考えていたが，気になることがあると服薬をしないでしまうことがある」，「服薬をしないとさらに症状が悪くなっている」という気づきがあり，注射に対しては「痛そうだ」，「副作用が強いのでは？」という不安があった。リスペリドン内用液に変更してからは目標としていた共同住居の入所も叶い，症状の変動が少なくなっているが，今後の治療の目標として「症状の変動をさらに少なくしたいこと」，「いろいろな出来事があっても生活を維持する力をつけたいこと」，「それにより1人暮らしや就労も考えたいこと」，また「再発して入院が必要になるのではないかという心配をしないですむようにしたいこと」などの話があった。RLAIに変更するメリットとしては血中濃度

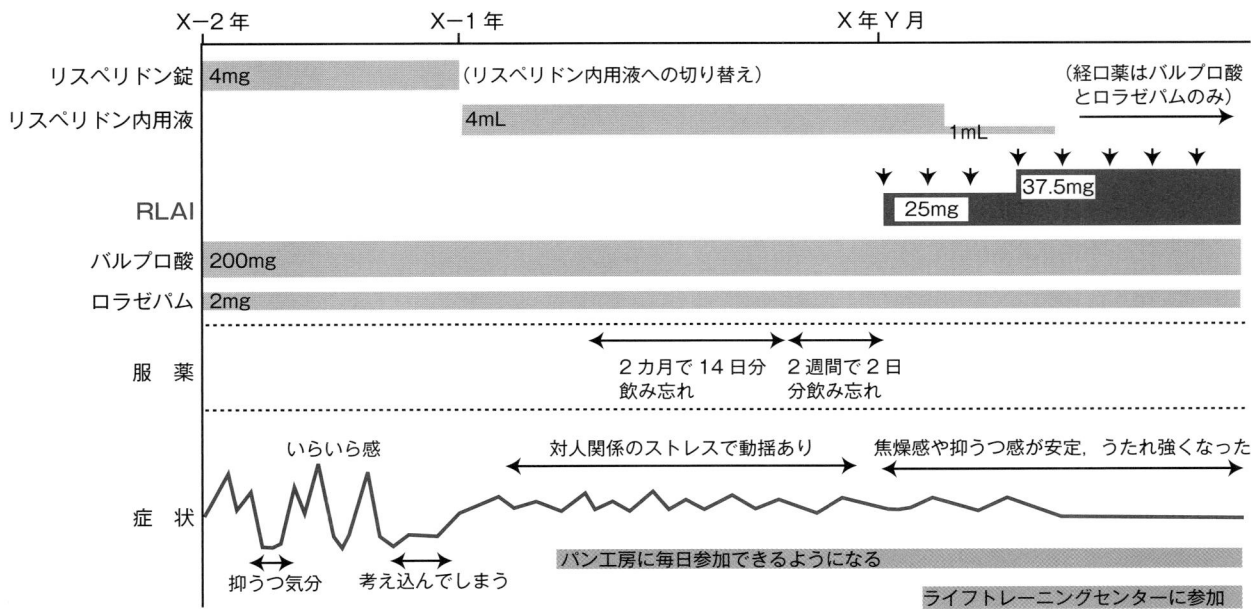

症　例：38歳，女性。主症状：幻聴，被害妄想

が安定し，症状の変動や服薬忘れによる増悪が少なくなる可能性があること，再発を予防し服用する薬の量や回数を減らすことができるかもしれないこと，デメリットとしての注射の痛みについては少なくなるように工夫された薬剤であることなどを説明し，本人にじっくり考えてもらうことにした。外来での数回の相談の後に本人よりRLAIに切り替えたいと希望があったため，X年Y月よりRLAIを25mgより開始した。

以前より薬物治療に敏感であることを経験していたため増量を慎重にし，開始後3週目でリスペリドン内用液を減量し経過を観察していたが，状態は安定し症状の変動がほとんど消失したため開始後6週目（4回目投与）よりRLAIを37.5mgへ増量し，その後リスペリドン内用液は中止している。バルプロ酸とロラゼパムについては希望によりそのまま継続した。頓用で処方していた睡眠薬については，服用せず眠れるようになっている。

II．考　察

パーシャルアドヒアランスにより症状が不安定であった患者をRLAIに切り替えて効果的であった症例である。

抗精神病薬はアドヒアランスが低下するにつれて再発の危険性が高くなることが知られている[1]。本患者ではRLAIに切り替えてからは症状が安定し，同室者や他のメンバーと適度な距離感を保てるようになり，抑うつ気分や引きこもりは全く認められなくなった。これは薬剤が安定して作用しているためと考えられ，また眠気やだるさもなくなったことも至適用量で持続的に効果を発揮する注射剤の特徴と思われた。また，薬剤の効果や特徴について時間をかけ相談したことで，本人が薬物療法により大きく関われるようになり，治療にも積極的になっている。次第に自信もついて，友人との外出やショッピングを楽しむことができるようになり，対人関係の増加や生活の質の変化も目立っている。

現在は地域生活支援センターの生活技術の向上を目的としたライフトレーニングプログラムに参加を始めており，今後は1人暮らしをすることと，就労トレーニングに参加し仕事に就くことを目標に治療を継続している。

[患者の声] 症状の変動が安定し，「うたれ強くなった」，「いろいろなことがあっても余裕を持って考えられるようになった」と話している。注射の痛みについては気にならないとのことであった。

[ポイント]
①パーシャルアドヒアランスで症状が不安定な患者にも大変効果的と考えられた。
②RLAIへの切り替えにより意欲や対人関係の増加，生活の質の向上も認められた。症状が安定することによりさらに高い目標にチャレンジできるようになった。
③現状がゴールに近いと感じている患者に対しても，RLAIへの切り替えにより，さらによい効果を得られる可能性がある。

文　献

1) Valenstein, M., Copeland, L.A., Blow, F.C. et al.: Pharmacy data identify poorly adherent patients with schizophrenia at increased risk for admission. Med. Care, 40(8): 630-639, 2002.

50. RLAI投与によって治療アドヒアランスを高められた1症例

牧田昌平

医療法人慈光会　宮崎若久病院

I. 症　例

[症　例] 64歳，女性，入院。退院後外来にて加療継続中。

[既往歴] 子宮摘出術（27歳），気管支喘息。

[家族歴] 精神科的負因なし。

[生活歴] 同胞3名中第1子。私立女子短大中退。19歳で結婚し3子をもうけた。子どもたちは独立し，現在は夫と2人暮らし。職歴なし。

[現病歴] X-34年（30歳）頃から時に被害的な発言があり，X-33年1月頃には「神が憑いた」などの発言も認めた。次第に幻覚・妄想が悪化し，同年11月にM病院を受診し統合失調症と診断された。X-32年には「自分は天照大神」と述べるなど，症状が増悪したため，同年3月に同院に入院した。

以来，迷惑電話，性的脱抑制，攻撃的言動，誇大妄想，被害妄想，夫への嫉妬妄想，自殺企図などの状態で，複数の精神科病院にX-1年までに計17回の入院歴があった。その後は近医精神科にて加療継続していたが，コンビニや銀行などでのトラブルや，家の鍵を全て掛けて夫を閉め出すなどの問題行動を認めていた。

X年Y-2月より服薬を自己判断で中断し，同年Y-1月を最後に受診も中断していた。その後夫への嫉妬妄想に基づく粗暴行為が出現し，警察・保健所介入のもと，同年Y月Z日に当院へ入院となった。入院時は，「病気は自分で治した」，「夫が犬を殺そうとするから……」，「警察のほうが頭がおかしい，妄想だ」などの妄想に基づく支離滅裂な内容を興奮状態で早口・多弁でまくし立て，病識はなかった。

[治療経過] 30年以上の加療中，デポ剤を含む様々な抗精神病薬を投与されていたが，症状が改善すると自己判断で治療を中断し，再燃するといった悪循環をくり返していた。また，錐体外路症状や倦怠感が出現し，薬への嫌悪感を抱いていたことも服薬アドヒアランスを低下させる一因であった。

今回の入院時は約2カ月間の無投薬状態であったが，本人の将来的な服薬への負担を軽減するために，RLAIの投与を念頭において，リスペリドン内用液3mL/日より開始した。キーパーソンとなる夫にも治療の趣旨を説明し，同意を得られた。

[治療経過] 入院当初より，「院長先生を司法解剖すれば全てがわかる」，「夫は宇宙人なのよ」，「あなたを神にしてあげます」などの妄想に基づく発言が多く，疎通性も不良で，制止不能な状況であった。また，主治医を罵倒した数分後に，「ここから出してください，すみません」と廊下で土下座するなどのまとまりのない言動が散見された。拒薬する一方で，「眠れない」と配合睡眠薬（ベゲタミン）を指定して頻繁に要求したり，排泄の処理がうまく行えずに部屋を便臭で充満させたりと混迷を極めた。

入院3日目にはリスペリドン内用液を6mL/日に増量した。興奮状態に対してゾテピン75mg/日を，不眠に対してトリアゾラム0.25mg/日，フルニトラゼパム1mg/日，レボメプロマジン50mg/日を併用した。

[切り替え方法] 過去の病歴から，内服薬は自己判断で調整し，その結果不安定な状態となり入退院をくり返していたため，安定的な血中の薬剤濃度を維持するために，入院6日目にRLAIを25mgより投与開始した。次第に疎通性が向上し，拒薬はなくなった。夫への妄想は存在するが，夫の面会後には穏やかになることが増え，「夫は優しいですね」との言葉も認めた。

32日目に夫同伴で外出した。服薬することへの負担を減らし，経口剤を減量するため，34日目の3回目投与時よりRLAIを37.5mgに増量し，リスペリドン内用液を3mL/日に減量した。同室者と口論しても自ら仲直りすることができ，協調性もみられた。39日目から試験外泊を開始した。

さらなる経口剤の減量のために，48日目の4回目投与時にはRLAIを50mgに増量し，55日目にはリスペリドン内用液を中止した。「皆様のおかげで病気がよくなりました」と，病識を自認する言葉も出るようになった。多弁

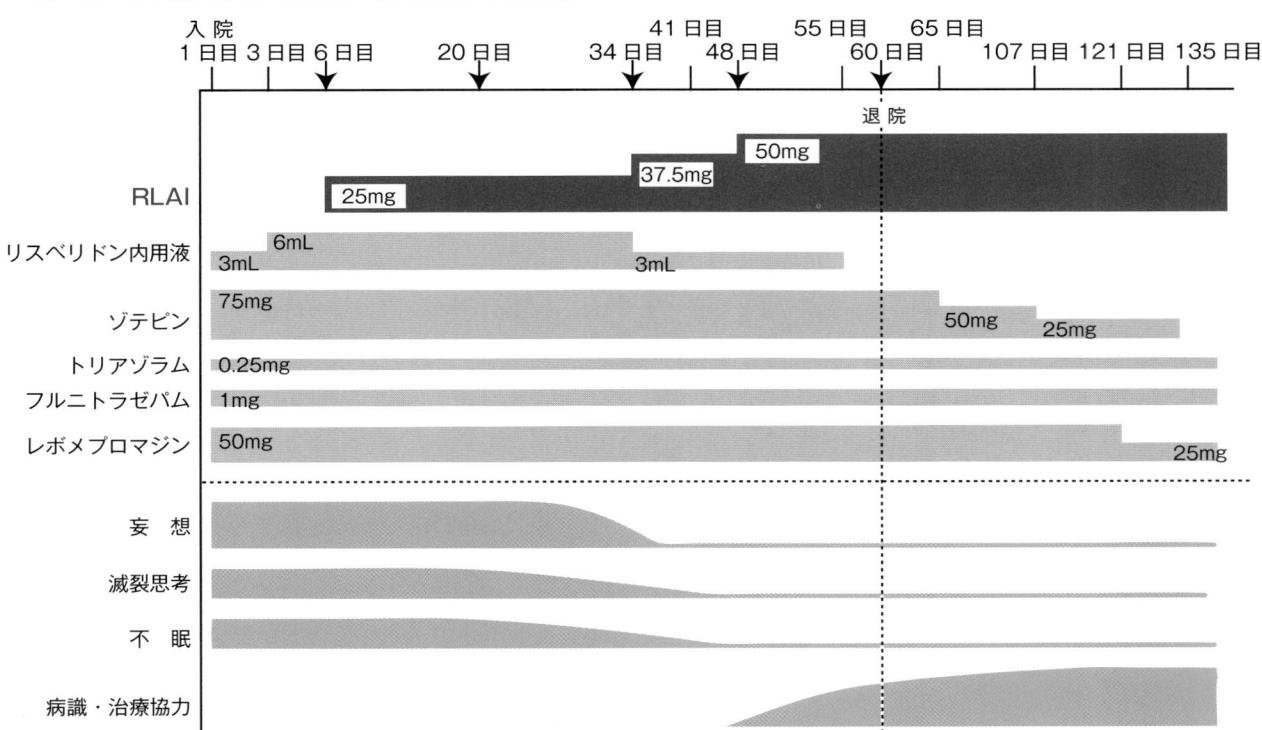

症　例：64歳，女性。主症状：被害妄想，嫉妬妄想

さは残るが，相手の制止の指示に従えるようになった。その後の試験外泊でも大過なく，夫の評価も良好で60日目に自宅へ退院した。

退院後も2週間に1度の外来通院と訪問看護を拒否なく継続することができている。退院後3カ月が経過し，ゾテピンは漸減〜中止，レボメプロマジンは25mg/日まで漸減できた。自宅では家事や散歩をしたり，新たに飼い始めた犬の世話をしたりと，治療前に比べて生活能力も向上し，「この30年間で一番よい状態」との夫の評価である。

II. 考　察

本症例は，RLAIにより精神症状が改善し，病識を獲得したことに加え，服薬への精神的負担を減らすことで，治療アドヒアランスを高めることができた症例である。

なお，本症例ではなるべく早くリスペリドン内用液をRLAIに切り替えたいとの希望があり，経口剤の投与量が6mL/日であったことから，RLAIの用量として50mgが必要であると判断したが，急激な増量は難しいと考え，3回目に37.5mgの投与を行った後，次回に50mgまで増量した。それでも，錐体外路症状や倦怠感は出現せず，このことも治療アドヒアランスを高める要因であったと思われる。結果として，退院後の定期的な通院を自らの意思で行えるようになった意義は大きい。

なお，入院中に一過性の高プロラクチン血症と体重増加

[患者の声]
「薬を飲むのは嫌だった。たくさん薬が出て，身体もだるくなって動けないし，人体実験されているようだった。注射（RLAI）にしてよかったと思う。夫といろいろなところを旅行したいと思う」

[ポイント]
① RLAIへ切り替えることで服薬の負担が減った。
② 倦怠感や錐体外路症状が出現しなかったことで生活能力も向上した。
③ 本人の病状を踏まえながら，慎重にRLAIの至適用量を決めていくことが望まれる。

を認めたが，いずれも退院後に軽快しており，RLAIへの切り替えの過程で一時的にリスペリドン投与量が増加したことに起因する可能性が考えられた。

退院後は定期的な通院を行うことができ，主治医やスタッフと談笑できるなど，良好な治療関係が得られている。また，訪問看護を導入し，患者の症状の変化にも柔軟に対応できる体制を整え，夫の負担を軽減するなど，家族との協力関係も構築している。今後もコメディカルと協力しながら加療にあたっていきたい。

51. RLAIにより寛解状態へ至ったと同時に治療意欲の向上をみた1例

立花 憲一郎

医療法人一草会　一ノ草病院

I. 症例

[症　例] 20歳，女性，外来。
[既往歴] なし。
[家族歴] 母親がうつ病の疑い。
[生活歴] 同胞3名中第3子。両親と同居。高校卒業後，パチンコや居酒屋などのアルバイトを転々とした。婚姻歴なし。
[現病歴] 幼少期～中学卒業までは成育歴に特記事項なし。発症は16歳の時で，高校進学後，気分の落ち込み・人混みでの息苦しさ・強い対人緊張が理由もなく出現するようになる。このため学校も休みがちとなり，X-4年2月当院を初診した。
[治療経過] 初診時，抑うつ気分・自信の低下・意欲の低下・不安・緊張を認め，うつ病と診断された。フルボキサミンによる治療を開始した。しかしその後，「皆が私のことを迷惑がっている。教室の皆が私を見ている」などの被害念慮・被注察感が明らかとなり，統合失調症の疑いがあると判断してオランザピン2.5mg/日を追加した。しかし，その後の来院は不規則で服薬コンプライアンスも不良であった。その後，通信制の高校に転校し，時々アルバイトをしながらすごしていたが，症状は一進一退でアルバイトも長続きせず，自宅に引きこもっていることが多かった。

X-2年7月頃からは前記の症状に加え，情動的にも非常に不安定になり，手首を傷つけるなどの自傷行為をしたり，急に涙が出てきたり，漠然とした恐怖感に襲われたりするようになった。この頃より再び患者は定期的な通院を行うようになり，再びオランザピン5mg/日およびパロキセチンやセルトラリンなどの抗うつ剤を併用投与による治療を行った。これにより被害念慮・被注察感はある程度改善したが，その後も不安や恐怖感，過呼吸発作などの症状が持続した。このため最大でオランザピン10mg/日，パロキセチン40mg/日による加療を行ったが，やはり完全に症状は軽快せず残存した状態で，また患者の服薬コンプライアンスも再び低下し，治療中断状態となった。

X-1年7月，約半年ぶりに来院した。これまでの症状に加え，幻聴の出現が認められた。3度目のオランザピンによる加療を開始するとともに，同月に入院加療することとなった。入院後はリスペリドン6mg/日およびバルプロ酸400mg/日による加療を開始した。しかし本人の強い希望のため，やや症状が軽快したこともあって5日後に退院した。退院後もリスペリドンとバルプロ酸による加療を続け，比較的経過も良好であったが，やはり同年12月頃より来院が不規則となり同時に服薬コンプライアンスも低下した。そのため再度，幻覚・妄想・不安・抑うつ・意欲低下が出現した。ここで治療者は患者に対して率直に服薬することに対する気持ちを聞いた。それに対する患者の答えは，「アルバイトで薬が飲めないし，病院にもなかなか来られない」，「知らない間に寝てしまい薬を飲むのを忘れてしまう」というものであった。そこで服薬の負担が軽減できるRLAIを提案したところ，患者もそれを希望した。

[切り替え方法] X年3月，リスペリドン6mg/日に追加する形でRLAI 25mgを開始した。2週間おきのRLAI 25mgの投与を行う一方，リスペリドンは2週後に2mg/日に減量し，4週後に中止した。同年4月，RLAI 25mg 4回目投与後，幻覚・妄想は完全に消失した。不安・抑うつも軽減し，また仕事も前より楽しくなったと言い，意欲の向上も認められた。筆者は患者が16歳の時から関わっているが，診察中に初めて患者の本当の笑顔を見ることができた。なお，今まであれだけ不規則になりがちだった通院が，RLAI投与後規則的に行われ，患者も「1～2年後には結婚して子どもも作りたい。でもまずは今の状態を維持することが大事ですけどね」と現実的に将来的な見通しが立てられるようになった。今後も筆者はこの患者に対し，RLAI 25mgを継続投与する予定である。

II. 考察

当症例は若年発症で，当初うつ病を疑い治療を開始した。その後，被害念慮など統合失調症を疑わせる症状が出現した。さらには幻覚体験も出現し，診断は統合失調症あ

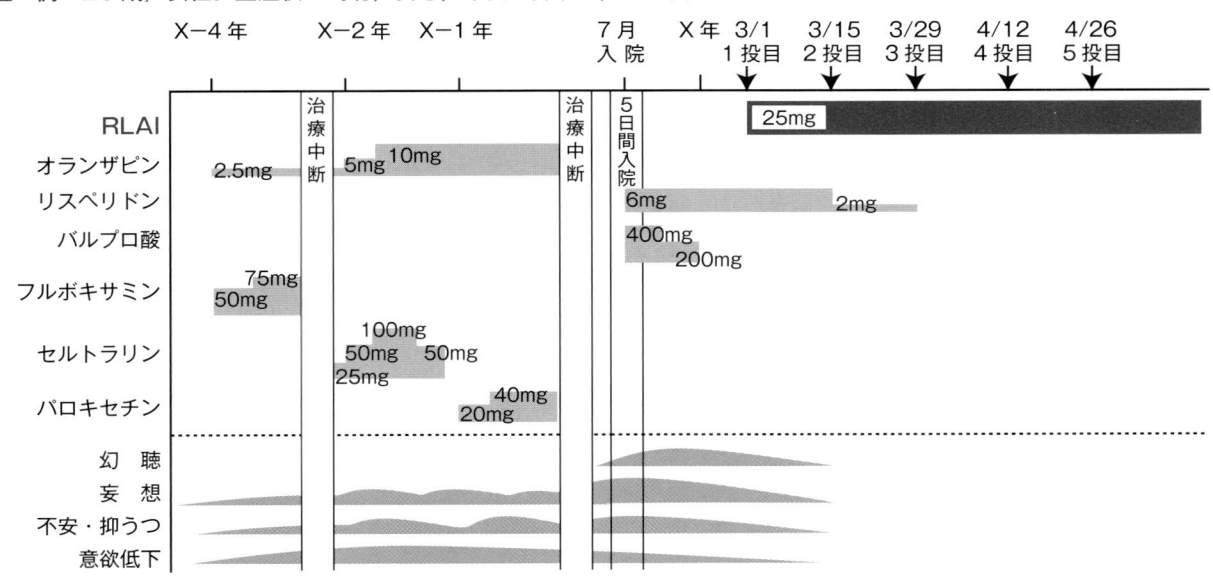

症　例：20歳，女性。主症状：幻聴，妄想，不安・抑うつ，意欲低下

るいは統合失調感情障害とするのが妥当と考え，治療も抗精神病薬や気分調整薬を中心に行うこととした。しかし薬物療法により一時的にはある程度症状が軽快するものの，どうしても完全寛解に至らず，そのため患者の定期的な通院および服薬コンプライアンスが保てず症状が悪化するという悪循環をくり返した。

一方，この患者は病気を抱えながらも通信制の高校に転校し卒業まで果たした。さらにアルバイトもなかなか長続きしないながらも，その都度，挑戦し続けた。このような強い患者の社会参加への意欲は治療上大変大切なものである一方，現実的にはなかなか社会参加が思うようにいかない患者にとっては自責的・抑うつ的な気分にさせられ，とても苦しんでいた。仕事に行ってもすぐに息苦しくなったり，急に恐怖感に襲われ震えだしてしまったりして，早退したり転職したりする自分を責め将来への不安を募らせた。患者と同様，筆者も multi acting receptor targeted antipsychotics（MARTA）や serotonin dopamin antagonist（SDA），さらにはバルプロ酸を使用し，幻聴出現後は入院治療も試みたにもかかわらず患者の治療に対する満足度がなかなか期待できるレベルまで上がらず，服薬コンプライアンス不良から症状悪化していくことに対して，治療者としての力のなさを感じさせられた。そして RLAI 投与後の患者の病状改善の様子は先に述べた通りであるが，このことは患者だけでなく筆者に対しても大きな成功体験となった。

このように RLAI がこの症例に対してこれだけの効果を発揮したのは，単に持効性注射剤（LAI）という剤形による服薬コンプライアンスの確定という要素だけではなく，RLAI 自体が少量の薬剤量で高い効果を発現するという特性が関係していると考えられる。具体的には RLAI により幻覚・妄想に加え不安・抑うつ感などの軽快のため，患者が初めて本当に治療への満足感を覚え，そのため患者の治療アドヒアランスが向上したことに表れている。

今回の症例のように社会参加への強い意欲があるにもかかわらず，病状によりそれが妨げられている患者も多いのが現実であろう。そのような患者に対して RLAI は経口剤とは異なる作用が期待できる，新たな治療の選択肢であると考える。この理由としては，LAI という剤形による血中濃度の安定化や，吸収経路および代謝経路の違いによる血中リスペリドンと 9-OH-リスペリドンの比率の違いが関係していると考えており，より少ない薬剤量でより高い効果を発揮でき，さらには副作用も少なくなるのであろう。この意味で治療者は RLAI を経口のリスペリドンとは別の薬剤であると位置づけている。

最後に，今回の症例のように治療アドヒアランスを向上させる最大の要因は患者の治療満足度であり，それは高い治療効果を持つ薬剤によってもたらされるものであると考える。

[患者の声]「1〜2年後には結婚して子どもも作りたい。でもまずは今の状態を維持することが大事ですけどね」
[ポイント] ①率直に患者に服薬コンプライアンス不良の要因を聞くことが RLAI 導入のきっかけとなった。② RLAI により MARTA や SDA の経口剤では得られなかった治療効果を認めた。③治療効果が上がった結果，患者の治療満足度が高まり，患者の治療アドヒアランスの向上がみられた。

52. RLAIの導入により再入院が阻止された統合失調症の1症例

田中　誠

特定医療法人共生会　南知多病院精神科

I. 症　例

[症　例] 61歳，女性，外来。

[家族歴] 弟（次男）が胃がんにて死亡している。特に精神疾患の遺伝的負因はみられない。

[生活歴] 同胞4名中第2子，長女。地元の小・中学校を中位の成績で卒業し，近隣の市の美容院に就職した。21歳で結婚するまでに美容院を数軒変わった。34歳時，離婚したが，子どもは夫が引き取った。その後，1人暮らしをしてスナックなどで勤めていた。病前性格は内向的，おとなしい，几帳面，明るい，潔癖。

[現病歴] 正確な発病時期は不明であるが，「ヤクザに追われる」などと精神的変調がみられたというエピソードがあることから，X-28年（34歳時）頃に発症したと思われる。

X-24年（37歳時），A精神科病院を初診したが規則的な通院はしなかった。X-21年（40歳時），自閉・妄想などでA精神科病院へ約3年半入院していた。

X-15年（46歳時），転医して当院で2カ月入院し，以後は6回入院歴がある。X年9月以降は訪問看護を受けながら外来通院している。

[治療経過] 副作用に敏感で被毒妄想もあり，薬に対して常に不信感を訴え，服薬コンプライアンスがきわめて不良のため，たびたび医療保護入院が必要であった。この時点での処方は，ハロペリドール2mg/日，フルニトラゼパム2mg/日，塩酸プロメタジン25mg/日，センノシド4錠であった。

X年7月11日，「母が食べ物に犬の精子を入れたので，腹が膨れてきて痛い。誰かが夜に来て，睡眠を邪魔する。いっそ死んでしまいたい」と言い，任意入院となった。クエチアピン150mg/日を追加処方し，2週間ほどで不眠・抑うつ・心気症は回復した。同年9月に退院したが，妄想的言動は継続して認められた。

陽性症状に対する経口剤の効果は十分でなく，また，怠薬の可能性も非常に高いため，持効性注射剤の適応になると考えた。そこで，RLAIを紹介し，2週間に1度注射するだけでよいこと，経口剤が不要になる可能性，さらに，いやになればいつでも中止できることを説明した。その結果，RLAI使用に了解を得られたことから，RLAIを処方した。

[切り替え方法] 従来から，オランザピンやリスペリドンなどを投与していたが，服薬コンプライアンス不良のためにいずれも長続きしなかった。入院時からはクエチアピン150mg/日，ハロペリドール2mg/日と抗精神病薬の投与量が少量であったため，特にこれらの薬剤を減量ないし中止をせず，RLAIを追加する形で投与を開始した。

12月12日より，RLAI 25mg筋注を開始した。施行後，患者は「この注射はあまり痛くないし，気分がよくなるので，是非続けてほしい」と述べ，以降も自ら進んで注射を受けた。「眠気がなく，家事がスラスラやれる」などとも述べた。「母親が食べ物に毒や異物（犬の精子）を入れて私を殺そうとしている」という妄想構築は続いていたが，「今は気にならない」とも述べていた。

睡眠薬や緩下剤などの服用も，服薬アドヒアランスが確立され，適切にできるようになった。現在もRLAI 25mgで維持されており，2週間に1度の注射も問題なく受け入れられている。

現在のところ，被害妄想が現存しているため，経口薬の減量は行っていないものの，患者の状態に配慮しながら，RLAIの増量と経口剤の減量を行い，服薬負担を軽減するようにしていく予定である。

II. 考　察

本患者は，約20年前に統合失調症と診断され，長期入院と，その後の短期の入院をくり返してきた症例である。

このような患者では，入院させると服薬コンプライアンスがよくなり，病状も安定するが，退院させると自分で勝手に減薬したり，中止するため，たびたびの入院が必要となることが多い。これまでこの症例のように服薬コンプライアンスの悪い症例には，ハロペリドールの持効性注射剤を投与していたが，注射の痛みとしこりが患者からの大きな苦情であった。RLAIは，2週間に1回と投与頻度は高

症　例：61歳，女性。主症状：自閉，妄想

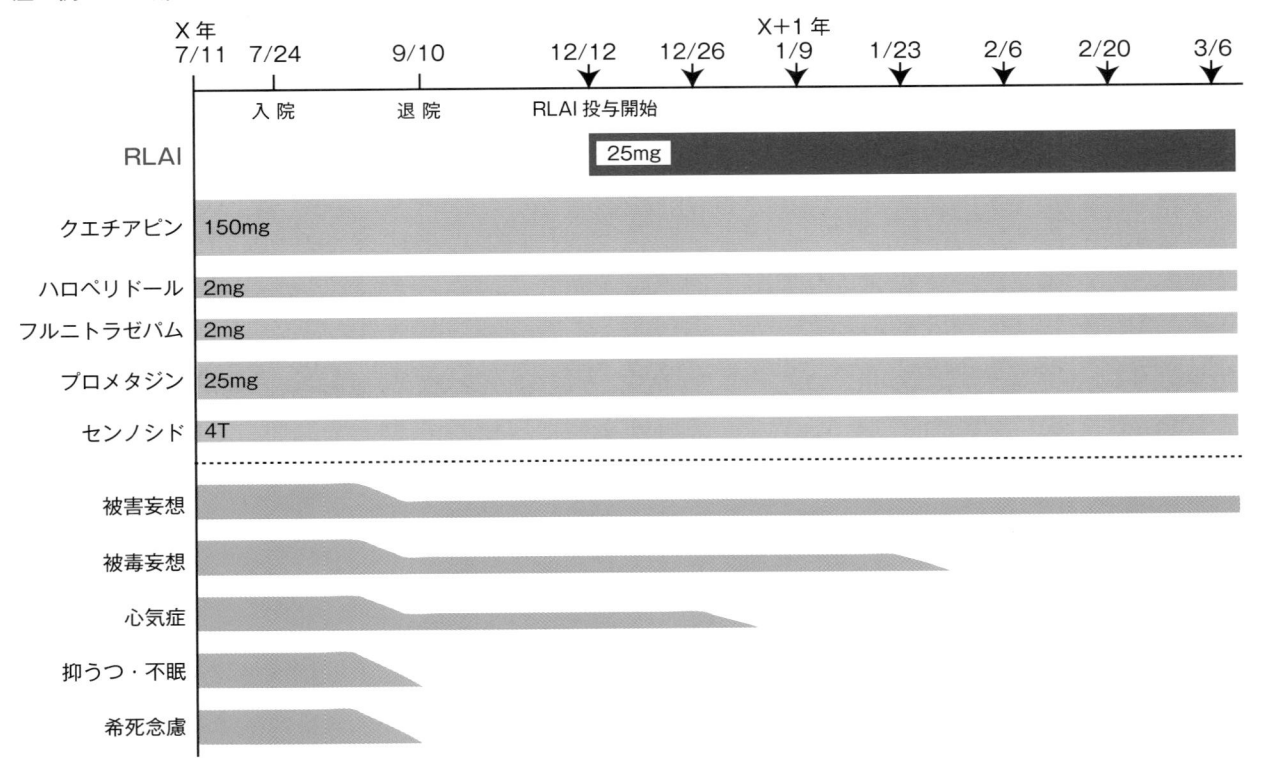

	X年					X+1年				
	7/11	7/24	9/10	12/12	12/26	1/9	1/23	2/6	2/20	3/6
		入院	退院	RLAI投与開始						
RLAI				25mg						
クエチアピン	150mg									
ハロペリドール	2mg									
フルニトラゼパム	2mg									
プロメタジン	25mg									
センノシド	4T									
被害妄想										
被毒妄想										
心気症										
抑うつ・不眠										
希死念慮										

いが，注射自体の痛みが軽微でしこりもできず，患者の不満が少ないため，継続して続けられるのではとの期待も高い。

RLAI投与でも，今後入院が必要になる恐れはないわけではない。しかし本人から受ける印象は，医療者や治療に対する信頼感が増し，素直さがみられる。また日常生活動作（activity of daily living: ADL）など家庭での生活の質（quality of life: QOL）がレベルアップしてきている。

したがって，今後の経過をみないと明言はできないが，この症例の再入院が阻止できれば，RLAIの有用性が証明される期待がある。

[患者の声]
「親が私を殺そうとして，拳銃を用意したり，毒を食べ物に混ぜるので，身体の調子が悪くなるし，生きていてもしかたがないと思うので入院した。今はこういう心配がなく，明るく生活している。注射は痛いから嫌だと思っていたが，そんなに痛くないし，しこりもできない。この注射ならずっと続けてもいい。家族や訪問看護スタッフの人とも仲良く話ができる。身体が軽く，動きやすいし，ブクブク太らなくなった」

[ポイント]
再発をくりかえす患者の服薬コンプライアンスは不良であることが多く，確実に体内に適切な量の薬が入るRLAIが有用であると考えられる。

53. 頻回に入退院をくりかえす患者に対する再入院防止へのRLAIの効果

藤本英生

財団法人東北予防衛生会　青葉病院

I. 症　例

[症　例] 42歳，女性，外来。
[既往歴] 特記すべきことなし。
[家族歴] 特記すべきことなし。
[生活歴] 同胞2名中第2子。X-11年に父親が死亡し，母との2人暮らしになる。その後，兄が実家に戻り同居した。X-6年に兄が結婚してからは兄嫁も同居。短大卒業後就職したが長くは続かず，自閉的な生活を送る。結婚歴はない。
[現病歴] 中学や高校時代からいじめに遭ったと訴えていて，この頃の発症が疑われる。短大卒業後，一時期保母として勤めたり，地方公務員に就職したりしたが，X-18年頃より「悪口を言われる」，「知り合いの家から電波を流され，いろいろ命令される」と訴え，自閉的な生活を送るようになった。X-17年3月，A病院を受診し，統合失調症と診断され，同年12月まで通院治療していたが，その後，治療が中断した。X-16年8月に感情が不安定となって興奮性が高まり，物を壊すなど衝動行為が出現し，奇異な言動や異常行動が出るようになった。家族と共にA病院を再受診し，入院治療が必要と判断され，当院に紹介され入院となった。
[治療経過] 入院時は命令性の幻聴や被害関係妄想が活発で，不眠，拒食がみられ，特に家族に対しての被害的な妄想を持ち，拒絶的であった。特に兄嫁に対しての攻撃的言動が目立った。入院治療によって陽性症状は軽減したものの，発動性の低下が著しく，生活指導によっても日常生活の適応は不良であった。入院中の外泊練習，開放病棟への移棟や退院日を決めるのはもっぱら本人の意向によることが多かった。また調子が悪くなると入院治療を自らの逃げ場として希望していたこともあった。最近の入院治療中では疾病教育も試み，退院後の継続した治療を働きかけているものの，自閉傾向や自己本位な行動が主体であり，家族間の些細なストレスがあると服薬中断につながり，結果として入退院をくり返していた。

X年5月までの16年間で14回の入退院をくり返し，入院期間の通算は10.6年であり，この間経過日数の65％が入院生活となっていた。退院後から次の入院までの期間は平均すると3.2カ月であった。14回目の入院治療後は，2週ごとの通院治療と今回初の試みとして週2回の小規模作業所への通所を始めていた。退院後に兄夫婦との関係をうまくとれず，実家近くで母親と共に別居して暮らすようになったが，少しずつ兄夫婦とも交流ができるようになっていた。
[切り替え方法] 再入退院をくり返さないように，家庭での生活の期間をいかに長く保つことができるかを主眼として本人と母親との三者面談を行った。服薬の簡略化と服薬中断に至らないようにするため，持効性注射剤（RLAI）を使用することを提案し，了解を得たので，X年7月30日，RLAI 25mg筋注を開始した。

RLAI開始時の処方はブロナンセリン24mg/日，ビペリデン2mg/日を1日2回朝夕食後，バルプロ酸ナトリウム600mg/日を1日3回毎食後，トリアゾラム0.25mg/日，ニトラゼパム2mg/日，クエチアピン100mg/日を就寝前に投与していた。ブロナンセリンをRLAIと置換して中止するために，RLAIは3回目投与時（5週目）より37.5mgに，5回目投与時（9週目）より50mgに増量し，以後50mgの2週ごとの規則的な筋注を維持している。ブロナンセリンはRLAI開始後5週目に16mg/日に，7週目に8mg/日に漸減し，9週目に中止した。また，13週目にビペリデンを中止し，バルプロ酸ナトリウムも400mg/日に減量し，以後，同処方を継続している。RLAI開始後19週目の採血で，血液検査や生化学検査の異常値はなかったが，バルプロ酸ナトリウムの血中濃度は32.1μg/dLとやや低く，プロラクチンは60.8ng/dLとやや高かった。

現在，RLAIは開始後31週まで継続して2週ごとの筋注を行っている。衝動性や幻聴，家族に対しての被害関係念慮といった陽性症状はなく，閉じこもり，意欲低下などの陰性症状もほとんどみられず，作業所への通所も続けられている。母によれば家でも笑顔が増え，作業所の話もよ

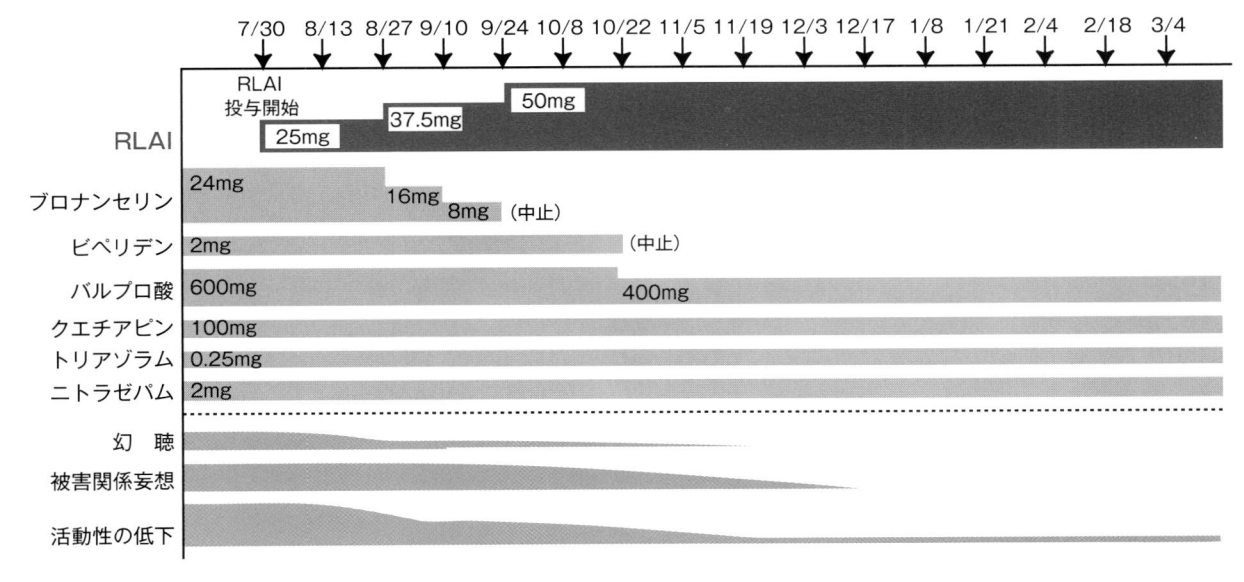

症　例：42歳，女性。主症状：幻聴，被害関係妄想

くするようになったとのことである。
さらに RLAI 開始後 27 週目には作業所への通所回数を週 3 回に増やし，レクリエーションなどの行事にも参加，外来受診時にも作業所での様子を楽しかったと報告している。

II．考　察

本患者は 10 代の半ばに発症したと考えられ，初回入院治療後 16 年間に入退院を 14 回くり返していて，入院期間のほうが自宅ですごすことよりも長くなっている症例である。統合失調症の早期発症で，病型は妄想型と考えられるが，症状の再燃をくり返すことによって，人格レベルの低下もみられる状態となってきている。治療は非定型抗精神病薬であるリスペリドン，オランザピン，クエチアピン，アリピプラゾール，ブロナンセリンなど，ほとんどの種類を時間をかけて十分量を試みていた。それと共に薬物の説明をすることなどを通して疾病に対する取り組みも少しずつ変化がみられてきたこと，さらに病気に対する理解と認識が疾病教育を通して向上してきていた。今回も本人とキーパーソンである母親との三者面談を行い，RLAI 治療の進め方と治療のメリットについて説明し，本人からの選択で RLAI 治療を導入した。

この治療によって，初回入院以来で退院してからの家庭生活が最も長く保てており，また社会参加の一端として小規模作業所への通所も続けられている。今後も RLAI 継続によって，本患者が家庭での生活を長く維持していけることを願っている。

[患者の声]「RLAI 治療を選んで生活が違ってきている。作業所に通うのも家での生活もよくなったと思う。兄のお嫁さんとも仲良くできるようになったのは自分が良くなってきたためだと感じる。このまま家での生活を続けていけるようにがんばりたい」

[ポイント] ①初回入院後，16 年間入退院をくり返している症例であったが，治療を非定型抗精神病薬に切り替えができたこと，さらに病気に対する理解と認識が疾病教育を通して向上してきたこともあって，本人とキーパーソンである母親との三者面談を通じて RLAI 治療の説明を行い，本人の選択で RLAI 治療を導入できた。② RLAI により初回入院以来で退院しての家庭生活が最も長く保てており，社会参加の一端として小規模作業所への通所も続けられている。

入院歴	入院日	入院期間（日）	次回入院までの期間
1	X−16 年 8 月	217	5 カ月
2	X−15 年 8 月	110	3 カ月
3	X−14 年 3 月	181	3 カ月
4	X−14 年 12 月	712	8 カ月
5	X−10 年 8 月	113	4 カ月
6	X−9 年 3 月	257	11 日
7	X−9 年 12 月	726	3 カ月
8	X−6 年 3 月	229	8 日
9	X−6 年 11 月	158	2 カ月
10	X−5 年 6 月	68	1 カ月
11	X−5 年 9 月	207	5 カ月
12	X−4 年 8 月	592	3 カ月
13	X−1 年 7 月	164	1 カ月
14	X 年 1 月	123	12 カ月＜

54. コンプライアンス不良により再発，入退院をくり返していた症例

田上洋子

神経科クリニックこどもの園

I. 症 例

[症 例] 47歳，男性，外来。
[既往歴] 軽度精神遅滞，糖尿病。
[家族歴] 特記事項なし。
[生活歴] 同胞3名中第1子。両親と妹2人は死別している。単身にてアパートで生活中。保護作業所に通所している。
[現病歴] 通信制高校を中退後，半年間書店で勤務したが，対人関係がうまくいかず退職し，現在は保護作業所に送迎つきで就業している。25歳の時に，幻聴・被害関係妄想が出現し，自宅を飛び出すような行為があった。当院を受診するまでに精神科病院に計4回（14年間）の入院歴がある。

X-2年10月，9年間入院したA病院からグループホームに退院した。退院時は保護作業所に通所していたが，被害妄想が強く大声を出して「切れ」たりなど，作業所での対人関係の問題が絶えなかった。X-1年12月から「自立した生活をしたい」との本人の強い希望があり，市内のアパートに転居して単身生活を開始し，日中は保護作業所に通所していた。X年2月頃に前医から当院に転医してきた。

[治療経過] 当院初診時は，呂律が廻らず，大声で窓口にて喋り続けていたことから，前医と同じ処方で治療を開始した。

X年4月9日に，怠薬を契機に誇大的な話をくり返す，思考の連合弛緩などが出現した。受診当日，目つきがギラギラし，痩せが目立ち，声がいつもより大声になり，政治の話などを執拗に話し始めた。同月，当院に受診した際に本人に確かめたところ，内服のすべてを服用していないことが明らかになった。拒薬の理由は，「作業を妨害するような薬は困る」，「睡眠薬は手術の時に痛みを取るために飲ますもの，それ以外は必要ない，医師法などで調べてわかった」というものであった。この時点での処方は，オランザピン10mg/日，リスペリドン内用液3mL/日，デカン酸ハロペリドール50mgの筋肉注射（月1回）であった。翌日にも受診したが，荒唐無稽な内容の自説をくり返し続けていた。このことから入院適応があるのではないかと判断し，同日，前医であるA病院を紹介し，任意入院となった。入院後はリスペリドン内用液6mL/日にて症状が消失したため，外泊を行った後，同年6月15日に退院となり，再び当院にて外来通院となった。

[切り替え方法] 再発や入院をしないためには，継続した服薬が必要であるが，本人に軽度の精神遅滞があること，内服に拒否的であること，さらに単身生活で薬の管理をしてくれる人もいないため，服薬継続が難しいと思われた。そこで，2週間に1度注射することで服薬の心配がなくなる薬として，本人にRLAIについて説明をした。すると，「服薬をしなくてよいなら」と本人も希望した。

X年7月3日にRLAIを25mgより投与開始し，同時にリスペリドン内用液を3mL/日に減量した。RLAIの25mgを3回投与しても錐体外路症状などの副作用は認められず，構語障害が現存していたため，同年8月14日の4回目投与時よりRLAIを37.5mgに増量した。その後，構語障害は減少し，支離滅裂な言動もほとんど目立たなくなった。X年9月の来院時には，新しく購入したピンクのシャツ，リーバイスのジーンズを自慢するなどの，オシャレに変身した様子を見せるようになった。

同年12月14日，保護作業所でも意思疎通性がよくなり，保護作業所の職員からも，「切れることがなくなった」との報告を受けた。そのため，安定して維持治療ができるものと判断し，RLAIを25mgに減量するとともに，当初の患者との約束通り，リスペリドン内用液を中止して内服薬を全て中止とし，RLAI単剤とした。その後もRLAI 25mgで問題なく維持しており，2週ごとの外来通院を続けている。

II. 考 察

患者は，被害関係妄想，幻覚は否定するが易刺激性，多弁，連合弛緩，執拗な荒唐無稽な言葉をくり返し，同僚や

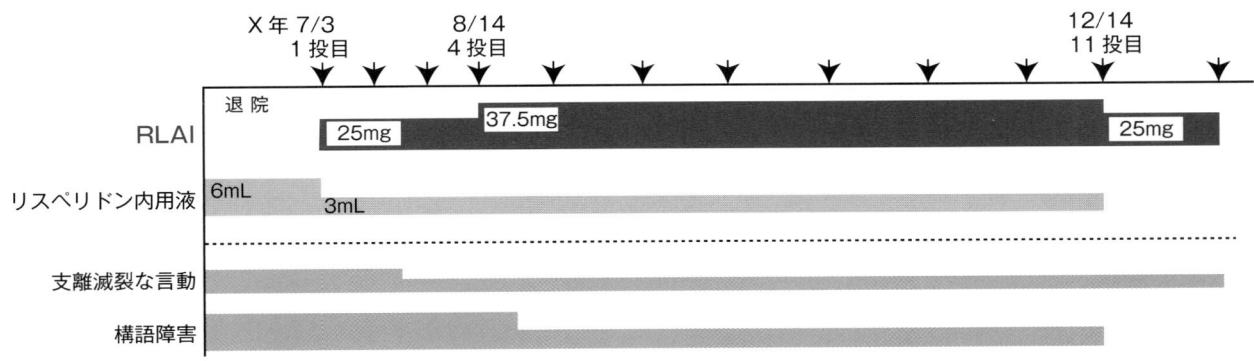

症　例：47歳，男性。主症状：支離滅裂な言動，構語障害

施設職員に対してたびたび「切れ」ていた。また，入院治療中に服薬をきちんと行わせると症状の改善が認められるものの，退院すると自分で服薬を調整してしまい，結果的に外来通院は1カ月も持たずに入院をくり返していた。実際に，服薬状況を聞いてみると，処方していた薬剤はほとんど服薬していなかった。患者は単身でアパートに生活し，精神遅滞もあることから，自身で服薬を継続することは難しく，また家族とは死別しており身寄りもないことから服薬管理を徹底するのも難しい状況であった。しかしながら，これまでの入院でリスペリドンには高い反応性を示し，改善効果がみられていたことから，リスペリドン製剤であり服薬管理が不要となるRLAIの適用が適切であると考えられた症例である。

そこで，A病院からの退院時に主治医と約束をして，外来通院時からRLAIの使用を始めたところ，心配されていた通院も問題なく続き，リスペリドン内用液の服薬も継続された。切り替え前には構語障害が強く，何を言っているかわからなかったが，RLAI投与後2カ月を経過した頃（RLAIを37.5mgに増量）からゆっくり話せるようになり，言っていることがわかるようになった。作業所内でも，以前は支離滅裂な言動や他の利用者とのトラブルが絶えなかったが，症状の改善により「切れ」にくくなった。対人関係が改善され，友人に誘われて，より「給料のいい」作業所に通うことができている。患者は現在，近所の訪問看護ステーションから週1回の訪問看護を受け，生活指導を受けて社会生活を続けている。その他に，月1回ケアマネージャーの訪問を受けている。また，作業所からお花見へ行ったり，一泊旅行に行くなど生活を楽しんでいる。そのうえ，新しく購入したシャツを自慢する，身なりを気にするといった変化がみられるようになった。

このように，症状も落ち着き，問題がないと考えられたことから，RLAIを25mgに減量するとともに，リスペリドン内用液を中止し，RLAI単剤で治療継続中であるが，

[患者の声]
「毎日ヘルパーが家事援助をしてくれて，料理を教えてくれる。自分でも野菜炒め，ラーメンなど何でもできますよ」と誇らしげに話している。

[ポイント]
①入退院をくり返す患者，特に家族のサポートが得られないケースではRLAIは有用である。
②RLAIは症状の改善だけでなく，日常生活の向上に寄与できる可能性がある。

特に問題は生じていない。

これまでの経口剤治療では退院後に怠薬や拒薬によりすぐに症状が悪化し，1カ月ほどで再入院を余儀なくされていた症例であったが，RLAIに変更することで治療が継続でき，半年以上再発が認められていない。さらには，生活の質も向上し，日常生活が楽しく，ハリのあるものに変化してきており，本人の自覚ややる気も向上している。

本症例の経験から，RLAIは中核症状の改善や継続した効果を示すことによる再発予防だけでなく，他者との関係改善や人生を楽しむことなど，日常生活の向上が期待できる可能性が示唆される。

55. RLAI導入によって退院が可能となった長期入院患者の1例

加藤芳夫

医療法人回精会　北津島病院精神科

I. 症例

[症　例] 41歳，男性，入院。
[既往歴] 軽度精神遅滞，アトピー性皮膚炎。
[家族歴] 特記事項なし。
[生活歴] 同胞なし。両親との3人暮らし。中学生の頃から不登校気味だった。中学卒業後，木工所に就職したが，無断欠勤をくり返し1カ月ほどで退職した。その後は就労せず，自宅に引きこもる生活を送るようになった。
[現病歴] X-23年（18歳），自宅近くのコンビニエンスストアを頻繁にうろうろし，客に物をねだるなどの迷惑行為がみられた。コンビニエンスストアの店長とトラブルになり全治1週間の怪我を負わせる暴力行為があったため，A病院精神科を受診して，そのまま医療保護入院となった。X-19年（22歳）に退院となったが，その後もX-7年（34歳）まで，A病院に3度，当院に2度の入院歴があり，その生活の大半を入院ですごした。X-7年の退院後，しばらくすると外来通院をしなくなり，怠薬が目立つようになった。自宅で無為にすごす日々が多くなり，両親の注意にも耳を貸さなくなった。本人の代わりに両親が定期的に来院したり，看護師が患者宅を訪問したりすることにより，来院や服薬を促したが，本人は一切拒否した。

X-6年（35歳），家の中で大声を出して家具や電化製品の破壊，両親への暴力行為が認められたため，警察官に伴われ，当院に7度目の医療保護入院となった。警察官が患者宅に入ったとき，部屋の中は荒らされ，本人は全裸で布団に蹲（うずくま）り，支離滅裂な発言をくり返していた。
[治療経過] 入院後，経口リスペリドンを主剤に加療したところ，興奮状態は治まり，滅裂思考は軽減した。しかし，自分の思い通りにならない場合に物を破壊したり，他患者へ暴力を振るったりするなどの問題行動は依然として続いていた。時々外泊を許可して自宅に戻ったが，相変わらず両親への暴力行為がみられ，警察官に伴われて病院に戻ってくることもしばしばであった。このため退院の目途がつかず，入院生活6年目を迎えていた。

筆者を含め当院スタッフの誰もが，退院して地域で生活することは難しいのではないかと半ば諦めていた。それでも両親は，「わたしたちが生きている間に息子を家庭に戻してあげたい。（家業の）農業を継がせ，息子が自立して生活を送れるようにさせてやりたい」と切に退院を希望した。そこで，「本人が両親とともにまた一緒に暮らせることができるように」という願いを込めてRLAIを導入するに至った。
[切り替え方法] RLAI切り替え直前の治療薬は，リスペリドン錠6mg/日（分3），ビペリデン3mg/日（分3），就寝前に配合睡眠薬（ベゲタミンA）1錠/日，リスペリドン錠2mg/日，レボメプロマジン75mg/日であった。

X年9月にRLAI 25mgの投与を開始した後，しばらくは経口薬をそのまま継続し，症状を観察しながら必要に応じてRLAIの増量，経口薬の減量を試みた。筆者は，RLAI 25mgを5回投与した後，リスペリドン経口剤を減量するためにRLAIを37.5mgに増量し5回投与した後，さらに50mgに増量した。その間にリスペリドン経口薬を8mg/日から4mg/日へ減量，およびレボメプロマジン25mg/日の中止を慎重に行った。その結果，症状の一時的な悪化もみられず，切り替えに成功した。

X年10月，3日間の外泊を許可し，自宅へ戻った。今回は暴力を振るうこともなく，非常に大人しくすごすことができた。3日の外泊を終えたとき両親が「息子が見違えるように素直になった。気分にムラがなくなったようだ。可能ならばこのまま自宅で様子をみたい」と退院を希望した。1週間，院内にて様子を観察したが，問題行動は認められなかったため，退院となった。

X+1年3月時点でも，外来通院にて症状をコントロールしている。表情が穏和になり，明るくなった。家庭で暴力を振るうことがなくなり，親子ともに平穏無事な日々をすごしている。現在の治療薬はRLAI 50mg（1回/2週）に加えて，リスペリドン錠3mg/日（分3），ビペリデン3mg/日（分3），就寝前にベゲタミンA 1錠/日，リスペリドン錠1mg/日，頓用としてレボメプロマジン25mg/日である。今後は，患者の状態をみながらリスペリドン錠をさ

症　例：41歳，男性。主症状：興奮

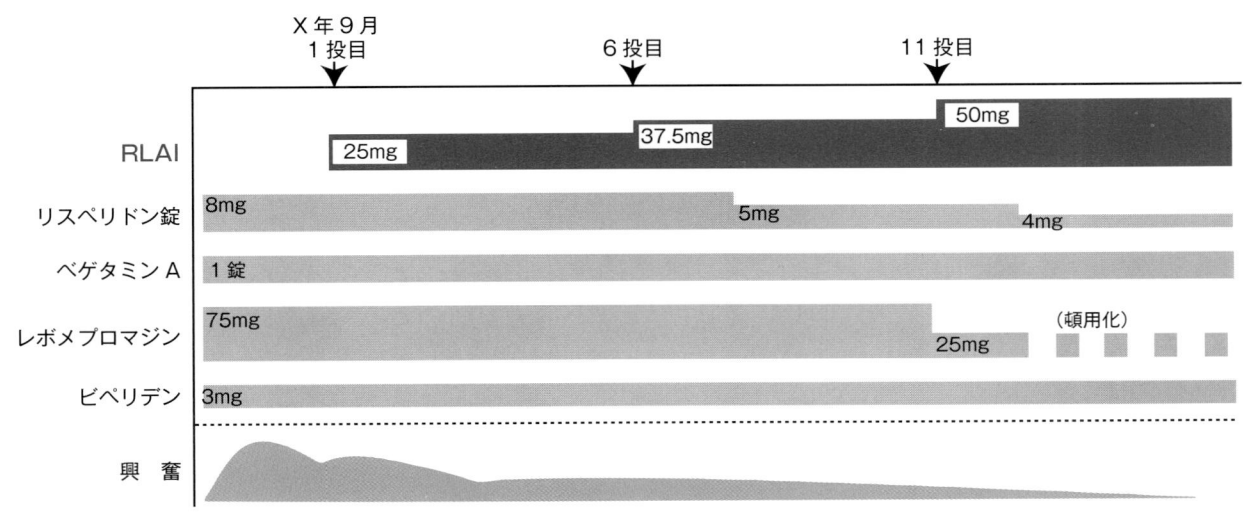

	X年9月 1 投目	6 投目	11 投目
RLAI	25mg	37.5mg	50mg
リスペリドン錠	8mg	5mg	4mg
ベゲタミンA	1錠		
レボメプロマジン	75mg	25mg	（頓用化）
ビペリデン	3mg		
興奮			

らに減量していき，RLAI 単剤治療を目指したい。

II．考　察

　本症例は，18歳で発症し，その後の人生のほとんどを精神科に入院してすごしてきた慢性統合失調症の症例である。長年にわたって周囲への暴力行為があったが，退院して家庭へ戻るということを目的に RLAI への切り替えを試みた。

　RLAI への切り替えに際し，初めの3カ月間は経口薬をそのまま継続した。RLAI は投与または増量した3週間後から血中濃度が上昇するため，初回時および増量時の3週間は経口抗精神病薬を併用することとなっている。精神症状の変化は薬剤を増量，または減量後しばらくしてから現れることが多いため，焦らず慎重に前治療薬を減量または中止する必要があると考えられる。

　また統合失調症治療においては，家族を治療に巻き込むこともポイントの1つである。Bebbington ら[1]は，感情表出（EE）と統合失調症を連関させている25の試験から世界中各国の1,346症例に関する情報を収集し，9カ月〜1年後の再発率について検討した。家族が適切に関われなかった場合の再発率は51.9％であったのに対し，適切に関わることができた場合の再発率は20.2％であった。

　したがって，家族への治療法の提案や家族教育を積極的に行うことはきわめて重要なことである。一方で，残念ながら家族から見放された慢性精神障害者も少なくない。今後，そのような不幸な経過をたどる患者を作らないために，RLAI は初発患者の入院を防止し，外来で高い機能を維持しながら治療を継続できる有用な治療法の1つであると考えられる。

　最後に，入院生活を余儀なくされていた精神障害者が

> [患者の声]
> **両親の声**：「今まで気にいらないことがあるとすぐに暴力を振るい，外泊しても3日と持たない息子だった。RLAI への切り替え後，顔つきも穏やかになり，念願だった退院という夢が叶った。また家族3人が揃って平穏に一緒に暮らせる日が来るなんて夢のようだ。春になったら家業の農家を手伝わせたい」と涙ながらに喜んでいる。
>
> [ポイント]
> ① RLAI は体内に適切な量の薬物が確実に投与され，持続的に安定した薬効が得られるため，長期入院患者の退院促進にも有用である。
> ② 同様に，外来通院患者の怠薬による再発・再入院の防止にもつながる。
> ③ 患者だけでなく，家族の負担も軽減することができる。

RLAI 導入によって退院し，地域での自立した生活が可能となりつつある一方で，わが国における社会資源は未だに不足している。早急に居住，生活，就労支援などあらゆる面においてさらなる社会資源を整備することが望まれる。

文　献

1) Bebbington, P. et al.: The predictive utility of expressed emotion in schizophrenia: an aggregate analysis. Psychol. Med., 24(3): 707-718, 1995.

56. 複数の生活イベントを対処し，自立的な生活を得るに至った1症例

関谷　修

津軽保健生活協同組合　藤代健生病院

I．症　例

[症　例] 43歳，男性，外来。
[既往歴] 特になし。
[家族歴] 精神科的遺伝素因はなし。
[生活歴] 同胞2名中第1子，長男。高校卒業後に専門学校に進んだが，中退して帰省。その後，転職をくり返した。婚姻歴なし。父は出稼ぎ労働に従事しており，母が家族の心理的支柱である。
[現病歴] X-20年7月，工場での作業中に自分を褒めたり責めたりする声が聞こえて来た。本人は「これで他人の心が読めるようになった」と思い，友人に話したが誰も信用してくれず，「変だ，おかしい」と逆に指摘された。当院を初診し，自分の身に起きたことは病気の症状なのだと知った。その後は，「他人に自分の気持ちが伝えられない」，「頭がボーッとして考えがまとまらない」などと訴えが続いた。外来でハロペリドールの注射処置を続けたが，軽快しないため初回入院となった。退院後，援助付き就労に幾度が挑戦したものの，昼休みのすごし方，職場での対人関係などから長続きしなかった。その後も，不眠，不穏，さらには自殺企図などから，計10回の入院をくり返したが，その心理的要因として母との距離という問題があった。依存と支配が絡み合い，本人も母も葛藤を抱えながら出口を見出せずにいた。

X-10年，いよいよ家族と別居する決意を固めて，グループホームに入所した。だが，そこでの人間関係もうまくこなせなかった。特定の入居者に対して過剰に接近してしまう一方で，それ以外の者とは極端に距離を置いてしまう。居づらさのあまり，深夜に自転車で来院しジアゼパムの注射処置を求めることが頻繁にあった。また，リスペリドン内用液を頓服として1日に3回，4回と使用することも少なくなかった。

[治療経過] X年4月，四苦八苦するグループホームでの集団生活に10年目で自ら区切りをつけ，アパートへの転居，単身生活への挑戦を決意した。筆者をはじめ，支援センターのスタッフ，外来看護師など周囲の者は心配をしたが，本人の決断を見守るよりなかった。しかし，転居当初は，「とにかく，淋しい」と孤独感を訴え，自分の部屋にじっとしていることができなかった。受診日以外にも病院に来たり，深夜に友人宅を不意に訪問したり，心も身体も動かし続けた。幸い，そのアパートにはすでに数名の統合失調症患者が暮らしており，ほどなくそこに暮らす女性患者との交際が始まると，瞬く間に孤独感は癒された。

だが，一転して躁的な感情の高ぶりが前面に出てきた。1日が24時間では足りないほどに共に寄り添い，病院内でも睦まじさを隠そうとはしなかった。そんな蜜月の中，RLAIの発売を知った本人が，症状が安定し副作用が減る可能性があることを知ったため，「是非とも使ってみたいです」との希望が出された。その表情は晴れわたり，口吻は喜びに溢れていた。転居，出会いと続く中，高鳴る鼓動を抑えることさえもどかしく，「夢よ，醒めるな」とばかりに本人は第三のイベント，RLAI使用開始へと踏み出すこととなった。

[切り替え方法] それまでは，リスペリドン錠3mg/日を主剤にしながらも，その時々の本人の訴えを汲み上げる中で，小刻みな処方変更を余儀なくされてきた。その意味では，本人が主導権を握っていたとも言えよう。

本人の申し出を受けて，RLAI 25mgから開始した。8週間後にはリスペリドン錠を2mg/日とし，最終的に10週間後には同錠を終了し，内服薬は睡眠剤のみとした。一時は，入院も危ぶまれたが，徐々に躁的な雰囲気は消えていき，以前の「誰かに甘えたい」といった願望を柔らかに表現した従来の本人の在り方に戻っていった。

II．考　察

薬物療法の過去を振り返れば，それはクロルプロマジン以来，陸続たる新薬登場の歴史である。それは，あらゆる学説史が，当時の最新知見と最新学説の披歴の歴史であるのと同様である。ここでは，以下の2点を指摘したい。

まず，私が研修医の頃は，「まずクロルプロマジンとハ

症　例：43 歳，男性。主症状：気分高揚

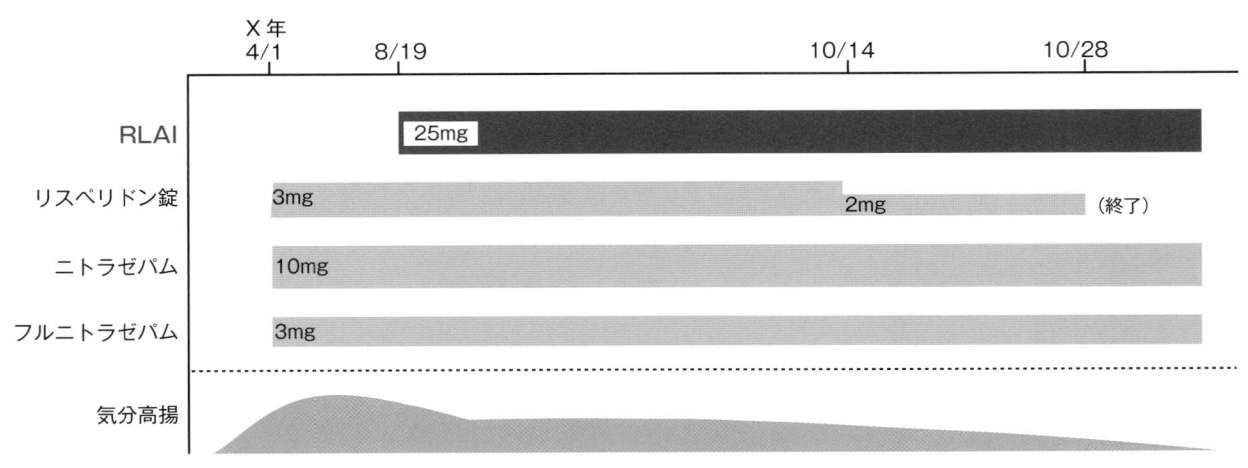

薬剤	X年 4/1	8/19	10/14	10/28
RLAI		25mg		
リスペリドン錠	3mg		2mg	（終了）
ニトラゼパム	10mg			
フルニトラゼパム	3mg			
気分高揚	（山型に推移し漸減）			

ロペリドールを使いこなせること」との助言が十分に説得力を持つほど，まだまだ古い時代であった。当時，先輩方の処方内容を眺めても煌びやかな多剤併用に幻惑される一方で，なぜかくのごとき組み合わせで処方が成り立つのかその真意を読み取れず，精神科薬物療法の熟達までの果てしない道程を密かに予感したものだった。それが，第二世代抗精神病薬の登場を機に先輩方の処方が徐々に変化し，結果的に大幅に入れ替わった。ほどなく先輩方の処方と私の処方とに大差がなくなっていた。そこで思い至ったのは，先輩方のカラフル処方に然したる真意など端からなかったのだということだった。つまり，新薬の登場は若手精神科医にとってベテラン精神科医と同じスタートラインに立てる好機となり得る。そもそも知の在り方としての科学は，歴史性（絶えざる労苦と個別性の反復）の露見を峻拒するという冷厳な面を持っている。経験だ，キャリアだと気炎を上げたところで，生物学的な最新知見のスマートさには遠く及ばないことを私自身が潔く受け止める番になっている。

　次に，新薬発売と聞き，私は静かな期待感と密かな警戒心を抱く。思えば，日々の臨床でどうにもならない難題を突き付けられ，解決を迫られる中，その実，多くを棚上げし，先送りしている。処世の狡猾と居直るよりないが，いつしか諦観の素振りが身に沁み付いていった。しかも，真の諦観などではない。他人に対してはこれ以上期待されても手詰まりだという払底，そして自らに向けてはこれ以上自己愛を傷つけられては敵わないという弱腰の確認を言外にたっぷりと含ませた防衛的姿勢である。だからであろう，いつも初物には思わず食指が伸びる，「今度こそ」との救済を切望して。臥薪嘗胆の日々からせめてもの開放感を味わえる瞬間として新薬発売を位置付けることが可能ならば，そこで治療者のみならず患者もその恩恵に預かって

[患者の声]
RLAI 使用の当初は，新薬への期待感と生活変化による高揚感に後押しされて「素晴らしい。今までの薬とは全然違います」と本人は絶賛していた。2カ月目からは，声高ではなく「今日も注射ありますね」と満足そうな表情に変わった。そして，最近は「自分の体調の変化が判るようになった気がする。黄色信号になったら気をつけるようにしています」と確かな手応えを掴んだ感触を語ってくれた。

[ポイント]
① RLAI はほどよい期待感を患者，治療者の双方が共有できること，これに尽きる。リハビリテーションの視点からすれば，RLAI での治療を機に患者の人生に対する肯定的なイメージを捻り出せればと心底思う。
② 患者側には服薬のみならず精神科治療全般への拒否的態度が尖鋭化していないこと。その背後に主治医を振り回すぐらいの強迫的傾向が多少あっても構わない。
③ 主治医側としては，過剰な期待を戒める節度と過度の警戒心に押し潰されないだけの楽観を持ち合わせていることが重要である。

もよいと思う。ちなみに，警戒心とは期待外れの際に沸き起こる自責の念に対する保険の類である。

　現在のところ，RLAI は私の期待に十分応えている。ただ，なぜだろうか。薬物治療に長けた精神科医の多くはある種の人徳に恵まれ，しかも自身はその自覚に乏しく，治療の成果を薬物効果のみに帰して恬然としている印象がある。私も RLAI を手に，少しでもその領域に近付ければと考えている昨今である。

57. 統合失調症患者の社会復帰・QOL の改善への RLAI の効果

西村次郎

浜通りクリニック

I. 症例

[症　例] 20歳，女性，外来。
[既往歴] 発達・発育に問題なし。他，特記事項なし。
[家族歴] 特記事項なし。
[生活歴] 同胞3名中第1子，長女。短大就学中。職歴なし。未婚。
[現病歴] 症例 A は T 県の短大に進学し，寮生活を送っていた。仲のよい友人はいたが，メールマガジンを通じて友人を増やしていた。X-1年9月，メールマガジンで知り合った H 県の高校1年生の友人から家族関係で悩んでいるというメールがあった。A は「もう短大には行けない。祖母と2人暮しの友人を助けないといけない」と居ても立ってもいられなくなり，生活費と教科書代を使って H 県まで行った。さらに，A が母親に「送金してほしい」という連絡をしたことで，A が H 県にいることが家族に発覚した。翌日父親が迎えに行き，A が1人で公園にいたところを見つけて連れ戻した。その後 A は身のまわりのことは気にしなくなり，部屋に引きこもり，携帯電話を1日中いじっていた。また，A は「私が H 県に行かないと友人がだめになる。短大は辞めるから H 県に行かせて」などと意味不明なことを口走り，「テレパシーで会話ができる。友人が困っている」などと訴えたため，両親が A は普通ではない状態であると判断し，同月に当院初診となった。

[治療経過] 初診時，A は表情が硬く，「友人が困っている。テレパシーで私にはわかる」と語り，思考察知，思考伝播がみられた。そのため，統合失調症の診断にて治療を開始したが，A には病識がまったくなかった。

A が将来，T 県の短大に戻ると1人暮らしであることを考慮して，1日1回の服薬ですむオランザピン5mg/日での治療を開始した。母親の管理もあり服薬コンプライアンスは良好であったが，陽性症状は軽減していなかった。そのため，オランザピンを10mg/日に増量した。その後，A は定期的に受診と服薬を続けた。

X-1年11月頃には，「やっぱり思いこみすぎだった」と A に病識が出たため，毎日1回の服薬を約束し，T 県に戻って再び短大に通い始めた。X 年3月，「1ヵ月ほど前から A がほとんど服薬していないようだ」と母親より連絡があり，再び当院に受診となった。A は短大へもほとんど行っておらず，進級も困難なため，退学して帰郷していた。注察妄想に加え，陰性症状が強くみられたため，オランザピン10mg/日での治療を再開した。母親の管理もあって A は服薬を継続し，外出やアルバイトの希望を持つなど，徐々に改善がみられていた。しかし，思考障害が目立ち，意欲が低下した状態で，実際にアルバイト先を見つけるまでには至らなかった。

[切り替え方法] A の服薬は母親が管理していたが，薬の残りが目立つこともあった。X 年9月，服薬が不規則であることと，思考障害や陰性症状がみられることもあり，A に RLAI の投与を打診した。同年7月に「注射と内服では，どちらがいい？」と確認した際には，A は「注射より飲むほうがいい」と言っていたが，海外での評価が高い薬であることを説明すると，同意が得られたので，同年9月25日に RLAI 投与の開始となった。

忍容性の確認のため，オランザピン10mg/日をリスペリドン3mg/日に変更し，その2週間後から RLAI 25mgを投与した。経口剤は3週間併用の後に中止し，それ以降は RLAI 25mg 単剤での治療となった。3回目の投与時には，A がそれまで希望していたアルバイトについて，「ハローワークに行ってコンビニエンスストアの募集に登録した」と話し，意欲の向上がみられた。4回目の投与時には，A は4時間/日，3回/週でアルバイト勤務を開始していた。5回目の投与時には，A は「アルバイトは失敗もあるが楽しい」と笑顔で語っていた。さらに，A は料理教室にも通い始め，料理作りも楽しんで行っていた。思考障害も軽減し，A から「今のまま RLAI の投与を継続してほしい」という希望もあった。A はアルバイトにも慣れた様子で，同年12月には，勤務時間の延長を希望していた。

X+1年1月には，それまでの母親との受診から，1人でのバスでの通院となり，A が家の手伝いも行うなど，母親の負担軽減もみられた。同年2月には，短期の別のアル

症　例：20歳，女性。主症状：思考伝播，陰性症状

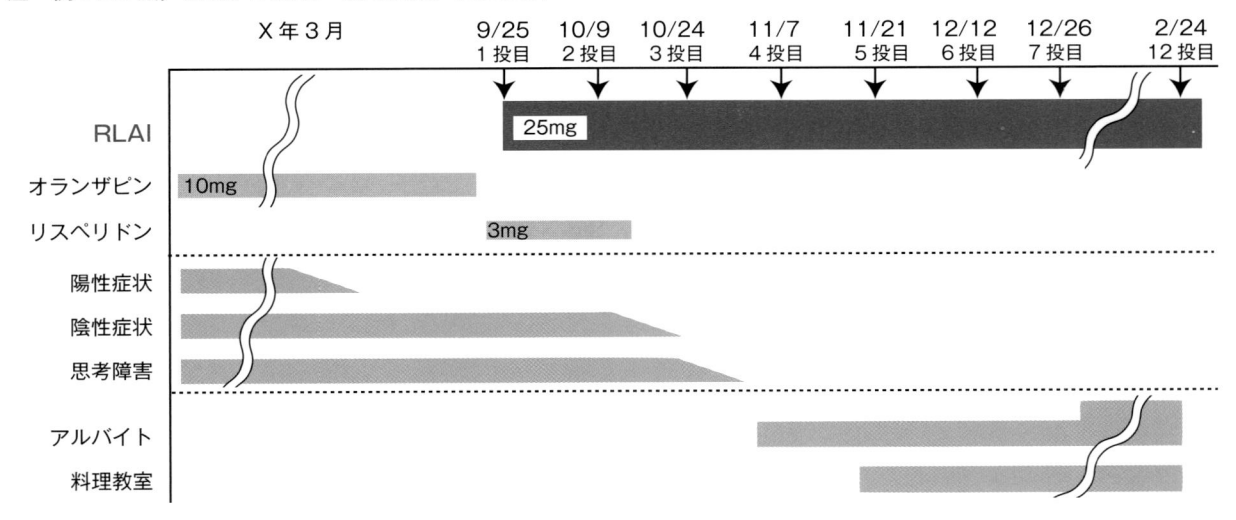

バイトを行いたいというAの希望もあったが，それまでのコンビニエンスストアのアルバイトについて，4～6時間/日，5回/週に勤務時間を増やすことが可能となった。通院も自転車での通院に変わり，活動性の向上がみられた。

II．考　察

本症例は，オランザピン5mg/日で治療を開始しており，精神症状の改善を期待して10mg/日まで増量に至っている。しかし，患者の思考障害や陰性症状の軽減には至らなかった。服薬についても，母親の管理によって維持されていたが，薬の余りがあり，服薬コンプライアンスも良好とは言えなかった。そのため，RLAI導入を決めた後の，忍容性を確認するためのリスペリドン投与が患者の思考障害や陰性症状を改善し，意欲や活動性の向上につながったと考えられる。

RLAI導入後，3回目の投与時点では，RLAIの血中濃度が治療濃度に達していることから，患者がアルバイトを見つけるためにハローワークに行くこともできるようになり，患者のリスペリドンへの良好な反応が期待された。RLAI単剤での治療になった時点で，患者の思考障害や陰性症状が改善され，アルバイトだけでなく，料理教室への参加など，患者自身の年齢相応の活動，QOLの向上につながった。また，就労時間の延長も実現できており，患者の社会復帰が早期に実現できたことには，筆者自身も驚いている。

本症例は，発症年齢も若く，陰性症状が強くなることも推測された。その中で，このような著効例を経験したことは少なく，RLAIの治療ポテンシャルの高さがうかがえた。今後の統合失調症治療において，高い効果と忍容性を持つRLAIは，選択肢の1つとなるだけでなく，患者の社会復帰の一助になることが期待できる。

[患者の声]
「当初は注射ということで，飲み薬のほうがいいと思っていた。実際に注射を打ってみると痛みも少なく，毎日の服薬がなくなり楽になった。アルバイトができるようになって，今では時間の延長もできてうれしい。料理教室に行ったり，好きなことができるのはこの薬に変えたからだと思う」

[ポイント]
RLAI導入のメリットとして，以下のことが考えられる。
①若い患者の服薬からの解放が，薬を飲んでいるという偏見を回避できる。
②アドヒアランス不良からくる再発を抑制することで，難治化に発展することを防ぐ。

58. RLAIによる外来患者のステップアップ

加藤 伊津子

医療法人北林会 北林病院精神科

I. 症 例

[症　例] 31歳，女性，外来。
[既往歴] 緑内障（手術済み）。
[家族歴] 両親，弟の4人家族。家族の精神疾患の発症歴なし。
[生活歴] 同胞2名中第1子。家族と同居。出生時，発達面での問題はなく，高校卒業後，製本会社に就職したが，半年ほどで退職。
[現病歴] X-13年（18歳）頃より，部屋に引きこもり，昼夜逆転の生活を送るようになり，X-13年10月，勤務していた製本会社を退職。近くのメンタルクリニックにて統合失調症と診断を受けた。X-11年1月（20歳），独語，空笑が多くなり，家の物を壊す，物を捨てる，カーテンや洋服を切るなどの奇異な問題行動が目立つようになったため，当院に医療保護入院となった。入院時は興奮が強く，3カ月ほど隔離が必要であったが，半年ほどで退院。その後，X-5年（26歳），不規則な服薬のために症状が悪化，物を捨てるという行為が再びみられるようになったため，2度目の入院となったが1カ月ほどで退院し，デイケアに通院するようになった。しかし，X-4年（27歳），自宅の引越しを契機に，精神症状が悪化した。体感幻覚や作為体験，幻聴が活発となり，ベランダから飛び降りようとするなどの衝動行為がみられ，3度目の入院となった。入院中はトラブルもなく，3週間ほどで退院した。

その後，慢性的な幻聴は残存するものの，おおむね症状は安定しており，X年（31歳）まで外来通院を継続していた。

[治療経過] 2回目の入院時に経口リスペリドン（錠剤）による治療が開始され，その後，リスペリドン内用液が主剤となった。本人もリスペリドンによって調子がよくなったと効果を実感していた。服薬が不規則になったことによる再発，再入院を経験したことから「自分は病気だからきちんと薬を飲まなくてはいけない」という意識が非常に高く，きちんと服薬を遵守するようになった。

しかし，それでも時々飲み忘れてしまうことがあり，それを母親から指摘されると，母親とトラブルになることがあった。

[切り替え方法] X年6月，「このまま服薬を続けていくと何かを忘れていくような感じがして怖い。人とコミュニケーションを図ることができなくなるのではないか」と不安を訴えるようになった。ちょうど，その頃にRLAIが発売となり，「毎日服薬しなくても，2週間に1度の注射で症状をコントロールできる方法もある」と紹介した。しかし，本人は今の服薬スタイルを変えたくないこと，月1回の通院から月2回へ増えることが両親に迷惑を掛けるのではないかと感じたことから，一旦はRLAIへ切り替えを断念した。しかし，その後自宅にて両親と相談し，親子関係が良好になることを期待してRLAIを開始することになった。

X年9月，RLAI切り替え前の治療薬はリスペリドン内用液8mL/日，レボメプロマジン25mg/日，クロルプロマジン100mg/日，ロラゼパム4mg/日，ビペリデン3mg/日であった。RLAIへの切り替え後，3週間は経口薬をそのまま併用し，4週目よりリスペリドン内用液8mL/日を中止したが症状の悪化などは認められなかったため，RLAI用量は25mgで維持した。X+1年3月現在の治療薬は，RLAI 25mg，クロルプロマジン100mg/日，レボメプロマジン25mg/日，ロラゼパム4mg/日，ビペリデン3mg/日，頓服リスペリドン内用液1mL（2回/日まで）となっている。頓服薬の使用頻度は，RLAI 6回目までは1～2回/週必要としたが，7回目以降は1回/月程度と減っている。

RLAI 7回目以降を境に，症状がより安定するようになった。よく眠れるようになり，表情が和らぎ，肌に張りが出るようになった。自分の容姿に気を配るようになり，女性らしく肌の手入れやダイエットを始め，服装が華やかになるなどの変化がみられた。慢性的な幻聴は依然として続くものの，「少し減っているような感じがする」と述べている。

今まで，服薬をしなければならないという気持ちがかえって強いプレッシャーになっていたが，RLAIへ切り替えることによって解放された。服薬を巡って母親から確認

症　例：32歳，女性。主症状：幻聴

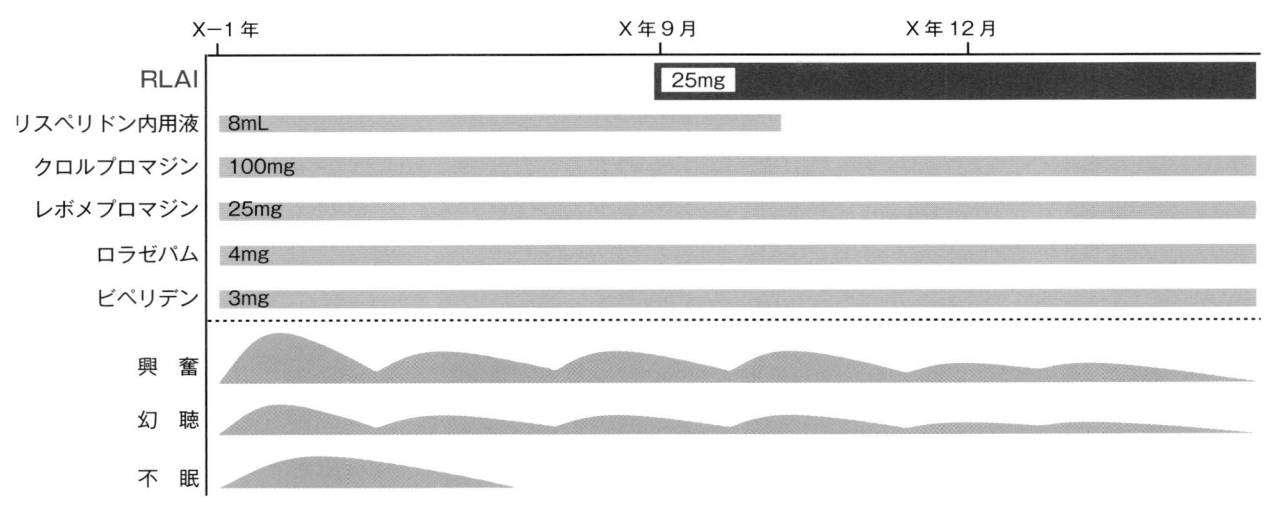

	X-1年	X年9月	X年12月
RLAI		25mg	
リスペリドン内用液	8mL		
クロルプロマジン	100mg		
レボメプロマジン	25mg		
ロラゼパム	4mg		
ビペリデン	3mg		
興　奮			
幻　聴			
不　眠			

されたり，叱責されたりすることがなくなったため自己肯定感が高まり，親子関係が良好になった。落ち着かなくなると，今までは母親にあたってしまうことがあったが，「最近は自分を抑えることができるようになった。それでも抑えることができない場合は，リスペリドン内用液を飲めば落ち着く」と自己対処能力が高まった。

II．考　察

本症例は，日々の服薬をプレッシャーに感じていた患者が，RLAIへ切り替えることで日常生活の質を改善させることができた症例である。

RLAIは2週間ごとの投薬で安定した血中濃度を維持することができるため，日々の服薬から解放されることができ，服薬に縛られず，気軽に外出するなど普通の生活を送りやすくなる。したがってRLAIは，より高い生活レベルを目指す外来通院患者に貢献できると考えられる。事実，Lasserらの試験[1]では，1カ月以上リスペリドン経口剤が投与されていた統合失調症203例に対してRLAIへの切り替えを行った結果，PANSS総スコアが60台から50台にまで低下したと報告されている。これは経口剤のように飲み忘れがないこと，RLAIは血中動態のC_{max}/C_{min}が経口剤より小さいことから，安定かつ継続的にドパミンD_2受容体を占有することが関与していると考えられる。

また当初，切り替え前のリスペリドン経口剤の用量からRLAI 50mgまで増量する必要があると思われたが，現在もRLAI 25mgで治療効果を維持することができている。RLAI 25mgは経口換算で2mg/日に相当するため，リスペリドン経口剤よりも低用量で維持していることになる。経口剤と比較して投与量を減量できるということは，錐体外路症状発現を抑制できる可能性が示唆され，さらに抗コリン剤などの併用薬の整理に繋がることが期待される。スペインで実施された大規模試験[2]では，抗精神病薬経口剤からRLAIへ切り替えを行い，併用薬の使用率を比較した。その結果，RLAI開始6カ月後の抗コリン薬の使用率は，50％以下に有意に減少したとの報告がある。なお，筆者は一時的な精神症状の変動に対しては，リスペリドン内用液をレスキュー薬剤として使用している。

以上のことより，RLAIは患者の毎日の服薬に関する負担を少なくし，家族においては服薬管理の負担や責任を軽減することができ，結果として患者および家族のQOL向上に繋がる薬剤であると考えられる。

[患者の声]「服薬をしなければならないという呪縛から解かれ，気持ちが楽になった。病気になってから人とのコミュニケーションが苦手になり，疎遠になってしまったので，今後はどんどん外へ出掛けたり，親戚付き合いや交友関係を再開したい」と普通の女性としての生活を楽しみにしている。

[ポイント] ①服薬から解放されることで，服薬に縛られない生活が可能となる。②血中濃度の安定により，外来患者でもさらなる症状の改善を認め，QOLの向上につながる。

文　献

1) Lasser, R.A. et al.: Clinical improvement in 336 stable chronically psychotic patients changed from oral to long-acting risperidone: a 12-month open trial. Int. J. Neuropsychopharmacol., 8：427-438, 2005.
2) Olivares, J.M. et al.: Long-term outcomes in patients with schizophrenia treated with risperidone long-acting injection or oral antipsychotics in Spain: Results from the electronic Schizophrenia Treatment Adherence Registry(e-STAR). Eur. Psychiatry, 24：287-296, 2009.

59. RLAI の切り替えが効果的だった1例

野口貴弘　加藤豊文

医療法人美衣会　衣ケ原病院

I. 症例

[症　例] 41歳, 男性, 外来。
[既往歴] 特記事項なし。
[家族歴] 特記事項なし。
[生活歴] 同胞2名中第2子。結婚歴あり。
[現病歴] X-18年頃より「バカ, アホ」などの幻聴,「自分が監視されている」などの妄想が出現した。症状は徐々に増悪し, X-16年1月5日, A大学精神科を初診, 同日入院した。無為, 自閉などの陰性症状が残存した状態であったがX-16年8月に退院した。その後はB病院にてデイケア, 外来通院をしていた。以降, 幻覚妄想などの症状の増強により, B病院へ6回の入院歴がある。

X-5年10月13日の退院後は, 再びB病院に外来通院し, 精神科訪問看護, デイケア, 授産施設を利用していた。X-2年末より妻の実家であるC市へ転居し家業を手伝い始めたためデイケア, 授産施設は中止し, 外来通院のみとなっていた。そのため, 環境に慣れず眠れなくなることが多かった。幻覚, 被害関係妄想の増強も経過中に認めていた。C市へ転居したこともあり, X-1年9月4日より, 当院初診となった。

[治療経過] 当院初診時は, 妻とのトラブルや仕事を始めたことで不眠になり, 自分のことを批評する声や隣人が噂しているなどの幻聴を認めた。前医ではリスペリドン4mg/日, 頓服でリスペリドン内用液1mLが処方されていた。しかし症状が悪化していたため, 自己判断でリスペリドン内用液を1日3回使用していた。また口の震えや手のこわばりなどの錐体外路症状や不眠, 便秘のため, ビペリデン2mg/日, クアゼパム15mg/日, エチゾラム1mg/日, センノシドなども処方されていた。そこで筆者は, まずリスペリドンの用量調整の必要性を感じ, リスペリドン6mg/日およびビペリデン3mg/日の分3に処方を変更した。

X-1年11月初めより, やや幻聴も減り, 夜も安心して寝られるようになった。そのため, リスペリドン内用液1mLの頓服も使用しないようになった。しかし, 家庭環境の悪さもあり, 不安や緊張を訴えることが多く, 生活リズムが悪くなっていた。そのため, 服薬を忘れたりすることもあり, 妻に怒られることも度々あった。

[切り替え方法] 本人に当院で使用している患者向けのRLAI説明用キットを使い, 血中濃度が安定し, 現在の投薬量より少なくでき, 副作用の軽減が期待できることなどを説明し, X-1年12月12日にRLAI使用に関する患者アンケートを実施した。2週間後, 本人より「薬を飲まなくなるなら, 注射にしてください」とRLAI使用の希望があった。年末であったため, 翌年のX年1月23日からRLAI投与を開始した。経口リスペリドンを中止してRLAI単剤治療に切り替えるために, RLAIは患者の状態を確認しながら50mgまで増量し, リスペリドンを減量していくこととした。

X年1月23日(第1投薬日), RLAI 25mgを投与開始した。施行後,「思ったより痛くなかった」というのが感想であった。2月6日(第2投薬日), RLAI 25mgを投与した。「変わったことはないです」とのこと。RLAIが効き始めるのは3週後くらいからという説明をし, リスペリドンを6mg/日から5mg/日に減量した。2月20日(第3投薬日), RLAI 25mgを投与した。「少し眠い。だるい。でも注射は痛くないので, 大丈夫です」とのこと。リスペリドンを5mg/日から3mg/日に減量した。

3月6日(第4投薬日), RLAIを37.5mgに増量した。「気分がよいです。眠たい, だるいはなくなりました。(幻聴が)聞こえるのも大丈夫です」とのこと。本人にRLAIの用量を上げる旨を説明し, リスペリドンを3mg/日から2mg/日に減量した。3月20日(第5投薬日), RLAI 37.5mgを投与した。「調子がいいです。声も気になりません」とのこと。リスペリドンを1mg/日に, ビペリデンを2mg/日に減量した。4月3日(第6投薬日), RLAIを50mgに増量した。「落ち着いています」とのこと。リスペリドンを中止し, ビペリデンを1mg/日に減量した。

4月17日(第7投薬日), RLAI 50mgを投与した。「(幻聴が)聞こえるのもないのでよい調子です」とのことだったので, ビペリデンを中止した。

症　例：41歳，男性。主症状：被害妄想

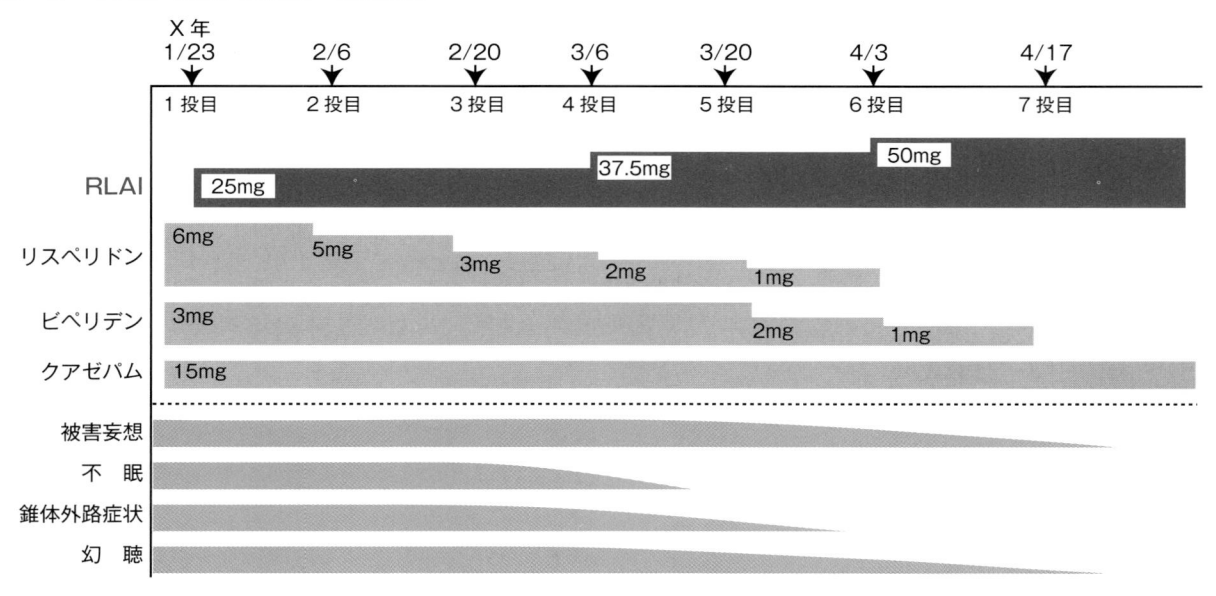

	X年 1/23	2/6	2/20	3/6	3/20	4/3	4/17
	1投目	2投目	3投目	4投目	5投目	6投目	7投目
RLAI	25mg			37.5mg		50mg	
リスペリドン	6mg	5mg	3mg	2mg	1mg		
ビペリデン	3mg				2mg	1mg	
クアゼパム	15mg						
被害妄想							
不　眠							
錐体外路症状							
幻　聴							

　RLAIの導入により表情も明るく，次第に外出もできるようになり，以前はできなかった読書もできるようになった。

II．考　察

　今回の症例は病歴も長く，再発，再燃をくり返していた慢性期の統合失調症の事例であった。

　最後の入院後はデイケア，訪問看護などの社会資源を利用し，安定していたが，仕事を始めるなどの生活環境の変化により，再び症状の増悪が認められた。当初はリスペリドン錠の用量調整で安定したが，服薬回数や服薬量の増加に伴い，怠薬することもしばしば認められた。また手のこわばりや眠気が仕事に支障をきたすことが多く，悩んでいた。そのため，筆者は怠薬による症状の悪化と副作用によるQOLの低下の改善のために，2週間に1回の注射で血中濃度が安定し，症状改善と副作用軽減が見込まれるRLAIの使用を提案し，患者の同意を得て導入した。

　RLAI導入前は，抗精神病薬としてはリスペリドン単剤で治療されていたため，切り替えは容易であると考えられた。ただし，リスペリドン用量が6mg/日と高用量であったため，RLAIに完全に切り替えるには50mgの高用量が必要であると考えられた[1]が，副作用に困っている患者であり，やや懸念があった。しかしながら，患者の状態を確認しながらRLAIの増量とリスペリドンの減量を行ったところ，問題なく変更することができた。直近の診察では症状の悪化もなく安定しているのに加え，副作用も認められなくなった。

[患者の声]
「初め注射と聞き抵抗があったけど，実際試してみたら，思ったほど痛みもなく，薬も少なくなり，症状も落ち着いた気がする。仕事もしたいと思うようになった」

[ポイント]
①リスペリドンでの治療効果が認められていたが，高用量使用されており，その副作用により手のこわばりや眠気に困っていたことで，副作用の少ないRLAIへの切り替えを提案した。
②RLAIによる治療により，眠気などの副作用も改善し，服薬とその管理に関する負担も減り，今では仕事への意欲も出てきている。

　当初はRLAIを勧めることで服薬遵守ができていないことを疑うことになりえる可能性もあり，医師−患者関係に悪影響を与える不安があったが，今では患者の疾病への理解と治療参加の意識を高める1つの選択肢としてなりえるのではないかと思う。実際に，本症例ではRLAI開始前よりも医師−患者関係の信頼感が高くなり，より良好な関係となったことで，今後の治療経緯に希望が見えている。

文　献

1) 上島国利，石郷岡純，駒田裕二：統合失調症患者を対象としたrisperidone持効性注射剤とrisperidone錠の比較試験．臨床精神薬理，12：1199-1222，2009．

60. 統合失調症維持療法中のRLAIの効果

森　康浩

愛知医科大学精神科学講座

I. 症　例

[症　例] 30代，男性。初診時は他科に入院中。退院後，当科の外来へ転医。
[既往歴] 特記事項なし。
[家族歴] 特記事項なし。
[生活歴] 同胞なし。両親と同居している。高校卒業後，地元の大学へ進学し，在学中に発病した。就職歴，結婚歴なし。
[現病歴] 大学入学直後より，「同級生が自分の悪口を言っている」，「大学当局が自分の行動を見張っている」という幻聴，被害妄想が出現した。不眠も認めたため，家族に連れられて近医の精神科病院を受診した。統合失調症の診断にて抗精神病薬による薬物療法が開始となった。

薬物療法にて徐々に症状の軽快がみられたため通院治療を続けていたが，数年後，幻聴が悪化し滅裂，興奮状態となったため近医精神科病院へ初回入院となった。入院後，薬物療法にて症状の軽快がみられ，試験外泊を施行したところ，自宅においてライターで自分の衣服を燃やすという自傷行為に及んだ。顔面，両上肢，胸部に熱傷を受傷し，近医精神科病院から総合病院である当院の形成外科病棟へ転入院となった。転入院後は形成外科と精神科とのリエゾンにて加療を行い，数カ月後に退院。退院後は当院の精神科外来で通院加療することとなり，現在まで治療継続している。

[治療経過] 初発時の加療内容については詳細不明であるが，初発から数年経過した後の近医精神科病院への初回入院時からはリスペリドン（最大9mg/日）による薬物療法を受けていた。リスペリドンに対する反応は良好で陽性症状の軽快を認めたため，試験外泊を施行したところ自傷行為に及んだ。その後より当院にて治療継続している。

当院入院中はリスペリドンを最大9mg/日まで使用してフォローしたが，入院中は陽性症状の悪化は認めなかった。自傷行為について質問すると，「今後の生活を悲観して死にたくなったため」と答えた。形成外科的処置が終了した時点で退院とし，以後は当院の外来にてリスペリドン口腔内崩壊（OD）錠6mg/日を服用していた。「街を歩くと，皆が自分のことを見ているように感じる」などの被害関係念慮や，「自分の噂話をされている」という幻聴，「何もやる気がしない」などの陰性症状は持続していた。同居している母親によると，ときに「薬はもう飲みたくないと言いだすことがあり，一度言い始めると数日間は薬を飲まなくなってしまうので心配」とのことであった。

[切り替え方法] アドヒアランスや陰性症状の改善を目的としてRLAIを本人と家族に提案したところ同意が得られたため，RLAI 25mgの投与を開始した。

開始時はリスペリドンOD錠6mg/日を内服していたため，RLAIを併用する形で開始した。RLAI 3回目施行時にリスペリドンOD錠を4mg/日へ減量した。RLAI 4回目には「最近はだるさがなくなってきました。睡眠も以前よりとれるようになってきました」と語った。陽性症状は開始時と比べて悪化がないため，RLAI 5回目にリスペリドンOD錠を2mg/日へ減量した。その後も陽性症状は悪化することなく，「最近はだるさがなくなってきました」と語るなど陰性症状の改善を認め，RLAI 7回目でリスペリドン内服を中止とした。RLAI 8回目に確認したところ，「幻聴は以前より減っているくらいだ」とのことであった。RLAI 11回目に「少し眠れなくなってきた」と語ったが経過観察とした。

RLAI 14回目になると「幻聴がうるさくなってきた」と陽性症状の悪化が認められたため，37.5mgへ増量した。その後RLAI 37.5mgを2回施行したが幻聴は持続していたため，RLAI 16回目に50mgへ増量した。RLAI 18回目には「だいぶ静かになってきた」と幻聴の軽快が認められたため，現在までRLAI 50mgで治療を続行している。

II. 考　察

大学在学中に発症した統合失調症の患者である。近医精神科病院にて入院加療中に「今後の生活を悲観して死にたくなった」と，「めざめ現象」とも思われる状態で衣服に

症　例：30代，男性。主症状：幻聴

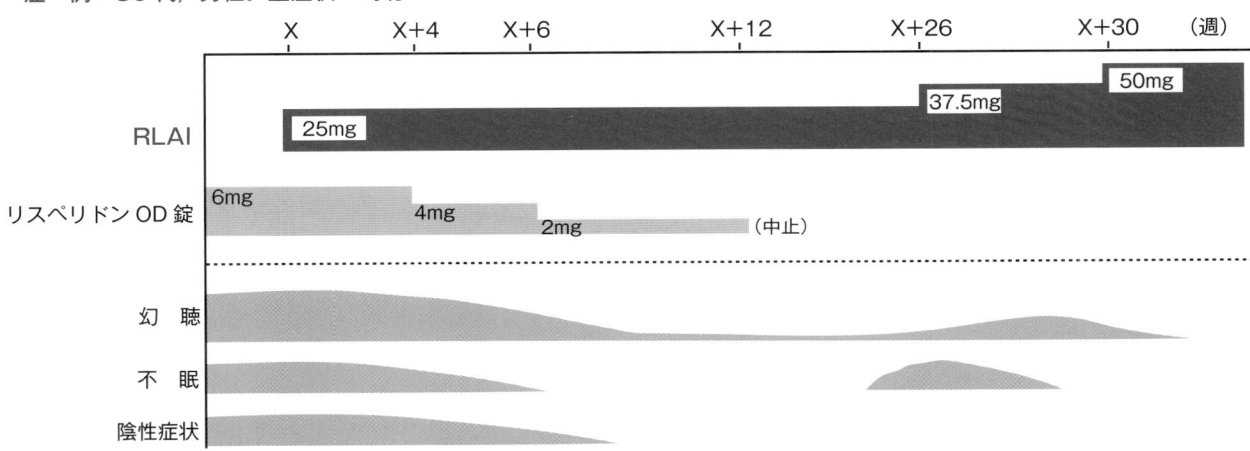

| | X | X+4 | X+6 | X+12 | X+26 | X+30 (週) |

RLAI： 25mg → 37.5mg → 50mg
リスペリドンOD錠：6mg → 4mg → 2mg →（中止）
幻聴／不眠／陰性症状

着火するという自傷行為に及んでいる。自傷行為による熱傷の治療のために当院へ転医し，加療開始となった。その時点での症状は，幻聴，被害関係念慮，思考形式の障害，意欲の減退であった。前医の処方を踏襲し，リスペリドンを処方した。熱傷治療中は精神症状が悪化することなく経過したが，上記の症状は持続したまま退院となった。その後，外来にて加療していたが，同居している母親から「薬はもう飲みたくないと言いだすことがあり，一度言い始めると数日間は薬を飲まなくなってしまうので心配」との話があったため，母親同席のもと，本人にRLAIの説明をした。「飲み薬がなくなると楽だから」との理由でRLAIに同意が得られた。このように「服薬に対する煩わしさ」を感じている患者がRLAIを使用することにより煩わしさから解放されるため，アドヒアランスの向上につながる可能性があると思われた。

本症例ではリスペリドン6mg/日からRLAIへの切り替えを行った。切り替え当初は陽性症状の悪化は認めず，「最近はだるさがなくなってきた」と語るなど陰性症状の改善を認めたため，RLAI 25mgで継続した。しかし，RLAI 11回目頃になると徐々に不眠や幻聴などの陽性症状悪化を認めたため，RLAIを増量した。最終的にはRLAI 50mgで陽性症状は安定した。

本症例ではRLAI 50mgとリスペリドン6mg/日内服が陽性症状，陰性症状ともにほぼ同等な効果の印象であった。今回の切り替えでは一時的に陽性症状の悪化を認めたが，原因としてはRLAIの用量不足と考えられた。実際RLAIを増量することによりさらなる悪化は予防できた。

今後，RLAIへの切り替え症例が増えていくと予想されるが，精神症状の悪化を防ぐためには，内服の用量がある程度高用量の場合はRLAIを早めに増量することがRLAIを使いこなす1つの方法となると考えられた。

[患者の声]
「飲み薬のころは頭が麻痺していた感じだったけど，RLAIにしてからは，いろいろなことがわかるという感じがする」，「前は親のことが嫌いだったんだけど，最近はあまりイライラすることもなくなって，許してあげようという気になれるようになった」

[ポイント]
①アドヒアランスが低下している原因が「内服薬に関すること」の場合は，RLAIを導入することでアドヒアランスが向上する可能性がある。
②切り替え前の内服薬がある程度高用量であった場合には，RLAIの用量をなるべく早く高用量へ増量することが精神症状の悪化を防ぐために有効と思われた。

61. RLAIによって安定した1人暮らしを続ける統合失調症の1例

井上 誠士郎

特定医療法人朋友会　石金病院

I. 症 例

[症　例] 49歳，男性，外来。
[既往歴] 特記事項なし。
[家族歴] 精神疾患の遺伝負因なし。
[生活歴] 同胞2名中第2子。父親は地元の名士で，両親とも本人への関わりは熱心である。地元の普通高校卒業後，都心の写真専門学校に進学した。卒業後はアルバイト，写真事務所，フリーカメラマンなど，写真に関わる仕事を続けてきたが，生計を立てるには至らず，生活費の大半を親の仕送りに頼ってきた。
[現病歴] 17歳時，被注察感，幻聴，被害妄想，関係妄想で発症し，A精神科病院に3カ月間入院した。高校卒業後に上京し，1人暮らしをしながら専門学校に通っていた。21歳時，服薬を中断したため症状が再燃した。通学困難となって帰省し，当院を初診した。しばらく通院した後，再び上京し，専門学校を卒業した。その後も都心で単身生活を続け，写真家として活動した。

両親の強力な支援のもと，20年以上にわたって空路で当院に通院を続けた。しかし受診頻度は不規則で，デポ剤を定期的に打てなかったり，内服薬を自己判断で加減してしまったりと，治療は安定しなかった。「人の目が気になる」，「他人から悪く思われている気がする」などと落ち込んでは，たびたび両親に長電話をかけた。X-3年頃からは，仕事はほとんどなく，生活リズムの乱れや不衛生が目立つようになった。被注察感，関係妄想，抑うつ気分も持続していた。そうした折，X-1年に実家に住む母親が他界した。父親も高齢化し，本人を援助することが困難となった。このため，治療および生活の立て直しのため，X年2月に当院に任意入院となった。
[治療経過] 入院時の処方は，ブロムペリドール3mg/日，レボメプロマジン15mg/日，リスペリドン3mg/日，トリヘキシフェニジル4mg/日，エチゾラム2mg/日であった。入院後，外来での多剤処方にアリピプラゾール12mg/日を追加し，ブロムペリドール3mg/日を中止した。1週間後にアリピプラゾールを24mg/日に増量したところ，落ち着きなく廊下を往来し，易刺激的，拒絶的となった。診察中，物音を気にして何度も振り返り，退席を制止すると興奮して掴みかかってきた。精神運動興奮状態にて，父親同意の下，医療保護入院に切り替え隔離した。アリピプラゾールは中止し，リスペリドンを3mg/日から6mg/日に増量した。ロラゼパムを併用したが，薬疹が出現したため中止，レボメプロマジン100mg/日を追加した。病状は徐々に落ち着き，1週間後に隔離解除した。被注察感，関係妄想は軽度持続するものの，「自分の思い違い，考え過ぎ」だと思うことも多くなった。眠気のためレボメプロマジンを漸減し，リスペリドン6mg/日，レボメプロマジン45mg/日で維持した。退院後は当院の近くにアパートを借りて1人暮らしをすることにし，X年7月下旬に退院した。
[切り替え方法] 退院後も日中の眠気が続くため，レボメプロマジンを中止した。一方で，睡眠にはバラつきがあり，早朝まで寝つけないこともあった。不眠の翌日には気分の落ち込みも強いため，睡眠の確保を目的に，就寝前にクエチアピン100mg/日を追加した。リスペリドンは6mg/日で継続した。アパート4階の自室にいても，時々「窓の外から見られている感じ」があり，窓の下で幼稚園児の見送りをしている母親に対し，「自分のことを怪しい人だと思っているのではないか」と疑念を抱くこともあった。被注察感，関係妄想は持続し，自覚症状も日によって変動が大きいため，X年8月中旬，筆者よりRLAIを紹介した。口頭で一般的な説明をした上で，製剤についての患者用パンフレットを渡し，検討してもらうことにした。9月上旬に受診した際，「病状を安定させたい」との理由で本人から申し出があり，同日よりRLAIを開始した。

経口薬は変更せずに初回はRLAI 25mg，2回目も25mgを施行した。3回目からは37.5mgに増量し，経口リスペリドンを6mg/日から4mg/日に減量した。4回目は37.5mgで維持し，経口リスペリドンを4mg/日から2mg/日に減量した。5回目も37.5mgで継続し，経口リスペリドン2mg/日を中止した。6回目も37.5mgで維持した。経口リスペ

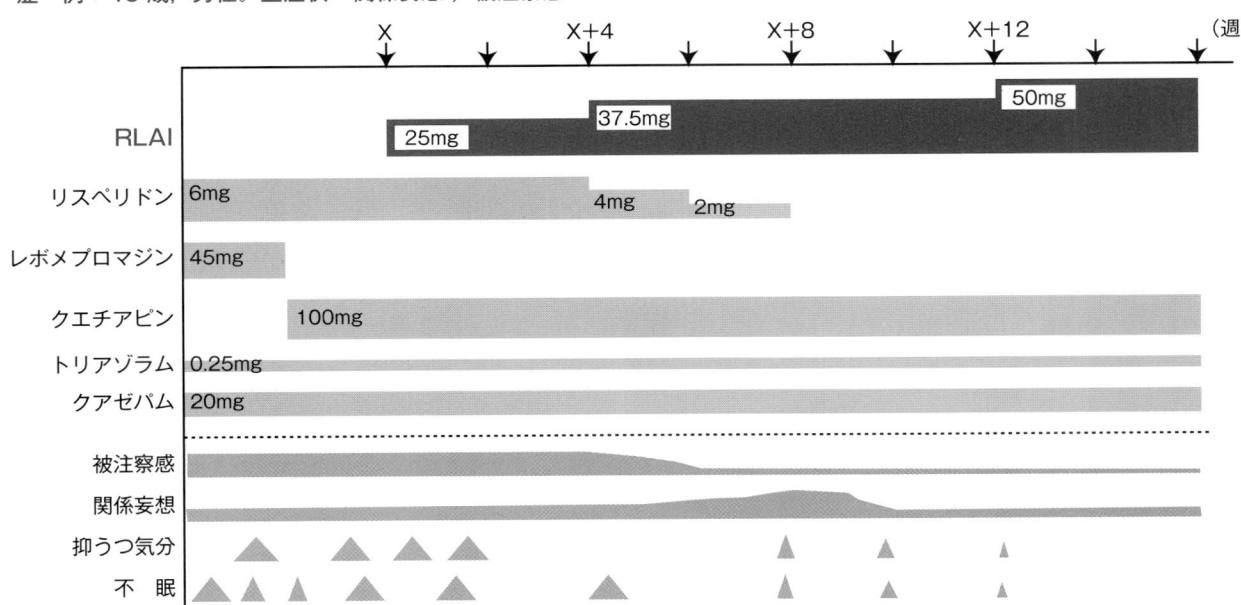

症　例：49歳，男性。主症状：関係妄想，被注察感

リドンの中止後3～4週頃，「自宅アパートの向かいに，幼稚園バスが来なくなったのは自分のせいではないか」，「ポイントカードの申込書を書かせるのは，近所の人々に自分の個人情報を知らせることが目的ではないか」など，関係妄想が強まったため，7回目からRLAIを50mgに増量した。RLAI開始後は2週間ごとに規則的に施行しており，現在は50mgで約6カ月間維持している。

今のところ目立った副作用は認められない。新生活にはすっかり慣れて，街に映画を観に行ったり，イベントや鉄道の写真を撮りに出かけたりと，趣味を楽しむ余裕も出てきている。

Ⅱ．考　察

高齢化社会を迎え，患者も家族も高齢化している。家族の高齢化のために，将来の方向性について決断を迫られる患者は少なくない。

本症例は10代発症の統合失調症慢性期例である。母親の他界と父親の高齢化で，家族による支援が不能となり，これをきっかけに，薬物療法の見直し，病状の安定化，生活の再構築，継続的な治療体制の確保，といった課題について，検討が必要となった。多剤処方を経口リスペリドンで整理した後，退院した。しかし慣れない土地での1人暮らしや新たな住環境も相まって，被注察感，関係妄想，不眠，抑うつ気分が消長した。そこでRLAIに切り替えたところ，全般的な症状の軽減と，自覚的な病状安定がもたらされた。患者自身，「なぜ病状が安定しないのか」と長年悩んでいたという。RLAIの効果もさることながら，

[患者の声]
経口薬を自分で調節していた理由としては，「調子に波があり，悪い時もしょっちゅうあった。そういう時，飲み薬では効いているのか実感しにくく不安だったので，適当に追加して飲んだりしていた」とのことであった。RLAIについては「（刺すという行為により）確実に薬が体内に入ったと実感できる」，「1回打てばずっと効いているという安心感がある」と言う。
RLAIを選んだのは「"うつ"になって，気持が落ち着かなくなることが頻繁にあった。病気が安定すればよいと思った」という理由から，実際にRLAIを続けてみて「好不調の波が少なくなった」，「（被注察感，関係妄想は）入院前を100とすると2～3まで減った。ほとんどないみたいなものですよ」とのことである。

[ポイント]
①多剤併用処方を経口リスペリドンで簡素化した後，RLAIに切り替えた。
②RLAIの導入を患者自身が決定したため，その後の積極的な治療につながっている。
③患者自身がRLAIについて理解して使用している結果，病状の安定化が実感され，主体的な安定した治療が維持できている。

RLAI導入をきっかけとして薬物療法への理解を深め，患者自身によって治療方法を選択したことが，現在の安定かつ積極的な治療状況につながっているものと思われる。

本症例のように，ある程度の病識はあっても服薬の仕方に問題があるケースの場合，RLAIを用いることによって，自立した生活を維持していける可能性がある。

62. RLAI 単剤維持療法により QOL が向上した統合失調症通院患者の 1 例

渡部和成

医療法人永寿会　恩方病院

I. 症　例

[症　例] 29歳，男性。外来。
[既往歴] 特記すべきことなし。
[家族歴] 特記すべきことなし。
[生活歴] 同胞4名中第1子。両親と同居。大学中退。未婚。家で宗教家の両親の手伝いをしている。
[現病歴] 高校3年時に，幻視・妄想（「白い点が見えた。光は言葉の信号だ」）で発症。その後，「ストーカーされている」との追跡妄想が出現した。X-6年頃から，「目の前にゲームの映像が流れたり，台所のコップの水が回り続けたりした」との知覚変容・幻視や「『行儀よくしろ』という命令」などの幻聴が出現した。さらに，「頭の中がコンピュータで一杯で母を理解できない」と言ったり，「髪の毛から声が入ってくる」と自分で髪の毛を切ったり，突然外へ飛び出したりと，幻聴・妄想に支配され落ち着かなくなった。不眠も生じ，それに伴い昼夜逆転の生活にもなった。X-4年，深夜に家を飛び出し言動がまとまらないため，家族に連れられ，当時筆者が勤務していたA病院を受診し，そのまま医療保護入院した。6週間の入院治療を経て退院し，その後は規則的に通院していた。X年4月，筆者の転勤に伴いBクリニックに転院した。X年10月24日の通院直前では，体感幻覚は残存するものの軽減しており，4週に1回の通院となっていた。
[治療経過] 入院時，約1時間リスペリドン内用液（ROS 3mL; mg/mL）の服用を促しても，患者は病識がなく興奮して飲まなかったので，治療のため止むを得ず注射すると説明し，看護師が抑制してハロペリドール（HPD）5mgの筋注を行い隔離した。その後は，ROS単剤の服薬（4mL/日）を拒否することはなかった。熱心に患者心理教育に参加し，入院3週目頃から，病識を獲得し幻聴・妄想に支配されることはなくなった。4週目にはROS 2mL/日に減薬し，6週目に退院した。しかし，患者と家族は，入院初日に行ったHPDの1回の筋注を酷いことをされたかのように言い，筆者を非難した。退院後約4年半の通院中は服薬を遵守し，体感幻覚や幻視を訴えるものの，それらが病気の症状だという認識は保っていた。幻聴の訴えはなかった。X年9月の時点では，体感幻覚は残存するが軽減しており，ROS 2mL/日で経過していた。
[切り替え方法] ROS単剤療法で，ほぼ規則的に通院していたが，X年10月24日の受診時，患者は「就職活動していて3日間薬を飲むのを忘れたら，調子を崩した。以前のような幻聴（『寝るな』，『足を悪くしてやるぞ』など）が出てきて，髪の毛が気になった。周りに過敏になった。でも薬を飲むようにしたらよくなった」と，これまでの通院中全くなかった幻聴が出現し，症状が再燃した日があったことを述べた。

ここで，筆者は患者に，服薬を忘れないことが体調を崩さないために重要であることを再確認させた。また服薬を忘れ病状が悪化する可能性を懸念し，患者が以前に注射を非難したことがあることを承知の上でデポ剤であるRLAIを紹介し，そのメリットとデメリットを説明した。すなわち，メリットとしては，①1回打てば2週間安定して薬の効果が維持される，②リスペリドン（RIS）の他の剤形と比較して副作用が少ないようである，③服薬のストレスから解放されQOLの向上につながることを，デメリットとしては，①高価である，②通院間隔が4週間から2週間になる，③効果の発現には3～4週間かかり，その間はROSを服用する必要があることを説明した。患者は，説明の後即座にRLAIで治療していくことを決定し，RLAI（25mg）の筋注（1回目）を受けた。筆者が，最初の注射後3週間目頃からRLAIによる薬の血中濃度が上がってくるので，2回目の筋注後の第2週目はROSの服用を止めてもよいことになっているが，2mL/日→1mL/日→0.5mL/日と段階的に減らす漸減法もあると説明したところ，患者は「心配だから」と漸減法を選んだ。実際には，ROSの1日服用量は11月14日の2mL/日から2日ごとに半減し11月20日には終了した。現在（X+1年4月）までRLAI（25mg）での単剤療法を継続している。

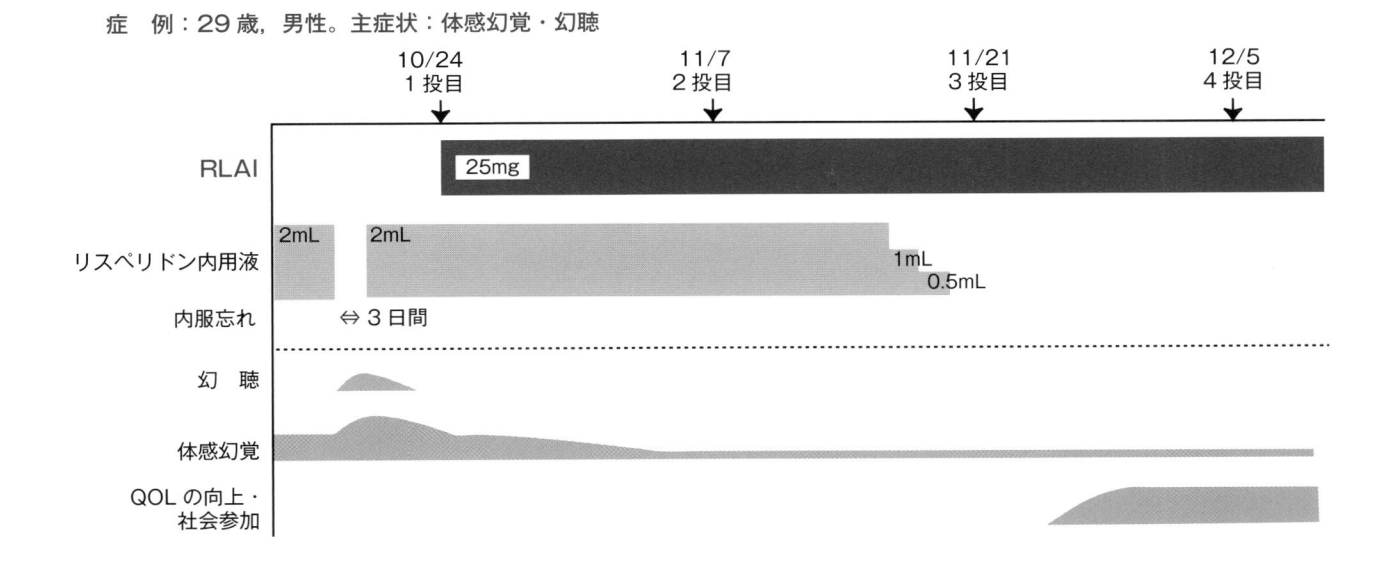

症　例：29歳，男性。主症状：体感幻覚・幻聴

| | 10/24
1投目 | 11/7
2投目 | 11/21
3投目 | 12/5
4投目 |

RLAI　　　　　　　　　25mg
リスペリドン内用液　2mL　2mL　　　　　1mL　0.5mL
内服忘れ　　⇔3日間
幻　聴
体感幻覚
QOLの向上・
社会参加

II．考　察

わが国では，デポ剤はこれまでも抗精神病薬の剤形の1つとして存在していたが，主に入院治療で使われ，通院維持療法としての使用は多くはなかったと思われる。

この原因としては，①医師による患者に対する説明が不十分であったこと，②デポ剤の副作用に対する医師の不安，③デポ剤が注射であることからくる侵襲的な印象と良好な医師−患者関係を損なうのではという医師の不安，④デポ剤を勧めても患者が拒否するだろうという医師の思い込みなどが挙げられるのであろう。したがって，これまでは医師がデポ剤を通院維持薬として患者に勧めることは少なかったであろうと思われる。

本症例では，RLAIのメリットとデメリットを筆者が十分に説明した上で，患者自らの選択でROS内服からRLAIによる単剤維持療法に切り替えていたので，注射という剤形のRLAIであっても医師−患者関係を損なうことなく，アドヒアランスもよく，今後も規則的な通院維持治療を継続できるであろうと考えられる。有効な治療を続けるためにはデポ剤が必要と判断されるのであれば，医師はどんな患者に対してもデポ剤について十分説明し，患者にデポ剤を受け入れてもらう努力をすべきだと言えるのではないだろうか。そうすれば，わが国でも欧米のように，患者によるデポ剤の受け入れ率は高くなり，デポ剤は再発予防のための重要な剤形の1つとして再確認されるであろう。

RLAIへの切り替えについては，本患者がたった3日間の怠薬によって症状の再燃をみた経験があったことを考えると，2回目のRLAI筋注後の第2週目において，前薬のROSを1週間かけて漸減してRLAI単剤への切り替えを

[患者の声]
「RLAI単剤療法だと，薬が身体の中に保管されている訳だから安心だ」，「服薬のストレスから解放されているのがよい」，「内服では毎日の1日1日が生活の単位であったが，RLAIでは2週間が生活の単位になるので，普通の日常生活に近づいた気がする。前向きな気持ちになれて，アルバイトを始められている」

[ポイント]
①医師がRLAIのメリットとデメリットを十分に説明した上で，患者自らROS内服からRLAIによる単剤維持療法に切り替えたことがよかった。
②デポ剤のみによる通院単剤維持療法に変更したことで，患者は症状が改善したばかりでなく，QOLの向上と社会参加が図れた。
③服薬ストレスから解放され"普通の生活"をしたいということが患者にとっての切実な願いであり，RLAIによる通院単剤維持療法はこの患者の願いを実現する一助となりうるものであろう。

行ったことは，患者の不安を軽減でき，妥当であったであろうと思われる。

最後に，本患者がRLAIを選んだ大きな理由の1つは，RIS内服継続と同等の薬効を期待でき，服薬ストレスからの解放とQOLの向上を期待したことであったと思われる。本症例のように，RLAIは，服薬アドヒアランスの重要性を理解し再発・再燃を防ぐ第2世代抗精神病薬の薬効を期待しQOLの向上を求める患者に対しての有効なデポ剤として使用され得ると考えられる。

63. 社会復帰・QOL の改善にみる RLAI の効果

新井礼子

特別医療法人平仁会　下館病院精神科

I. 症　例

[症　例] 42歳，男性，入院→外来。
[既往歴] 尋常性乾癬，高脂血症，高血圧。
[家族歴] 母親が未治療の統合失調症と思われる。
[生活歴] 両親が再婚同士の第1子。両親と3人で同居中。父親違いの兄2人，姉1人がいるが長兄が失踪し行方不明である。
[現病歴] X-26年，通っていた高校に登校拒否となり，高校を中退した。その後，鉄工所に勤めるがなかなか続けることができず，職を転々とするようになる。X-17年より自閉傾向がみられるようになった。

X-15年1月から怒りっぽくなり，大声を出し父親に暴力を振るうようになった。同年4月初旬に当院を初診し，入院となった。初診時は幻聴・被害妄想があった。その後，退院となり当院のデイケアに通っていたが，拒薬や他患者への暴力行為により，計6回の入院歴がある。

X-7年2回目の入院時は父と口論となり，近くにあった電気ポットで父親を殴り大けがを負わせ，保護観察処分となった。X-5年6月，4回目の入院時はデイケアで以前からトラブルのあった他患者を急に蹴ったため入院となった。X-3年，5回目の入院をし，退院後はデカン酸フルフェナジン注と内服薬を併用しデイケアに参加していたが，症状などは一進一退であった。

X年2月，携帯電話を持つようになったことがきっかけで生活が乱れ，同年6月より拒薬していた。同年7月中旬，帰省中の次兄と口論になり「出ていけ」とテレビを投げつけ怒鳴ったため，驚いた次兄は家を出て行ってしまった。5日後，家族，特に隣家に住んでいる次兄の娘（患者の姪）が困り果てて，当院へ医療保護入院となった。

[治療経過] 今回（X年）の入院時は1週間保護室を使用して対応していた。また以前から拒薬がひどいこともあり，入院時からRLAIの導入を検討していた。

主剤はリスペリドン内用液6mL/日であり，それに加えてバルプロ酸ナトリウム徐放剤600mg/日，カルバマゼピン200mg/日，ジアゼパム15mg/日，就寝前に配合睡眠剤（ベゲタミンB）1錠/日，トリアゾラム0.25mg/日，クロルプロマジン25mg/日という処方状況であった。

[切り替え方法] 入院2日目に，患者にRLAIについて説明し，薬を飲まなくても入院しなくてもよいならということでRLAI導入に同意を得た。また，家族もRLAIなら服薬確認がいらなくなるかもしれないと提案したところ，切り替えを希望した。

同日，RLAI 25mgで投与を開始した。リスペリドン内用液は投与3週後に3mL/日へ減量し，4回目投与時（6週後）に中止した。RLAI導入後の症状は比較的落ち着いていたため退院に向けての話を行ったが，隣家に住む姪が退院に反対した。同居している患者の父母は高齢のため患者の面倒をみることができず，患者に服薬をさせることも困難であった。しかしながら母親は退院を希望していたため，家族面談を重ねてRLAIを37.5mgに増量の上で同年12月中旬に退院した。

退院後，デイナイトケアにはあまり参加していないが2週に1回の通院は続いている。退院後は，母親との口論はたまにあるが暴力を振るうことはなくなり，デイナイトケアでの他患者とのトラブルもなくなっている。

以前，携帯電話の所持から生活が乱れてしまった経緯もあるため，主治医・デイケアスタッフとの話し合いにより現在は携帯電話を所持していない。また以前はパチンコにしばしば通い，かなりの浪費傾向があったが，現在はまったく行かなくなったわけではないものの，その頻度は減ってきている。活動性も増し，意思の疎通も以前と比べてとてもスムーズになってきている。

X+1年3月の外来時には，主治医に対して「自分の考えを先生やデイナイトケアスタッフに伝えやすくなった」という本人からの言葉もあり，思考のまとまりが出てきている。また体重も減少，血圧も下がっていて，主治医も大きな変化に驚いている。

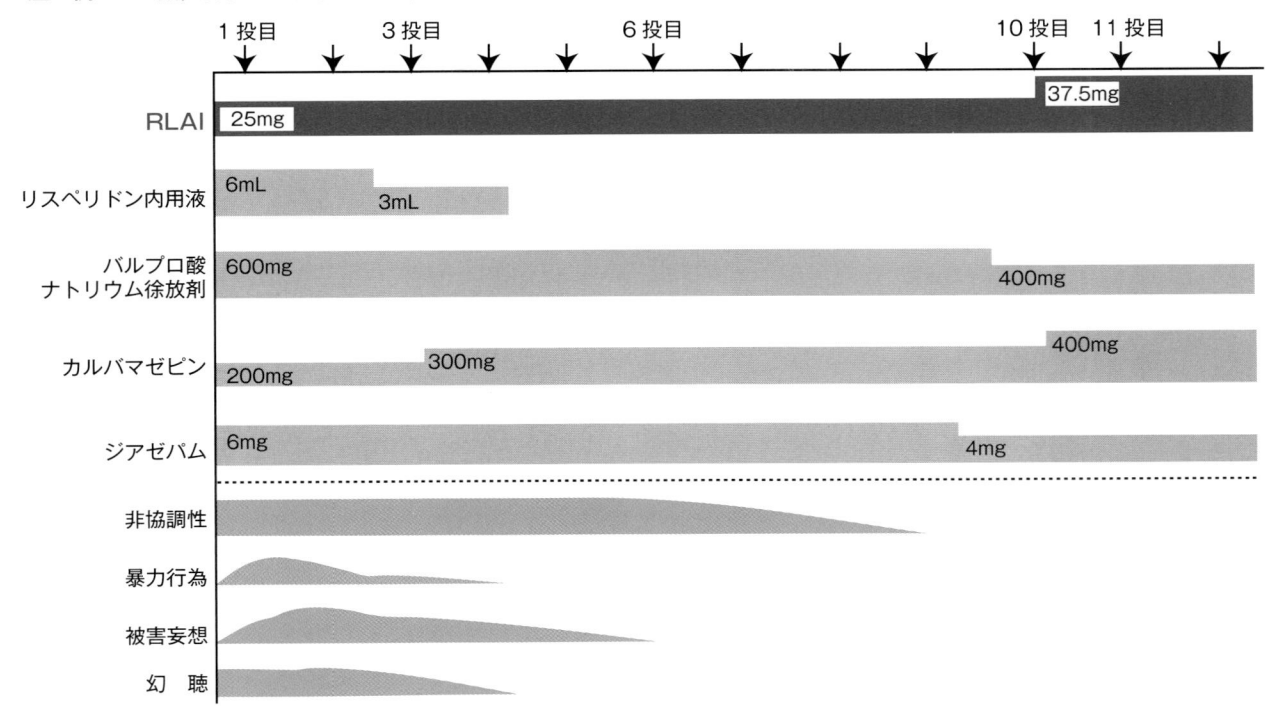

症　例：42歳，男性。主症状：幻聴，被害妄想

| 投与回 | 1投目 | 3投目 | 6投目 | 10投目 | 11投目 |

RLAI: 25mg → 37.5mg
リスペリドン内用液: 6mL → 3mL
バルプロ酸ナトリウム徐放剤: 600mg → 400mg
カルバマゼピン: 200mg → 300mg → 400mg
ジアゼパム: 6mg → 4mg

症状：非協調性，暴力行為，被害妄想，幻聴（いずれも経過とともに減少・消失）

II. 考　察

　本症例は，患者と家族の抱えるバックグラウンドがとても複雑なため，治療・退院においては様々な問題があった事例である。RLAIに切り替えなければ退院は難しかったと思われる症例だったため，RLAIで様々な症状・問題が改善したという印象は大きい。また，RLAI切り替え後に本人が日常生活の中でこれまでとは違う感覚を掴めてきている。1つ例をあげると，「今まで理解できなかったビデオの取扱説明書が読め，録画などの操作ができるようになった」と本人から話があるなど，生活の質という面でこれまでとは明らかに変わってきていると感じられることが多く，RLAI切り替え前は，正直，ここまで改善するとは考えられなかった。

　今後，少子高齢化が進むことを考えると，患者への家族のサポートには期待ができないケースも増えると推察される。そのような中でRLAIが果たす役割は大きく，今後も多くの患者への福音をもたらす薬剤として大いに期待している。

[患者の声]
「これまでなかなか思考がまとまらなかったが，現在は自分の考えていることを相手に伝えやすくなった」，「以前のように，すぐにイライラするようなことが減ってきている」

[ポイント]
①家族間での退院に対する考え方の相違があり，退院させて一緒に暮らしたい母親と，実質的に患者の面倒をみなければならないため退院させたくない姪との間で，RLAIなら家族にとって一番よい状況を作ることができるかもしれないと提案した。
②薬を飲んでいるのかどうかの心配がいらず，怠薬による症状の大きな変動も少ないため，家族も安心できる。

64. 統合失調症の社会復帰・QOL の改善への RLAI の効果

宮田 啓

みやたクリニック

I. 症 例

[症　例] 50歳，男性，外来。

[既往歴] 41歳より糖尿病。

[家族歴] 特記事項なし。

[生活歴] 同胞4名中第1子。独居し身内はいない。高校卒業後から病状が悪化する40歳まで，建築関係の仕事をしていた。婚姻歴なし。

[現病歴] 30歳頃（X−19年）に幻覚妄想にて統合失調症を発症した。脳外科にて精査を受け，異常なしとのことで，放置して仕事も何とかこなしていた。40歳頃（X−9年）から症状が増悪したため仕事ができなくなり，A病院にて通院加療を受けるようになった。その後，生活保護を受けるようになり，A病院に通院して2カ月後に家の近くの当院へ転医した。

当院初診時の症状としては，「人の視線が気になる」，「幻聴，妄想がある」というものであったが，精神状態は安定していた。その後通院は何とか続いたが不規則で，服薬も不規則だったため病状が悪化し，B病院へ入院した。その後，当院で外来治療を行うが再燃するとB病院へ入院することを年1回以上のペースでくり返した。結局，49歳（X年7月）まで10回以上の入退院をくり返し，血糖値も安定しなかった。また強い不眠が続いていた。幻聴として「ボォーっとした音」も継続していた。

[治療経過] 治療薬はA病院での処方をそのまま引き継いで，当院初診時（X−9年）よりX年7月まで8年間以上リスペリドン2mg/日を継続した。その他，不眠の訴えが続き，A病院から当院に転医時の併用薬はゾピクロン7.5mg/日であったものが，B病院への入退院をくり返すうちに，トリアゾラム0.5mg/日，配合睡眠薬（ベゲタミンA 1錠/日およびベゲタミンB 3錠/日）となった。

[切り替え方法] 当院に転医当初から通院は不規則で，服薬アドヒアランスも低く，何度も入退院をくり返してきたことから，毎日の内服を気にしないでよいRLAIへの切り替えを行うことにした。内服がリスペリドン2mg/日なのでRLAI 25mgに切り替えることにした。

まずX年7月21日に本人にRLAIへの切り替えや臀部への筋肉注射を行うことを説明した。最初，患者は筋肉注射を嫌がったが，あまり痛くないことや内服を気にしなくてすむことなどを十分説明したところ，同意が得られた。

X年8月4日に初回投与として，左臀部にRLAI 25mgを筋肉注射した。X年8月18日に2回目投与として，右臀部にRLAI 25mgを筋肉注射した。RLAI筋肉注射後に薬物血中濃度が安定してくるのは3週間とされているので，リスペリドン2mg/日はRLAI 2回目投与の1週間後に中断しても構わなかったが，患者が混乱するといけないと考えたことと，血中濃度が低めになって病状が不安定になるよりはよいと考え，次回投与時までリスペリドン経口剤を継続した。3回目投与時のX年9月1日よりリスペリドン2mg/日を中止し，RLAI 25mgのみとした。このときは薬物血中濃度がやや高く推移した可能性があるが，病状は安定していた。

4回目投与時のX年9月14日は完全にRLAI 25mgだけの薬物血中濃度であったが病状は安定しており，患者も筋肉注射に慣れてきて，患者自ら「先生，最近よく眠れるようになりました」とRLAIの効果を述べた。

その後，X+1年3月2日まで15回，7カ月間経過したが病状は安定しており，入院などにはなっていない。また，不安定であった血糖値も安定してきている。

II. 考 察

本患者は30歳頃統合失調症を発症したと考えられるが，症状が軽かったことと単身生活者であったことから，無治療で約10年間過ごしていた。発症後早期に治療がなされていれば，病状の進行が抑えられたと考えられることが残念である。その後，病状が悪化し治療を受けるようになったが，病識が乏しく服薬アドヒアランスも悪いため，9年以上も年1回以上のペースで入退院をくり返すこととなった。

しかし，RLAIの使用により服薬アドヒアランスの問題は解決し，安定した薬物血中濃度が維持されたことで，持続した効果が認められた。当初心配された臀部への筋肉注

症　例：50歳，男性。主症状：幻聴，不眠

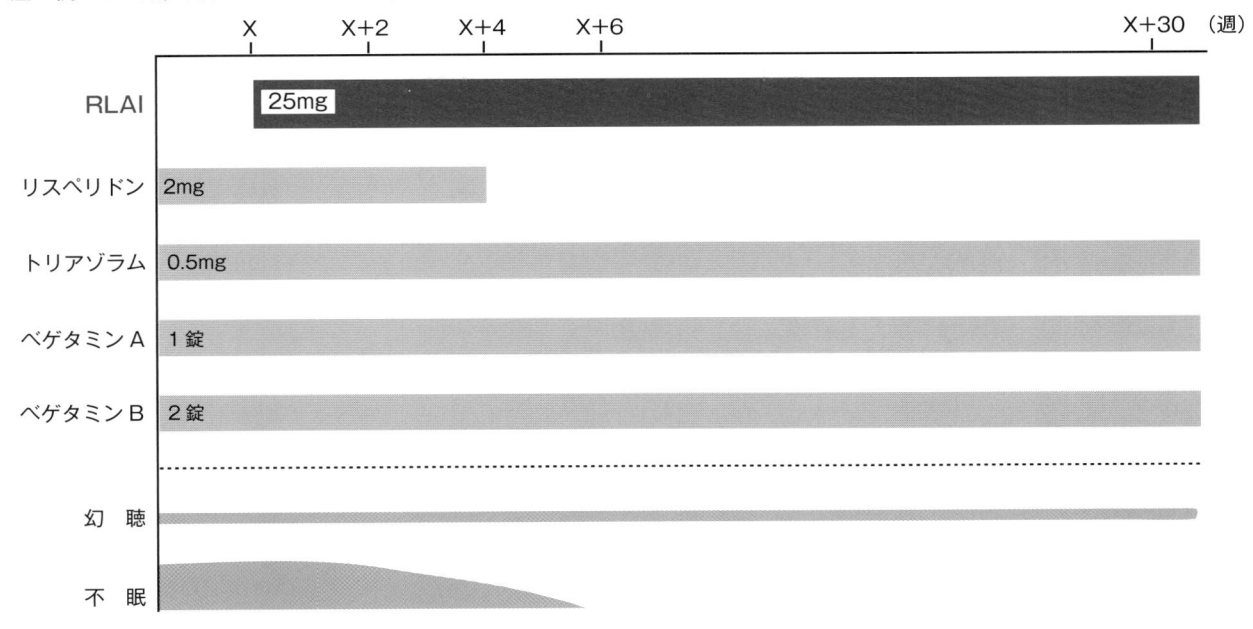

| | X | X+2 | X+4 | X+6 | | X+30（週） |

RLAI　25mg
リスペリドン　2mg
トリアゾラム　0.5mg
ベゲタミンA　1錠
ベゲタミンB　2錠
幻聴
不眠

射に対する患者の抵抗もなく，痛みもなくスムーズに導入できた．臀部への筋肉注射は筆者自身初めてだったので，針を刺す位置と深さや注入速度などに戸惑いを感じたが，投与部位は，筆者がイメージしていたよりは外側であり，投与は練習キットによる体感と，投与をくり返すことにより慣れることができた．患者は少し太っているので臀部の皮下脂肪が多く，針を深く刺すのがよいことがわかった．注入速度もできるだけゆっくりすると患者にまったく痛みがないことがわかった．

　RLAIに切り替えてから患者には熟眠感が得られ，生活のリズムも改善し，血糖値も安定してきた．RLAI投与開始から半年以上経過しても，再発による入院には至っていないため，このまま外来による治療を継続できそうである．

　本症例では，RLAIの導入により患者のQOLは向上した．今後睡眠薬の減量や中止を患者と共に検討し，それにより，QOLをさらに向上させ，社会復帰も視野に入れて治療に取り組んでいきたいと考えている．

[患者の声]
「睡眠も十分取れるようになり，生活のリズムも安定し，それにより食生活も安定してきた．RLAI治療により毎日薬を服薬しないでもよくなり，安心感が持てるようになった．今後は少しずつ活動範囲を上げていき，できれば働けるようになりたい」

[ポイント]
① RLAI治療を導入することにより服薬アドヒアランスの問題が解決し，患者のQOLが改善した．
② この症例はもともとリスペリドン2mg/日と比較的少量で治療されていたため，RLAI 25mgにスムーズに移行できたと考えられる．
③ RLAIの練習用のキットを使わせてもらい，実際の使い方が体感できたため，安心して患者に投与することができ，問題もみられなかった．
④ これまで不安定であった血糖値の安定も認められた．

65. RLAIにより夫婦の語らいを取り戻した1例

天野雄平　塩入俊樹

岐阜大学大学院医学系研究科精神病理学分野

I. 症　例

[症　例] 40歳, 女性, 外来。
[既往歴] 特記事項なし。
[家族歴] 特記事項なし。
[生活歴] 同胞2名中第1子。短大卒業後, 就職するが2カ月ほどで退職し, 以後は時折アルバイトに就くが, いずれも長続きしていない。X-6年（34歳時）に結婚し, 現在に至るまで夫と2人で同居生活をしている。子はもうけていない。
[現病歴] 発達に遅れはなく, 真面目な性格で中学までは成績も上位であった。X-24年（15歳・高校1年生時）7月頃より意欲, 集中力の低下をきたして, 学校を休みがちとなり, X-23年2月頃から被害的な幻聴, 注察妄想を訴えるようになった。その後, 次第にまとまりのない言動が目立つようになり, 同年5月に精神運動興奮を呈して, 家を飛び出したことを契機に当院受診となった。病状や経過から統合失調症と診断され, 初回の入院治療が開始された。ハロペリドールを中心とした初回治療には良好に反応し, 1カ月ほどで落ち着いた。退院後, 高校に復学し, 卒業後は地元の短大に進学した。短大卒業後, 製造業に就職したが2カ月ほどで退職し, 以後は定職に就いていない。

その間, 精神科に通院はしていたが, 服薬アドヒアランスは不良であり, X-13年（27歳時）, X-11年（29歳時）, X-8年（32歳時）, X-3年（37歳時）に病状が再燃し, 入院治療を行っている。再燃時は毎回, 被害的内容の幻聴, 妄想が活発化し, 不穏を呈するが, 入院後は比較的速やかに落ち着いた。近年は徐々に感情鈍麻, 意欲低下などの陰性症状も目立つようになり, 比較的安定している時期でも昼間から寝たり起きたりの自閉的な生活を送っていた。X年（40歳時）7月頃から再び, 「盗聴される」, 「家にヤクザが来る」などと述べ, 家中の電源を切り, 自室に鍵をかけて閉じこもるなど異常な行動を認めるようになった。家族の話によると, このところきちんと薬を飲んでおらず, 調子が悪くなると一層, 説得に応じず服薬を拒否するようになるとのことであった。
[治療経過] 初回入院時からハロペリドール（3～16mg/日）, トリヘキシフェニジル（6mg/日）を中心とした処方が長期間継続されてきたが, 服薬アドヒアランスは不良で, たびたび本人に服薬の必要性を伝えるものの, 自己判断での減薬, 怠薬が目立った。これまでに何度か両親や夫が介入して薬の管理を試みたことがあるが, 他人に薬を預けるのを嫌がり, いずれも長続きしなかった。患者に理由を尋ねると,「自分の調子にあわせて, 悪い時は飲みたいけど, 調子がいい時まで一律で飲みたくない。それに自分のことは自分が一番わかるのに, 他人に量を決められたくない」と述べた。

上記の経過から, 現状の治療を続けていても, 安定した服薬アドヒアランスにはほど遠いことが予見され, 再燃とさらなる社会機能の低下が憂慮される中で, RLAIが本邦でも使用可能となった。ちょうど, 病状の悪化と重なったこともあり, X年8月に本人, 家族にRLAIの導入を勧めたところ, 本人も「毎日の薬が減るなら, 試してみてもいい」と強い拒否はなく, 双方とも了承した。
[切り替え方法] RLAI導入直前の内服薬はハロペリドール3mg/日, トリヘキシフェニジル6mg/日, フルニトラゼパム2mg/日であり, 不穏時にオランザピン5mgを頓用していた。X年8月31日にRLAI 25mgの筋肉内注射（1投目）を開始した。以後, 2週間隔でRLAI 25mgを11月12日（6投目）まで筋肉内注射継続し, 特別な有害事象を認めなかった。その間の精神症状に関しては, 1投目の時点では診察時も硬い表情で,「監視されている。家の周りにヤクザがいる。怖い」と述べ, 家族からは時に興奮して大声をあげるので隣家から苦情がきていると情報を得たが, 10月1日（3投目）には妄想的言動はあるものの, 表情はやや柔和となり, 自宅でも興奮することがなくなったとのことであった。10月29日（5投目）には「幻聴はだいぶわからなくなりました」と述べ, 笑顔がみられるようになった。RLAIは明らかに有効と考えられたため, 従来薬からの切り替えを提案し, ハロペリドール, トリヘキシフェニジルを8週間かけて漸減し, 不穏時の頓服もオラ

症　例：40歳，女性。主症状：幻聴，妄想

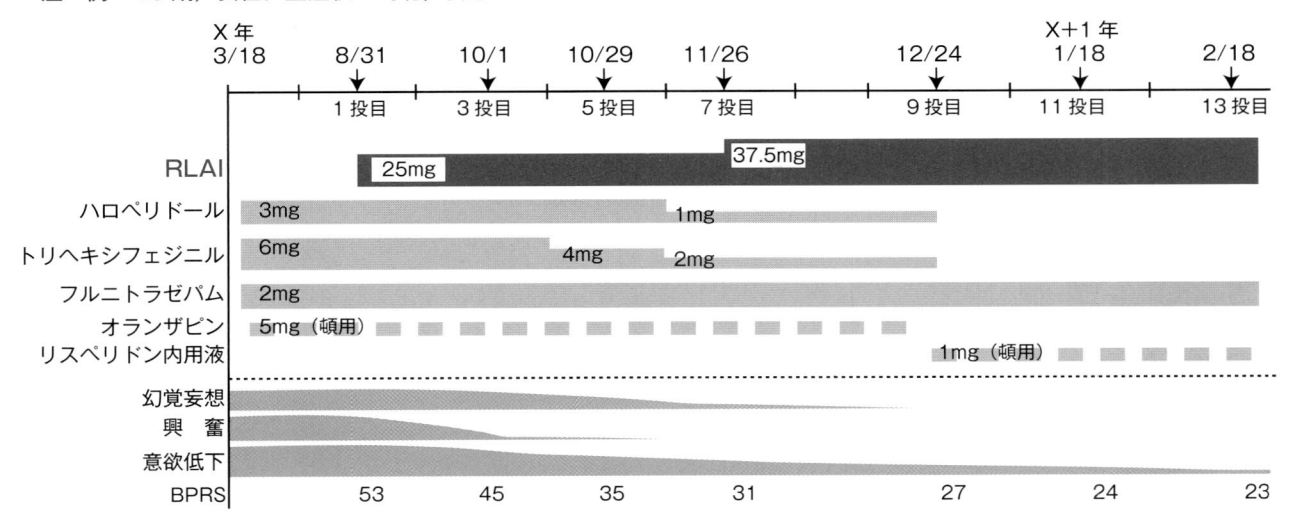

	X年 3/18	8/31	10/1	10/29	11/26	12/24	X+1年 1/18	2/18
		1投目	3投目	5投目	7投目	9投目	11投目	13投目
RLAI		25mg			37.5mg			
ハロペリドール	3mg			1mg				
トリヘキシフェニジル	6mg		4mg	2mg				
フルニトラゼパム	2mg							
オランザピン	5mg（頓用）							
リスペリドン内用液						1mg（頓用）		
幻覚妄想								
興　奮								
意欲低下								
BPRS		53	45	35	31	27	24	23

ンザピン 5mg からリスペリドン内用液 1mL に変更した。また，6投目の時点で軽度に注察感，幻聴が残っているとのことであったため，X年11月26日（7投目）からはRLAIを37.5mgに増量し，X＋1年3月18日現在（14投目）まで2週間隔で継続している。なお，ハロペリドール，トリヘキシフェニジルはX年12月末で完全に中止した。

　治療経過は良好で，X年12月には陽性症状は完全に消失し，久しぶりに夫と買い物に出かけ，夜は1人で留守番することもできるようになった。また，陽性症状のみならず，意欲，感情面など陰性症状についても改善をみせ，12月24日には，「時には1人で来てみようと思って」とバスを使って1人で外来受診し，X＋1年1月には昼に食料品の買い物に行き，夫に夕食を用意できるようになった。外来診察時には，表情もよく，「この頃，顔色が明るくなったと周りの人に言われて嬉しい。自分でも体や頭の重だるさが減って気力が出てきたと思う」と述べ，RLAIを今後も続けていきたいと希望している。

II．考　察

　RLAIの導入により著明に改善した1例である。初回治療時の良好な反応や，入院させて内服を確実にすると比較的速やかに落ち着くことなどから，本来は抗精神病薬によい反応を示す患者と思われるが，服薬アドヒアランスが不十分なことから見かけ上の難治例（回復不良例）となり，長期間，著しい社会機能の低下をきたし，家族関係もしっくりいかなくなっていた。今回の症例からは，どれほど有効な薬でも処方するだけでは効かず，患者の体内に入って初めて効果を現すという当然の事実を改めて思い知らされた。

　多くの報告で統合失調症患者は服薬アドヒアランス率が

[患者の声]「思ったより注射の痛みは気にならない。それより毎日の内服の手間が減って楽。調子が悪い時は頓用の（リスペリドン）内用液を調節するので，自分で薬を管理している感覚もある。注射を始めてから意欲が出てきて，毎日が楽しい」

夫の声：「久しぶりに夫婦で休日を穏やかに過ごせるようになった。以前は寝てばかりで，ろくに夫婦らしい会話もなくて寂しかった分，何気ない語らいや外出が楽しめるのが幸せです」

両親の声：「今日は薬をきちんと飲んでくれるだろうかと，やきもきせずに済み，気が楽になりました」

[ポイント]
①薬は体内に入って初めて効果を示す（いくら処方しても，患者が飲んでくれなければ意味がない）。
②内服が不確実なことによる見かけの難治例が予想以上に多く，デポ剤で確実に薬を投与することで著明な改善が期待できる患者が数多く存在すると思われる。

低いと示されており，本症例のような不十分な服薬による見かけ上の難治例は思った以上に多いものと予想される。逆に言えば，デポ剤を用いて確実な抗精神病薬投与を行うことで，大幅な改善が期待できる患者群は相当数にのぼるとも言い換えられ，そうした症例にはデポ剤での治療を積極的に試みる価値があると考えられる。特にRLAIは本邦初の第二世代抗精神病薬のデポ剤であり，陽性症状の改善のみならず，陰性症状の改善や錐体外路症状の軽減も期待できる。本症例でも意欲の回復や，ハロペリドール，トリヘキシフェニジルを中止できたことによる副作用軽減が治療に対する高評価につながり，RLAIの継続を自ら希望するといった患者自身の治療アドヒアランスの向上をもたらしたことは注目に値する。

66. RLAIにより陽性・陰性症状が改善してQOLが向上した1例

田畑 修

医療法人修誠会　たばたメンタルクリニック

I. 症例

[症　例] 62歳, 男性, 外来。
[既往歴] 特記事項なし。
[家族歴] 特記事項なし。
[生活歴] 同胞3名中の長男。母親は小学生の頃死去。高校卒業後は電気関係の仕事に従事した。結婚歴あり。統合失調症の発病後に離婚した。以降父親と2人暮らし。
[病前性格] 穏やかで大人しい性格。
[現病歴] X-12年頃より独語や不眠, 無為, 無関心などの症状が出現した。徐々に仕事や家庭生活に支障を来たし, X-11年にA病院精神科を受診したが, 1回だけで通院を中断した。その後, 無為自閉的となり家庭生活も破綻して妻子と離縁になった。高齢の父親が引き取り, 日常生活のほとんどは父親が面倒をみていた。X-3年, 高齢の父親が患者の面倒をみることに限界を生じて, X-3年5月に当院を受診した。
[治療経過] 幻覚妄想ははっきりしなかったが, しかめ面をして独語があり, 幻聴などの異常体験の存在が推測された。また疎通性不良, 無関心, 無為自閉など情意鈍麻が前景化している残遺型統合失調症が疑われたが, 鑑別不能型統合失調症と診断した。

糖尿病がないことを確認して, オランザピン10mg/日の1日1回服薬として治療を開始した。2週間ごとに通院加療を約束したが外来受診は不規則で, 時折, 脱水, 低栄養状態で救急病院（内科病院）に搬入されることがあった。内科病院入院中に当院から処方したオランザピン20mg/日を服薬したところ, 精神症状が改善した。表情は穏やかとなり, 会話は少ないながらも疎通性も改善して軽快退院をしたが, また自宅に戻ると通院が不規則となり, 服薬アドヒアランス獲得には至らず経過していた。

X年, 高齢の父親が長期入院となり, 独り暮らしとなった。以来, 不潔な衣服を纏い徒歩で1日かけて父親の病院などへ周回するようになった。食事, 洗濯, 清掃, 入浴などを支援するために居宅支援サービス（ホームヘルパー）の導入を試みるが, 受け入れを拒否した。また衒奇症様症状（右側に体を沈めながら跛行して歩行する）のために靴が破れて指が露出した。整形外科で診察してもらったが, 特に整形外科的な異常は指摘されなかった。抗精神病薬の服薬は不規則であったが, 薬剤性の錐体外路症状の可能性も考慮して, 抗パーキンソン薬のアマンタジンを併用した。断続的な通院を補完するために精神科訪問看護, 精神科デイケアなどを併せて実施したが, 服薬アドヒアランスは相変わらず不良であった。そこで, RLAIを試みる方法を検討した。

[切り替え方法] X年10月, RLAI施行にあたり患者には根気よく説明をして了解を得て, RLAI 25mgで投与を開始した。前薬であるオランザピン10mg/日, アリピプラゾール18mg/日, アマンタジン50mg/日は約3週間併用とした。RLAIによる血中濃度上昇が認められる投与3回目にすべての経口薬を中止し, それ以降は経口的な抗精神病薬の投与は一切なくなった。

2回目のRLAI施行の頃より表情が穏やかになり, 疎通性が改善した。RLAIの投与回数を重ねるたびに自発性などのQOLの向上がみられ, SSTなどのプログラムもこなせるようになった。このように, 非常によい状態で維持されたことから, RLAIを増量する必要性を認めず, 25mgのままで維持している。質問にもすぐに答えが返ってくるようになった。衒奇症様の歩行もなく, 手の振戦などのパーキンソン症状もほとんどなく, 身だしなみも整い, 精神科デイケア参加も定着してQOLが改善した。

II. 考察

本症例は40歳代後半に発症したと考えられる統合失調症である。鑑別診断は鑑別不能型統合失調症とした。発症してから十分な治療が受けられず徐々に自発性, 能動性, 人格レベルの低下などの陰性症状が前景化して家庭生活, 社会生活に支障を来たしていた。自傷他害, 他人への迷惑行為などがなく, 陰性症状を背景にした低栄養状態になっても本人の同意を得られなかったため, 任意入院に至らず長らく外来通院に委ねられていた。外来通院の根幹である薬物療法が服薬アドヒアランス不良のために困難であった

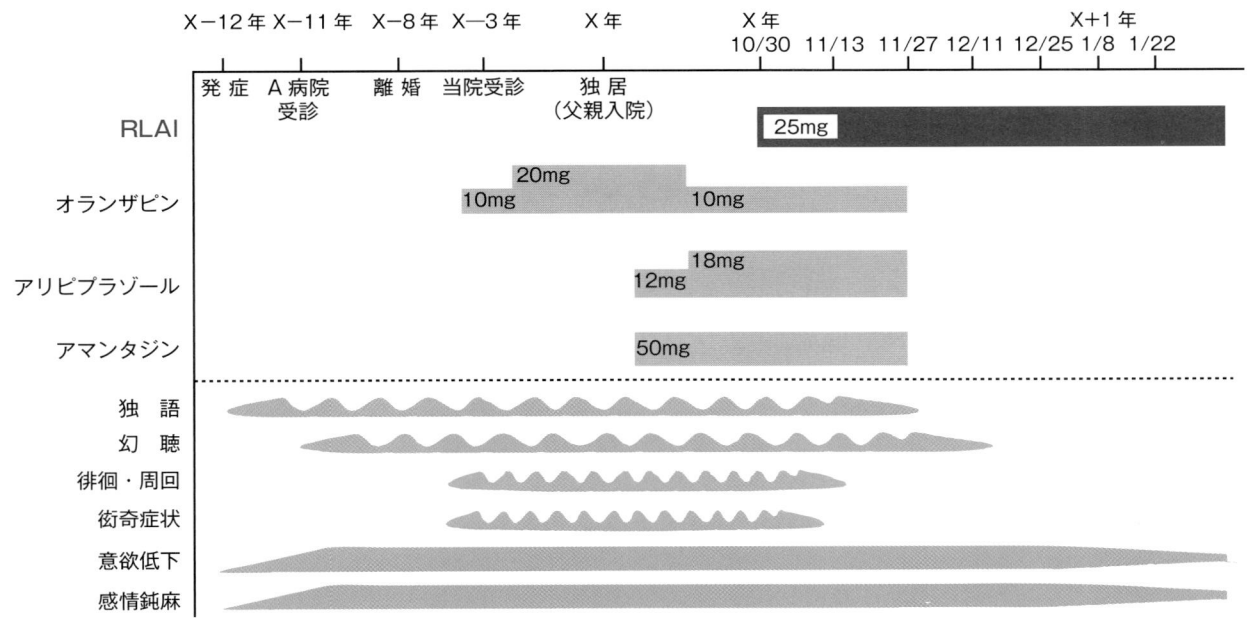

症　例：62歳，男性。鑑別不能型統合失調症。

が，RLAIにより劇的に改善したケースである。

この症例の場合，主治医，精神保健福祉士，看護師などその他多くの関係者の密な連携を基本に，欠陥状態にあった患者との信頼関係を構築した。その医療者−患者関係の上に治療が行われ，本患者に最も望ましい薬剤がRLAIだったのである。RLAIにより，精神科入院治療をせずに患者自身が社会生活を再出発する契機となった。

Ⅲ．まとめ

① 病識がない影響もあり，抗精神病薬の剤形に関係なく服薬アドヒアランス不良であった。

② リスペリドン以外の非定型抗精神病薬が前薬であったが，切り替えには問題などはなかった。

③ 服薬アドヒアランス不良であったために，ほぼ何も服薬していない状態でのRLAI施行に近い可能性があった。内科入院中にオランザピン服薬による軽度の手の振戦が認められたのみであったため，RLAIによる副作用発現の可能性も同様に低いと判断し，治療の有用性を優先してRLAIを導入した。

④ 初回のRLAIは根気よく説得して了解を得て施行した。2回目以降は容易に了解を得られて施行できた。服薬アドヒアランスは良好と考えた。

⑤ 予想された手の振戦などの副作用はほとんどみられず，RLAI導入以前に認められた衒奇症様の症状が消失した。また，この症状の消失とほぼ同じく，しかめ面も消失した。

⑥ RLAI導入以前に頻繁だった周回がなくなった。

[患者の声]
「得体の知れない声などが聞こえなくなった。注射は別に嫌ではない」

[ポイント]
① RLAIは服薬という手段に限界のある患者，あるいは服薬アドヒアランス不良の患者にとって有効な治療選択であると言える。
② 導入に際して，RLAIの有用性とその患者における必要性を根気よく説明することで，最終的には患者が受け入れることが可能となった。

⑦ 精神科デイケア参加が定着して他の患者との交流がみられ，衛生観念の回復により身だしなみ，髭剃り，入浴などが適切に行えるようになった。

本症例のように，家族の支援が期待できず，病識不十分な在宅患者の場合は，経口的に服薬アドヒアランスが不良となりやすい。したがって，現時点ではRLAIが有効な治療選択であると考えた。

67. RLAIにより精神症状が改善し，親子関係も著しく改善した1例

藤井　祐

紀南こころの医療センター精神科

I. 症　例

[症　例] 27歳，男性，入院→外来。
[既往歴] 強迫性障害（X-10～X-7年）。
[家族歴] 精神科的遺伝負因なし。
[生活歴] 同胞3名中第2子。父と同居，母，兄，妹とは別居中。専門学校を中退している。職歴なし。現在は作業所に通所中。
[現病歴] X-10年（高校在学中）に不潔恐怖，手洗い強迫が出現し当院を初診した。通院は不規則であり，家族の反対もあり，数カ月で中断していた。

X-3年に妄想的言動が出現，興奮し家族に暴力を振るうため父親が警察に連絡し，受診援助され医療保護入院となった。入院約1週間後，治療中にもかかわらず，母，兄，妹が突然来院し退院を強く要求，治療継続の必要を説明したが納得せず退院となった。

退院2カ月後，独語が激しくなり，再び暴力が認められるようになり，たまりかねた父親が警察へ連れて行こうとしたところ，激しく抵抗したため措置鑑定が実施され，当院にて措置入院となった。X-1年，陰性症状を認めるが症状はおおむね安定し退院となった。退院後，母，兄，妹とは別居し，父親と2人暮らしを始めていたが，自宅では自室に引きこもり，独語も激しく興奮状態となることがくり返されていた。

X年2月，父親が帰宅すると家中の窓ガラスが割られ室内は散乱していた。本人は了解不能の独語があり，興奮し父親に暴力をふるうなどの状態にあり外来受診したが，診察中も突然意味不明の言葉を発し父親に殴りかかろうとするなど不穏状態であったため，医療保護入院となった。

[治療経過] 入院中のX年4月より筆者が主治医となった。患者は「閉居・自閉→生活・睡眠リズムの乱れ→服薬不規則化→病態悪化→再入院」というパターンで入退院をくり返してきたと考えられ，持効性注射剤がよく適応すると考えられた。

この時期，RLAIの導入が院内で検討されており，また患者はこれまで数年にわたりリスペリドン錠の内服が継続されていたため，リスペリドンの忍容性も確保されているという状態にあった。

このためRLAIの正式な導入時期は未定であったものの，RLAIの情報について患者に提供し，「たとえ生活リズムが崩れても，確実に体内に適切な量の薬が入っているのであれば症状の再燃予防効果も期待できる」と説明した。しかし患者は以前より注射を嫌っており，定期採血にも抵抗するほどであった。「採血の注射針でAIDSに感染した」などという妄想に繋がったこともあり，当初はRLAIに対しても拒否的であった。しかしRLAIの患者向け小冊子を使用するなどして説明を続けたところ，次第に了承し，X年8月5日よりRLAIを開始した。

[切り替え方法] 切り替え前の処方は，リスペリドン6mg/日，ハロペリドール6mg/日，クロルプロマジン50mg/日であった。RLAIは25mgより投与を開始した。

初回投与の効果が出てくると思われた24日目より併用薬のハロペリドールを半量の3mg/日，クロルプロマジンを半量の25mg/日に減量（クロルプロマジンはX年9月3日にすべて中止）したところ，残存していた幻聴は徐々に消退した。

さらなる治療効果，併用薬の減量を考慮し，X年9月26日よりRLAIを37.5mgに増量し，その後は併用薬の漸減，RLAIの増量を経て幻聴・独語も改善し症状の軽快・安定を認めたため，X年10月3日に退院となった。退院前，父親は患者との同居を拒否し，グループホームへの入居を強く希望していたが，患者は自宅へ戻りたいと訴えるため，両者の間で退院調整は難航した。父親にも持効性注射剤の再発予防効果につき説明し，不本意ながら同居受け入れとなった。退院後，作業所への通所などを勧めたが拒否，自宅に閉居していた。

X年10月7日，退院後の外来初回診察時には，退院後の環境変化の影響によるものか自閉傾向が顕著となっており，自室内で昼夜を問わずゲームに興じるようになった結果，昼夜逆転の生活をしていた。退院直後にもかかわらず，早くも心配されていた服薬の不規則化が出現していた。併用経口薬は漸減可能なことを説明したが了解を得られず，リスペリドン錠の内服への拒否感が強くなり，他

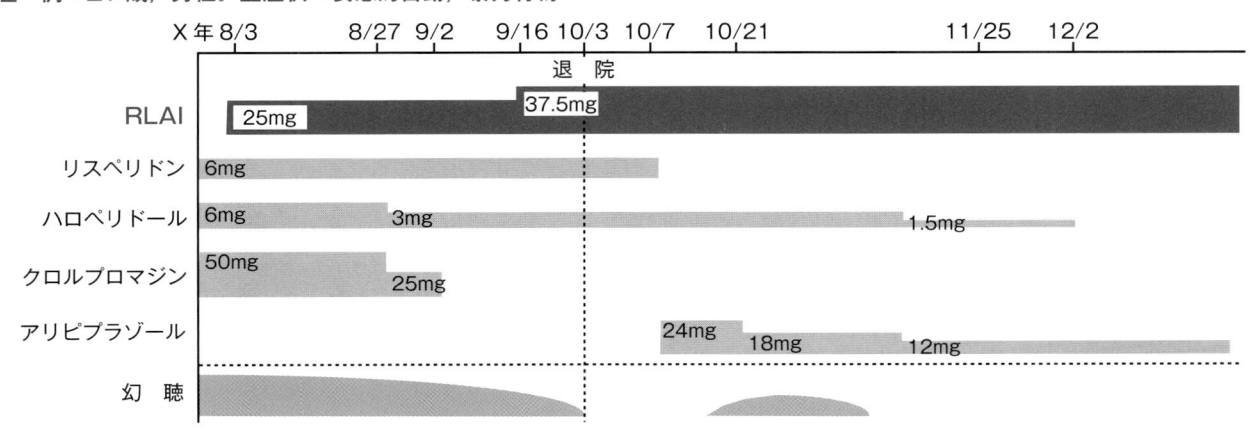

症　例：27歳，男性。主症状：妄想的言動，暴力行為

	X年8/3	8/27	9/2	9/16	10/3	10/7	10/21	11/25	12/2
					退院				
RLAI	25mg				37.5mg				
リスペリドン	6mg								
ハロペリドール	6mg	3mg						1.5mg	
クロルプロマジン	50mg	25mg							
アリピプラゾール						24mg	18mg	12mg	
幻聴									

の経口薬についても自己断薬が強く懸念される状況となっていた（実際にリスペリドン錠は服用が自己中断されていた）。そこでリスペリドン錠の漸減を提案したが，本人は納得せず，今後の服薬アドヒアランス不良が予想されたため，本人と相談したところ，他剤への変更は受け入れるとのことであった。前景となっている陰性症状の改善を目的とすること，副作用出現のリスクがリスペリドン錠との比較で低いと考えられる薬剤に変更することなどを説明したところ了解を得たが，結果として併用薬のリスペリドン6mg/日をアリピプラゾール24mg/日に変更することを余儀なくされた。

X年11月中旬ごろより患者の行動変容が現れ始め，引きこもり傾向は改善し単独で外出するようになり，X年12月には父親のため食事を準備するようにまでなった。父親は「同居を拒否していた自分が恥ずかしい」と，この息子の変化を喜び，親子関係も改善された。

X+1年3月現在，患者は就労への意欲も出てきており，退院当初には強く拒否していた作業所への通所も自ら希望して開始している。その後治療アドヒアランスは維持されており，アリピプラゾールを含めて併用経口薬漸減を継続中である。

II．考　察

今回のケースでは「確実に体内に適切な量の薬が入っているという安心感」が患者の退院後，自宅において独りで患者を受け入れなければならない家族（父親）にはどうしても必要であった。これに対してRLAIの特性が合致していると考えられたため，当院ではRLAI未導入ではあったものの，情報を入手し，RLAIの患者向けパンフレットなどを通じて患者および父親に治療方法の選択肢として紹介した。

父親は「規則的な服薬」を本人に代わって管理すること

[患者の声]
最近の外来診察日，患者は「作業所に通うのは自分の将来のためです」と笑顔であり，また父親は「ひょっとしたら息子はこの病気になる前の状態にまで戻ってるんじゃないでしょうか」と述べられた。親子2人で釣りにも行かれるそうである。

[ポイント]
服薬アドヒアランスの不良により再発をくり返すケースにおいて，症状の再燃に対する不安は，本人のみならず家族のうちにも根強く存在する。本症例では，退院を前にして家族の受け入れ感情の調整が難航していた時期にRLAIの導入を提案したところ，これが患者および家族に希望として捉えられたことがポイントであったと考えられる。

の困難さを痛感しており，症状再燃への恐れから，退院後の自宅での同居を断固として拒否していたが，この父親の感情がRLAIの紹介により徐々に変化してきた時期に，当院においてもRLAI導入が決定されたため，本人および父親の了解の下で直ちにRLAI治療を開始することができた。患者は現在の症状安定の原因をRLAIの導入によるものと理解しており，2週間に1度の外来診察日を「定期的なRLAIの注射日」と認識し自発的に来院している。

また，「併用していた経口薬剤の漸減」という事実の持つインパクトは患者・父親にとって想像以上に強いものであったようであり，漸減が進むにつれて，持効性注射剤の導入による治療効果と再発予防への期待が，本人のみならず父親の中で高まり，受け入れ感情の改善にも繋がっていったと考えられる。

RLAI導入による良好な治療アドヒアランスが今後も継続するよう期待される。

68. 統合失調症患者の社会復帰へのRLAIの効果

元　圭史

医療法人大和会　西毛病院精神科

I. 症例

[症　例] 41歳, 男性, 入院。
[既往歴] 特記事項なし。
[家族歴] 特記事項なし。
[生活歴] 同胞2名中第1子。家族と同居。地元の高校を卒業後, 工場に就職した。結婚歴なし。
[現病歴] バイクでの事故を起こした後, X-6年頃から「周りの人につけられている」などと訴えるようになり, 被害妄想を主訴に, 母と共にA病院を受診するが, 服薬には至らなかった。その後, 次第に自閉的となった。

X-1年, 野球観戦中に大声で意味不明なことを叫び続け, 不穏が著明となり, 観客による警察通報後, B病院に措置入院となった。入院後, リスペリドンおよびオランザピン主体の薬物治療にて症状軽快し, 1カ月ほどで退院した。退院後は, 近医である当院へ転医し外来での治療を開始したが, 本人はすぐに外来を受診しなくなった。代わりに親が受診し処方を受けていたが, 本人は服薬していなかった。このため, 症状が徐々に再燃し, X年Y-1月, 公共物への落書き, 隣人への他害の恐れのため警察に通報があり, 当院を警察と共に受診した。

幻覚妄想状態および精神運動興奮が著明なため, 入院治療が必要と判断された。しかし, 本人から入院の同意が得られなかったため, 父親の同意のもと医療保護入院となった。

[治療経過] 外来での薬物治療を継続し, リスペリドン主体の薬物治療をした。外来時は8mg/日であったが入院当初は4mg/日の内服投与とした。一方, 精神運動興奮が著明であり, 速やかな状態改善も必要であったため, ハロペリドール5mgの点滴を2週間行った。その他に, 夜間の不眠があったため, レボメプロマジン10mg/日を内服投与した。

症状はこの間に徐々に軽快し, 入院2週間後には精神運動興奮は改善し, 考想化声などの陽性症状は残存するものの, 幻覚妄想に言動が支配されることはなかった。また, 薬剤性錐体外路症状は認めなかった。

[切り替え方法] 2週間のハロペリドールの点滴終了後に, 内服リスペリドン4mg/日を6mg/日に増量した。X年Y月にRLAI投与開始を検討し, 本人および家族にRLAIの薬物および治療法について説明をした。本人は, 当初RLAIについて積極的な希望もなく, また拒否もなかった。また, 幻覚がわずかに残存することから, 薬物の治療効果に対する評価が高くなかったため, 精神科薬物治療自体に懐疑的でもあった。一方, 家族は, 1回目の治療後において服薬アドヒアランスの低下による症状の再燃の経過を目の当たりにしていたため, RLAIの導入に積極的であった。結局, 本人も症状再燃についての不安からRLAI治療について同意をした。

RLAI 1投目は25mgの筋肉注射を施行し, 痛みや副作用のモニタリングをした。まったく有害事象を認めず, 本人は痛みについて「針を刺す痛みくらいです」と注射の評価も良好であった。さらに, RLAI投与開始と同時に内服薬の調整を始め, 不眠が改善されていたためレボメプロマジンを中止した。その後RLAI 3投目には, 投与量を37.5mgに増量した。幻聴はときどきあるものの, 病棟生活における行動統制も乱れなく取れていた。内服リスペリドンは, 1投目のRLAI投与による血中濃度の上昇を考慮して, RLAI 3投目時に一気に中止とした。以後, RLAI 37.5mgで症状, 副作用の経過をみることとした。

また, このころより退院以降の治療プロセスについて患者と共に検討を行った。入院中は院内で作業療法に参加し, 退院後は帰住先を自宅ではなくグループホームとし, 同様患者間で生活することによって治療意欲を維持した。一方, 施設の地域連携ツールを生かして就労を目指すことによって, 自立した生活を目指すという長期的なスケジュールを立てた。本人は当初, 社会復帰への意欲は低かったが, 徐々に治療経過中に意欲の向上を示し, 作業療法に欠かすことなく参加し, 入所施設の決定後グループホームへの体験入所を終えてX年Y+7月に退院した。RLAIの投与量は37.5mgで固定した。

RLAI導入から約8カ月経過したが, RLAI単剤での治療が継続され, 有害事象を認めず, 陽性症状, 陰性症状お

症　例：41歳，男性。主症状：被害妄想

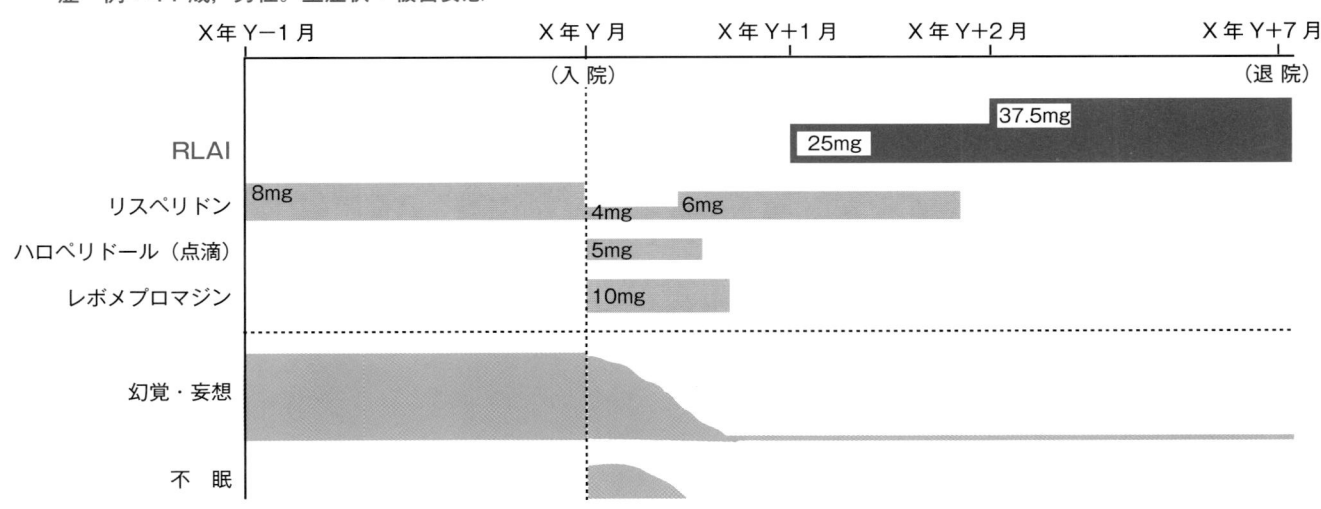

	X年Y−1月	X年Y月（入院）	X年Y+1月	X年Y+2月	X年Y+7月（退院）
RLAI				25mg → 37.5mg	
リスペリドン	8mg	4mg	6mg		
ハロペリドール（点滴）		5mg			
レボメプロマジン		10mg			
幻覚・妄想					
不眠					

よび認知機能障害に対する効果を認めている。

II. 考　察

本症例は服薬アドヒアランスの不良から症状再燃を示し，著明な精神運動興奮を伴った統合失調症の事例である。

・RLAIの適応性：リスペリドンの効果は前回の治療歴から確認されており，RLAIの導入については，難易性は高くない症例であった。

・RLAIの投与量：現在の薬物治療の基本コンセプトである低用量に基づき可能な限りの低用量を考えた。一方，処方ガイドラインに沿って，最低規格である25mgから開始し，最終投与量の決定は，RLAI導入前の内服投与量4mg/日または6mg/日相応とされている50mg/2週まで増量するか否か，臨床症状をみながら行うこととした。その結果，急性増悪期には，比較的高用量の抗精神病薬が必要であったが，軽快状態の維持には，中等度の投与量で十分であったことから，37.5mgで投与量を固定できたと考える。しかし，他症例において，内服から想定されるRLAIの投与量では不十分で，症状が再燃した症例を経験したことから，投与量の設定には，慎重に患者の状態を観察することが重要であると考える。すなわち，RLAI投与量の設定は非常にデリケートなポイントである。

・コスト：患者は，治療費に対して不安を示したが，障害年金や自立支援法の運用で，治療費用に対する環境を整えることによって問題は解決した。

・患者サイドの受け入れ：内服は億劫であるなどと訴えていたが，RLAIに対する評価はきわめて良好で，RLAI治療の継続を希望している。2週間の投与間隔についても間隔が短いとの認識はなく，内服からの解放のメリットを

[患者の声]
「(RLAIは) 内服をしなくていいのでいい」，「(RLAIは，自分の状態が) 安定しているので，作業療法に参加し，退院して社会復帰していきたい」，「RLAIを続けたい」

[ポイント]
同種薬からの切り替えのため，切り替えがスムーズに行え，RLAI単剤にできた。すべての症状において，軽快を認めた。

実感している。

・その他：幻聴は，多少残存しているものの，行動を支配されることなく日常生活が送ることができている。その理由として，認知機能障害が改善していることが予想される。また，今回の治療まで自閉生活を長年していたにも関わらず，就労など社会復帰に積極的になることができたことから，RLAIが内服リスペリドンよりも，陰性症状に対する改善効果が高い可能性が考えられる。

日本における治験において，リスペリドン錠剤とRLAIの間で有効性に有意差は認めなかったが，錠剤よりもRLAIのほうが，陰性症状の改善効果は高かったと報告されている[1]。同種の薬剤であっても，剤形の相違により，効果の差を認める理由として，治療アドヒアランスの向上と薬物の血中濃度の安定が起因していることが予想され，この2点については，今後の統合失調症の薬物治療において，重要なファクターとなることが予想される。

文　献

1) 上島国利，石郷岡純，駒田裕二：統合失調症を対象としたrisperodone持効性注射剤とrisperidone錠の比較試験．臨床精神薬理，12：1199-1222, 2009.

69. RLAI導入により服薬不要となり，さらに病的多飲水が軽減し，退院が実現した慢性期統合失調症患者の1例

桑原秀樹

特定医療法人水明会　佐潟荘精神科

I. 症例

[症　例] 50歳，男性，入院。
[既往歴] 特記事項なし。
[家族歴] 特記事項なし。
[生活歴] 同胞3名中第3子（兄と姉あり）。高校在学中に統合失調症を発病し，卒業後は就労不可能なまま実家で両親と同居生活，その後高齢となった両親に代わり，姉夫婦からの援助者を受けつつ姉夫婦宅の近所で単身生活（寝泊りのみ）をしていた。
[現病歴] 患者は17歳で統合失調症を発病（主症状は幻聴，被害妄想）した。発病後，当院を含む複数の精神科病院で治療を施行されてきたが，服薬中断（服薬拒否でなく飲み忘れ）による再燃をくり返し，日常生活破綻による入院歴が数多く（約15回）あった。

患者は長らく実家で両親と同居生活をしていたが，X-21年に父が死亡し，母が病気がちとなり患者の世話をできなくなって以降は，隣県在住の姉夫婦宅近くのアパートで，姉夫婦による通院および日常生活全般にわたる援助を受けつつ，どうにか生活していた。X-2年10月，姉夫婦が実家を継ぐことになったことを契機に，患者は実家近くの当院へ転医となった。当院転医時の処方はリスペリドン10mg/日，ペロスピロン24mg/日，トリヘキシフェニジル6mg/日を1日に3回分服，これに睡眠導入剤としてのフルニトラゼパム2mg/日，ニトラゼパム10mg/日，そしてエスタゾラム2mg/日であった。

[治療経過] 当院転医後，患者は，従前の姉夫婦による強力な介護・援助に加え，デイケア通所および訪問看護サービスを追加された上，通院治療開始となった。患者は，幻聴・妄想こそ背景化しているものの，認知思考障害に基づく現実検討力低下が著明で，日常生活上の問題が多発（金銭管理不可能，デイケアへ来る際の交通費でタバコを購入してしまい，徒歩1時間以上かけて通院，道中で無銭飲食，他人の自転車を無断借用など）する状態であった。しかし通院は欠かさず，主治医からの注意に対して，患者は笑顔で「どうもすみません，つい借りたんですよ」と謝るものの，行動そのものは不変であった。また診察時，患者は「薬は飲んでますよ」と話すものの，訪問看護スタッフによる確認の結果，患者は服薬を忘れたり，あるいは1日に5～6回服薬するなど，実際にはアドヒアランス不良であった。一方，多飲水も慢性化（定期検査では，Naは130mEq/L台前半で経過）していた。

このような状態が続くため，患者を援助する姉夫婦が疲弊し，また定期検査上，横紋筋融解（CK 30,000 IU/L台）も認められたため，患者はX年4月に入院した。この時点では，主治医および家族ともに患者の長期入院療養を覚悟する状態であった。入院後，患者が悪性症候群ではないことが確認された上で，輸液治療，ペロスピロンの中止，リスペリドンの減量（10mg/日→3.5mg/日）に加え，睡眠導入薬もエスタゾラムが中止された。これにより，早期にCKは正常化した。ところが，その後も日内体重変動が5kgを超える多飲水が持続したため，行動療法的介入（飲水総量を可視化・把握し自制を促すべく，患者には容量を確認したマグカップで飲水してもらい，その際は表に正の字でチェックする）を行ったが，これにても多飲水は持続していた。また患者は，喫煙室から他患者の吸殻を部屋に持ち帰って喫煙してしまうなど，問題行動が頻発し，服薬の自己管理もうまくできない状態であった。

このような状態が続くため，主治医である筆者（2003年の学会で，RLAI紹介ブースをみつけ，第二世代デポ剤の存在に驚くとともに，以来本邦でRLAI使用が可能となることを心待ちにしていた）は，RLAIによる病状の改善，せめて服薬の手間軽減だけでも実現すればといった動機でRLAI導入を考慮した。

[切り替え方法] RLAI導入に先立ち，患者ならびに姉夫婦を交え，患者の度重なる病状再燃は服薬アドヒアランス不良を背景に生じていること，これにより病状が慢性化し社会機能低下を生じていること，アドヒアランス不良から抗精神病薬の処方量が増えパーキンソニズムを生じやすくなっており，この予防のため追加されている抗コリン薬による口渇が多飲水悪化の一因となっていること，そしてこのような状態が長らく続いていることは患者ならびに長らく援助してきた姉夫婦にとって多大な苦労を強いてきたことを説明し共有した上で，RLAIを導入すれば慢性化した

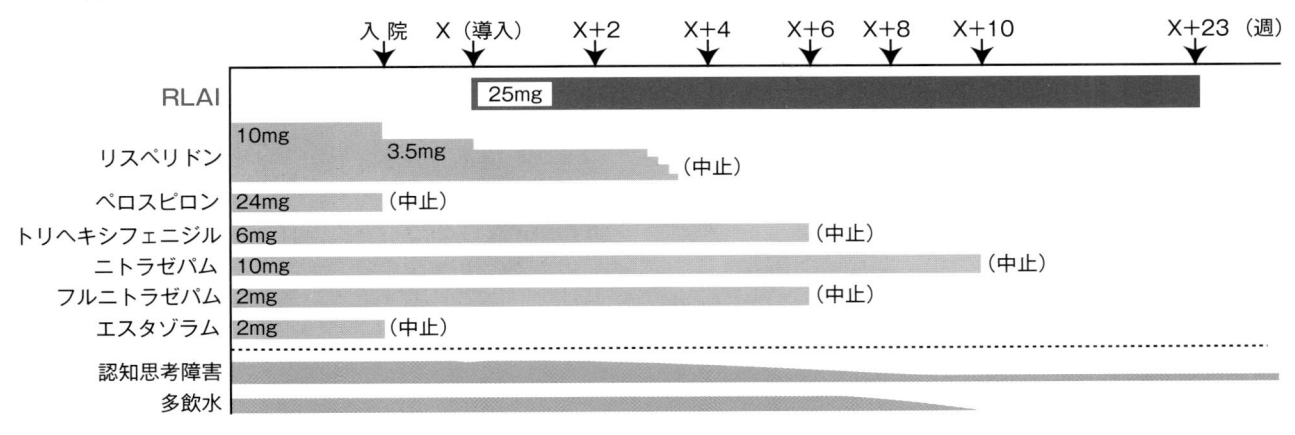

症　例：50歳，男性。主症状：認知思考障害，多飲水

	入院	X（導入）	X+2	X+4	X+6	X+8	X+10	X+23（週）
RLAI		25mg						
リスペリドン	10mg	3.5mg		（中止）				
ペロスピロン	24mg	（中止）						
トリヘキシフェニジル	6mg				（中止）			
ニトラゼパム	10mg						（中止）	
フルニトラゼパム	2mg			（中止）				
エスタゾラム	2mg	（中止）						
認知思考障害								
多飲水								

認知思考障害こそ不変であったとしても，少なくとも服薬アドヒアランスは改善，再燃の危険が著減し，患者および姉夫婦の労力は軽減されるであろうと説明し，導入の同意を得た上で，入院X年6月にRLAI 25mgを導入した。患者は「是非お願いします」と希望したが理解の程度は疑問で，姉夫婦は「服薬管理の手間が省けるなら」という程度での導入同意であった。

　RLAI導入3週後から内服リスペリドンを漸減・中止（1日ごとに3.5mg/日→2.5mg/日→1.5mg/日→0.5mg/日→終了）し，内服は睡眠導入剤のみとした。RLAI導入4～5週後には患者の訴えが，それまでの常であった「可もなく不可もなくですかね」から「可です」と初めて変化し，また「本を興味深く読めて楽しい」などと話すなど，主観的QOL改善を窺わせる変化が認められるようになった。その2週後のトリヘキシフェニジル中止と相俟って，体重日内変動も2kg以内で安定した。さらに不眠が軽減したため，RLAI導入6週後にはフルニトラゼパムが，10週後にはニトラゼパムが，それぞれ中止され，この時点で内服薬がなくなった。その後も経過を追うにつれ，認知思考障害の軽減，日常生活遂行能力の改善，そして主観的QOLの改善など，導入前の予想を上回る改善が認められたため，療養病棟での長期入院から生活訓練施設退院へ方針が変更され，X年11月に生活訓練施設へ退院した。現在までRLAIは25mgで維持されており，デイケア通所を無事続けており，家族への負荷も著減した状態である。

II. 考　察

　本症例では，高度な認知思考障害を背景にした服薬アドヒアランス不良から再燃をくり返し，これにより病状は慢性化し，社会機能低下が深刻となっていた。また病的多飲水も慢性化し，患者を援助する家族の負担は多大となっていた。なお，本症例においては，アドヒアランス不良のためもあって抗精神病薬投与量は多くなり，それにつれて抗

> [患者の声] 患者はRLAIについて，「注射はあっけなく終わっちゃう。薬がなくなって寂しい感じもするけど，やっぱりないほうがいい。気持ちが落ち着いて，本も興味深く読める。考える力がついたみたい」などと笑顔で話し，肯定的に評価している。注射処置への拒否はない。
>
> [ポイント] ①服薬アドヒアランス不良から再燃をくり返す慢性期患者にRLAIを導入した。②RLAI導入に先立って，主治医・患者だけでなく，家族も交えて協議した。③リスペリドン内服からRLAIへの切り替えは何ら問題なく終了した。④RLAI導入後，認知思考障害の軽減，主観的QOLの改善，そしておそらく認知思考障害の軽減を背景として，病的多飲水も軽減した。⑤RLAI導入後不眠が軽減したため，睡眠導入薬を中止でき，結果服薬不要となり，再燃の危険に加え家族への負担が，かつてなく軽減した状態で退院が実現した。

コリン薬も追加となり，結果として病的多飲水の悪化につながっていた可能性も否定できないであろう。

　RLAIの導入により，不眠軽減のためもあり，発病後30年あまりを経て初めて，服薬なしでの治療が実現し，再燃の危険および家族への負担が今までになく軽減した。これにより，患者・家族・治療者にかつてない安心感がもたらされたといっても過言ではないであろう。またRLAI導入後，徐々に認知思考障害・社会機能障害の軽減，そして主観的QOLの改善が認められ，さらにおそらく認知機能改善を背景に行動療法的介入が奏効した格好で，多飲水の軽減も認められ，結果，長期療養予定であった患者の退院が実現した。

　これらの改善は，RLAI待望者であった筆者の予想を上回るほどであり，RLAI使用開始初期の症例でこのような感触を得られたことは治療者にとって幸運であったと言えるであろう。この初期の「成功体験」が，その後現在に至るまで，筆者にとってのRLAI導入の強い動機となっている。

70. 統合失調症患者への地域支援に対するRLAIの治療効果について

小野 晴久

特定医療法人仁康会　小泉病院

I. 症例

[症　例] 30代，女性。
[既往歴] 特記すべき事項なし。
[家族歴] 特記すべき事項なし。
[生活歴] 同胞2名中第2子として出生。2歳時に両親が離婚し，父親と2人で暮らしていた。高校卒業後は事務職など，1～2年で職を転々としていた。
[現病歴] X-4年，不眠や抑うつ気分が出現した。X-2年2月，徘徊や突然の興奮，自傷行為が出現した。精神興奮状態となりガラスを手で破損し，当院を初診した。まとまりのない発語，精神運動興奮状態によって初回入院。以後，当院で統合失調症として精神科加療を行っている。

X-2年3月からの退院後は自己判断で服薬を中断し，同年10月に体感幻覚を伴う精神運動興奮状態となり，頸部を自傷した。総合病院での加療を経て，当院に2回目の入院をした。退院後は通院加療を行っていた。X-1年に父親が急死。以後は単身生活となった。

同年3月，不眠と幻聴体験を訴え，当院に3回目の入院をした。その後，母親の住むY市に転出することになり，当院での加療は一旦終了となった。しかし母親との同居生活がうまくいかず，同年5月には当院のあるM市に転出した。

同年7月，幻聴体験，精神運動興奮状態で4回目の入院。同年8月に退院後は単身生活をしながら，定期的に通院していた。しかし注察体験，不眠，自傷行為は継続しており，X年4月にまとまりのない発語，希死念慮がみられ，当院に5回目の入院をした。その後，通院加療を行っていたが，同年6月に自殺企図にて緊急受診し，そのまま当院に6回目の入院となった。

[治療経過] 入院時「スズメが『死ね』とか『もう駄目』と言ったり，CDが自分に何か伝えてきたりしたから，死のうとした」と訴え，幻聴体験に基づく自殺企図であったことが窺えた。しかし入院1週間前には当院のサテライトクリニックを受診しており，この時には幻聴体験や希死念慮を確認することはできなかった。

今回の自殺企図については「急に死にたい気持ちが出てくる。前回の外来受診時にはそうした気持ちはなかった。これからの現実を考えるとつらくなる」と話し，急激な状態悪化であることが伺えた。服薬については「自殺企図する前の2，3日が内服できなかった。そうしたら，急に変な声が入ってきた」と話し，今回のエピソードは，現実生活における不安と一時的な怠薬による，急激な病勢悪化であると思われた。

[切り替え方法] 今後の希望として，「地域での単身生活に戻りたい」と本人より語られた。しかしわずか数日の怠薬で急激な病勢悪化を来したこと，度重なる自傷行為や入院加療を行ってきたこと，地域生活の再開に対し近隣の住民から不安が出ていることから，さらなる精神症状のコントロールが必要であると思われた。

そこで，体内での薬物動態がより安定していると考えられるRLAIの導入を筆者より提案した。当初は注射を打ち続けることに対しての不安も聞かれたが，怠薬による急激な状態悪化を予防できる可能性について説明し，本人からの同意が得られたため，X年Y月にまず内服薬としてリスペリドン2mg/日を開始，オランザピンを15mg/日に減量し，同時にRLAI 25mgの投与を開始した。その後オランザピンは1週間ごとに2.5mg/日の減量を行い，6週間後にはオランザピンを中止した。

RLAI施行開始から8週後に「外出すると何かされるような気がしてくる」と病的体験の変動を認めたため，37.5mg/日に増量を行い，同時に内服薬のリスペリドンを減量し，2週間後に中止とした。オランザピンからリスペリドンへの変更にあたって，軽度の病的体験の変動を認めることがあったが，短期間で安定した。他の特記すべき状態の変動は認められず，自宅への外出などをくり返し，X+1年1月に退院となった。現在は訪問看護やデイケアを利用しながら，サテライトクリニックへの通院を続けている。

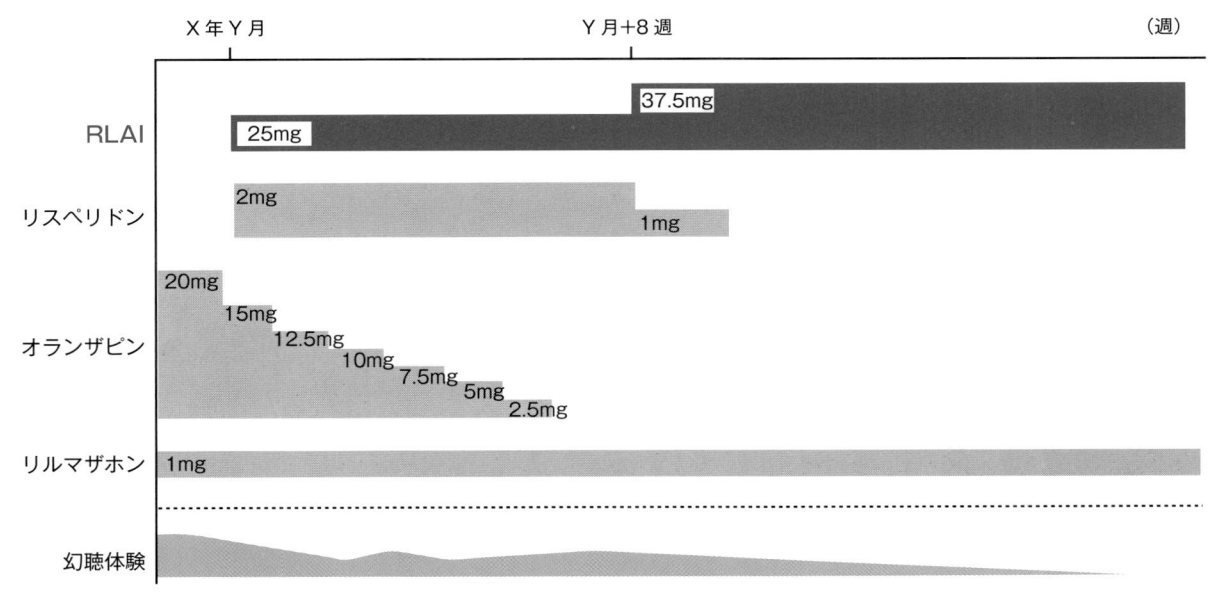

症　例：30代，女性。主症状：幻聴体験，自殺企図

II. 考　察

　本症例は，度重なる自傷行為や幻聴体験などの病勢悪化により，頻回の入院加療を余儀なくされてきた。治療開始当初は病識も安定しておらず，怠薬や治療中断による病勢悪化を来たしていた。しかし近年では，定期的な通院加療が行えていたにもかかわらず，病勢悪化を防ぐことができなかった。本人は病勢悪化の2，3日前に服薬が不規則になってしまったと語っており，入院1週間前までは精神状態が安定していたことから，地域での単身生活を行う上で，内服薬による治療だけでは精神症状の安定を図ることがきわめて困難な状況にあったと考えられた。しかし，これまでの治療から病的体験に対する抗精神病薬の効果は認められていたため，怠薬による薬物動態の変動がないRLAIを使用することにより，より厳密な精神症状のコントロールが図れるようになったと思われる。

　本症例のように単身生活を営んでいる統合失調症患者が，規則正しい服薬を継続することはきわめて困難である。日常生活における様々なストレスなどにより，意図しない形での怠薬を来たすことは稀ではないと思われる。実際に，本症例では，わずか2，3日の怠薬により症状が急激に悪化しており，服薬継続の重要性とその困難さが伺える。RLAIを含む持効性注射剤では，体内に持続して薬物が入っていることから，怠薬による急激な再発を抑制できる可能性が考えられる。

　したがって，患者本人が安心して地域生活を行う上で，RLAIは重要な選択肢の1つとなる可能性があると思われた。

[患者の声]
（RLAI治療に対する考え）
「幻聴が入ることが少なくなった。多少眠い時があるが大丈夫だと思う」
（今後の展望・目標）
「もう一度，働けるようになりたい。自分の気持ちを他の人に伝えるのが苦手なので，もう少し話せるようになりたい」
[ポイント]
（RLAI治療を提案するポイント）
まず，地域で生活したいという本人の希望を尊重すること，次に地域で生活する上での症状コントロールにおいて，RLAIが有用である可能性を伝えることで治療への同意が得られた。
（切り替えのポイント）
あらかじめRLAI施行後の血中動態を説明し，前薬の離脱症状を防ぐために減薬スケジュールを立て，実施できたことがスムーズな切り替えにつながった。

71. 患者の帰住地調整を促進する上での RLAI の役割

岩田愛雄

独立行政法人国立病院機構　花巻病院精神科

I. 症例

[症　例] 44歳，男性，入院。
[既往歴] 15歳から20歳頃，シンナー吸引。
[家族歴] 特記事項なし。
[生活歴] 同胞5名中第2子。独居。工業高校を自主退学後，短期の土木作業などをくり返した。32歳頃からは無職となり，自宅で自閉がちに過ごしていた。
[現病歴] 元来明るい性格であり，発達・成長に問題を認めない。中学校入学後，不良仲間と付き合うようになり，成績も低下した。15歳から20歳にかけて度々シンナーを吸引していたが，この頃は幻覚や妄想は認めなかったという。17歳で定時制の工業高校に進学したが成績は不良であり，交際相手に暴力をふるったり，交通違反をとがめた警察官を逆恨みして交番に火炎瓶を投げ込むなどし，20歳で自主退学した。21歳時に義兄の仕出し屋に勤務したが，22歳時に勤務態度不良で解雇となり，これを逆恨みして店を破壊したことにより懲役刑を受けた。

この拘留中に「電磁波で眠れない」との訴えが出現し，28歳の夏からは「何者かが自分を迫害している」と訴えるなど症状が増悪して，家族への暴力も増えた。31歳時からは，暴力に耐えかねた家族が別居し，患者は家族の金で飲酒しながら，自宅で自閉がちに過ごしていた。

41歳時，高校時代の交際相手の声で幻聴が出現したため，患者は幻聴も電磁波もこの相手が仕組んでいるものと考え，それを止めさせようと交際相手の住居に灯油を撒いて放火した。被害者はなかったが住居は半焼し，この行為によって，「心神喪失等の状態で重大な他害を行った者の医療および観察等に関する法律」（以下，医療観察法）に基づく入院処遇となり，当院に入院した。
[治療経過] 入院時はまったく病識がなく，「自分の症状は電磁波によるものだから，薬を飲んでもよくならない」と述べていた。まずオランザピン20mg/日を主剤にしたが，体感幻覚のつらさからコードで自分の首を絞めるなど不穏が続き，10日ほどで「効果がないので薬を飲みたくない」と訴え，拒薬した。このためレボメプロマジンとクエチアピンを併用したが体感幻覚は消退をくり返し，最終的にはリスペリドン4mg/日を主剤とし，入院後4カ月ほどで薬物調整を終了した。患者は「相手が電磁波を送ってこなくなったので調子がよくなった」と述べ，薬効を自覚しない状態が続いたが，多職種チームによって疾病と対象行為の関係をくり返し説き，さらに集団療法で他患者の体験を聞くことでゆっくりと病識が芽生え，「症状は電磁波ではなく病気のせい」と述べられるまでになった。また退院後も内服と通院を続けることを確約し，内服自己管理も問題なくこなすことができた。

一方で人格水準は低下し，感情平板化がみられ，想像力や共感性には限界がある印象であった。担当チームではグループホームなどを用いて地域に帰住することを目標に掲げたが，通院指定医療機関や地域関係者からは，人格水準の低下から予期せぬ拒薬の可能性が捨てきれないこと，帰住予定地には十分な社会資源がなく服薬モニタリングに限界があること，症状増悪時は幻覚・妄想・衝動性が顕著であることを理由に，患者の早期の地域帰住に慎重な意見が数多く聞かれた。このため，円滑な退院と早期の地域帰住を進める目的で，RLAIを用いることを決定した。
[切り替え方法] 患者は当初，注射に対する拒否が強くRLAIに対して消極的であったが，RLAIによって退院と地域帰住が円滑に進む可能性を説明したところ興味を示し，RLAIの使用を承諾した。患者には別途資料を作成し，切り替えのスケジュールや想定される副作用について説明を行ったが，今までと同じリスペリドン製剤ということで，患者の抵抗は少ない印象であった。

入院以降，リスペリドン4mg/日の投与が続いていたが，今回の置換においてはリスペリドンのみをRLAIにすること，他の併用薬については特段の調整を行わないこととした。まずRLAI 25mgを0週目，2週目に投与し，一方で経口投与のリスペリドン4mg/日を3週目から2mg/日に減量した。次にRLAI 37.5mgを4週目，6週目に投与し，経口投与のリスペリドンを7週目から1mg/日に減量した。最後に8週目からはRLAI 50mgを2週間おきに投与することとした。現在の段階は9週目であるが，この

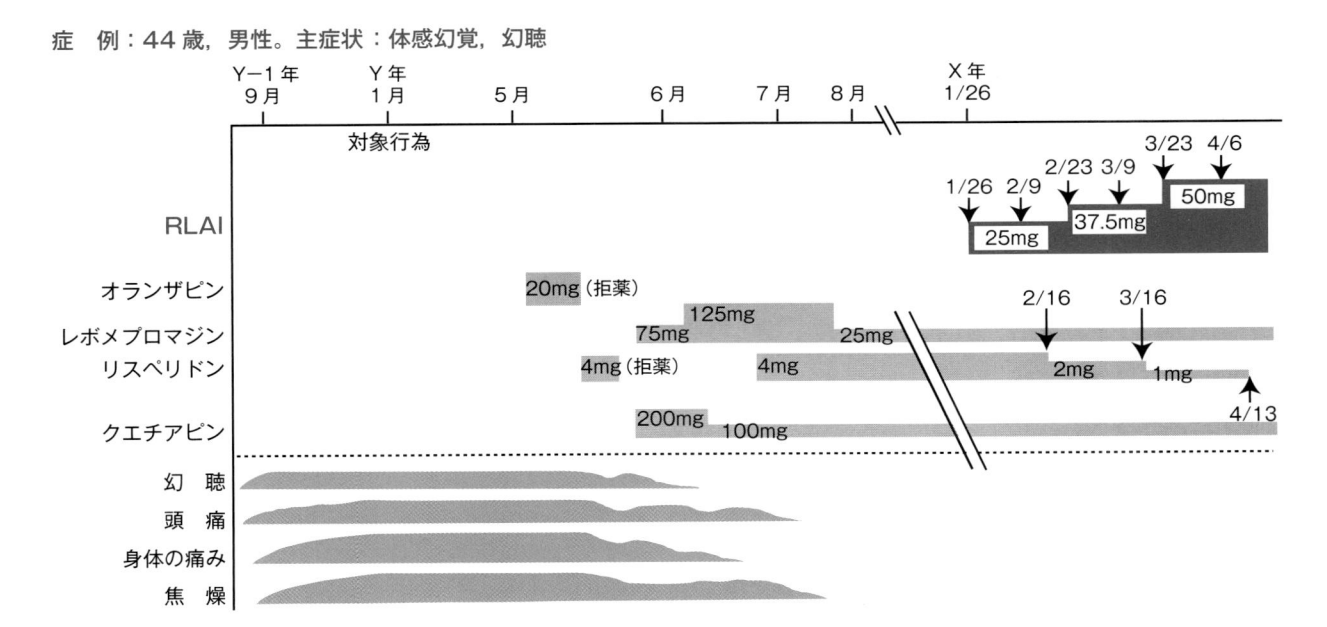

症　例：44歳，男性。主症状：体感幻覚，幻聴

後11週目からは経口のリスペリドンを中止する予定である。現在までのところ，患者の妄想や幻聴が再燃する様子はなく，夜間の睡眠や日中の活動状況にも特記すべき変化は見られていない。筆者はRLAIへの切り替えの間，一時的に活動性の低下や傾眠が現れることを心配していたが，そういった症状もみられていない。

またRLAI施行時の状況については，目立った拒否はなく，最近は声を掛けると自ら臥床して注射部位を出すなどしてくれている。施行後に声を掛けると「やっぱり痛かったです」とは述べるが，施行前後で不穏になることはない。また注射部位の硬結なども生じていない。

II．考　察

医療観察法入院処遇における最終的な目標は，患者の地域帰住を実現することにある。そのためには現疾患を治療することはもちろんであるが，再度同様の他害行為を生じないよう対象行為の機序を解明し，再発防止の手段を講じ，コンプライアンスを阻害する要因を排除することが求められる。

今回の症例において，統合失調症は抗精神病薬の内服によって改善しており，さらに医療観察法の特徴である多職種チームを生かした重層的な関わりを通じて，患者に一通りの病識を持たせることに成功した。しかしながら，患者には人格水準低下に伴う能力的な限界が認められる上，帰住予定地にはそれを補うだけの十分な社会資源が整っていないこともあって，今までは当院を退院して通院処遇に移行した後も，精神保健福祉法に基づく数年単位の入院が避けられない情勢となっていた。今回のRLAIへの切り替え

[患者の声]
「薬が注射に変更されてからも，特に困ったことはないし，症状が悪くなったりもしていない。本当は退院しても薬は飲み続けられると思うし，注射で針を刺されるのは痛くて嫌だが，それで退院が近付くのであればやむを得ない。退院後は入院せずに1人で生活していきたい」

[ポイント]
① 地域帰住を促進する手段として，RLAIを導入することで，患者の受け入れもよくなる。
② リスペリドンの内服により，十分に症状が改善することを確認した上で切り替えることにより，RLAIの効果が発揮される。

後，通院指定医療機関との具体的な交渉はまだ行われていないものの，最大の懸念であった服薬コンプライアンスの問題が改善したことで，退院への調整が加速することが期待される。

医療観察法の対象者は，疾病によって重大な他害行為を起こした者であり，当然ながら地域関係者から要求される治療水準は非常に高い。入院中にいくらきちんと内服できていたからといって，退院後にまた拒薬し，再度他害行為を起こしてしまうのではないかといった不安は，筆者自身地域関係者との会議の場において切に感じるところである。

今回登場したRLAIは，医療観察法対象症例において，地域から期待される高い治療水準をクリアし，患者の地域帰住を実現し，ひいては患者が人生の新たなスタートを切るための手段として注目すべきである。

72. 高感情表出（高EE）家族間の関係調整に対して RLAIが有効であった統合失調症の1例

奥平智之*　阿部又一郎**

*医療法人　山口病院（川越）　**独立行政法人国立精神・神経医療研究センター精神保健研究所精神生理研究部

I. 症例

[症　例] 30代，女性，入院～外来。

[既往歴] アトピー性皮膚炎。

[家族歴] 精神疾患の遺伝負因なし。母親は過保護・過干渉・気分易変性・神経質。

[生活歴] 同胞2名中末子。両親と同居。専門学校を卒業後，会社に7年就職していた。発症後，仕事には就いていない。未婚。元来，内向的，頑固，飽きっぽい。

[現病歴] X-12年より「電球に盗聴器が仕掛けられている」と何度も電球を外したり，「自分の銀行カードが誰かに使われている」などの被害関係妄想と「いろんな人の声が入ってくるので耳栓が必要」などの幻聴がみられるようになった。そのため，X-11年より当院にて統合失調症の診断のもと加療した。初診から4カ月ほど入院して，以後外来通院となった。ハロペリドール27mg/日，クロルプロマジン200mg/日，ビペリデン5mg/日，ブロチゾラム0.25mg/日を継続した。母親は日々の服薬に過度に介入していたが，本人は無月経，手指振戦，口渇やアトピー性皮膚炎の悪化などを理由に服薬に抵抗を示し，怠薬が徐々に目立つようになった。X-4年，再発により当院に2回目の入院となった。4カ月ほど入院し，病的体験は背景化した。以後外来にてリスペリドン6mg/日，クロルプロマジン90mg/日，クエチアピン200mg/日，バルプロ酸ナトリウム400mg/日，塩酸トリヘキシフェニジル6mg/日，フルニトラゼパム2mg/日を継続した。プロラクチン血中濃度は141ng/mLで無月経を認めていた。X-1年，母親は毎日本人の服薬に介入していたが，拒薬が目立つようになり再発し，当院に3回目の入院となった。母親は本人に対する過度の心配から入院中も頻繁に面会に訪れ，医師に頻繁に面談を希望した。6カ月ほど入院し，オランザピン20mg/日，クアゼパム15mg/日のみで外来通院となった。退院後，デイケアを始めた。病的体験はなく精神状態は安定していたが，外来では母親の日々の服薬確認や過干渉に対する不満を漏らしていた。外来には毎回母親が同伴し，受診時は本人より母親の話が長く，日常の本人に関する心配事や不平不満などを強く訴えることが多かった。また，自宅では服薬をめぐる母子の言い争いが頻繁にみられた。プロラクチン血中濃度は29ng/mLで月経不順も認めなかったが，本人は体重増加や糖尿病になる可能性があるなどの理由から退院5カ月後から怠薬が目立ってきた。母親は「毎日何度も薬を飲むように本人に言っても飲まないから怒鳴ってしまう」，「何度言ってもわからないダメな子」，「私の手には負えない」などと批判的言辞が目立った。本人は母親からの服薬確認も含めた過干渉に対して大きな精神的負担を感じていた。X年6月，本人が言う体重増加や耐糖能異常のリスクを配慮して，抗精神病薬をアリピプラゾール12mg/日に変更して1カ月ほど服用していたが，その後は他の理由をつけて服薬をせず，X年7月に幻覚妄想状態が再燃し4回目の入院となった。

[切り替え方法] 今までの抗精神病薬の服薬に対する抵抗感からの再燃・再発につながり，入退院をくり返した経緯を勘案し，本人と両親にRLAIの存在とその内容を知らせ，その長所と短所を十分に説明した。両親の強い希望と本人の同意が得られたので，退院後の長期的な維持期を見据えて入院初日からRLAIを導入することとした。X年7月，入院初日からRLAIを2週ごとに行い継続した。RLAIは25mgより開始し，4週おきに37.5mg，50mgへと漸増し，RLAI 50mgを継続した。一方，入院当初は拒薬があり，リスペリドンの経口薬は入院3日目から3mg/日を併用した。その後，6週目に2mg/日，10週目に1mg/日と，精神症状の経過をみながら本人や家族の希望に沿う形でゆっくり漸減していき，12週目にリスペリドンの経口薬は中止とした。入院中に他の薬剤は併用しなかったが，副作用は認めなかった。

[入院後治療経過] リスペリドンの経口薬とRLAIを併用し，X年9月に病的体験は消失した。院内で疾病教育や作業療法などを行い，試験外泊をくり返し，X年12月にRLAI 50mgのみで経口薬を必要としない状態で退院とし，外来通院とした。退院後は無月経，錐体外路症状や体重増加などの副作用は認めていない。服薬にまつわる自宅での母親からの干渉から開放され精神的ストレスが軽減したこと，服薬がない簡便さと自由感から，本人のRLAIに対する評価は高かった。一方，母親は服薬確認の強い義務感か

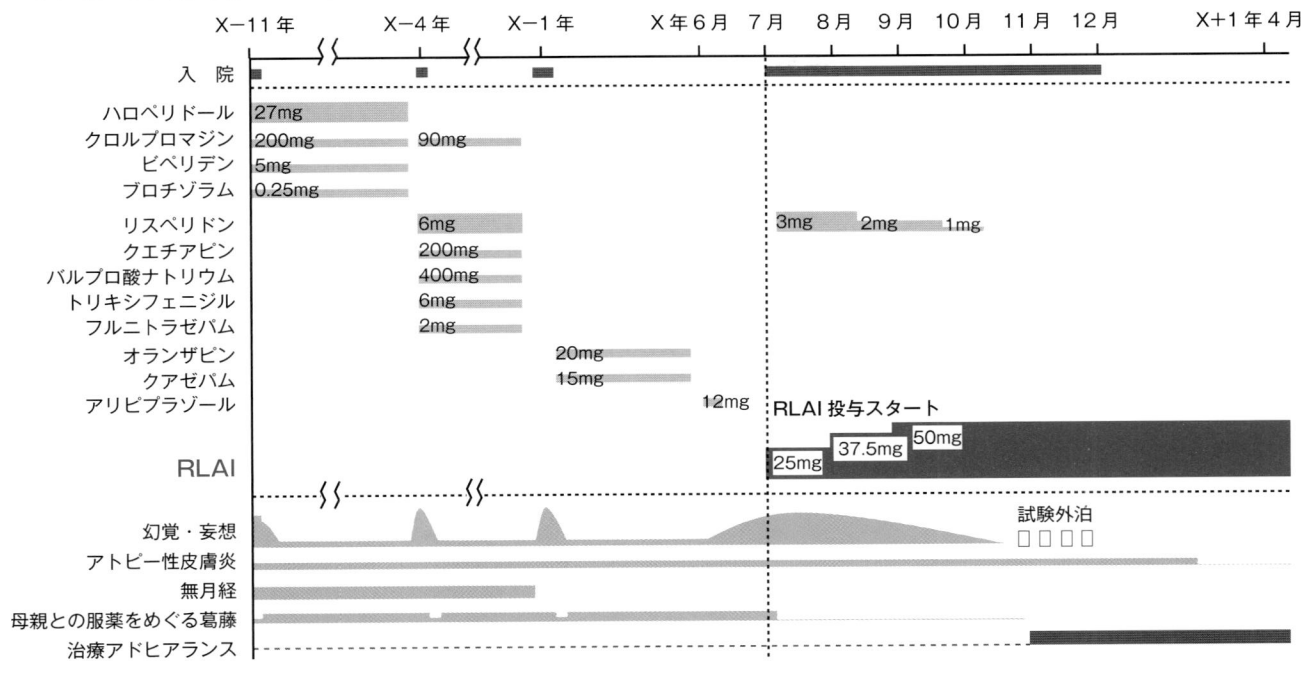

症　例：30代，女性。主症状：被害関係妄想，幻聴

ら解放され安堵感を得ており，また，抗精神病薬が体内に確実に入っている安心感，再発予防に対する期待感からRLAIに対する評価は高かった。次第に，母親は本人への批判的言辞も目立たなくなり，穏やかな気持ちで暮らせるようになった。また，本人がストレスにならない距離で母子関係が維持された。X+1年4月，内服薬を必要としない状態で，再燃はなくアトピー性皮膚炎の悪化もなく，2〜3週間おきに母親の同伴なく1人で定期的に通院している。

II．考　察

感情の感情表出（expressed emotion: EE）が高い家族は統合失調症の再発率を高くする[1]ことが明らかにされており，臨床現場において適切な介入の必要性が唱えられている。そのため，今回われわれはRLAIの導入により，服薬が不要となった結果，高EE家族が本人の服薬に干渉・詮索する必要がなくなり，本人と高EE家族との関係に変化をもたらしたと考えられた1例を報告した。

EEの研究から，EEが高い（高EE）家族のほうがEEの低い（低EE）家族より，症状の再発再燃をきたしやすいことが知られている。また，統合失調症患者を持つ家族は，負担度が大きく，苦悩が大で，病気の理解が乏しいほど，高EEになると報告されている[2]。本症例では，母親に過保護，過干渉，批判的・陰性的感情を含む過度の心配を認め，高EE家族と考えられた。高EE家族とそれに伴う本人の日々の精神的ストレスは，本人の治療アドヒアランスに関与する要因の1つと考えられるため[3]，本症例では，家族間調整を再発予防の観点から重要視した。

[患者の声]「毎日，何度も"薬をきちんと飲んだのか"と母親に厳しく言われていたことが非常にストレスだった。それがなくなったのが嬉しい」，「薬のことで母親と言い争いをすることがなくなった。家庭の雰囲気が和らいだ」

家族の声：「薬の飲み忘れがないか確認・心配する生活から解放された」，「娘に対して怒ることが減った」

[ポイント] ①RLAIによって内服が不要となった結果，高感情表出（高EE）家族が本人に干渉する因子が減じた。②RLAIは家族間の関係調整に寄与し治療アドヒアランスを向上させる可能性がある。

統合失調症の再発防止には家族の精神的安定と本人との適度な精神的距離が重要である。RLAI導入によって服薬行為をめぐる母子関係の葛藤が減じたことから，RLAIはその一助になると考えられた。今後，多数例でRLAI導入による高EE家族の変化について各評価尺度を用いて検討するとともに，RLAI導入が高EE家族における統合失調症患者の治療アドヒアランスおよび再発予防にもたらす長期的な効果を検討していく必要がある。

文　献

1) Vaughn, C.E., Leff, J.P.: The influence of family and social factors on the course of psychiatric illness. Br. J. Psychiatry, 129：125-137, 1976.
2) 渡部和成：家族教室後のExpressed Emotion値に影響する因子と教室参加家族における患者の予後について．精神科治療学，20(11)：1151-1156, 2005.
3) Fleischhacker, W.W., Oehl, M.A., Hummer, M.: Factors influencing compliance in schizophrenia patients. J. Clin. Psychiatry, 64 Suppl 16：10-13, 2003.

73. 安定期にRLAIを導入し，社会復帰が図られている統合失調症の1例

松本 出

医療法人北仁会　旭山病院精神科

I. 症例

[症 例] 42歳，男性，医療保護入院を経過して現在外来加療中。

[既往歴] 吸引分娩で出生したこと以外，特記なし。

[家族歴] 特記なし。

[生活歴] 同胞2名中第2子，長男で姉が1人いる。A県で両親との3人暮らし。姉は結婚し，現在B市でクリニックを開業している。小学校時からおとなしい性格で友人は少なかった。学業成績は優秀で，中高一貫の進学校を経てC大学医学部に進学。卒業後はD大学医学部で研究に従事した後，同大学の某教室に入局。医局からの派遣により医療機関で医師として勤務したこともある。

[現病歴] D大学で研究に従事していた頃（30歳頃）から，「研究室の同僚が食事や飲み物に麻薬を入れて自分の血液を汚そうとしている」，「研究室にいるためにはそうされないといけない，しかしそのために後遺症が出てしまう」などの被毒妄想，「背後から自分を罵倒する声が聞こえてくる」など幻聴をうかがわせる言動が認められるようになった。32歳時，研究室を辞職し同大学の某教室に入局（本人は研究室から追い出されたと語る），臨床業務に従事するようになったが，上記のような症状は持続していた。同僚の医師よりクエチアピン，オランザピン，リスペリドンなどを処方されたが，いずれも不眠時などに不定期に服用するのみであり，服薬アドヒアランスは不良であった。医局から派遣され関連の医療機関に勤務している時にも，「自分の更衣室に他人が入って物が盗まれる」と怯えた様子で訴えるなど妄想は持続していた。38歳時，両親の勧めにより退職し自宅療養を始めたが，服薬は依然として不定期であった。

この頃から，他人から攻撃されるのを防ぐといって，防弾チョッキを着込み常時催涙スプレーを持ち歩くようになった。X-1年Y-10月，自分の発表した論文のことで研究室の同僚たちが自分を妬んでいる，彼らにつけ狙われているという被害関係妄想が悪化，両親とも全く話をしようとしなくなった。同年Y-7月，A県の自宅から突然失踪したが，その2週間後，両親のもとに「大変お世話になりました」などと自殺をほのめかす内容の手紙が届いたことが契機となり，本人がE市のホテルに滞在していることが判明した。両親がホテルを訪れたが，「不審者がいるので排除してくれ」とフロントに電話をするなど妄想的な言動をくり返して部屋にこもっているため，通報を受けた警察に保護され，X-1年Y-6月10日，両親に伴われて当院初診となった。

[治療経過] 初診時は幻覚妄想状態にあり，思考・行動ともに著しくまとまりを欠いていた。本人の言動・行動からは自殺の危険性も高いと考えられたため，急性期病棟へ医療保護入院とした。当初より情動の平板化が顕著であり，言語的理解・流暢性の低下など認知機能障害も高度であると考えられた。本人は「自分は不安障害である」と主張，入院前の状況について尋ねると「家族を排除しようとしたことはない」と話し，病識は希薄であった。しかし服薬の勧めには拒否なく応じたため，リスペリドン内用液3mL/日，クエチアピン100mg/日を中心とした薬剤の投与を開始した。治療反応性は良好で，投与後間もなく幻聴・妄想をうかがわせる言動は認められなくなり，「治療のことは全てお任せします」と医療者への信頼を示すようになった。また，病棟内では感情表出や対人交流は少ないものの目立った問題行動はなく，落ち着いてすごせるようになった。

入院2週間後にはデイケアの試験通所も開始し，スタッフと安定した関わりが持てるようになったため，X年Y-5月14日に退院。入院中に家族でE市に移住することが決まっていたため，いったんA県に帰郷後，E市への転居手続きを終えて，同年Y-4月13日より当院外来に通院を開始した。本人・両親を交えた話し合いを行い，退院後しばらくは薬を両親が管理することで両者の同意を得た。その後も治療に対する受動的な態度に変わりはないものの，両親の協力もあり服薬が遵守された結果，幻覚・妄想の再燃もなく，自宅で安定した生活が送れるようになった。同年Y-1月には両親とともに当院主催の家族教室に参加するなど，徐々に病識に基づく治療への積極的な姿勢

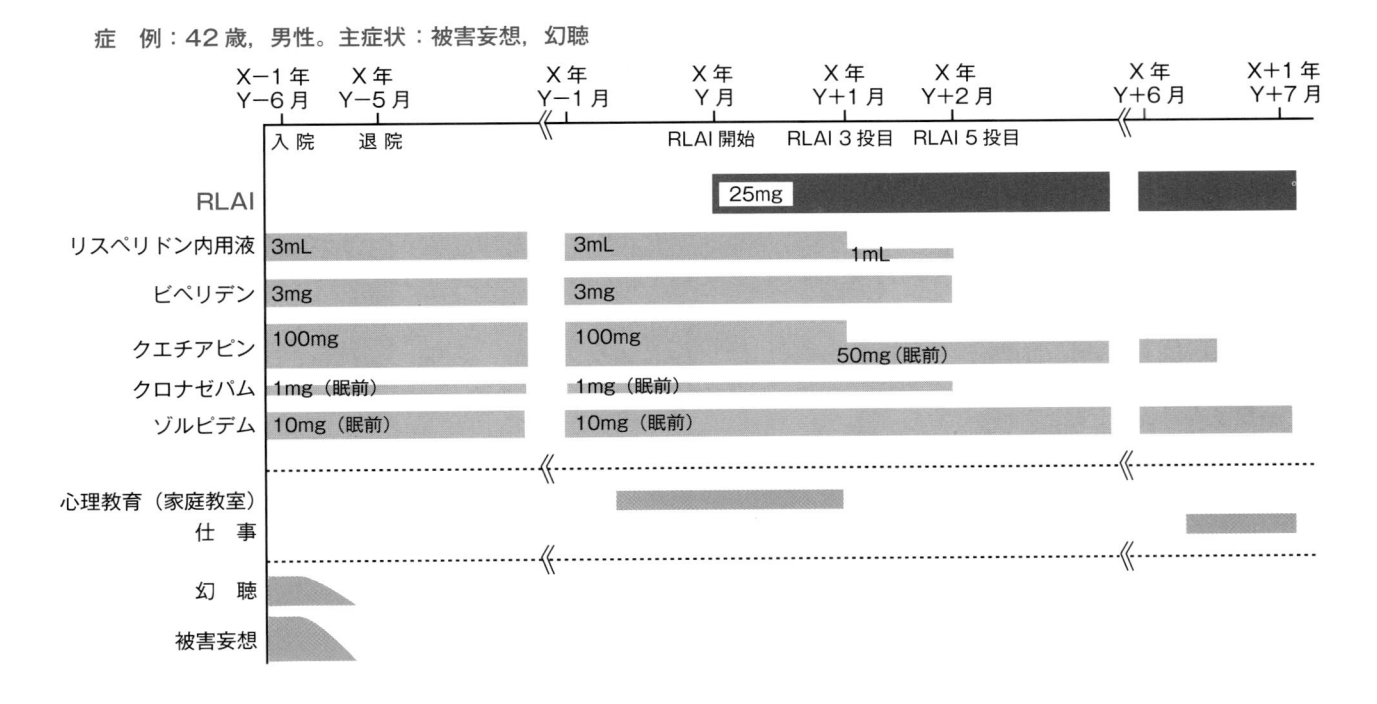

症　例：42歳，男性．主症状：被害妄想，幻聴

	X-1年 Y-6月	X年 Y-5月	X年 Y-1月	X年 Y月	X年 Y+1月	X年 Y+2月	X年 Y+6月	X+1年 Y+7月
	入院	退院		RLAI開始	RLAI 3投目	RLAI 5投目		
RLAI				25mg				
リスペリドン内用液	3mL		3mL		1mL			
ビペリデン	3mg		3mg					
クエチアピン	100mg		100mg		50mg（眠前）			
クロナゼパム	1mg（眠前）		1mg（眠前）					
ゾルピデム	10mg（眠前）		10mg（眠前）					
心理教育（家庭教室）								
仕事								
幻聴								
被害妄想								

も認められるようになった．

[切り替え方法] 退院後 5 カ月経過した後も定期的な外来通院とデイケア通所を継続し，症状は安定していたが，これまでの服薬アドヒアランスが不良であったことを考慮すると依然として怠薬による再発のリスクは少なくないと考えられた．加えて日中の服薬のわずらわしさがスムーズな社会復帰を妨げている可能性があると考えられたため，X 年 Y 月 26 日より，上記の薬剤に上乗せする形で RLAI 25mg の投与を開始した．投与にあたっては通常の心理教育に加えて以下の点を十分に説明し，本人ならびに家族の理解と協力が得られるように配慮した．

①注射剤によって服薬量，服薬数，服薬回数を減らせる可能性があること，最終的に経口薬が不要となる可能性があること．
②注射剤によって血中濃度がより安定して保たれること，それにより副作用が軽減する可能性があること．
③従来の注射剤に比べて注射の手順が簡便であること．
④従来の注射剤に比べて注射部位の障害が少ないこと．
⑤注射剤によって再発リスクを減らせること．
⑥注射剤によって服薬する手間が省ける結果として得られるもの（特に社会生活上の利点）．

投与部位に疼痛，硬結，腫脹などが出現することはなく経過し，RLAI 投与 1 カ月目（第 3 回投与時）に朝の眠気が訴えられたため，経口薬の減量を開始した．まずはリスペリドン内用液を 3mL/日より 1mL/日に，クエチアピンを 100mg/日より 50mg/日にそれぞれ減量し，RLAI 投与 6 週目にはリスペリドン内用液を中止した．RLAI 投与 3 カ月

[患者の声]
「RLAI 切り替えに際して，作用，副作用のみならず薬剤の特性や日常・社会生活への影響まで詳しく丁寧な説明があったことでより安心して切り替えに踏み切ることができた．むしろ日ごろの服薬から解放されたという印象が強い．その上で常日頃から行いたいと思っていた作業や，仕事に集中できるようになるため，社会生活上の困難も乗り越えることがより容易になると思う．今後，より長期にわたって効果が持続し，かつ副作用が少なく安全性が高い持効薬の登場を望む」

[ポイント]
①病状が比較的安定した統合失調症で，ある程度病識がみられるようになり家族の協力が得られている場合でも，確実な再発防止を行うために RLAI の使用は有効と思われる．
②RLAI の使用により日中の服薬の手間が省けるため，日常，社会生活がより容易で円滑になると思われる．
③RLAI の安定した血中濃度により，副作用を最小限とし陰性症状や認知機能のさらなる改善が得られる可能性があり，症状が固定したと思われる症例にも投与してみる価値があると思われる．経口薬に比して侵襲的，管理的イメージの強い剤形であるため，それらに対する医療者の十分な配慮が望まれるところである．しかしそのメリットを十分に吟味した上で使用すると注射に対してもさほど抵抗感なく受け入れることが可能である．

目には家庭内適応が持続的に可能となっていたが，加えてダイエットや医療に関連する勉強を始めるなど，自発性の向上が認められ，X 年 Y+4 月には，姉が B 市に開業する

クリニックの手伝いをしたいと自ら語るようになった。同年Y+5月より週6日，姉の経営するクリニックでデータ入力などの補助的な作業を行うことが可能となった。

X+1年1月にはクエチアピンを中止，抗精神病薬はRLAIのみとなった。この頃から他の医師の指導の下に理学療法，X線撮影，採血などの補助業務を行うようになった。その後も現在までクリニックでの仕事は継続できており，最近では感情表出にも自然さが増し，会話における反応も良好となってきて，陰性症状にも改善が認められている。

II．考　察

急性期治療により陽性症状が消退し，安定・慢性期に移行した段階で，リスペリドン内用液からRLAIへの置換を行い，長期的な社会復帰が可能となった統合失調症の1例を紹介した。

本症例は，長年にわたり服薬アドヒアランスが不良であったことから陽性症状が持続し，陰性症状が固定化していた。認知機能障害の悪化などから日常生活の幅が狭小化し，高度な資格を有しながらも社会生活がまったく困難となり自閉的な生活を余儀なくされ，かつまたさまざまな逸脱問題行動に至ったものである。当初よりリスペリドンの経口投与が奏効し，すみやかに陽性症状が改善し，良好な医師-患者関係を結ぶことができた。加えて心理教育的アプローチなどの一連の治療的介入により安定した状態を維持することが可能となっていたが，病識の乏しさ，元来服薬アドヒアランスが不良であったことなどによる再発リスクへの懸念，加えて患者の病前の社会機能レベルを踏まえ，スムーズな社会復帰を可能とすることを目的としてRLAIを導入した。

最近の研究では，経口薬投与によって安定期となった統合失調症患者に対するRLAIへの切り替えの有効性が示されている[1,2]。Simpsonらは，安定期の統合失調症ならびに統合失調感情障害患者における経口薬から切り替え後のRLAI効果を二重盲検試験によって検証した結果，再発リスクの低下のみならず精神症状や社会機能の改善が得られたと報告している[2]。さらに経口薬と比較してRLAIは，薬剤性錐体外路症状も惹起しにくいと報告されている[2]。これらの臨床成績を考慮すると，リスペリドン経口薬により反応性や忍容性を確認していることが必須ではあるが[3]，本症例のように安定期においてRLAIに切り替えることにより，さらなるbenefitを得られる場合が多いのではないかと考えている。

文　献

1) Macfadden, W., Bossie, C.A., Turkoz, I. et al.: Risperidone long-acting therapy in stable patients with recently diagnosed schizophrenia. Int. Clin. Psychopharmacol., 25 : 75-82, 2010.
2) Simpson, G.M., Mahamoud, R.A., Lasser, R.A. et al.: A 1-year double-blind study of 2 doses of long-acting resperidone in stable patients with schizophrenia or schizoaffective disorder. J. Clin. Psychiatry, 67 : 1194-1203, 2006.
3) Davis, J.: The use of depot medications in the treatment of schizophrenia. Am. J. Psychiatry, 167 : 125-126, 2010.

74. RLAIにより単身生活に道が開けた1症例

石井玲子　斯波一義　熊谷幹生　小林充穂

医療法人二本松会　上山病院

I. 症　例

[症　例] 37歳，男性，外来通院中。
[既往歴] 特記事項なし。
[家族歴] 両親と他県に住む兄の4人。家族に精神科通院歴のある者はいない。
[生活歴] 生来おとなしく，自分の考えを言えない性格だった。成績は下位のほうだった。高校卒業後は専門学校に進み，父親のつてで印刷会社に勤めるが，1年で退職。その後いくつかの職に就くが，いずれも短期間で解雇されていた。
[現病歴] 24歳（X-13年）頃，自室にこもり，独語，空笑が始まった。27歳（X-10年）頃，独語が何時間も続くようになり，父への暴力も始まったため，警察官に伴われ当院へ第1回目の医療保護入院となった。リスペリドン内服で治療を始めたが，院内ではおとなしく，問題行動はなかった。本人は幻覚妄想を否定していて病識もなく，退院後，外来通院をしていたが次第に服薬に抵抗を示し始めた。そこで，リスペリドンからオランザピンに切り替えてみたが幻覚妄想状態に変化はみられず，しかし暴力行為はみられなかった。病気の否認は家族にもあり，特に父は本人を厳しく叱責したので，改めて統合失調症の説明，服薬の必要性を家族，本人に伝えた。しかし家族は服薬を1日も早く止めさせて欲しいと訴え，薬の管理は本人に任されたままであった。その後次第に，診察場面での空笑，時に亜昏迷状態もみられ始めたため怠薬状態と判断し，デカン酸ハロペリドールのデポ剤に切り替えたが，退院後3年で通院は中断した。

中断1年後に再び家庭内の暴力，器物破損が著しくなり第2回目の入院となった。「夢は父親の死」というほど父への憎悪が激しく，家族と離すことが必要と判断した。半年の入院後は病院近くのアパートで単身生活とデイケア通所ができるように，入院中から看護師，作業療法士，精神保健福祉士，医師でチームを組み，本人へ働きかけていった。服薬はリスペリドンからブロナンセリンに，さらにデカン酸フルフェナジンのデポ剤を併用した。退院後はデイケア，訪問看護，外来通院でなんとか単身生活を維持させようとしたが，1年半が経った頃，疲労から第3回目，1週間の入院となる。その際にデポ剤の拒否があり，内服のみとした。さらに退院2年半後に再度，動けない状態になっているところを救急車にて当院に搬送され，第4回目の入院となる。2カ月間の入院で，調べたところ残薬が大量にみつかった。

[治療経過] 薬物療法は，経口ではリスペリドン，オランザピン，ハロペリドール，ブロナンセリンを試みた。途中，拒薬・怠薬があり，デポ剤も2回試みている。治療のために必要な薬物療法を続けるための服薬指導，訪問看護，デイケア利用，服薬時間の工夫，経口投与とデポ剤併用，本人を交えての話し合いなど様々工夫を行ったことで，本人は2回目の入院後，病名や症状を言葉にするようにはなった。

その後，将来を見越して自立できるように単身生活を始めたが，家族の本人に対する心配は解消せず，アパートには毎週両親そろって手伝いに出向いており，本当の自立にはほど遠い状態であった。生活リズムがなかなか整わないため，決まった時間の服薬，食事ができず入退院をくり返しており，再入院の前には大抵，幻聴により食事や睡眠もままならぬほどで亜昏迷状態に陥っていた。

デイケアも利用が滞っており，他の利用者との交流を持とうとはせず，身だしなみも流涎，食べこぼしなどで酷く汚れ，頭髪はのび放題であり，タバコのやけど痕も何度かみられた。デイケア，外来診察中に熟睡してしまうことも多く，薬物の必要性は理解しているが，常に誰か指示をしてくれる人がいないと日課がこなせない状況で，服薬，治療どころではなかった。4回目の入院後，ブロナンセリンなどの経口薬のみでは再入院の可能性がまた出るだろうとの予想ができた。

[切り替え方法] 4回目の退院後，本人は再びアパートに戻った。しかし，その後2回ほどデイケアに参加した後は生活リズムが乱れそうになり，母親が本人に代わって受診した。その際に，「なんとか薬物がきちんと入る方法はないのか」，「2週間に1度でもよいので1人で外来受診がで

症　例：37歳，男性。主症状：被害妄想

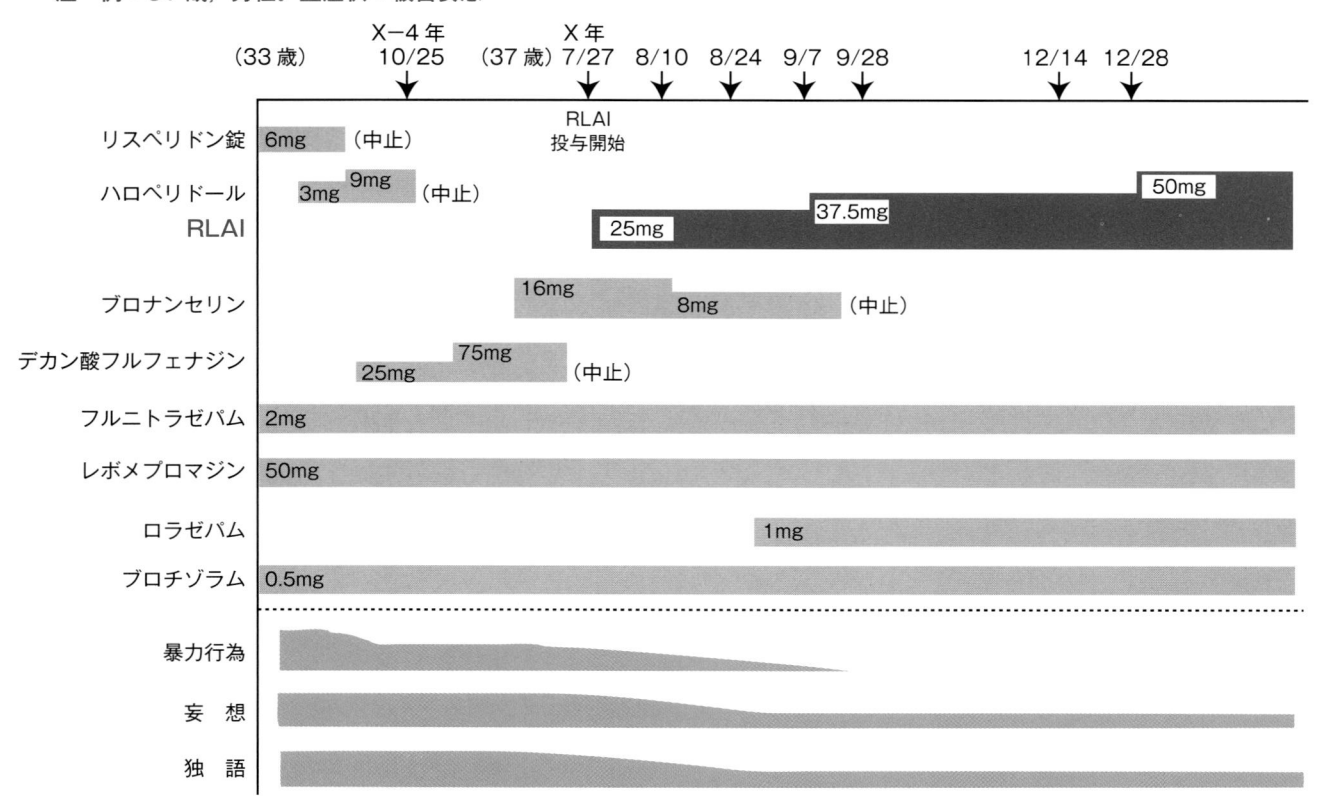

薬剤	(33歳)	X-4年 10/25	(37歳)	X年 7/27	8/10	8/24	9/7	9/28	12/14	12/28
リスペリドン錠	6mg	(中止)								
ハロペリドール	3mg	9mg (中止)								
RLAI				RLAI投与開始 25mg			37.5mg			50mg
ブロナンセリン				16mg		8mg		(中止)		
デカン酸フルフェナジン			25mg	75mg	(中止)					
フルニトラゼパム	2mg									
レボメプロマジン	50mg									
ロラゼパム							1mg			
ブロチゾラム	0.5mg									
暴力行為										
妄想										
独語										

き，デイケアにも参加できるよう生活リズムを整えて欲しい」と訴えてきた。母親の話ではアパートでも，実家に泊まりに来たときでも独語が著しいということなので，母親には新しい注射薬（RLAI）が出ていることを説明し，本人の同意を得て試みてみようと話した。

　本人受診時に再度，RLAIを使うことを勧めてみたが，本人は以前のデポ剤の痛みを思い出し，注射薬であるRLAIの使用に抵抗を示した。処方薬の残薬を持参したのを一緒に数えながら，内服の難しさ，これからは高齢の両親に頼ってばかりはいられないこと，免許書き替えが止まっているのは病気の治療が進んでいないためであることを伝えた。説明時，注射の効果，痛みなどよりも，料金の高さに驚き，続けられるかと不安をもらした。そこで，今は家族の所得の関係で負担が3割ではあるがすぐに1割になること，自立支援法を利用して本人の年金の中でやっていけることを説明すると納得した。

　そこで，X年7月にRLAI 25mgの投与を開始した。この時点で内服していたブロナンセリンは16mg/日であったが，RLAI 2回目投与時に8mg/日に減量した。その数日後に訪問看護師が訪ねたところ，口調強く応対し独語も多かったため，受診をさせレボメプロマジンの筋注をした。その後，デイケアに来るたびに様子をみるようにしたところ，自ら「幻聴があって」という表現をし，生活リズムが

[患者の声]
本人はRLAIを続けることに抵抗は示していない。希望は漠然とした「自立」と，「人から認められること」である。家族は，本人が自発的に治療を続けており，「霊」の話（幻聴）がまったくなくなって「この10年間で一番よい状態である」と話していた。この正月には家族から初めて主治医に年賀状が届いた。これは家族の喜びと安堵の表れではないかと感じた。

[ポイント]
RLAI使用で幻覚が軽減し疎通がよくなり，人任せであった身だしなみもきれいになった。また，RLAIが治療の中心で，他に薬を増やさなくても済むという説明は本人にわかりやすかったようだ。2週間に1回の投与間隔も本人の希望に添うもので，治療の基本である通院が誰に促されることもなく自発的にできている。併せて，薬物療法と同等に重要であったのが訪問看護，精神デイケアのスタッフの支えであったことも追記しておく。

整いにくいことを話すようになった。ブロナンセリンは中止する予定であったが少し延ばし，その前の3回目投与時からRLAIを37.5mgに増量した。話は多弁で脈絡なく移り変わることはあったが，その中で自分をみつめるような言葉や，両親を思いやるような言葉が初めて聞かれるようになった。特に「死んでほしい」とまで言っていた父親

に対して「細々うるさいのは自分を思ってくれているからだ」と言うようになった。さらには「日中の不安があり，昼間の薬も希望する」と言ってきた。この頃にはあれほど汚かった衣類も，こざっぱりとして，髪も整えられ，流涎は全くなくなっていた。

投与4回目頃より，何を思ったか実家には帰らないようになった。「幻聴は消えて楽になった。春には自立できるようにと頑張っているからだ」と話していたが，他方からの情報では，入院中に好意を持った女性から振られたのが一因とのことであった。RLAIの5回目投与時よりブロナンセリンは中止し，その後も37.5mgで維持していたが，幻聴はまだ続いているような状態で，今ひとつ集中して行動できないとの訴えがあったため，X年12月の13回目投与時からRLAIを50mgに増量した。通院は自ら欠かさず来るようにはなったが，まだデイケアの利用が2週間に1回からは増えないまま，自宅アパートでゲームやおもちゃ作りなどをしてすごしている。今後，併用しているレボメプロマジンおよび睡眠薬をどのように減量・中止していくかを検討中である。

II．考　察

本症例は発症後10年を超えようとしている。症状は，幻聴と家族，特に父親への暴力であった。治療方法は薬物療法であるが，服薬が一定しないことで症状が悪化することをくり返していた。RLAI使用後は，併用薬の服薬もきちんと続き，残薬がない。デポ剤は過去にも2度試みているが，それは内服が確実ではないための，あくまでも担保のような使用方法であった。

今回も，初めは服薬が確実ではないため，怠薬してもよいようにと始めたRLAIであったが，使用後は受診が滞ることなく，RLAIで治療をしているという自覚を持つようになった。またその他に必要な睡眠薬，抗不安薬などを希望し，自身の精神面の状態を把握しやすくなっている。治療のための2週ごとの診療も欠かさず通えるようになった。

2週に1回の通院は単身生活を送っている本症例の場合，本人が不安を溜めにくく2週間の出来事などを話して帰って行くのにちょうどよい間隔で，これは4週間では期間が長過ぎて難しくなる。最近睡眠薬が1カ月投与できるようになり，通院が4週間に1回となることが多くなっているが，統合失調症，躁うつ病の患者たちは，不安やストレスを溜め込まないようにと，今でも2週間に1回の受診を希望する人が多い。長期休暇などで3，4週間処方となると，とても不安であると言う。これは，症状が安定し，就労し，家庭を持っている人に多い話である。

今までのデポ剤は4週に1回で，4週目の終わり頃には薬効が薄くなっている印象があった。しかし今回RLAIを使用してみて，次の投与直前でも薬効は変わっていないようであり，内服時よりも投与量が少ないにもかかわらず精神状態が安定している，などの利点があり，また同じ量の経口の場合よりも副作用が少ない印象がある。現在，本症例にはRLAIを最大量の50mgまで使っている。もう少し集中力があったほうがよいと思うところはあるが，これ以上は経口などで増量する予定はない。そのためにもチームを組んで本人の生活を見守ってみたい。

現在，幻聴は軽減したが，長期間にわたる家族の保護下の生活で欠けてしまった衣食住の基本を本人に伝える時期が来ている。これから，食事面のサポートで訪問ヘルパーに入ってもらい，食生活の見直しをする予定である。

考察のまとめとして，関わってくれているスタッフからの意見を最後に書く。

スタッフは2回目の入院以降，本症例に3年半関わってきているが，今回RLAIを使用して生活リズム，服薬，外来通院などに大きな乱れはないので，やっと本人を中心とした治療のスタートに立てたように感じていると言う。2回目の入院時に立てた本人の「自立」という目標のために，生活に必要なことをこれから本人と一緒に改めて組み立てようとしており，楽しみである。この支援が今後RLAIを中心とした治療を続け，投薬量を増やさないためにも必要であることを付け加えておく。

75. RLAIの導入により，患者と家族の生活の質が大幅に改善した1例

亀廣 聡

医療法人亀廣記念医学会　関西記念病院

I. 症 例

[症　例] 40歳，女性，外来。
[既往歴] 薬物性肝障害，糖尿病，心筋疾患。
[家族歴] 3親等以内に精神疾患の親族なし。
[生活歴] 同胞2名中第2子。両親と同居。大学卒業後，ゲームメーカーにて経理職に8カ月勤務した。27歳時に結婚し，30歳時に離婚した。
[現病歴] X-18年，大学卒業後に上京し，某大手ゲームメーカーに就職した。会社でいじめに遭ったことがきっかけで，抑うつ的となり茫然とすごすことが多くなったため，A内科医院を受診したところ漢方薬を処方された。症状は改善されず，空笑，幻聴，妄想が出現した。X-17年に退職して帰郷し，B精神科病院を受診し，統合失調症と診断された。B病院には約3年間通院し，処方された薬により症状が改善したため，服薬を中断した。X-11年，結婚して上京したが，夫婦関係はうまくいかず徐々に症状が再燃し，Cクリニックへの通院を開始した。X-9年，夫の転勤に伴いD総合病院の精神科に転医した。多剤併用薬物治療が行われたが症状は落ち着かず，不安感や混乱状態は治まらなかった。X-8年(30歳時)，離婚した。同年，主治医の独立開業に伴い開業先のE医院に転医した。さまざまな処方を講じたが症状は一定しなかった。X-3年10月頃から独語，幻聴が活発になった。

X-2年5月8日，幻聴，被害関係妄想，独語，易怒性，不眠が顕著となり当院に入院した。当院への転医後はオランザピンを中心に抗不安薬2剤を追加していた。症状は比較的安定したが，ごくまれに不穏焦燥を呈し，そのたびに抗不安薬，カルバマゼピンを追加した。症状は軽快し6月27日に退院したが，同年9月28日，家族への暴力行為がみられたため再び入院した。10月31日に退院し，現在まで通院加療中である。

[治療経過] X年9月，前主治医の退職に伴い筆者が主治医になった。この時点での処方はリスペリドン4mg/日，アルプラゾラム0.4mg/日，ブロチゾラム0.25mg/日であった。筆者の初診時は母親と来院したが，本人は不機嫌そうに黙したままで，主に臨床心理士である母親が語った。現状として，日々症状にムラがあり，状態が悪い時は現実見当能力の低下が認められた。

症状にムラがあることから血中濃度の安定を図るため，X年10月にRLAIを紹介した。この時両親，本人の3者に説明したが，両親は「状態が悪くなると服薬しなくなるので服薬が確実で安定するほうがいい」と言い，本人は「毎日飲まなくていいのは魅力的」と語り，3者ともRLAIへの切り替えを希望した。

[切り替え方法] X年10月，RLAI 25mgより投与を開始した。この時の処方はリスペリドン4mg/日，アルプラゾラム0.4mg/日，ブロチゾラム0.25mg/日であった。同月，アルプラゾラムを中止し，ジアゼパム10mg/日に変更した。3回目投与時のX年11月，経口剤を中止し単剤化するためにRLAIを37.5mgに増量した。この時リスペリドン4mg/日からリスペリドン内用液2mL/日に変更，ジアゼパムを10mg/日から5mg/日に減量し，ブロチゾラム0.25mg/日を中止した。

この頃（RLAI投薬開始から約1カ月）より会話の内容に一貫性が現れ始めた。また日常の生活においても変化が現れ始めた。例えば，自分の食事の準備をする，今までできなかった買い物ができるようになる，花を生けるなどの心の余裕が感じられる行動をとるようになった。反抗的な態度についても大きく軟化した。談話内容に現実味があり，集中して相手の話を聞くなど，今までと比較して大きく変化が現れた。同月，ジアゼパムを中止した。

ここまでRLAIによる副作用がみられておらず，早急に単剤化する必要があると判断したことから，4回目投与時よりRLAIを50mgに増量し，リスペリドン内用液を頓服へ変更した。患者の態度も素直で柔軟な状態が続いた。この頃空笑が見られることがあったが，本人にとって楽しい内容の幻聴などに反応している様子であり，敵対的内容の幻聴については意識をそらすことができるようになった。

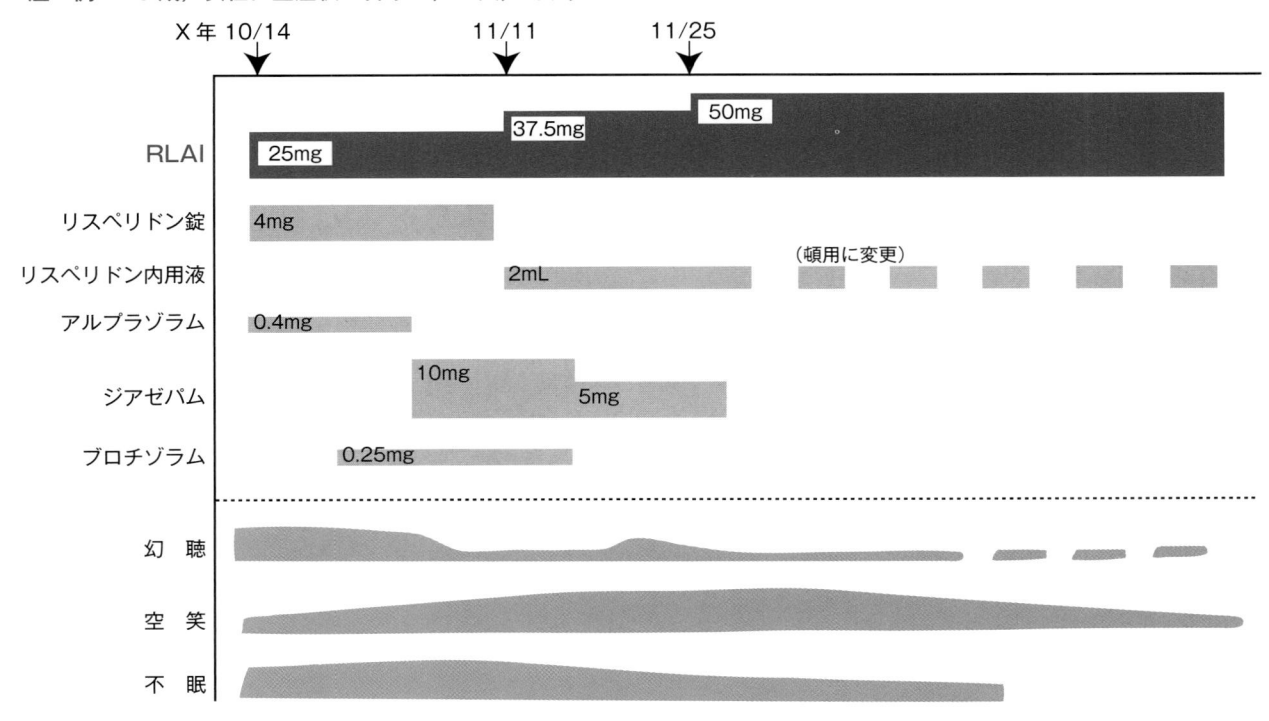

症　例：40歳，女性。主症状：抑うつ，空笑，幻聴，妄想

これについては以前できなかったことであった。また気分の変動も少なくなり，その後，現在まで RLAI 50mg，リスペリドン内用液 2mL の頓服にて安定した状態が続いている。

II．考　察

［患者の変化］当院受診に至るまでは，他施設にて多剤併用大量投与が行われていた。治療に非協力的ではなかったにしろ，患者自身は治療参加意識が薄く，常に蚊帳の外に置かれている感が否めなかった。服薬コンプライアンスが低く，しばしば家族への暴言や暴力行為を認めた。しかしながら RLAI を自ら選択するという体験を通じ，治療へ積極的に取り組む姿勢が認められるようになった。家族は本人の不穏時には抗不安薬を与えることを長年続けてきていたが，RLAI の投与をきっかけに他の薬剤投与を中止したことで，よりしっかりと本人に向き合うようになった。結果として RLAI 投与後は，患者および家族の生活は大きく変化した。患者はこの頃 10 年ぶりに編み物を始め，母親は 10 年振りに本人に留守番を頼み外出している。精神症状のみならず家族との関係も良好となり，結果，本人だけでなく家族の生活の質も大きく改善した症例である。

RLAI 投与開始の約 1 カ月後から大きく変化が現れ始め，前述の通り，反抗的な態度が軟化し，今までできなかった買い物や生け花など，家族も初めて見る行動が現れている。また投与開始 3 カ月後には，臨床心理士である母

［患者の声］
「毎日薬を飲まなくていいのは非常に楽です」とのことである。家族からは，「10 年ぶりに良好な関係を取り戻せた」と喜ばれている。

［ポイント］
① RLAI 投与開始から約 1 カ月後に症状の大きな改善がみられ，血中濃度の推移と関連していると考えられる。また，用量増加に伴い，さらなる改善効果もみられた。
② 認知機能が特に大きな改善を示すのが認められ，生活の質も大きく改善した。

親が「この頃より明らかによい方向に変わったと感じている」とコメントしている。以下に，その変化について母親の手記をできるだけ原文のまま引用し示す。

1．表情の変化

過去数年間は無表情が多く，幻聴が敵対的内容の時は険しく，品性の乏しい表情であったが，この頃より柔軟で落ち着いた表情に変わった。また人間としての生気や品性も読み取れる表情になってきている。

2．言語・会話の変化

10 年ぶりに大学時代からの親友に年賀状の御礼の電話をするといったことがあった。この時の会話は 10 分程続き，このことについては相手が感動を覚えるほどであった。また会話の内容もスムーズである。必要に応じた言葉

の言い回し，受け答えが回復している．RLAI投与前は幼児が話すような単語と単語のつながりが多かったが，現在は「修飾語」が入るようになり，会話に豊かさが感じられる．

3．認知機能「記憶」の回復

RLAI投与4カ月後くらいのある日，「自分の母親の使っている財布」が「10年前に自身がプレゼントした財布」であることに気づく．「この財布，こんなに傷んで色落ちしていたの？あの時の財布ね」と発言する．記憶が戻り，財布が傷んでいることを気遣う人間としてのやさしさも取り戻す．また本人が母親に対して「この10余年，私が病気であったことをどう思うか」と話したこともあり，過去を振り返ることもできている．

4．味覚の回復

RLAI投与前は自身で調理などせず，塩辛い物や刺激物を好んでいたが，投与後は自身で次第に複雑な調理をするようになり，味付けもほどよく仕上がっている．また調理に工夫も見受けられるようになった．

Ⅲ．まとめ

RLAI投与後，大きく症状および生活の質が改善した1例である．

RLAIの投与は，血中濃度の安定，また確実な投薬を実現することとなった．RLAIへの置換までは，リスペリドン内用液による単剤化が行われていたものの，不穏時には抗不安薬が頓服薬として処方されており，その使用は母親の手に委ねられていた．その結果，不調時にはまるで泣く子をあやすために与えられる飴玉のごとく，抗不安薬が母親の手から患者に与えられ，十分な観察とコミュニケーションは希薄になりがちであった．

RLAI治療を患者と家族が選択したことを契機にすべての経口薬剤を中止としたが，その副産物として抗不安薬依存的かかわりが修正された．母子間の療育的コミュニケーションが促進され，精神療法的かかわりへと発展したことが，このような大幅な症状改善に結びついたと考えられる．症状改善は，現実歪曲や陰性症状の改善にとどまらず，解体にまで届き，それが"Grazie"優雅さの回復（笠原 嘉）につながったものと思われる．そして症状改善だけではなく，本人および家族においては服薬管理からも解放され，これらのことから家族関係の改善・修復が進み，生活の質の向上に結び付いたと考えられる．

また，この症例においてはRLAI単剤にて良好に症状コントロールできており，昨今の課題である単剤化という点，そして確実な投薬により高い再発予防効果を有するという点においても，RLAIにかかる期待は非常に大きいと感じられた．

76. 怠薬により寛解と再発をくり返す統合失調症患者にRLAIが著効した1例

岩永明峰

医療法人さつき会　袖ヶ浦さつき台病院精神科

I. 症　例

[症　例] 37歳, 女性, 現在外来通院中。
[既往歴] 特記事項なし。
[家族歴] 特記事項なし。
[生活歴] 同胞3名中第3子（長女）。現在は父親と同居中。高校卒業後, 薬学系専門学校に進学。その後, 化学工場で検査技師として勤務した。結婚歴なし。
[現病歴] X-8年頃から抑うつ・不眠・不安・希死念慮などが出現した。リストカットなどの自傷行為もみられたため, 同年7月に当院を初診し, うつ病の診断で通院治療を開始した。

同年10月上旬より幻覚（幻聴）と被害妄想が出現した。統合失調症の診断で同月より当院に医療保護入院となった。その後も当院での通院治療を続けていたが, 病識が希薄であったことと薬の副作用による眠気・だるさが強く,「仕事が続けられない」と言ってしばしば拒薬・怠薬がみられたことで, 寛解と再発・入院をくり返していた（X-6年, X-2年の2回当院に医療保護入院歴あり）。

X-2年11月, 当院退院後は本人の強い希望もあったため, 近医のA医院で通院治療継続となっていた。当院からA医院へ転医（X-2年11月）当時の処方はリスペリドン2mg/日+ゾテピン50mg/日+バルプロ酸ナトリウム400mg/日+炭酸リチウム400mg/日を主剤とするものであったが, 本人は常に眠気・だるさ・ふらつきを訴えていた。X-1年12月頃より再び拒薬・怠薬が出現するようになり, X年1月中旬には, 被害妄想に基づいた父親への暴言が出現していた。

X年1月31日, 当院を再受診した時には著しい興奮や衝動性はみられなかったものの, 父親に対する被害妄想が強い一方で病識も乏しく拒薬がみられたため, ハロペリドール50mgを筋注して経過観察としたが, その後は通院も拒否するようになった。

X年3月中旬に「父親に殺されてしまう」と何回も警察に連絡をした後, 隣家の車を盗み失踪し, 同日B市内のコンビニエンスストアで警察に保護され当院受診となった。来院時, 被害妄想が強く著しい精神運動興奮状態であったため, ハロペリドール5mg+レボメプロマジン25mgを筋注し鎮静を図り, 医療保護入院として治療を開始した。

[治療経過] 入院後は隔離拘束下でリスペリドン6mg/日処方にて治療を開始, 入院4日目よりリスペリドン9mg/日に増量したところ, 精神運動興奮に改善がみられた。入院14日目より拘束解除とし経過観察としたが, 病識が欠如しており, しばしば拒薬がみられ被害妄想に基づく衝動性・易怒性も続いていたため, 入院16日目にバルプロ酸ナトリウム600mg/日を追加で処方した。

その後, 衝動性・易怒性は軽減されたため入院26日目で隔離解除とした。「父に殺される」,「警官にレイプされる」,「薬を飲まされるのは前の会社の上司の嫌がらせ」といった被害妄想は持続していたが, 次第に軽減した。入院51日目頃より眠気やふらつきが出現したためリスペリドンを2mg/日まで漸減した。被害妄想の再燃はなかったが, 病識は希薄で拒薬もあった。

父親や兄は,「退院してもまた拒薬して再発するならこのまま入院させていて欲しい」と退院に対し消極的であった。退院後は訪問看護・訪問診察を実施すること, さらにRLAIと従来薬のメリット, デメリットについて国内外のデータをもとに, 十分な説明を行いRLAI治療を提案したところ, 本人より「内服よりはマシ」として治療の同意が得られ, 家族も怠薬による再発のリスクが軽減されるのであれば構わないと退院, ならびにRLAI治療の導入の同意が得られた。

そのため, 退院後のRLAI治療導入を条件にX年6月3日退院, 同月24日よりRLAI治療開始となった。

[切り替え方法] 退院時の処方はリスペリドン2mg/日+バルプロ酸ナトリウム600mg/日を主剤としていた。

X年6月24日に1回目のRLAI（25mg）治療を実施した。2回目のRLAI（25mg）治療実施後, 内服薬のリスペ

症　例：37歳，女性。主症状：被害妄想

[図：X年1月～9月の経過]

リスペリドン：再診 病識（−）被害妄想↑ 興奮・衝動性↑　9mg → 6mg → 6mg → 4mg → 2mg → 1mg
バルプロ酸ナトリウム：600mg
ハロペリドール：5mg
RLAI：25mg

一旦症状安定するも4週間後再受診なし 再び陽性症状↑↑ ⇒医療保護入院

被害妄想（±），病識（−），興奮・衝動性（−）
日常生活に支障なし／自宅適応あり⇒退院

X年10月「アルバイトを探します」
同年11月 アルバイト開始
同年12月「バイトは忙しいがとても楽しい」
X+1年4月 家族内問題発生も冷静に対応
病識出現「治療はちゃんと受けないと…」

病識は不十分だが病感出現
RLAI開始後，被害妄想軽減
X年9月以降被害妄想消失

興奮・衝動性
被害妄想

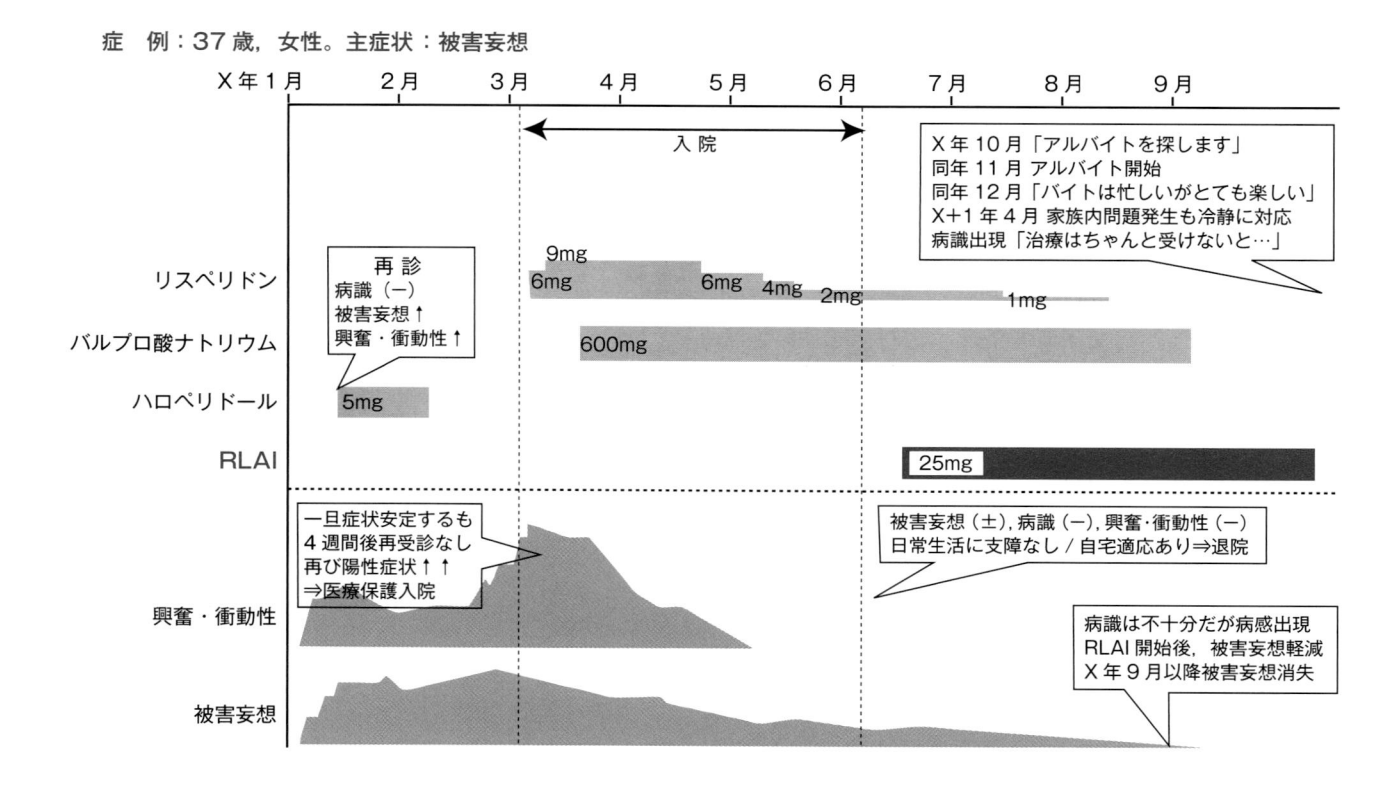

リドンを2mg/日から1mg/日に減量し，1カ月後には中止とした。

　患者は，退院後は自宅で父親と分担して家事を行っていたが，特に日常生活に支障をきたすような副作用も症状の再燃もみられず，順調に経過していた。退院時には病気に対する否認や薬物療法への拒絶がみられていたため，当初は訪問診察・訪問看護を導入していたが，本人より「これからは自分で通院できます」と通院の意思表示があったため，8月以降は完全に通院治療のみでRLAIを継続することになった。またバルプロ酸ナトリウム600mg/日を継続していたが，9月以降は眠気・だるさを感じるようになっていたため，同年10月以降は中止とした。この時点で内服薬の処方はなくなった。症状の再燃があればRLAI増量も検討する予定だったが，RLAI 25mgで症状は非常に安定しているため，現在までRLAIの増量は行っていない。

　バルプロ酸ナトリウム中止後は眠気・だるさも「全然感じなくなった」と話しており，11月には体調もよくスーパーでアルバイトを始めたいと相談があったため，父親とも相談のうえ，許可した。それまでどちらかと言えば「心配性で過干渉」だった父親があっさりアルバイトを許可してくれたため，本人も「周りが見てもよくなっているように見えるんですね」と喜んでいた。アルバイトを始めた後も受診時に「今までは身体がついていかなかったけど今回は大丈夫」，「クリスマスケーキの予約を一番多く取れた」と明るく話すようになり，薬物治療に対する強い拒絶や病気の否認はみられなくなっていた。

　X+1年2月，勤務時間が増え2週間に1回の通院が大変になり，「できれば注射をやめたい」と希望してくることもあったが通院は継続していた。

[患者の声]
「本当に今までにないくらい調子がいい」，「正直なところ2週間に1回の通院はアルバイトの関係もありちょっと面倒ですが，定期的に通院することで自分の悩みや不安を相談する機会が増えたことは良かったと思う」，「無理はしないようにと言われていますが，今の状態ならもう少し勤務時間も増やせそうです。今まで半信半疑でしたが仕事を続ける自信も出てきました」

父親の声：「一時期は娘を殺して自分も死のうかと考えていた。ここまで改善したことにたいへん驚いている」

兄の声：「これまで（しばしば怠薬していたせいで）妹のことを常に疑いの目で見ていたが，今では発病前のように接することができるようになってきた」

[ポイント]
①RLAIは，服薬アドヒアランスが低く怠薬や治療中断による再発をくり返す患者への切り札的薬剤と言える。
②RLAIにより服薬管理の負担が軽減され，服薬アドヒアランスが向上する。
③2週間に1回の受診により退院後のフォローがより細やかにできる。

同年4月，施設に入所中の母親の容態が悪化した際，父親が不眠・抑うつ状態を呈したが兄たちと連絡を取りあい父親にも心療内科の受診を勧めるなど冷静に対応し，アルバイトの傍ら「父親に心配はかけられないから今後も注射（通院）は続けます」と，父親に対しても気遣いをみせるようになった。そのことを父親に話すと，「今までの娘からは考えられない」と大変驚いていた。

II. 考　察

度重なる怠薬，治療中断により再発をくり返していた統合失調症患者にRLAIが著効した1例を経験した。

元々の治療経過からもリスペリドンに対する感受性は非常に強く，症状が再燃しても薬物療法により陽性症状は速やかに改善するが，眠気や倦怠感といった副作用も出現しやすく，そのことが本人の薬物療法に対するモチベーションを下げる結果となり，しばしば服薬・通院を中断させる一因となっていた。

また度重なる怠薬・治療中断による入退院のくり返しのために家族関係，とりわけ父娘の関係はきわめて悪化し，患者の父親に対する被害妄想を悪化させる一因になっていた。実際，今回の入院治療の前には患者への対応を巡り父と長男・次男が険悪な状態となっていて，主たる介護者であった父親は家族内でも孤立していた。その結果，父親の不安と苛立ちは医療機関にも向けられ，再診時から退院までの期間における患者および患者家族とのラポール形成には非常に苦慮した。

RLAI導入にあたっては国内発売直前の時期であり，新薬を使用することに対する不安が患者および父親において強かった。そのため入院時より患者および患者家族に従来薬とRLAI双方の治療のメリット，デメリットについて国内外のデータをもとに，十分な説明を行ったところ次第に理解を示すようになり，本人の同意を得ることができた。RLAI導入期には定期通院に加えて訪問看護・訪問診察も併用し，アドヒアランスの向上と患者および患者家族に対する見守りと精神的なサポートに勤めた。

本症例ではRLAIの持つ薬効ならびに服薬アドヒアランスの向上と維持，そして患者および患者家族と多職種スタッフが積極的な関わりが持てたことも，症状の改善と患者のQOLの向上に寄与した一因ではないかと考える。

IV. 前薬の副作用回避

77. RLAIにより副作用が消失した1例

鬼村 洋太郎

医療法人杏祐会　三隅病院

I. 症 例

[症　例] 52歳，女性。
[既往歴] 特になし。
[家族歴] 特になし。
[生活歴] 同胞中第3子，既婚。
[現病歴] X-32年に発病。同年に3カ月間A病院に入院し，統合失調症と診断された。X-31年にB病院に約10カ月間入院し，退院したものの治療中断してしまった。

その後結婚し，X-27年末に第1子を出産した直後，再発したため当院を初診し，入院した。約半年の入院治療で軽快したが，入院中，デカン酸ハロペリドールの筋肉内注射にて悪性症候群を併発したため経口剤にて治療を継続した。退院後は外来治療を継続し，経過も良好であったが，夫の転勤にて他県に転居し，その後は当地のC病院で治療を継続した。

X-18年に第2子出産直後に症状が再燃したため，C病院に約1年間入院した。このときも入院中に悪性症候群を併発している（原因薬剤は不明）。退院後は実家に帰省し，再び当院外来でハロペリドールを主剤として治療を再開したが，頑強な幻聴が続いていた。X-10年，主剤をリスペリドン錠に変更したところ幻聴が徐々に消褪した。その後，リスペリドン錠2mg/日単剤で抗パーキンソン病薬の併用なく維持が可能となり，就労もでき，主婦としても問題なく生活できていた。

[治療経過] X-1年7月，一般病院にて脱肛の手術を受けたが，その後間もなく症状が再燃し，不眠，独語や徘徊，幻聴，衒奇的・支離滅裂な言動がみられたため，同年8月に当院へ再入院した。

入院後，リスペリドン内用液6mL/日に増量したところ，徐々に症状は改善したが，同年9月に大腸イレウスを併発したため，服薬中断したところ精神症状が再び悪化した。その後イレウスは改善したため，オランザピン錠20mg/日に主剤を変更したが，過鎮静と錐体外路系副作用が出現したため，アリピプラゾール錠24mg/日に主剤を変更した。しかし，アリピプラゾールを投薬した時点で悪性症候群が出現したため，再び薬剤を中止した。悪性症候群が改善した後はクエチアピンを主剤とし500mg/日まで増量したが，幻聴や思考・行動抑制，活動性・自発性の低下，感情鈍麻などの陰性症状が顕著に継続したため，X年6月より再びリスペリドン錠2mg/日を追加投薬した。これにより幻聴や活動性は多少改善してきたが，振戦や寡動などの錐体外路系副作用が軽度にみられたため，これら錐体外路系副作用の軽減を目的に，同年7月15日よりRLAIを検討した。

[切り替え方法] 今までの治療薬の変遷を考察すると，リスペリドンが最も有効であるが，経口剤では副作用が出やすい傾向があり充分な用量が使用できないため，同成分で経口剤よりも副作用のリスクが少なくて済むうえに，現在服用している他の薬剤も減量できるかもしれないと説明したところ，本人および家族より同意を得たためRLAIの投与を開始した。その時点での処方はリスペリドン2mg/日，クエチアピン500mg/日，フルニトラゼパム2mg/日，ラキソベロンであった。

当初はRLAI 25mgを2週間ごとに計6回投与し，3回目投与時にリスペリドン経口剤を中止した。これにより，錐体外路系副作用は消失し，動作もスムーズになり，草取り作業や洗濯などもできるようになった。しかし，幻聴はまだ持続していたため，7回目の投与よりRLAIを37.5mgに増量した。その後幻聴は消失し，活動性や自発性，感情表出も改善し，外泊を行ったところ，ある程度の家事もこなせるようになった。このため，年内に退院ができた。

現在の処方はRLAI 37.5mg，クエチアピンは漸減し100mg/日，その他フルニトラゼパム2mg/日，ラキソベロンのみであるが，経口剤はすべて中止できるように調整中である。

II. 考 察

本症例は，ハロペリドールで治療されていたが頑固な幻聴が続いており，主剤をリスペリドンに切り替えることにより症状がほとんど消失し，副作用も生じないレベルまで

症　例：52歳，女性。主症状：幻聴

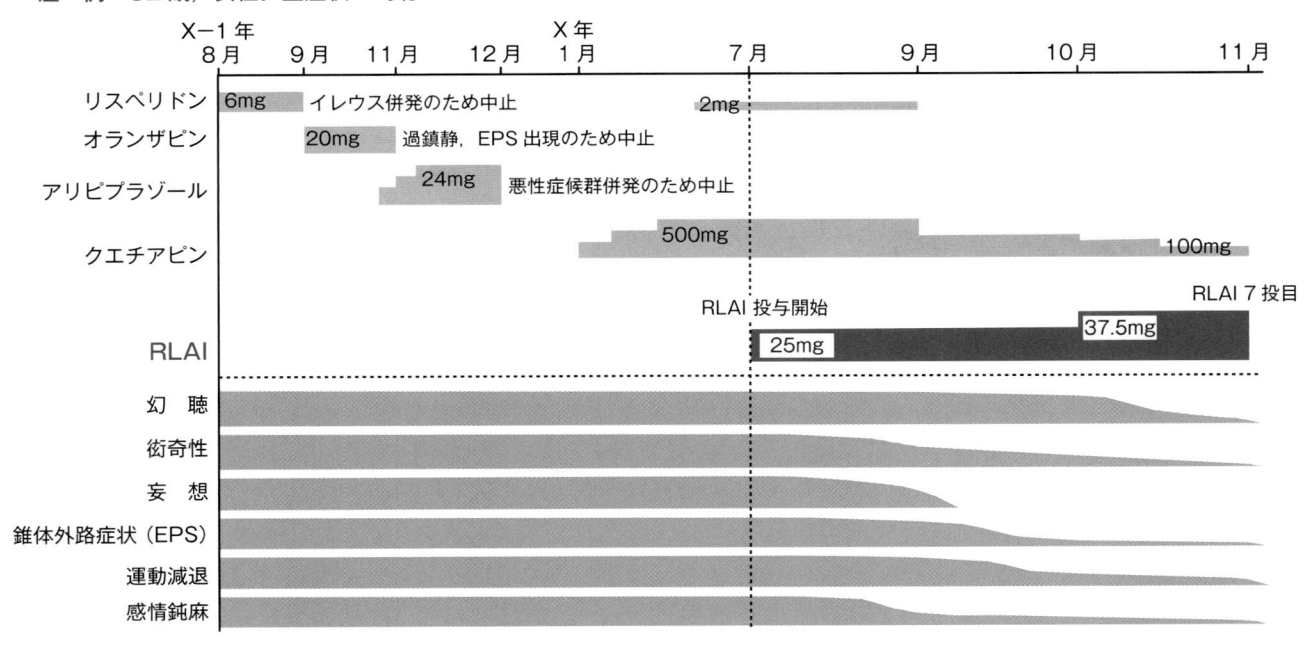

	X-1年				X年					
	8月	9月	11月	12月	1月	7月		9月	10月	11月

リスペリドン　6mg　イレウス併発のため中止　　2mg
オランザピン　　20mg　過鎮静，EPS出現のため中止
アリピプラゾール　　24mg　悪性症候群併発のため中止
クエチアピン　　　　　　500mg　　　　　　　　　　　100mg
RLAI　　　　　　　RLAI投与開始　25mg　　37.5mg　RLAI 7投目

幻　聴
衒奇性
妄　想
錐体外路症状（EPS）
運動減退
感情鈍麻

改善し，単剤治療が可能となった症例であり，筆者においても患者においてもリスペリドンのポテンシャルを実感した症例であった。

その後，長年リスペリドン経口剤の単剤低用量で寛解状態を維持していたが，外科的侵襲（脱肛）を契機に症状が再燃したため，オランザピン，アリピプラゾール，クエチアピンと各非定型抗精神病薬を使用したが，いずれも症状の改善効果が弱く，用量増加により悪性症候群のような重篤な副作用が出現しやすかった。一方，リスペリドンは症状改善効果に優れるものの，錐体外路系副作用が生じるため，長期間の治療が困難な状態であった。そこで，症状改善効果と副作用の軽減を期待してRLAIの投与を開始した。

RLAIによる治療開始時のBPRSは81点であったが，RLAIを使用後より陽性症状，陰性症状ともに改善が認められ，抗パーキンソン病薬を併用しなくとも錐体外路系副作用の出現もなく順調に改善した。現時点でのBPRSは40点であり，近いうちに寛解状態を獲得できると思われる。また，現時点では体重増加や脂質代謝異常，糖代謝異常，プロラクチン高値などの身体的副作用も認められていない。

以上のように，RLAIはリスペリドンの効果の高さを有していることに加え，RLAI用量を増量しても錐体外路系副作用が生じることなく推移しており，満足のいく治療結果が得られている。特に，本症例はこれまで悪性症候群を発症したことがあるため，筆者は持効性注射剤の使用にはためらいも感じたが，全く問題が生じなかったことに驚き

[患者の声]
「薬を毎日飲む煩わしさから開放されて気持ちが楽になった」，「注射の間隔をもっと長くして欲しい」

[ポイント]
①RLAIは入院中から退院後に向けて導入していくケースが導入しやすい。
②RLAIにすることで服薬の必要がなくなることが患者側には受け入れやすい動機となる。

を感じている。また，RLAIを使用してから，患者がどれだけ服薬を負担と考えていたかが示された症例でもあり，非常に興味深い。

本症例は，10年前にリスペリドンを使用することにより持続していた頑固な幻聴より解放され，RLAIにより高い効果と副作用の軽減により寛解状態を維持できている。すなわち，リスペリドンにより2度救われた症例であり，今後もRLAIで寛解状態を保ったまま，維持していけることを期待している。

78. RLAIで錐体外路症状が軽減した統合失調症の1例

香月 あすか　堀　輝　吉村 玲児

産業医科大学精神医学教室

I. 症例

[症　例] 38歳，女性，入院。
[既往歴] 特記事項なし。
[家族歴] 特記事項なし。
[生活歴] 同胞3名中第2子。出生・発育に問題はなかった。地元の県立高校を卒業後は，美容師専門学校に進学した。専門学校卒業後は美容室に就職し，8年間働いた。未婚。現在は母と祖母と3人暮らし。
[現病歴] X-1年5月頃より，「お前なんかいらない子だ」，「死ね」といった幻聴や，イライラ感，不眠が出現した。同年6月には，隣の家の人が絶えず自分の家の悪口を言っているという被害妄想と幻聴に支配され，隣家の窓を傘で割って侵入し，A精神科病院に統合失調症の診断で入院となった。しかし，入院中に他患者とトラブルになったため，退院となった。その後は外来通院も中断していた。同年9月にスーパーで万引きをしたため，警察に通報されたところ，「頭の中に別の人間がいて，その人から盗むように指示された」などと意味不明な言動を認めた。

その後，話のまとまりがなくなり，人から見張られているという注察妄想や幻聴を認め，些細なことで怒りっぽくなり家族と喧嘩が絶えないようになったため，家族に連れられて同年10月に当院を受診し，オランザピンによる加療を開始した。その後，連合弛緩や注察妄想は若干軽減したが，「死ね」といった幻聴，興奮や易怒性が続いていたため，X年1月から4月まで入院加療を行った。
[治療経過] 薬物はオランザピンからリスペリドンへの切り替えを行った。リスペリドン4mg/日で，易怒性や興奮，気分の不安定性は消失し，幻聴も軽減した。退院後も外来にて通院継続し，家族とのかかわりもまずまずで，友人とも交流を持つことができていた。しかし，リスペリドン4mg/日にて入院中から認めていた動作緩慢や手指振戦，舌の振戦といった錐体外路症状（extrapyramidal symptom: EPS）が増悪し，本人・家族から薬剤変更の希望があった。まずはリスペリドンの減量を行ったがイラ

イラ感は増し幻聴も増悪傾向であったため，ブロナンセリン20mg/日へ切り替えたところ，EPSはリスペリドン内服時よりも若干軽減した。X年10月中旬，隣人宅の車が新車になったことをきっかけに，突然隣人への仕返しをしなければいけないと主張し，車に傷や落書きをするなどの行動を認めたため，同年11月に当院に再入院となった。

入院後，ブロナンセリン20mg/日では陽性症状への効果が不十分であったため，アリピプラゾールへ切り替えを行うこととした。アリピプラゾール30mg/日を4週間追加投与し評価を行った。しかし，幻覚妄想に支配され退院の準備をしたり，誰もいない廊下を見て空笑したり，思考解体などの症状は続いており，効果不十分と判断した。
[切り替え方法] オランザピンやアリピプラゾール，ブロナンセリンでは効果は不十分で，リスペリドンでは副作用の手指振戦・舌振戦や動作緩慢といったEPSを理由に内服継続が困難であった。しかし，これまでの薬剤使用歴を検討し統合失調症の陽性症状や陰性症状に対してリスペリドンが最も効果があったと考え，RLAIはリスペリドンの効果とEPSの軽減が期待できることを本人・家族に説明し，了解を得てRLAIへ変更することとした。

まずは，効果のなかったアリピプラゾールを漸減中止とし，ブロナンセリン20mg/日からRLAIへの切り替えを行った。ブロナンセリン20mg/日内服を継続したまま，RLAI 25mgを開始し，2週間後にRLAI 25mgの2回目投与を施行した。1回目の投与から3週間が経過した頃より，徐々に幻覚妄想や易刺激性，連合弛緩は軽減していった。3回目の投与時にRLAIを37.5mgに増量し，同時に，ブロナンセリンを20mg/日から8mg/日に減量した。

幻覚妄想に支配されることはなくなり，連合弛緩も改善し，自室ですごしがちだったのが徐々にデイルームですごす時間が増え，他患者と交流する場面もみられるようになった。EPSも経口内服薬使用時よりも軽減し，リスペリドン内服時には薬原性錐体外路症状評価尺度（drug-induced extrapyramidal symptom scale: DIEPSS）総スコアは10点であったが，3点まで改善した。

その後，5回目投与時までRLAI 37.5mgを継続してお

症　例：38歳，女性。主症状：幻覚，妄想

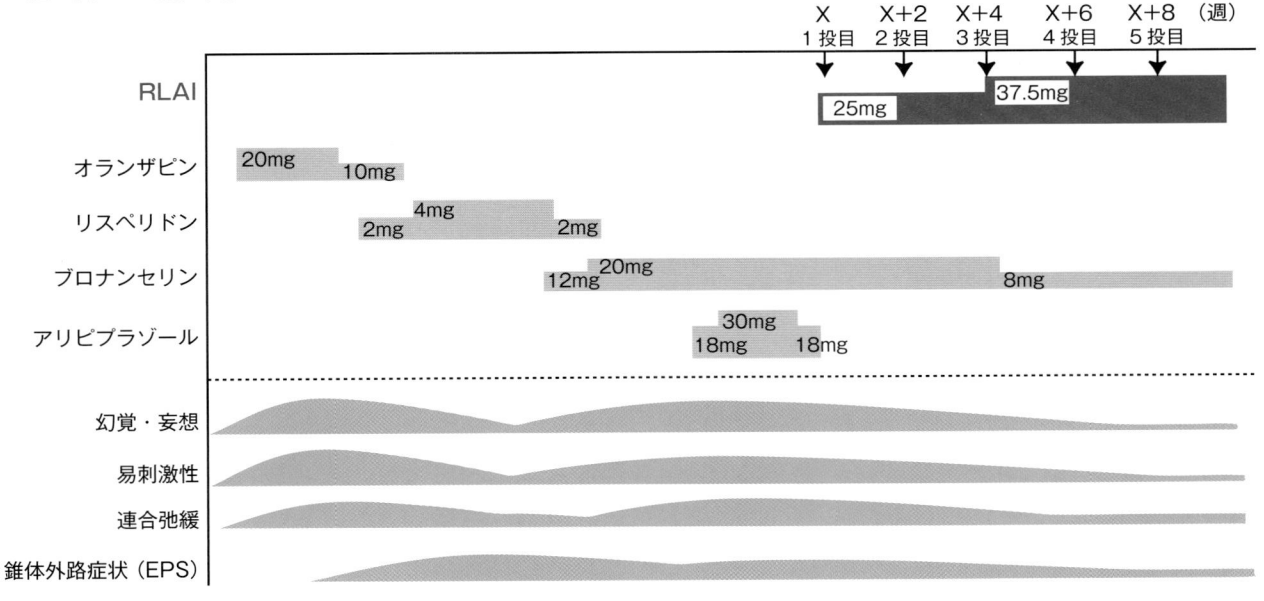

り，今後ブロナンセリンを中止していく予定である。

II. 考　察

本症例は，新規抗精神病薬の投与を行ったが効果が不十分であり，唯一リスペリドンのみ効果を認めたがEPSが出現するといった問題があった。患者は美容師をしていたこともあり，手指の振戦や身体の動きにくさを人一倍，気にしていた。RLAIは統合失調症への効果はもちろんEPSの軽減の報告もあり[1]，本人・家族とも話し合い，RLAIへ切り替えを行うこととした。切り替えにより症状自体も改善し，幻覚妄想に支配されることはなくなり，冗談を言ったりと他患者との交流もよくなった。何より，内服薬剤使用時に認めていたような手指振戦や舌振戦，動作緩慢をかなり軽減することができた。患者自身も効果や副作用の軽減といったメリットを実感しており，そのことは患者の気持ちを明るくするとともに，通院を不定期にはせず定期的に受診し確実にRLAIを実施していくアドヒアランスの強化になると思われた。

今回はEPS軽減という点で現時点でも患者の感想としては比較的好評であるが，まだ経口薬が併用されており，毎日の服薬を必要としない段階まで薬剤の整理が進んでいない。RLAIのさらなるメリットとしては，2週間に1回の注射のみで症状がコントロールされることによりわずらわしい毎日の内服から解放されることである。本症例においては，今後の薬剤整理をしっかり行うことが大切であると思う。

[患者の声]
「悪口がずっと聞こえたり，激しく降る雨の音がずっとしていたのが減ったからだいぶ楽になりました」と効果に対しても評価はよく，「手の震えが減りました。今日は外泊する患者さんの髪の毛をセットしてあげたんです」というように，EPSの改善を実感する発言もみられた。気持ちも明るくなり他患者との交流を楽しむことができるようになった。本人自身がRLAIの効果や手指の振戦や動作緩慢といった副作用の軽減を実感できた。

[ポイント]
①リスペリドンで認めていたEPSがRLAIの使用により軽減した。
②症状変動時にも服薬アドヒアランスを下げることなく確実に薬剤の投与を行うことができる。
③内服薬の量を減らし，場合によっては毎日の内服を必要としなくなる可能性がある。

謝　辞

本稿をご校閲頂きました，産業医科大学精神医学教室教授中村　純先生に深謝いたします。

文　献

1) Möller, H.J., Llorca, P.M., Sacchetti, E. et al.: Effcacy and safety of direct transition to risperidone long-acting injectable in patients treated with various antipsychotic therapies. Int. Clin. Psychopharmacol., 20：121-130, 2005.

79. 服薬の自己中断による再燃入院をくり返したが，RLAIの導入により良好な経過を得た統合失調症の1例

吉村　篤

医療法人同愛会　西濃病院

I. 症　例

[症　例] 52歳，女性，入院→外来。
[既往歴] 特になし。
[家族歴] 特になし。
[生活歴] 同胞3名中第3子。大学卒業後，養護学校の教諭として働いた。27歳時に結婚し，2人の子どもを育てた。夫と2人暮らしで，近隣に姉と母親が住んでいる。
[現病歴] 元々責任感が強く，真面目な性格であった。主婦業の傍ら養護学校の教諭として働いていたが，32歳時より「電波で頭の中の考えを抜き取られる」という思考奪取，「何者かが超音波を鳴らし続け，耳を破壊しようとする」という被害妄想を伴った幻聴が出現した。徐々に家族への敵意や猜疑心，精神運動興奮もみられるようになったため，X-19年にA病院精神科を受診し初回入院となった。その後，同院に3回入院し，X-15年に退職した。X-8年からはB病院精神科に通院していたが，X-5年に治療を自己判断で中断した。同年10月には突然家を出て行方不明となり，数日後に他県で保護された。被害妄想や独語が強くみられ，同年11月に当院を受診し，夫の同意による医療保護入院となった。
[治療経過] 当院での初回入院では，リスペリドン4mg/日を主剤に治療を開始した。入院当初は敵意，猜疑心が強く，病識欠如による拒薬がみられたが，徐々に服薬に応じるようになると，幻覚妄想状態は改善された。X-5年12月に退院したが，しばらくすると受診が途絶えた。本人は「元々精神的な病気ではなかった」，「調子はいいので服薬する必要はない」と述べ，一方的に治療を中断したが，それに対し夫は元々の性格的な優しさと気の弱さから本人の意見に逆らえず，治療の継続について強く説得することができなかった。その後，幻覚妄想が再燃し，X-4年3月に当院2回目の入院となった。

2回目の入院中に流涎と手指の振戦がみられ，ビペリデン4mg/日が追加された。X-4年4月に退院したが，数カ月後には「薬を服用すると身体がこわばる」という理由で治療を自己中断した。その結果，独語や大声で奇声をあげるなどの不穏状態となり，X-2年12月に3回目の入院となった。リスペリドンによる錐体外路症状が治療中断の契機となったことから，主剤をオランザピン，クエチアピン，ペロスピロンに順次変薬したが，幻覚妄想や敵意に対する効果がいずれも不十分であり，最終的にはリスペリドン3mg/日，ロラゼパム1mg/日の処方でX-1年4月に退院となった。

入院中に夫と本人に対し行われた疾病の心理教育の結果，夫の疾病に対する理解は深まったが，本人の病識は曖昧で不完全なままであった。このため，退院2カ月後にこれまでと同様に通院を自己中断し，徐々に幻覚妄想が再燃した。X年6月には「頭に回線が入ってくる」と訴え，近隣に住む姉や母親を巻き込んで興奮状態となった。その結果，近隣の住民から通報を受けた警察官が駆けつける騒ぎとなり，当院に4回目の医療保護入院（夫の同意による）となった。

[切り替え方法] 入院後，アリピプラゾールの投与を開始し，最大30mg/日まで増量した。入院90病日まで経過観察したが，幻覚妄想は不変で，敵意や易怒性が強く，徐々に解体した思考が前景化した。これを受け，病状が安定せずいらだつ本人との話し合いの中で，早期に退院できる可能性のある治療の選択肢としてRLAIの治療導入を提案したところ了承したため，X年9月にRLAI 25mg投与を開始した。2投目からはアリピプラゾールを18mg/日に減量したが，徐々に敵意や易怒性が緩和された。

X年10月（3投目）からはRLAIを37.5mgに増量し，アリピプラゾールを中止した。同時に補助的にリスペリドン1mg/日を投与した。その結果，錐体外路症状などの有害事象はなく，幻覚妄想や思考の解体は徐々に軽減し，疎通性にも改善がみられるようになった。症状の改善を受けて行った外泊でも安定した状態であったため，X年11月（RLAI 6回目投与時）に退院となった。

その後，定期的な外来通院を行っており，X+1年2月より，残存する陽性症状の改善を目的にRLAIを50mgに

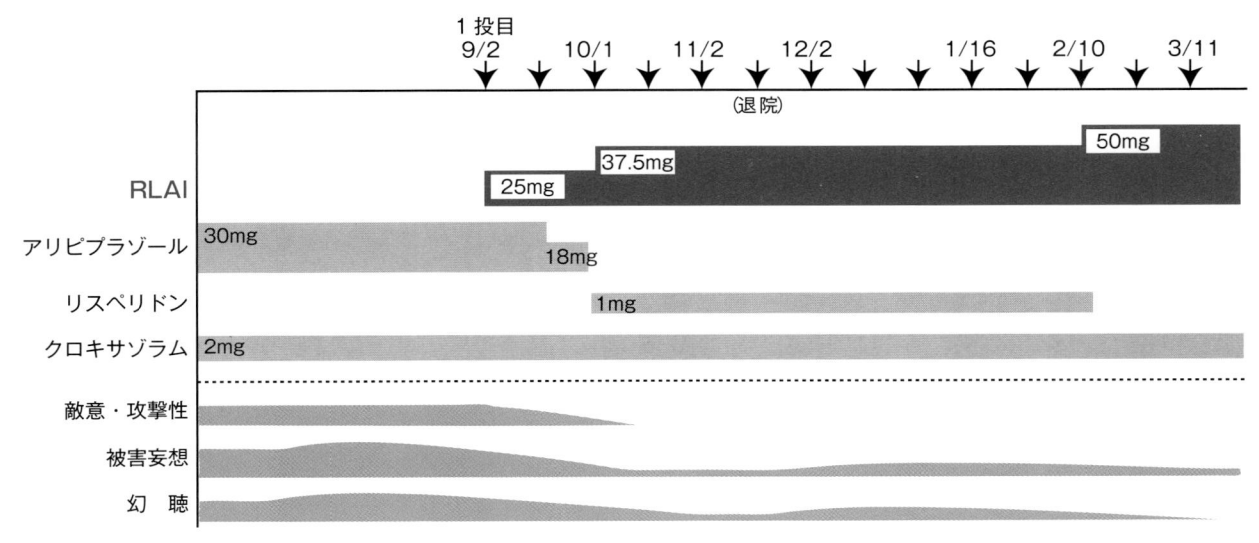

症　例：52歳，女性。主症状：被害妄想，幻聴，敵意

| | 1投目 9/2 | 10/1 | 11/2 | 12/2 | 1/16 | 2/10 | 3/11 |

RLAI: 25mg → 37.5mg → 50mg
アリピプラゾール: 30mg → 18mg
リスペリドン: 1mg
クロキサゾラム: 2mg

敵意・攻撃性
被害妄想
幻聴

増量し，リスペリドンは中止している。

II. 考　察

発病から約20年間にわたり治療の中断による再燃入院をくり返した統合失調症患者の事例である。

本症例ではリスペリドンにより病極期の敵意や興奮は消退し，主たる症状である思考奪取や被害妄想，幻聴も軽減したが，思考障害が残存し，病識が得られにくいことが特徴であった。またリスペリドンにより流涎や手指の振戦などの錐体外路症状がみられたことが，服薬を自己中断してしまう背景にあった。このため他の非定型抗精神病薬への切り替えも試みたが，期待される陽性症状の改善効果が得られず，治療に難渋した症例であった。そこで退院後のQOLの改善と服薬アドヒアランスの向上と維持を目的に，RLAIの導入を行った。その結果，陽性症状は日常生活上支障がない程度にまで軽減し，疎通性は著しく改善した。一方，病識は依然不十分のままであるが，以前のような治療に対する拒否的な態度は緩和され，退院後も通院を継続することができている。

本症例において，このような良好な経過が得られた大きな理由として，過去におけるアドヒアランス低下の主要因となった錐体外路症状などの有害事象が認められなかったことが挙げられる。わが国でのRLAIとリスペリドン経口錠の比較試験においては，安全性に有意な差はみられなかった[1]が，海外のオープン試験では，リスペリドンからRLAIへの切り替えにより錐体外路症状が有意に改善したという報告がある[2]。このことから，本症例のようなリスペリドンによる治療的反応が比較的良好であるが有害事象のため継続的に投与しにくい症例に対し，RLAIへの切り替えが治療上の有用な場合がある可能性が示唆される。

また，本症例を通じて，病識が不十分であっても，RLAIの薬理学的な特性を生かすことで，有効な治療を行える可能性も示された。

[患者の声]
RLAIについて「以前は薬を服用すると涎が出て，身体が強張ったが，現在はそのようなことはないため，家事ができるようになった」，「注射は痛い印象があったが，RLAIは痛くない」と述べた。一方で，現在も「私は精神の病気ではないと思います」と言い，病識は不十分であるが，「2週間に1回注射を受けることで，家でこのままの生活ができるのであれば続けます」と述べ，RLAI導入により治療に対する考えが変化した。

[ポイント]
①リスペリドン経口錠では錐体外路症状がみられたが，RLAI治療では有害事象がなく，陽性症状に対する効果もみられた。
②病識が不十分な症例においても，RLAI治療の利点を本人が実感することで治療が有用となる場合がある。

文　献

1) 上島国利，石郷岡純，駒田裕二：統合失調症を対象としたrisperidone持効性注射剤とrisperidone錠の比較試験．臨床精神薬理，12：1199-1222, 2009.
2) Lasser, R.A. et al.: Clinical improvement in 336 stable chronically psychotic patients changed from oral to long-acting risperidone: a 12-month open trial. Int. J. Neuropsychopharmacol., 8(3): 427-438, 2005.

80. 病識不十分な上に副作用のため，内服継続が困難であった統合失調症症例へのRLAIの効果

武島　稔　稲葉政秀

石川県立高松病院精神科

I．症　例

[症　例] 38歳，女性，入院～外来。
[既往歴] 特記することなし。
[家族歴] 特記することなし。
[生活歴] 同胞2名中第1子。両親および祖母と同居。高校卒業後，31歳（X-3年）まで会社員，派遣社員などに就労していた。

[現病歴] X-9年（28歳）頃から，「会社の人に盗撮されている」，「電気コンセントを通じて盗聴されている」などの被害妄想が出現した。このためにX-6年に退職し，以後は自宅にこもりがちとなり，次第に家族とも口をきかなくなった。X-3年3月頃から，部屋で蝋燭を燃やす，身体から物を振り払うように叩く，床を踏み鳴らすなどの奇妙な行動がみられるようになった。同年5月，父親が観ていたテレビをいきなり消し，もみ合いになって母親を叩くという行為があり，同月に当院を初診した。表情は硬く，無口であったが，「何かをしようと考えると，それを読まれるように身体を誰かに触られる。とても大勢の人に1日中触られる。大勢に見られている。テレビが自分に話しかけてくるようで，テレビを観られない。それらを何とかしようとして蝋燭を燃やしてまじないをしていた」と話し，体感幻覚，注察妄想，考想察知による行動であったことがわかった。

[治療経過] 統合失調症，妄想型（DSM-IV）の診断のもとにX-3年5月から当院に初回の入院となった。オランザピン15mg/日にて治療を開始したが，第8病日に血清中性脂肪値が153mg/dLから617mg/dLに著増したため，リスペリドン4mg/日の内服へと切り替えた。幻覚妄想はかなり改善し，「触られる感じ」は以前の10％ほどになり，会話も自然になった。同時に疾病教育を行ったが，本人の病識は乏しく，生理不順が副作用によるものではないかということにこだわった（血中プロラクチン値は41.6ng/mL）。また，注察感やテレビが話しかけてくるという症状は変わらず，外泊中も電気を消して真っ暗な部屋ですごすなど奇妙な行動も続いたため，第32病日からアリピプラゾール内服への切り替えを行った。同剤18mg/日にて，ほぼ幻覚妄想は気にならなくなり，65日にて退院となった。

しかし，退院後すぐに「身体がこわばる。じっとしていられない。薬漬けにされる」と言い出して，服薬を中断してしまった。母親は本人との内服を巡る押し問答で疲弊し，父親は全く本人に関与しようとしなかった。再度幻覚妄想が著しくなり，X-3年11月からX-2年4月まで第2回の入院となった。クエチアピン700mg/日にて症状はかなり改善したものの，本人の服薬への拒否感が強く，減量せざるを得なくなり，再び症状が悪化し，体感幻覚のために部屋に立ち尽くす状態になった。このため，錐体外路症状（extra-pyramidal symptoms: EPS）発現の懸念はあったものの，やむを得ずデカン酸ハロペリドール50mg/4週の筋肉注射とビペリデン2mg/日，プロプラノロール20mg/日の併用に切り替えて幻覚妄想は軽減した。怠薬の可能性が高いと判断して，訪問看護と作業療法への通院を行うことにして退院となった。

しかし，今回も退院後すぐに内服は中断してしまった。軽度のパーキンソニズムはあるものの，通院してデカン酸ハロペリドールを継続し，軽労働に従事できるまでになったが，X-2年8月から，通院が途絶してしまい，訪問看護も拒絶するようになった。「私は病気ではないし，注射をすると身体がこわばる」というのが理由であった。X年12月，言動がまとまらなくなり，当院を家族とともに再診した。空笑が目立ち，周囲をキョロキョロ見回したり，突然立ち上がったりするなど疎通不良で行動も解体しており，第3回の入院となった。

[切り替え方法] これまでの経過から，内服や定型抗精神病薬の持効性注射剤では治療継続が困難であると考え，RLAIの導入を計画し，家族に服薬の心配が不要となること，これまでの持効性注射剤と異なり痛みや副作用が少ない新しい注射剤が発売されたことを説明したところ，同意を得た。母親は頻繁に面会に訪れたが，本人の改善がはか

症　例：38歳，女性。主症状：幻覚妄想

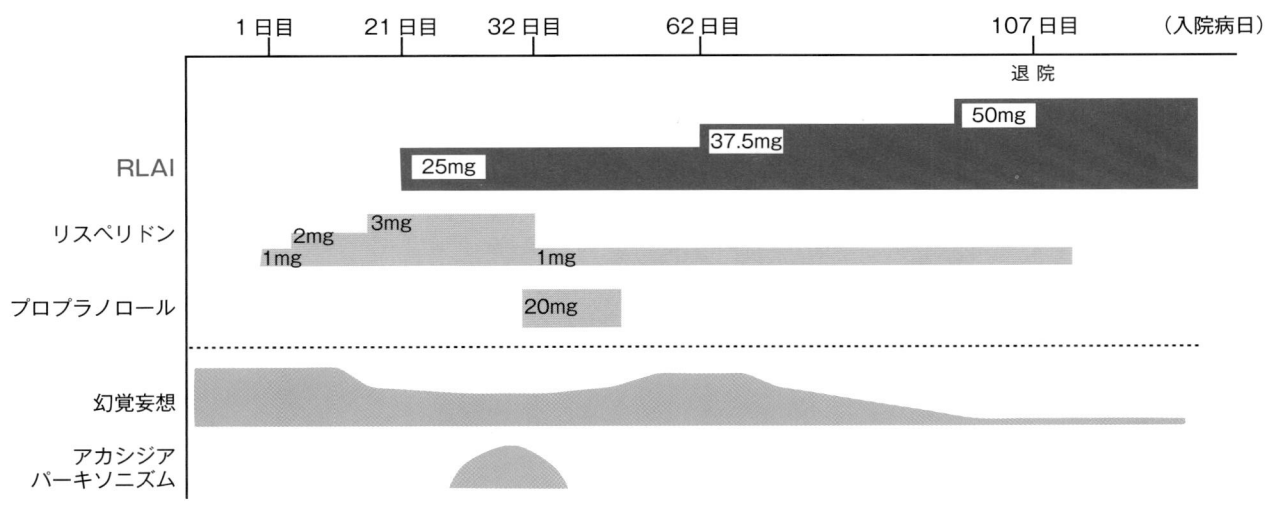

[図：入院病日 1日目、21日目、32日目、62日目、107日目（退院）のタイムラインに沿った投薬経過]
- RLAI：25mg（21日目〜）、37.5mg（62日目〜）、50mg（107日目〜）
- リスペリドン：1mg、2mg、3mg、1mg
- プロプラノロール：20mg
- 幻覚妄想、アカシジア、パーキソニズムの推移

ばかしくないことを憂慮するとともに，退院後に本人が治療を受け入れてくれるかどうかを非常に心配していた。リスペリドン2mg/日の内服を処方したが，当初は拒薬していた。第4病日から，しぶしぶであるが内服に応じるようになり，第14病日から3mg/日に増量した。疎通性の改善や注察感の軽減などリスペリドンの効果があることは明らかであったが，内服への拒否感は強かった。第21病日に初回RLAI 25mgの筋注を行った。本人は当初，「本当にしなければいけないんですか？」と少し抵抗感を示したが注射を受け入れた。

　第30病日頃から表情が乏しくなり，前屈姿勢で常に大腿をさすって歩き，「落ち着かない」と訴えるようになった。リスペリドンによるアカシジアおよびパーキンソニズムであると考え，第32病日に内服のリスペリドンを1mg/日に減量した。一時的に幻覚妄想の増悪や思考途絶の再燃を認めたが，RLAIを37.5mg，50mgと増量していく過程で改善し，他患者や医療者との交流もみられるようになった。第82病日には外泊し，家族と買い物や外食に行くなど行動も自然で，母親も安心したようであった。注射への拒否感を表明することもなくなり，EPSも認めなくなった。多少自閉的ではあるが，明らかな幻覚妄想はなくなり，第107病日に退院となった。現在は定期的に通院し，RLAI単剤で維持し，内服は中止している。家庭内で穏やかにすごし，明らかな副作用は認めていない。

II. 考　察

　本症例は典型的な妄想型統合失調症であるが，オランザピンでは代謝性の副作用，アリピプラゾール，リスペリドン，デカン酸ハロペリドールではEPSがみられ，本人の病識の乏しさと相まって治療中断，再燃をくり返し，治療

[患者の声]
「最初は，なぜ注射しなければならないのか，という拒否感があったが，今はそういうものかと思う」，「注射の痛みは特に苦痛ではない」

[ポイント]
① RLAIは内服製剤の副作用を回避しつつ効果を得るという意図での使用も選択肢であり，患者・家族に提案しうる。
② RLAIに切り替え途中でのEPS出現時は内服抗精神病薬の減量を考慮する。

に難渋していた症例であった。

　RLAIは，血中濃度の急峻な上昇がなく，そのために同一薬でありながら，リスペリドンの内服製剤と異なり副作用発現が少ないとされている。本症例においても，内服からRLAIへの切り替え中の併用時に強いEPSの発現をみたが，RLAI単剤に切り替えることで消失した。また，精神症状の改善も十分であり，その過程の中で注射への抵抗感も和らいでいった。同時に，本人との関わりで苦慮していた母親の負担も大きく軽減された。RLAIの内服製剤との等価換算についてはいまだ明らかではないが，本例で使用した50mg/2週の投与量は，内服で使用した最大4mg/日より定常状態では高用量であろう。

　このように，内服によるリスペリドンではEPSなどにより治療効果を得るための十分量が使用できない場合でも，RLAIは有効な選択肢になりえる可能性が示唆された。

81. RLAI単剤使用により副作用が軽減し，精神症状も改善しつつある1例

稲村　茂

医療法人緑陽会　笠松病院

I. 症　例

[症　例] 29歳，男性，入院。
[既往歴] 特記すべき所見なし。
[家族歴] 特記すべき所見なし。
[生活歴] 同胞はなく，父母と同居している。高校卒業後，事務系の仕事に従事していた（発病後退職）。婚姻歴なし。
[現病歴] X-6年1月になり，急に「職場の上司が自分を責める声が聞こえる」，「レーザー光線を当てられている」，「会社で監視されている」という幻聴，被害妄想が生じて発病した。独語も激しく，仕事には行けず家で興奮するようになり，同月下旬，当院を初診した。当日に父の同意のもと医療保護入院となり，2カ月の入院となった。

リスペリドンを中心に薬物療法が行われたが，幻聴は完全には消えず，上司が自分を責める声は持続した。しかしなんとか我慢できる程度になったため，退院となった。仕事は辞めたが，家族は家に1人で置いておくのも不安ということで父が自分の仕事場に連れて行き，簡単な手伝いをさせることが多かった。以後は当院外来を受診していたが，X-5年，X-2年，X-1年，X年3月に再び上述のような幻覚・妄想状態が強くなり，それぞれ約2カ月間入院となった。

抗精神病薬は単剤でリスペリドン内用液6mL/日を1日2回として服用することが多かったが，症状が強度の場合は9mL/日を使用した。その際は身体の動きが悪くなり，流涎が生じ家族が「薬負けしているから減らしてくれ」と申し出ることがしばしばあった。また，外来では本人が2mL/日でよいと自己判断で減量し，不安定になることも時々あった。

[治療経過] 最終退院から2カ月後のX年7月3日に「死ねと聞こえてきて苦しい」と言い，本人も入院を希望し来院した。入院後，抗精神病薬はそれまでのリスペリドン内用液6mL/日から増量し，9mL/日を投与したが，翌日，「死なせてくれ」と興奮し，退院を要求した。このため隔離室を使用したが，服薬には拒否的で飲んだり飲まなかったりという状態であった。時々昏迷に至り失禁もするようになった。他の抗精神病薬の服用には一層拒絶的であり，薬物療法は困難になった。

こうして精神症状は悪化の一方のため，パンフレットを用いてRLAIの説明をし，本人の同意を得たのでRLAIを使用することにした。

[切り替え方法] 内服薬としてリスペリドン内用液9mL/日を投与しながら7月25日にRLAI 25mgで筋注開始し，以後，4回目に37.5mg，7回目に50mgに増量した。初回注射時は嫌がったが，なんとか納得してもらい施行した。患者には，薬の服用はRLAIの効果が出てくれば必要なくなると説明した。患者はそれならよいとRLAIの継続を了解した。筋注時はわずかな痛みを訴えたのみであり，2回目以後はスムーズに筋注させてくれた。

RLAIを開始して約1カ月半後に，舌が口から飛び出てくる，手に持った物を落としやすくなるなどの錐体外路症状（EPS）が生じた。これによりリスペリドンの血中濃度が上昇しすぎていると考え，リスペリドン内用液を3mL/日に減量し，1週間後には完全に中止した。次第に上記の副作用はなくなり，幻聴や被害妄想が減少してきたため，隔離室から一般室に移った。5回目のRLAI施行時からは外泊することも可能になってきた。以後は外泊をくり返しており，親はそろそろ退院してもいいのではないかと考えている。

外泊開始後に就寝前のトリアゾラムも不要と申し出があり，中止することもできた。抗パーキンソン薬はまったく投与しないで経過しているため，現在ではRLAI単剤での維持が可能となっている。

II. 考　察

患者はもともとリスペリドン以外の抗精神病薬には拒否的であった。また，リスペリドンですら決められた量を服用しないことが多かった。これは手の震え，脱力感，舌の

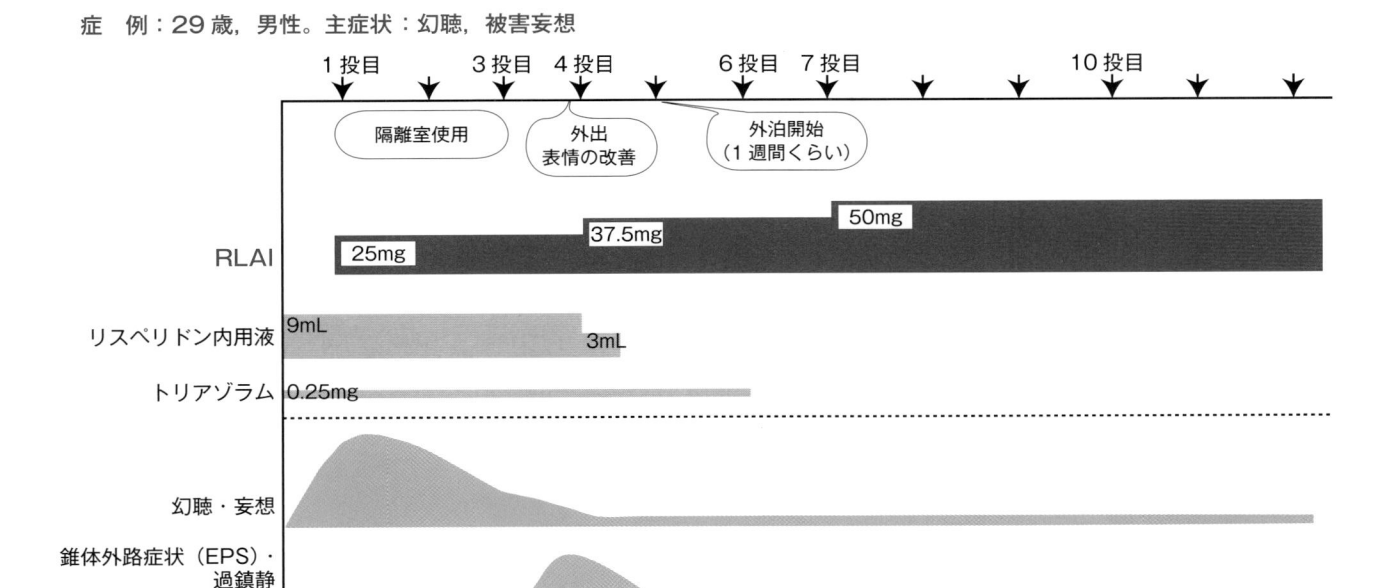

症　例：29歳，男性。主症状：幻聴，被害妄想

```
            1投目   3投目 4投目      6投目 7投目           10投目
             ▼      ▼   ▼           ▼   ▼      ▼  ▼   ▼   ▼   ▼
        ┌─────────────────────────────────────────────────────────────┐
        │        隔離室使用   外出      外泊開始                         │
        │                   表情の改善  (1週間くらい)                     │
        │                                                             │
        │                              ┌──────50mg──────────────────┐ │
        │                    ┌─37.5mg──┤                              │
  RLAI  │        ┌──25mg─────┤                                        │
        │                                                             │
リスペリドン内用液│  9mL                                                        │
        │                  3mL                                        │
 トリアゾラム    │ 0.25mg                                                       │
        ┝━━━━━━━━━━━━━━━━━━━━━━━━━━━━━━━━━━━━━━━━━━━━━━━━━━━━━━━━━━━━━┥
 幻聴・妄想     │    ╱╲╱╲                                                     │
        │   ╱    ╲╲                                                   │
        │  ╱       ╲_____      │
 錐体外路症状(EPS)│              ╱╲                                             │
 ・過鎮静      │           ╱    ╲                                            │
```

突出などの副作用が生じやすいので，しぶしぶ服用していたためと思われる。外来時は両親が服薬管理していたが，うまくいかず，精神症状のコントロールは困難であり，改善は乏しく悪化をくり返していた。

こうした問題点が今回の入院場面でも認められ，ついには内服による服薬の拒絶がみられたため，RLAIを導入することにした。RLAI筋注には，初回は抵抗感があったようだが，痛みがわずかなためか，2回目からは協力的であった。

入院後，リスペリドン内用液を時々拒絶しながらも次第にきっちりと服用するようになったため，RLAIによる血中濃度の上昇と重なり，EPSなどの副作用が発現した。これをリスペリドン内用液の減量のタイミングとして捉え，比較的急速に減量，中止とし，RLAIのみの投与とした。この経過の中で副作用はなくなり精神症状は改善を始め，外泊も可能となった。RLAIを最高量使用しても副作用は認められなかったため，家族は「今回は，副作用がないからよい。前は見ていて身体がつらそうでかわいそうだった」と感想を述べており，RLAIによる治療を歓迎している。

これまではEPSの発現のためリスペリドン経口剤を増量することを難しくしており，ついには拒薬に至ることもあったが，RLAIの血中濃度の安定性が従来から発現しやすかった副作用を消失させ，また，服薬アドヒアランスの悪さによる精神症状の不安定性を改善したと言えよう。RLAIの有効性の特徴を典型的に示している症例と考えられる。

［患者の声］

「できればリスペリドン内用液の服用だけにしたいが，副作用が減り，再燃が防止できればRLAIでもよいし，他に服薬がないことは嬉しい」

［ポイント］

①リスペリドン内用液では錐体外路症状（EPS）などの副作用が出やすく，服薬も不規則になりやすかったため，精神症状も安定しにくく，悪化がくり返されていたが，RLAI導入により副作用が軽減し，精神症状の改善も認められるようになり，RLAIの有効性の特徴を典型的に示していると考えられる。

②RLAIにより服薬負担を軽減させることは，統合失調症の薬物治療において予想以上に効果的であった。

82. 定型持効性注射剤から RLAI へ切り替えた 1 症例

石塚卓也

医療法人碧水会　長谷川病院精神科

I. 症　例

[症　例] 60歳，男性，外来。
[既往歴] 特になし。
[家族歴] 特になし。
[生活歴] 同胞5名中第1子，長男。大学卒業後，教職員免許を取得し，中学校教師として10年勤務していた。3人の子どもはそれぞれ独立している。現在は妻と同居。
[現病歴] X-45年（15歳）の中学～高校時代より視線恐怖，対人恐怖があり，学校に行くのが苦痛となり不登校の時期があった。X-40年，うつ状態，不安が強まり複数の精神科病院や精神科クリニックに受診するが，治療は継続せず内服薬もなかった。この時の診断は不明である。X-29年，中学校教師を務めていた間も対人恐怖，うつ状態をくり返していたが精神科治療はされていなかった。

X-19年，幻覚・妄想状態となり，「マンションの隣の部屋から嫌がらせをされる」，「自分の行動を監視されている」，「悪口が聞こえてくる」などと言って落ち着かなくなり，陽性症状が明らかになった。また勤めていた中学校で生徒に対しての嫌がらせを行い，解雇となった。その後も，陽性症状が継続するため，A精神科クリニックを受診し，同クリニックの紹介で入院目的にて当院を初診，同年12月から約3カ月間の入院となった。X-5年に退院後は，当院外来に通院していたが服薬コンプライアンスが保てず，デカン酸ハロペリドール注射剤を導入した。ここ数年間の外来での様子は，被害関係妄想は軽度であるものの持続しており，診察のたびに「隣の部屋からの嫌がらせが続いている」と訴えていた。また無為自閉状態にあり，ほとんど外出することもなかった。副作用として下肢を中心とした錐体外路症状（EPS）が認められていた。

[外来治療経過] 外来通院は月に1回程度で，規則的な通院・服薬はできていた。しかし陽性症状は軽度であるものの持続しており，診察のたびに「隣からの嫌がらせが続いている」と，被害関係妄想を訴えていた。活動性は低く，外出の機会もほとんどなく自閉的な生活を送っていた。家族との関係については，3人いる子どもとの交流はほとんどなく，妻と2人での生活が主体であった。近隣との人間関係も，被害関係妄想を理由に疎遠であった。

X年7月に，EPSを中心とした副作用の軽減，陰性症状の改善および残遺する陽性症状に対する効果を期待して，RLAIへの切り替えを検討した。患者および家族には，注射期間がこれまでより短く2週間に1回となるが，症状が安定し副作用が少なくなる可能性があることを説明し，同意を得て導入した。

[切り替え方法] RLAI投与前の処方は，リスペリドン10mg/日，フルボキサミン150mg/日，トリヘキシフェニジル4mg/日，ビペリデン4mg/日，バルプロ酸ナトリム800mg/日，デカン酸ハロペリドール50mg/月筋注であった。X年7月，前薬のデカン酸ハロペリドールを投与する代わりにRLAIの25mgを投与した。内服薬はそのまま継続した。内服薬を減量・中止する目的でRLAIの用量を添付文書通りに増量した。

RLAI開始4週目（3回目）にRLAIを37.5mgへ増量し，リスペリドン経口剤を6mg/日へ減量した。RLAI開始8週目（5回目）にRLAIを50mgへ増量し，リスペリドン経口剤を4mg/日へ減量した。RLAI開始10週目（6回目）にはリスペリドン経口剤を2mg/日へ，トリヘキシフェニジルを2mg/日へ，ビペリデンを2mg/日へ減量した。RLAI開始から12週目（7回目）にフルボキサミンを75mg/日へ減量し，RLAI開始14週目（8回目）にはリスペリドン経口剤を中止，フルボキサミンを50mg/日へ減量，トリヘキシフェニジルとビペリデンを中止した。RLAI開始16週目（9回目）にフルボキサミンを中止，アカシジア悪化のためトリヘキシフェニジル4mg/日を再開したが，RLAI開始26週目（14回目）にトリヘキシフェニジルを中止した。

現在の処方は，RLAI 50mgおよびバルプロ酸ナトリウム800mg/日である。

[RLAI導入後の主な変化] 抗パーキンソン薬の減量によりEPSは一時的な悪化がみられたものの，その後消失した。患者は「嫌がらせは最近感じない」と述べるなど，陽

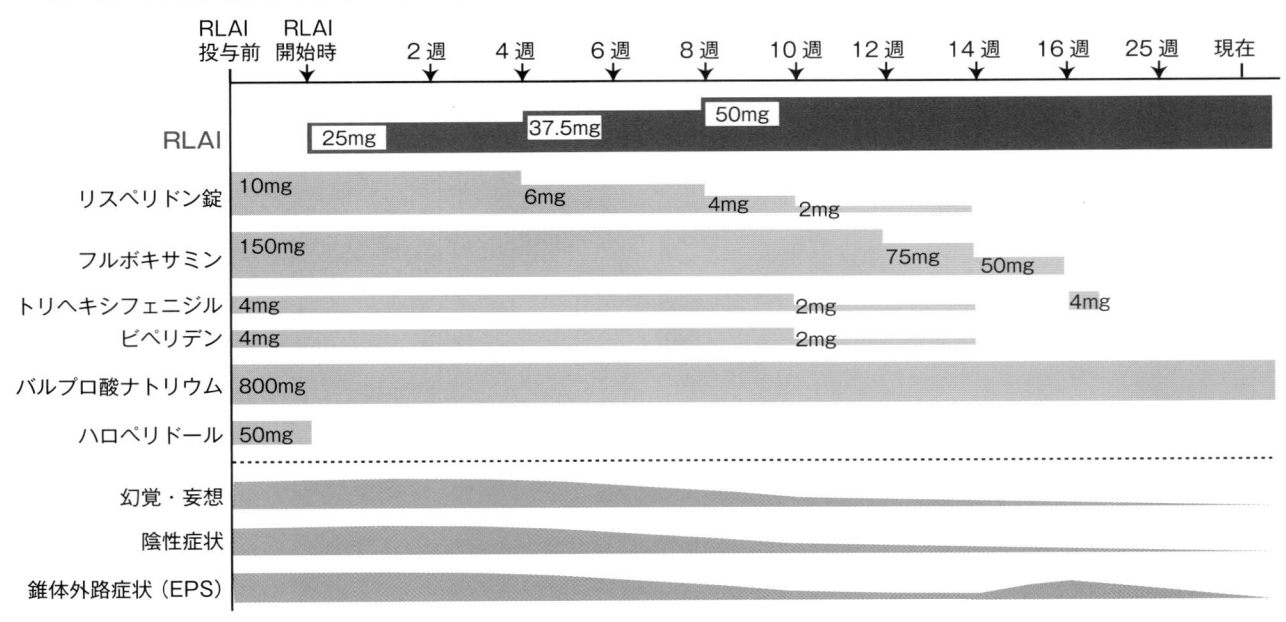

症　例：60歳，男性。主症状：対人恐怖，うつ状態

	RLAI投与前	RLAI開始時	2週	4週	6週	8週	10週	12週	14週	16週	25週	現在
RLAI		25mg			37.5mg	50mg						
リスペリドン錠	10mg			6mg		4mg	2mg					
フルボキサミン	150mg							75mg	50mg			
トリヘキシフェニジル	4mg						2mg			4mg		
ビペリデン	4mg						2mg					
バルプロ酸ナトリウム	800mg											
ハロペリドール	50mg											
幻覚・妄想												
陰性症状												
錐体外路症状（EPS）												

性症状の改善がみられた。また「久しぶりに孫と遊んで楽しかった」という発言があり，陰性症状に対する効果が予測された。

患者の満足度を定型持効性注射剤と比較したところ，痛みがほとんどない，硬結ができにくいなどの理由からRLAIのほうが高かった。

II．考　察

デカン酸ハロペリドールからRLAIに切り替え，内服薬の減量を図った症例である。RLAI導入後からEPSが改善され，患者のQOLの向上に有用であった。また，RLAIは残遺する陽性症状に対してもある一定の改善効果を示した。さらに特記すべきことは，不変であると思われた陰性症状に対する改善効果である。

RLAIは，経口薬では十分に改善できなかった陽性症状に対しても効果が認められ，陰性症状に対する改善効果も予測された。この機序の仮説として考えられるのは，前処方薬による過鎮静などの副作用が減薬により改善されたことで患者のQOLが向上したことは容易に推測できる。さらに残遺する陽性症状に対する効果を薬理学的作用機序から考えれば，経口薬では不十分であった血中濃度安定性や生体内有効利用率（バイオアベイラビリティ）がRLAIにより改善されたものと推測される。

この症例のように，今後は定型持効性注射剤からRLAIへの切り替え例が増えていくことが予想され，安全性，患者の満足度，臨床効果などの点からもRLAIの導入は合理的であると思われる。

[患者の声]
当初予測された1カ月に1回から2週間に1回の通院回数の変更に対する抵抗感はなく，むしろ「頻繁に診てもらえることが安心です」，「現在は仕事もしていないので通院は苦にならない」と述べるなど，受け入れは問題なかった。

[ポイント]
① RLAI導入後から錐体外路症状が改善され，患者のQOLの向上に有用であった。
② RLAIは残遺する陽性症状に対してもある一定の改善効果を示した。さらに不変であると思われた陰性症状に対する効果が予測された。

83. デカン酸ハロペリドールからRLAIに置き換えて薬剤性パーキンソニズムが消失した1例

吉浜　淳

医療法人立川メディカルセンター　柏崎厚生病院精神科

I. 症　例

[症　例] 58歳，男性，外来。
[既往歴] 高血圧。
[家族歴] 不明。
[生活歴] 東京にて出生し，X-40年くらいにはすでに統合失調症を発病していたようだが，未治療で経過し，詳細は不明である。未婚で，現在，共同住居にて生活している。
[現病歴] X-19年に幻覚妄想状態にて都内の大学病院精神科を受診，都内精神科病院に入院した。やがて退院できる状態となったが，近辺に家族がおらず，遠縁にあたる家族がN県にいるということで，X-18年10月，当院併設の社会復帰援護寮に入所となり，当院が通院先となった。

初診時，トレーナーの上に着古された背広を着て，裸足に革靴を履いている格好で，やや緊張した面持ちで，診察室に現れた。茫洋とした表情で，質問に対してはぼそぼそと小さい声で答えたが，幻聴，被害関係妄想などの幻覚妄想状態は明瞭でなく，軽度の思考途絶と無為・自閉，自発性の低下など陰性症状が主体の状態が認められた。診察中，右上肢に優位な安静時振戦，両上肢の筋強剛，前かがみで軽度の小刻み歩行が認められた。病識は十分でなく，これまでの治療の中で病名も知らされていなかった。したがって怠薬も多く，前医からはハロペリドール内服と同時にデカン酸ハロペリドールの筋注が行われていた。

[治療経過] 近年では共同住居で生活し，不定期に当院の精神科デイケアに通っていた。時折「東京から自分を呼んでいる声が聞こえる」などの幻聴，独語・空笑，被害関係妄想などがみられたが，無為・自閉，感情鈍麻，自発性の低下などが前景となっていた。

前医よりハロペリドール6mg/日，ビペリデンなどが内服処方されていたが，アドヒアランスが悪く，飲み忘れや，特に意味なく拒薬をすることなどがみられていた。デカン酸ハロペリドールも継続していたが，次第に内服を忘れることが多くなり，X-15年にはデカン酸ハロペリドール100mgを2週間に1回施行のみとし，内服薬は中止した。その後も精神科デイケアには不定期に参加し，共同住居の当番の仕事などはまじめにこなしていた。その他の内服薬は降圧薬1錠のみであった。パーキンソニズムとして上肢の振戦，筋強剛が軽度あったが，デカン酸ハロペリドールを減量すると，数日後より独語，空笑，自室にお供え物だといって水を入れたペットボトルや空き瓶をたくさん飾り，その前でお経のような言葉を唱える，意味のわからない内容を書いた張り紙を貼るなどの奇妙な行動が目立つようになって，他の入所者から苦情が出ることがあり，薬剤の減量は困難であった。

[切り替え方法] 以前より本人からも「手が勝手に動いて震えて困る。食事がうまく食べられない」などの訴えがあり，デカン酸ハロペリドールによるパーキンソニズムが数年にわたり認められていた。またリスペリドンについては過去に内服歴があり，忍容性は確認されていた。

X年10月27日にデカン酸ハロペリドール100mgを使用し，その2週間後の11月10日，本人に，1) 副作用の少ない新しい注射薬ができたのでそれに切り替えるか，2) 注射を止めて，同じ抗精神病薬に副作用止めの薬を加えて内服するか，3) このままで注射を続けていくか，と説明をして，治療について選択をしてもらった。本人は血圧の薬以外の内服をするのは嫌だと言い，1)を希望した。

同日，RLAI 25mgをデカン酸ハロペリドールの代わりに開始した。11月24日，2回目のRLAI 25mgを施行。共同住居職員から「以前ほどではないが，自室にお供え物をするなど奇妙な行動が出現している」との連絡があったが，そのまま様子をみることにした。外来診察時では，明らかに上肢の振戦，筋強剛が軽減していた。12月8日，質問に対する返答が速くなり，表情もしっかりとしてきたとの訪問看護からの報告を受けた。12月22日の4回目投与時からRLAIを37.5mgに増量し，そのころから異常行動はみられなくなり，パーキンソニズムも消失していた。

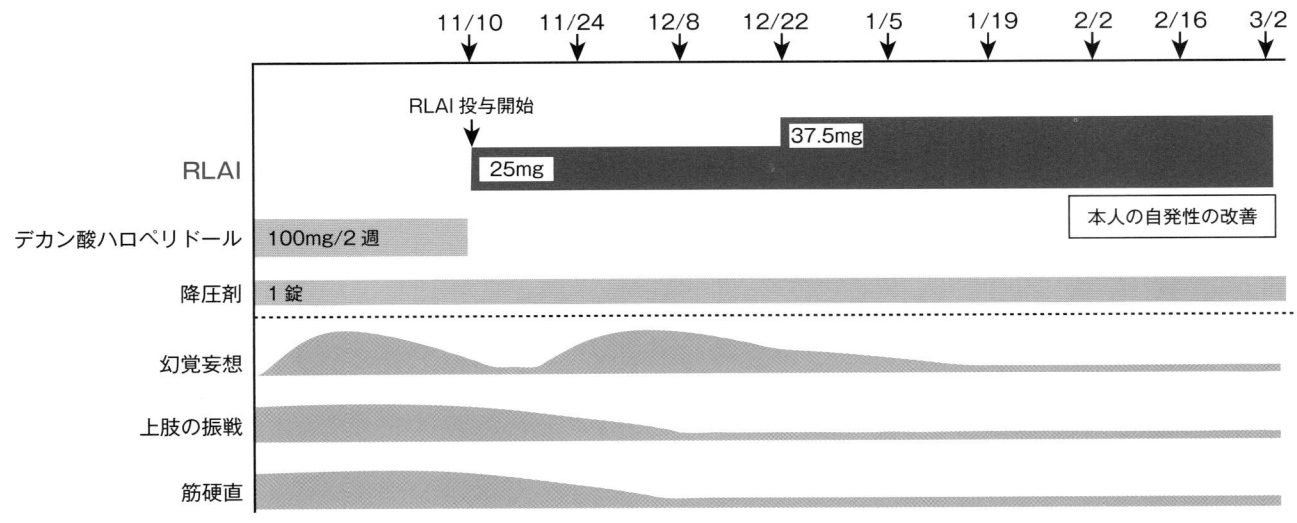

症　例：58歳，男性。主症状：幻聴，異常行動

X+1年1月5日にもRLAI 37.5mgを施行し，その後も継続している。

II. 考　察

　デカン酸ハロペリドール注射のみによる薬物治療を継続してきた症例だが，パーキンソニズムを回避する目的でRLAIに変更した。変更後，一時的に妄想による異常行動がみられたが，3週後にRLAIの本来の効果が出てくる時期となり，さらに37.5mgに増量して，パーキンソニズムなどの副作用も消失し，また同時にデカン酸ハロペリドールによる過鎮静からも解放され，自発性の改善なども認められるようになった。

　デカン酸ハロペリドールによる過鎮静は，その薬剤を中止して初めて明らかになることがわかった。また活動性の増加は，選択する薬剤によって変化はするが，それが社会的適応に沿った「よい方向」に向くか，妄想の行動化など「悪い方向」に向くかは，薬剤の量の調節や周囲のサポートにより変化していくことを教えてくれた症例であった。また本症例でみられていた振戦，無動，筋強剛などのパーキンソニズムは，デカン酸ハロペリドールの副作用としては日常の臨床で散見し，その対応に苦慮することも珍しいことではない。また長年にわたり抗精神病薬を内服している間に発症し，遅発性ジスキネジアに近い状態で生じている場合は，さらに治療が困難であることが多い。

　リスペリドンは，その作用機序からセロトニン・ドパミン遮断薬に分類されており，ドパミンD_2受容体拮抗作用に加えて，セロトニン$5-HT_2$受容体にも選択的な拮抗作用を示す。$5-HT_2$受容体を同時に遮断することにより，D_2受容体の過度な抑制が解除され，錐体外路症状が起こりに

[患者の声]
（注射が変わって）「そんなに変わらない」，（手の震え）「少しいいかなあ」，（注射する時）「痛くなくて，前のよりいい」
訪問看護からの報告：「寡黙な方だが，診察の時の表情はやや明るさを増し，時折微笑もみられるようになった。注射の時の痛みは少なくなったという。時折自室にペットボトルのお供えをすることはみられるが，他の入所者に迷惑をかけることはなく，週2，3回のデイケアに参加している」

[ポイント] RLAIを使いこなしていくには，以下の段階を経ていくことが望ましいと考える。
ステップ1：従来のデポ剤からの置き換えまたはリスペリドンからRLAI単剤へ
ステップ2：他の抗精神病薬内服中からRLAI単剤へ
ステップ3：初発患者に，リスペリドン内服からRLAIへの移行

くくなると考えられているが，実際にリスペリドンの内服量が増えていくと，アカシジアやパーキンソニズムなど錐体外路症状が出現してくることは稀ではなかった。これまでの経験からは，RLAIのほうがリスペリドンの内服薬よりも錐体外路症状などの副作用の出現が少なく，言ってみれば，これは前述の教科書的な薬理作用に近い臨床効果が現れているのではないかという印象を受けた。

　今後もRLAIの臨床での使用経験を増やし，その有用性と安全性を確認し，患者のQOLの向上に役立てていきたいと思っている。

84. 定型抗精神病薬のデポ剤からRLAIへの切り替えにより遅発性ジスキネジアが改善した1症例

宮坂佳幸

医療法人川口会　川口会病院

I. 症　例

[症　例] 59歳，男性，入院。
[既往歴] なし。
[家族歴] 父方の叔父に精神障害者がいるらしいが不詳。父親はX-7年に胆のう癌で死亡。
[生活歴] 同胞4名中第2子，長男。商業高校卒業後，家業の製菓業に約4年従事。未婚。
[現病歴] X-37年12月頃の発症で，当院にはこれまで10回の入院歴がある。しかし，被毒妄想の対象が特定の女性看護師に向けられ，当院での治療継続は困難と判断しX-6年にA病院に転医となる。しかし，A病院でも被毒妄想に基づく拒薬，特定の女性看護師に向けられた被害妄想がみられ，X年3月当院へ転医となる。なおA病院での最終処遇と処方は，隔離下でのリスペリドン内用液6mL/日投与であった。
[治療経過] 任意入院となり隔離は行わなかった。抗精神病薬の経口投与を試みたが拒薬傾向が強く，安定的な投薬が困難なため，本人に必要性を説明の上，フルフェナジン・デポ剤25mg/回筋注の施行を開始した。同薬は本来4週間隔での投与が原則ではあるが，病状を鑑み2週間隔での投与を計9回行った。入院当初にみられた興奮状態は呈さなくなったが，職員や主治医に持参する手紙は全体として滅裂な内容であった。病識は欠如しており退院を希望するが，入院治療が不可欠の状態であったため，X年6月に医療保護入院へ変更した。同月25日に9回目のフルフェナジン・デポ剤の筋注を施行したが，同年7月7日の診察で「腸がとられた」，「血粗剤（本人の表現）を打っているから青酸カリ飲み過ぎると不眠になる」と心気妄想，被毒妄想が続いた。さらには，口をくり返しとがらせるような遅発性ジスキネジアや手指振戦が強く，同月9日予定のフルフェナジン・デポ剤を中止した。
[切り替え方法] 拒薬傾向が依然として強く，経口薬の服用が期待できないため，フルフェナジン・デポ剤の代わりにX年7月8日にRLAI 25mg筋注の施行を開始した。2週間後の同月22日にRLAI 25mgの2回目投与を実施した。同月27日には遅発性ジスキネジアは消失し手指振戦も減弱した。8月3日には前回ほどではないが遅発性ジスキネジアが再燃し，手指振戦もみられたが，注意深く観察し，同月5日にRLAIの3回目投与を行った。同月17日の診察時には遅発性ジスキネジア，手指振戦とも認めず，以降は両症状とも再燃していない。ただし幻覚，妄想は続いていたため，4回目投与時よりRLAIを37.5mgに増量し，同月19日と9月2日に投与した。しかしながら，前記のような滅裂な内容の手紙の持参は続き，同月16日の6回目投与時からはRLAIを50mgに増量し，その後も同量にて2週間隔で施行している。

なお経口薬でも，ニトラゼパムは今回の転院前から受け入れており，入院当初から10mg/日を服用している。フルニトラゼパム2mg/日も不眠時投与から始め，7月21日より就寝前投与に移行し服用している。塩酸ビペリデン3mg/日は同年4月6日から投与となっている。ただしニトラゼパム以外は，同年10月18日までは時々拒薬がみられた。また注射の施行に対しても受け入れに波があり，9月下旬までは必要性の説明をその都度要することもあったが，11月に入るときわめて素直に注射に応じた。その頃からこれまで気にしていた「換気扇からの声」の存在を否定するようになった。

ここで当症例が持参した滅裂な内容の手紙について少し触れることにしたい。滅裂といっても，そのなかにはいくつかの共通した内容が含まれており，(1) 世界没落体験様のもの，(2) 心気妄想といったいわゆる否定妄想と (3) 被毒妄想であった。当症例の記載を，誤字もそのまま抜き出すと以下のようなものである。(1)「大飢饉が起きる。食べ物がなくなって飢餓する。みんな死んでしまう」，「鳥も魚も毛者動物も動物園に生きている人間も本物の人間人類すべて終りになっちゃった」，「宇宙も死んじゃう。地球も死んじゃう。生きている者人類すべて終わりになる日が来る」，(2)「動脈がつまっている」，「注射針1本で魂しんじゃった」，「左側の心臓はキムテオーティという馬の心臓を6月頃入れたばっかし」，(3)「チッソ酸カリやっぱり飲まされた」，「血液中にちっ素硫酸青酸カリ0.1g検出」，「カ

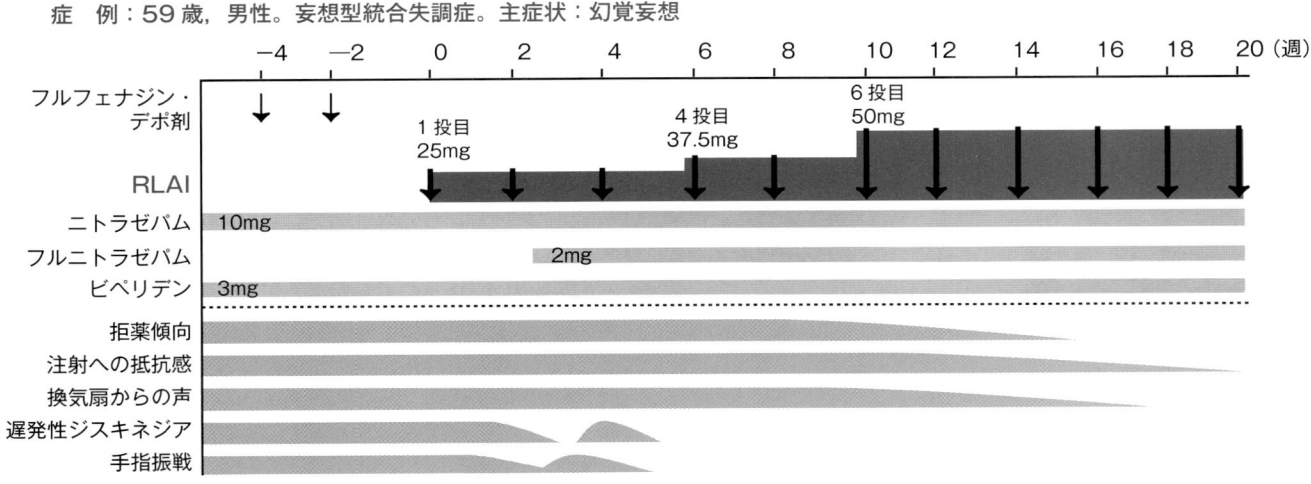

症　例：59歳，男性。妄想型統合失調症。主症状：幻覚妄想

	−4	−2	0	2	4	6	8	10	12	14	16	18	20（週）
フルフェナジン・デポ剤	↓	↓											
RLAI			1投目 25mg			4投目 37.5mg		6投目 50mg					
ニトラゼパム	10mg												
フルニトラゼパム					2mg								
ビペリデン	3mg												
拒薬傾向													
注射への抵抗感													
換気扇からの声													
遅発性ジスキネジア													
手指振戦													

クセイ剤をすいこまされた」，「ちっ素硫酸青酸カリはやめてほしい。右手の親指とひとさし指の先第一関せつがしびれてきた」。

なお，このような手紙の持参は11月4日の後，一旦途絶えた。12月24日に再度持参したが，「家が壊れたのでずっと入院させておいてほしい」との内容であったので，妄想に支配されたものではあるが，入院治療の必要性を漠然と感じ始め，病感が少し出てきたのかとも思われた。しかしながら，X＋1年1月に入り多弁傾向となり，女性看護師に抱きつくなど脱抑制の状態を呈した。同年2月1日と同月3日にも手紙を持参した。また，同月2日には警察に電話を入れ妄想の内容を述べたが，この3日間をピークとして急速に鎮静化し，その後脱抑制が疑われる行為は認めず，2週間に1度の注射の施行も継続して受けている。

II. 考　察

当症例は，「長年強い拒薬傾向を示す統合失調症患者に対するフルフェナジンのデポ剤使用例」として報告[1]済みであり，その後，症状の悪化や副作用のためRLAIに切り替え，副作用の消失が認められた症例である。当症例では前医にてリスペリドン内用液6mL/日の投与がなされていたので，同剤への忍容性はあると判断しRLAI投与を開始した。なお，フルフェナジン・デポ剤の効果が期待できる期間とRLAIの効果が期待できるまでとの間が約1週間空くこととなったが，可能であればこの間リスペリドンもしくは他の抗精神病薬が併用されることが好ましいのはいうまでもない。また，本症例では投与開始18〜20週頃より症状の訴えや治療に対する抵抗感の減弱を認め，その状態はリスペリドン経口薬より持続されるとの報告もあるが，RLAIの投与開始から24週目頃より症状は安定した。ただし，24週を過ぎた頃，一時的に症状の悪化がみられ，このような場合は経口リスペリドンもしくは他の経口抗精

[患者の声] 未だ病識の確立に至っておらずRLAI治療受け入れに前向きな声が積極的に発せられているわけではないが，明らかにそれまでのリスペリドンを含めた経口抗精神病薬に対する頑なな拒絶から，薬物療法を消極的ながらも受け入れる姿勢に変化してきている。

[ポイント] ①RLAIはこれまでのデポ剤と比べ，開始前後の経口薬投与方法，2週間隔での施行，効果発現や症状安定までの期間など導入当初には，よりデリケートな観察が必要である。②陽性症状の改善や副作用の消失，また経口薬服用の都度発生していた「飲む」，「飲まない」のやり取りからの解放は当患者のストレスを大きく軽減した。③定型抗精神病薬のデポ剤や経口抗精神病薬からの切り替えのメリットは十分に認められる治療薬であった。

神病薬の適宜投与も検討されるべきであろう。しかし，当症例は経口薬の増量に強い拒絶を示すことがすでにわかっており，入院治療中でもあるので，あえて追加の経口投与はせずに症状の波が過ぎるのを待った。これらの経験から同薬への最終的な評価は，少なくとも半年は投与を継続してから判断するほうがよいと考える。

いずれにせよ，非定型抗精神病薬のデポ剤という新たな選択肢の出現は精神科治療の幅の広がりにつながるであろうとの思いを，強く抱いた次第である。

この論文は，株式会社医薬情報研究所および，株式会社星和書店のご了解を得た上，『新薬と臨牀』に掲載されたもの[2]の一部省略や，その後の経過を追加した。

文　献

1) 宮坂佳幸：長年強い拒薬傾向を示す統合失調症患者に対するフルフェナジンのデポ剤使用例．新薬と臨牀，58：944-946, 2009.
2) 宮坂佳幸：リスパダールコンスタ®筋注用に定型抗精神病薬のデポ剤からの切り替えを試みた1症例．新薬と臨牀，59：208-210, 2010.

V. 特殊な患者

85. 薬物療法を嫌う患者へのRLAIの効果
―治療継続が可能となった1例―

諸江健二

アンジェ心療クリニック

I. 症 例

[症 例] 35歳，男性，外来。
[既往歴] 特記すべきことなし。
[家族歴] 特記すべきことなし。
[生活歴] 同胞3名中第3子。自営業を営む両親と父方祖父母の7人家族で育った。自宅に併設されている事業所にはいつも数十名の従業員が出入りしており，患者は彼らから経営者の末っ子として可愛がられていた。幼少期は学校でも家庭でも，おとなしく目立たない子どもで，数名の友人たちといつも家でゲームなどをして遊んでいた。勉強はさほど好きではなく成績は良いほうではなかったが，学業そのものに大きな支障はなかった。
[現病歴] 患者は13歳頃から被害的な幻聴を自覚していたが，誰にも口にしたことはなかった。子どもながらこれが異常なことだとはわかっていたが，時々聴こえる幻聴以外には生活に支障をきたすことはなかったため，病院を受診しようと思うこともなかった。成長するにつれ人づきあいもあまりしなくなったため，実際に陰口を言われているのか，あるいは気のせいなのかわからなくなっていったという。

大学卒業後，実家の会社に就職した。会社は家族を中心とした親族で経営されていたため，患者は入社して間もなく役員の職に就き，自分より年長の従業員の上司にならざるを得なかった。そのような立場からなのか，部下にあたる年配の社員から「ろくに仕事もできないくせに威張っている」と，これまでになくはっきりとした幻聴が激しくなった。こうして23歳の時，初めて精神科クリニックを受診した。しかし医師がする病気の説明や服薬などが怖く，通院も不定期になり数回で止めてしまった。つきあっていた恋人の勧めで受診した別のクリニックでは，デカン酸ハロペリドールを勧められ何度か試してみた。しかし症状はさほど変わらない割に，注射した後の2週間は不快な全身倦怠感や眠気に悩まされ，車の運転にも支障をきたすため継続して注射を受けることもなく，漫然と時が過ぎていった。X−4年（31歳時），当院に来院したのは，結婚を約束しているこの恋人が熱心に受診を勧めたからだった。

[治療経過] これまでの治療の経過から，患者は治療には積極的ではなく，服薬を勧めてもすぐに続かなくなるのは明らかだった。患者が薬を希望するのは幻聴が激しい時だけで，服薬して幻聴が少なくなると副作用を訴えて薬を飲まなくなっていた。実際に抗精神病薬の副作用には悩まされていたものと考えられるが，疾病否認という病理が薬の副作用の問題にすりかえられているように感じられた。また，これまで患者を診てきた医師たちにしてみれば，"治療に熱心でないばかりか副作用の不満ばかり言うやっかいな患者"という印象があったのかもしれず，実際，患者は十分な心理教育を受けてはいなかった。

そこで早急に服薬を勧めることはせず，患者が治療のことを理解し，受け入れるまでは心理教育や病気に対する不安を十分に聴くことに努めた。心理教育では統合失調症の病理，治療である薬物療法や認知療法だけでなく，北海道浦河町の『べてるの家』の当事者たちの試み，海外のヒアリング・ヴォイシズの活動など，症状を緩和するための方法を広く紹介した。

こうして1年が経った頃，X−3年に患者は再び薬物療法に挑戦してみたいと申し出た。それぞれの薬の特徴をこれまでの心理教育で学んでいた患者は，以前使用したことのない経口薬で比較的副作用が少なく自分に一番合っていると考えたアリピプラゾールを選択した。3mg/日の服用を始めたところ，幻聴はわずかに軽くなったものの，副作用の訴えが強く，少量でもやはり眠気や倦怠感を感じるため十分な量まで増量することはできず，一時は6mg/日まで増量したものの，結局は3mg/日で維持して3年が経過した。

そこでアリピプラゾールに代わる治療として，X年6月に筆者から経口剤と比較して安定した効果が得られ，副作用が軽度になる可能性があるRLAIを提案した。それまでの経口薬では満足に足る効果を感じていなかった患者は，

症　例：35歳，男性。主症状：幻聴

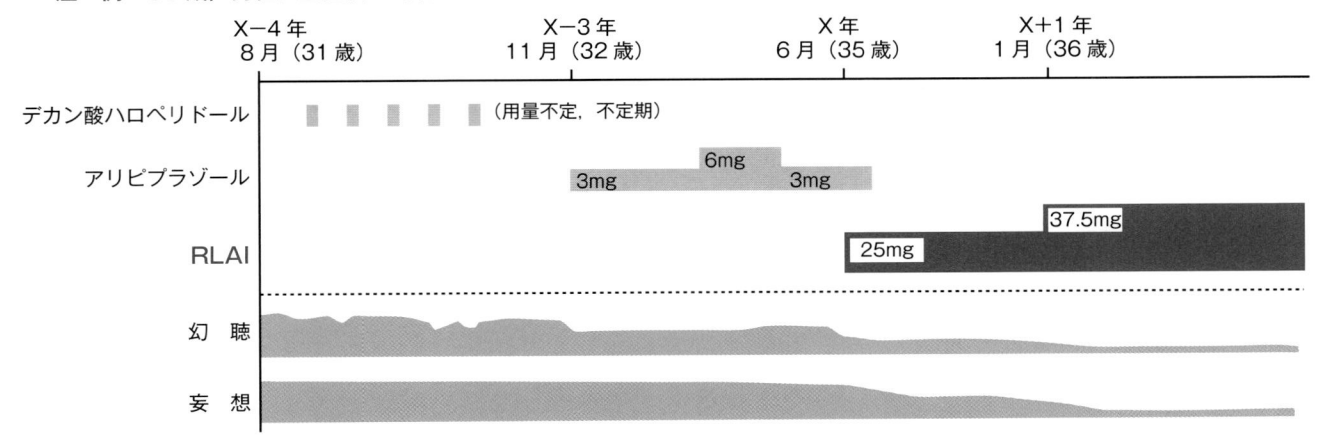

	X−4年 8月（31歳）	X−3年 11月（32歳）	X年 6月（35歳）	X+1年 1月（36歳）
デカン酸ハロペリドール	（用量不定，不定期）			
アリピプラゾール		3mg ─ 6mg ─ 3mg		
RLAI			25mg	37.5mg
幻　聴				
妄　想				

かつて副作用に苦しんだ注射薬のイメージがあったもののその効果を期待して，新しいこの薬を試してみることに同意した。

［切り替え方法］X年6月よりRLAI 25mgより投与を開始した。アリピプラゾールは2回目投与時（2週後）に中止した。RLAIでは患者が心配していたような倦怠感や眠気は出現しなかった。RLAI使用を始めて4週目に幻聴の減少が，6週目には生活そのものが明るくなったと報告された。その後，約半年間の継続により副作用が認められなかったことから，さらなる治療効果を目指してX+1年1月，RLAIを37.5mgに増量し，現在に至っている。RLAIはこれまでの薬のように中断することもなく続けることができ，1年が経った。患者は結婚し1児をもうけた。幻聴は完全に治まってはいないが気にならないほど少なくなり，仕事や家庭生活をこなしている。

なお，元々，薬物療法への恐怖感が強かったためアリピプラゾールの服用は少量で，切り替えに困難はなかった。

II．考　察

本症例は，統合失調症の中では未治療期間が長く疾病否認の病理の強い難治例といえる。症状は比較的軽度だが治療動機に乏しく，さらにこれまでの治療において薬の副作用の訴えが疾病否認と結びついていたため，継続的な通院治療を維持することも困難な患者であった。この症例で，筆者が最も重視したのは，患者自身に治療を選択する権利があることを保証したことである。その上で心理教育を根気強く行い，患者自身に薬物の選択も任せた。むろんこれは，患者の病理水準がある程度の社会性を保っていたことや，患者を支える家族の存在があってのことである。

本症例では，RLAI開始前に心理教育を十分行ったが，特に重視したのは患者自身が治療方法の選択権を持つこと

［患者の声］
「最初，金額的に高いことが気になっていた。効果のある薬だということはわかるが，効果を実感するまでは金額が気になる患者もいるのではないかと思う。RLAIは副作用が全く出ないことがありがたい。また，悩みごとが途中でストップするような感じで，以前のようなつらさがなくなった」

［ポイント］
① RLAIの投与により「幻聴が少なくなる」という効果を患者自身が実感できた。
② RLAIは副作用がなかったので，これまでの薬のように中断することもなく続けられている。

である。ただし，そのためには患者自身が自分の治療に関して積極的にならねばならないという条件が必要である。それも，"医師と一緒に治療に参加する"といったレベルではなく，"自分自身も自分の重要な治療者の1人である。選択を間違えば失敗さえありうる"という真剣さを必要とした。

現在，RLAIを維持しながら日常会話程度の診察しか必要なくなっているのも，そのような真剣な数年間の治療があってのことである。今後もRLAIにより高い社会性を保ったまま，再発が生じないように治療継続していきたい。

86. 20年ぶりに再発した高齢の統合失調症患者へのRLAIの効果

杉江 日出彦

医療法人辰五会　ふれあい南伊豆ホスピタル精神科

I. 症　例

[症　例] 86歳, 女性, 入院。
[既往歴] 76歳時, 心房細動。
[家族歴] 精神科的遺伝負因は特になし。
[生活歴] 同胞3名中第2子として出生。女学校を卒業後, 22歳で結婚, 2子をもうけた。夫とは昭和60年に死別。現在は, 息子夫婦と同居中。
[現病歴] 昭和40年代に統合失調症にて数回の入院歴があるが, 詳細は不明。その後は通院歴なし。

X年9月頃から「ゼウスの神が襲ってきた。殺される」と被害妄想が顕著になり, 夜間の不穏, 不眠が目立ってきた。X年10月9日, 息子夫婦から「内科で血圧を診てもらおう」と言われたことを機に当院外来を受診した。

当院診察室では「私は精神病ではない」,「あんたなんか医者でない」と叫び, 不穏状態を呈したため, 息子の同意を得て即日, 医療保護入院となった。後日, 頭部CTを施行したが脳の委縮, 梗塞は診られず, 脳波, 徐派, スパイクも診られず, 長谷川式簡易知能スケールも24点であった。したがって, 認知症は否定された。

[治療経過] 統合失調症の再発による興奮状態であると判断し, 非定型抗精神病薬を中心とした治療を計画した。入院時より興奮状態が非常に強く拒食, 拒薬するため, 保護室にて隔離, 拘束とした。全身の状態が不良のため, マーゲンチューブを挿入し, 栄養管理ならびに投薬を実施した。

このマーゲンチューブよりクエチアピン350mg/日の投薬を開始し, 1週間間隔にて100mg/日ずつ増量し, 最終的には, 750mg/日まで増量した。

また, リスペリドン内用液（RIS-OS）も同ルートにて投薬を開始した。筆者は非定型抗精神病薬には抗パーキンソン薬を併用しないという趣旨のため, 入院時より4mg/日で維持した。患者は隔離, 拘束中も「ゼウスの神だ。殺される」と被害妄想が顕著であり, 拒食も続いた。退院後の予後を考えると, マーゲンチューブからの投与は非現実的であった。また, 拒薬を示していることや高齢であることも考慮すると, 経口薬を継続して服用することが難しいとも考えられた。そこで2週間に1回注射することで持続的な効果が期待できるため服薬忘れの心配がない, 新たな注射剤があることを説明し, 患者および家族より同意を得たため, 入院3日目にRLAI 25mgの筋注を施行した。

[切り替え方法] 内服のRIS-OSをRLAIに切り替えた経過は, 以下のとおりである。

入院3日目にRLAIを25mgで施行開始した。入院17日目に2度目のRLAI 25mgを施行し, 31日目の3回目投与時よりRLAI 37.5mgへと増量した。この頃から被害妄想的発言も減り, 興奮状態も治まり, 自ら食事を摂るようになったので拘束も解除できる状態となった。

また, 37.5mgに増量後からRIS-OSを21日かけて4mg/日から1週間に1mg/日の用量で減量し, 中止することにした。入院35日目には, 隔離室から一般病棟に移り, 作業療法（OT）にも参加するようになった。被害妄想による硬い表情は改善し, 穏やかな笑顔が出るようになった。「今後は, 自宅で看たい」という家族の希望もあり, 入院48日目に退院となった。現在, 外来においてもRLAI 37.5mgを継続中である。

RLAI投与部位の疼痛, 発赤, 腫脹, 硬結といった注射に伴う所見は, 認められなかった。また, 錐体外路症状のような副作用も認められず, RLAIの効果と安全性が示された。

II. 考　察

約20年ぶりに86歳という高齢で再発した統合失調症の症例である。

患者は被害妄想に操作され不穏状態を呈し, かつ病識もなく, 拒食, 拒薬していた。全身状態が不良のため, 入院当初からマーゲンチューブを挿入して栄養管理と投薬を行った。どうしてもリスペリドン単剤では十分な鎮静効果があると期待できず, また, 抗パーキンソン薬は併用しないという時代の流れからも, リスペリドンを最大投与できる量が4mg/日と判断して, クエチアピンを併

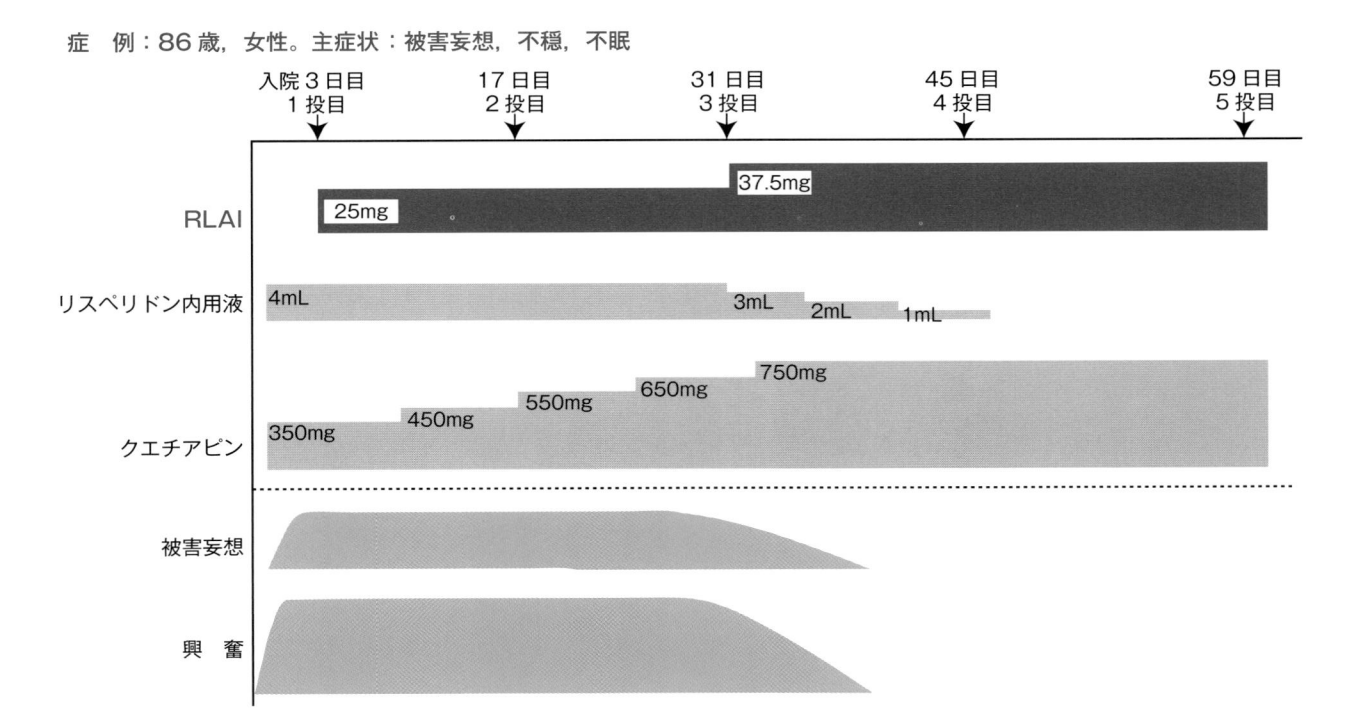

症　例：86歳，女性。主症状：被害妄想，不穏，不眠

	入院3日目 1投目	17日目 2投目	31日目 3投目	45日目 4投目	59日目 5投目
RLAI		25mg		37.5mg	
リスペリドン内用液	4mL		3mL　2mL　1mL		
クエチアピン	350mg	450mg	550mg　650mg　750mg		
被害妄想					
興奮					

用した。もちろん高価な非定型抗精神病薬を2種類以上投与することについては議論の余地が残るが，86歳という高齢を考慮して，レボメプロマジンなどの定型抗精神病薬でなく，より安全性の高いクエチアピンを投与した。一方，持効性注射剤の適応があると考えていた。

RIS-OSからRLAIへの切り替えについては，RLAIの血中濃度が十分に上がるまでの約1カ月間は内服を併用し，内服4mg/日から1週間に1mg/日の用量で漸減し，RLAIを25mgから37.5mgへと増量した。RLAIは，たしかに急性期の陽性症状のコントロールには対応困難であるが，急性期の陽性症状を過ぎた維持期には十分，対応可能であると実感した。しかしながら，RLAIの作用発現までに3週間要することを考慮すると，早期よりRLAIを導入することを検討する必要がある。また86歳という高齢にもかかわらず，パーキンソン症状，認知機能の低下などの副作用もみられず，安全性も認識できた。

本症例では，高齢であることやRLAIによる錐体外路症状の抑制の可能性，睡眠効果を期待してRLAI導入後にもクエチアピンを100mg/週で増量し，750mg/日で維持しているが，今後はクエチアピンを減量し，RLAI単剤で対応することを検討していく予定である。

[患者の声]

家族（息子）の声：「一緒に住んでいても毎日の起床時間が不規則なため，毎回，薬を服薬させることが難しかった。どうしても飲み忘れが出ていた。その意味でもRLAIはありがたい」

[ポイント]

① RLAIは高齢者でも副作用の発現が少なく安全性は高い可能性がある。

② RLAIは高齢者で認知機能の低下を招く可能性は低いと考えられる。

③ RLAIは多剤併用を整理し，単剤化できる可能性が高いと考えられる。

87. 長期措置入院例へのRLAIの使用経験

石川大道

福島県立矢吹病院精神科

I. 症 例

[症　例] 70歳，男性，入院。
[既往歴] 特記事項なし。
[家族歴] 弟が反応性精神病で複数回の入院歴あり。
[生活歴] 同胞8名中第4子として出生。発育などは特記事項なし。性格は内向的で社交性が乏しい。結婚歴なし。
[現病歴] 中学卒業後，就職したが長続きせず，職を転々として定職に就かなかった。また，他人と協調したり状況に適応しようとする姿勢がみられず，周囲からは常に変わり者とみられていた。22歳頃から次第に問題行動がみられるようになり，X-47年～X-23年の間に精神病質などの診断にて計14回の精神科病院への入院歴があり，また犯歴（無銭飲食，窃盗，暴行，住居侵入など）も13回に及んでおり，そのうち3回は実刑判決を受けて服役していた。

X-23年12月19日，実家に戻り父や弟と暮らすようになったが，X-22年1月に「弟と母の実家の者がグルになって自分を殺し，自分の土地をとられる」との理由で弟を斧で殺害した。同日，様子を見に訪れた姉も「検察に頼まれて自分を殺しに来た」との理由で殺害した。警察に逮捕されたが精神鑑定の結果「妄想型精神分裂病（当時）による心身喪失」と判断され不起訴となり，精神衛生法（当時）25条通報により要措置の判定を受け，同年2月に当院に措置入院となっている。

[治療経過] 入院時は，「天皇陛下から1万人を殺した褒美に貰った土地をとられる」，「3兆円を盗まれた」などの誇大的かつ被害的な妄想，連合弛緩，思考吹入などを認め，また些細なことで興奮する易刺激性を認めた。

入院経過中，時に薬を飲んだふりをして吐いてしまうことがあり，精神症状の悪化から他患者や職員に暴力をふるうことがあったため，状態に応じて部分開放時間を設けられていたが，基本的に入院時から現在に至るまで，隔離継続されたままで経過していた。

X-1年4月に筆者が主治医となったが，当時は日中の開放時間中に虚ろな表情で病棟内を無目的に徘徊しており，時折他患者の私物を勝手に持ち出したり，トイレの排水管をごみで詰まらせるなどの行動がみられていた。妄想については強固に持続しており，自身の起こした事件についても「人を殺したって7年くらいで出られるのに何でここは出られないんだ？」と現在に至るまで反省の弁は聞かれていない。

X-1年9月から拒薬・拒食が目立つようになり，次第に精神症状の再燃がみられた。再三内服を促したが頑として応じず，精神運動興奮のためハロペリドールやレボメプロマジンの筋注を連日施行する状況が続いた。そのため同年11月よりデカン酸ハロペリドール（以下HP-D）50mgを開始し，同年12月頃には食事はなんとか摂れるようにはなったが，依然として拒薬は続いた。また振戦・筋固縮などの錐体外路症状が著明に悪化していた。X年1月頃より攻撃性はやや改善し，食事のときのみデイルームを開放できるようになった。その後，徐々に内服にも応じるようになり，同年4月頃からはおおむね処方通りに内服できるようになったが，錐体外路症状はやや軽減されたものの，動作緩慢で終日臥床するようになった。同年5月よりHP-Dを25mgに減量し内服のリスペリドンも4mg/日から1mg/日に減量したが，意欲の減退はあまり変化なく，食事以外はほとんどの時間を臥床で経過する状態が続いていた。

このように，HP-Dでは錐体外路症状と意欲減退が強くみられるが，経口剤ではまた拒薬による悪化が想定された。そこで，リスペリドンの作用が期待でき，服薬が不要でHP-Dよりも痛くなく錐体外路症状も減る可能性のある注射剤があることを説明し，同意が得られたため，X年9月よりRLAIを25mgより開始した。

[切り替え方法] HP-Dからの移行期間は特に設けず，前回のHP-Dの施行から4週目の時点でRLAIに切り替え，投与を開始することにした。RLAIの投与開始から約1カ月経過した時点で経口のリスペリドン，およびプロペリシアジンを中止としたが，特に症状に変化はみられなかった。同年11月にオランザピンを7.5mg/日に減量し，RLAIを37.5mgに増量したところ，徐々に離床しデイルー

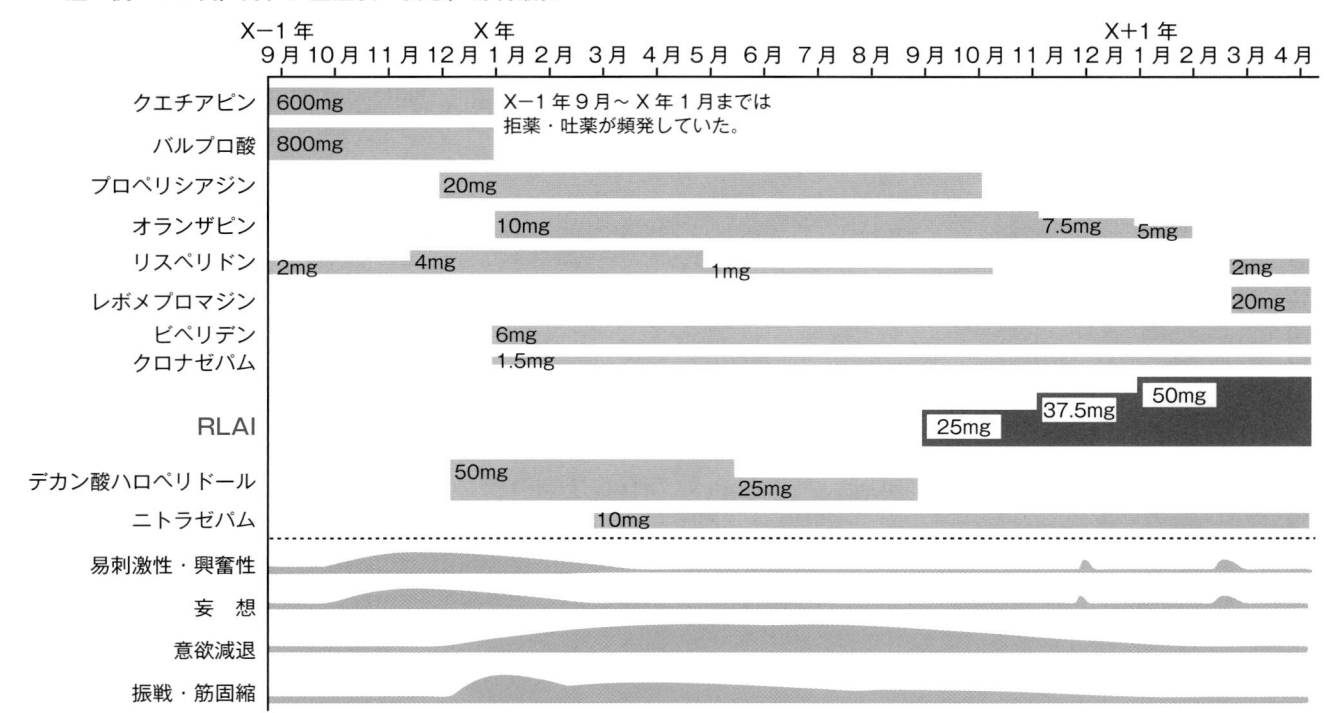

症　例：70代，男性。主症状：妄想，易刺激性

	X−1年			X年											X+1年			
	9月	10月	11月	12月	1月	2月	3月	4月	5月	6月	7月	8月	9月	10月	11月	12月	1月	2月	3月	4月

クエチアピン　600mg　X−1年9月～X年1月までは拒薬・吐薬が頻発していた。
バルプロ酸　800mg
プロペリシアジン　20mg
オランザピン　10mg　7.5mg　5mg
リスペリドン　2mg　4mg　1mg　2mg
レボメプロマジン　20mg
ビペリデン　6mg
クロナゼパム　1.5mg
RLAI　25mg　37.5mg　50mg
デカン酸ハロペリドール　50mg　25mg
ニトラゼパム　10mg

易刺激性・興奮性
妄　想
意欲減退
振戦・筋固縮

ムでテレビを見たりしてすごすようになってきた。同年12月になってから「俺は天皇だ」といった発言や，大声で職員を呼んでおきながら特に何も要求しないといった行動が散発的にみられたが，大きな興奮に至ることはなく短期間で治まっていた。X+1年1月にRLAIを50mgに増量し，オランザピンを5mg/日に減量した。その後，デイルームですごす時間がより長くなってきていたが，X+1年3月初頭にオランザピンを中止したところ，浅眠傾向となり易刺激性がやや悪化し，妄想の表出も目立つようになったため，レボメプロマジン20mg/日，リスペリドン2mg/日を眠前に追加した。その後，睡眠状態もおおむね安定し，特に不穏な言動もなく現在に至っている。

II．考　察

本症例は措置症状が改善せず，長期にわたって措置入院を継続している事例である。病識も得られず，症状軽減→開放時間延長→拒薬→症状悪化→隔離をくり返しており，退院の見通しは立っておらず，隔離解除，および院内での生活の安定が当面の目標といった状況である。

本症例の状況を改善するには，拒薬→症状悪化の流れを断つ必要があり，それには安定した血中濃度を保ち，確実な薬物投与経路としての持続性抗精神病薬が必要と考えHP-Dを使用したが，錐体外路症状や意欲減退が目立つようになり，患者のQOLが低下してしまった。しかしRLAIに切り替えることでそれらの問題が解消され，使用

[患者の声] RLAI治療に対するコメントは患者本人からは特に聞かれてはいないが，施行予定を告げると自分から態勢を整えるなど，さほど悪い印象は抱いていないような節はある。

[ポイント]
①服薬が不確実になりやすく，持効性抗精神病薬が必要と思われるが，従来の薬剤では副作用が出やすい場合にRLAIは有効と思われる。
②拙速にRLAI単剤を目指さず，クロルプロマジン換算量を目安にゆっくりと薬剤整理を行うことが必要と思われる。

する薬剤もかなり整理できた感がある。

現在，経口のリスペリドンとレボメプロマジンを併用しているが，それでもクロルプロマジン換算で約620mgであり，X−1年9月以前の約1,100mgやHP-Dから切り替え前の760mgに比べ，抗精神病薬の総量を減ずることができている（HP-D 30mg/4週＝ハロペリドール2mg/日，RLAI 25mg/2週＝リスペリドン2mg/日として概算した）。

今のところ情動面では安定してきているが，妄想についての表出は減っているものの持続しており，病識もほとんど得られず，これまでの経過を考えると，本症例がどこまで改善が見込めるかは正直なところ不透明である。だが，RLAIの使用によりQOLの改善が得られ，開放処遇へ進む可能性が多少なりとも出てきたのではないかと考えている。

88. RLAIの導入により精神病症状を伴う躁状態の再燃を抑えることが可能となった双極Ⅰ型障害の1例

小松　浩　大野高志

宮城県立精神医療センター

I. 症 例

[症　例] 25歳, 女性, 外来。
[既往歴] アトピー性皮膚炎。
[家族歴] 母がうつ病でX-2年2月に自殺した。
[生活歴] 同胞2名中第1子として出生。高校卒業後は専門学校へ入学したが, 1年で中退した。その後, 美容専門学校へ入学し, X-4年に美容師になったが, シャンプーによるアレルギー反応で呼吸困難が出現したため退職した。その後, いくつかのアルバイトをしていた。X-3年より仙台のアパートで1人暮らしをしていた。
[現病歴] X-2年2月に母が自殺したことや失恋したことなどのライフイベントが重なった後より, 徐々に不眠, 多弁, 易怒的となり, X-2年5月8日に家族への暴力行為がみられたため, 家族に連れられ当院を初診した。初診時, 多弁で注意転導性が高まっており, 観念奔逸も認められ, 言動はまとまりに欠ける状態であった。易刺激性も強く, 些細な刺激で興奮する状態だった。また,「自分は宇宙人だ」などの誇大妄想もみられ, 精神病症状を伴う躁状態と診断し, 入院治療を開始した。気分安定薬（バルプロ酸, 炭酸リチウム）による薬物療法を施行したが, 攻撃性が強く, 妄想も活発であったためリスペリドンを追加した。リスペリドンを6mg/日まで増量したところ, 多弁, 易刺激性, 誇大妄想など精神病症状は軽減したが, 乳汁分泌が出現し, リスペリドンをオランザピンに置換し, 同年8月8日に退院となった。しかし, 退院直後より内服を自己中断し, 8月15日の外来受診時には躁状態が再燃しており, 2回目の入院となった。オランザピンの内服を開始後, 体重増加傾向にあり, これが服薬アドヒアランス不良の一因と考えられ, オランザピンをスルトプリドに変更した。その後, 躁状態は軽快したため8月27日に退院となった。退院当初はコンビニエンスストアのアルバイトなどをしていたが, X-1年に入り, 抑うつ気分, 意欲減退, 食欲不振といった抑うつ症状が出現し, 部屋に引きこもりがちとなり, 外来には父親のみが来院するようになった。一時的にスルピリドを処方し経過をみていたが, 抑うつ症状の改善はなく, 次第に自殺念慮も認められるようになったため, 同年2月に薬物調整目的に3回目の入院となった。薬物調整により4月末には症状は軽快し, 自殺念慮も消失したため, X-1年4月29日に退院となった。退院後, 通院は継続していたが, 内服の自己調整をしており, 6月には内服を完全に自己中断していた。同年7月には家にほとんど帰らずに出歩くようになり, 暴力団関係者と交際するといった逸脱行動がみられるようになった。同年8月27日の夜には祖母と口論になり, ナイフを突きつけるなどしたため, 父に連れられ当院を救急受診した。4回目の入院となり, 筆者が担当医となった。
[治療経過] 入院時, 多弁で「数百万の取引がある」など会話の内容は誇大的で, 部屋のドアを蹴るなど興奮状態であった。前医の処方内容を参考に炭酸リチウム, バルプロ酸, ハロペリドール, ピペリデンを併用した薬物療法を施行した。しかし, 入院5日目から夜間に軽度の意識混濁や「女の子が見える」など幻視が出現した。多剤併用, またそれに伴う抗コリン薬の使用による薬剤性せん妄が疑われ, 薬物調整を行った。ゾテピンの使用により同年11月頃には躁症状は消失したが, 錐体外路症状も認められ, 日中はほぼ臥床してすごすようになったため, ゾテピンを徐々に減量中止した。しかし, このままだと退院後に再び服薬を自己中断することによる躁状態の再燃のリスクが高いため, 本人, 家族にRLAIの効果と副作用, さらに服薬が不要となること, 精神病症状に効果があること, 日本での適応はまだないが海外では双極性障害にも適応があり, 躁状態が改善する可能性があることを説明し, RLAIの導入を勧めたところ同意を得たため, X年9月18日からRLAI 25mgを開始した。
[切り替え方法] RLAI開始時, ハロペリドール18mg/日, ピペリデン6mg/日, バルプロ酸800mg/日を併用していたが, 躁状態の再燃, 副作用の出現は認めなかったので, 9月30日に退院した。RLAI開始6週後に, 外来にてRLAIを37.5mgに増量した。併用薬に関しては, ハロペリドールをRLAI開始6週後, 8週後, 10週後, 12週後に12mg/日, 6mg/日, 3mg/日, 中止とし, ピペリデンをRLAI開始10週後, 12週後に4mg/日, 2mg/日に減量した。

現在, 退院後6カ月以上が経過するが, 規則的な通院を

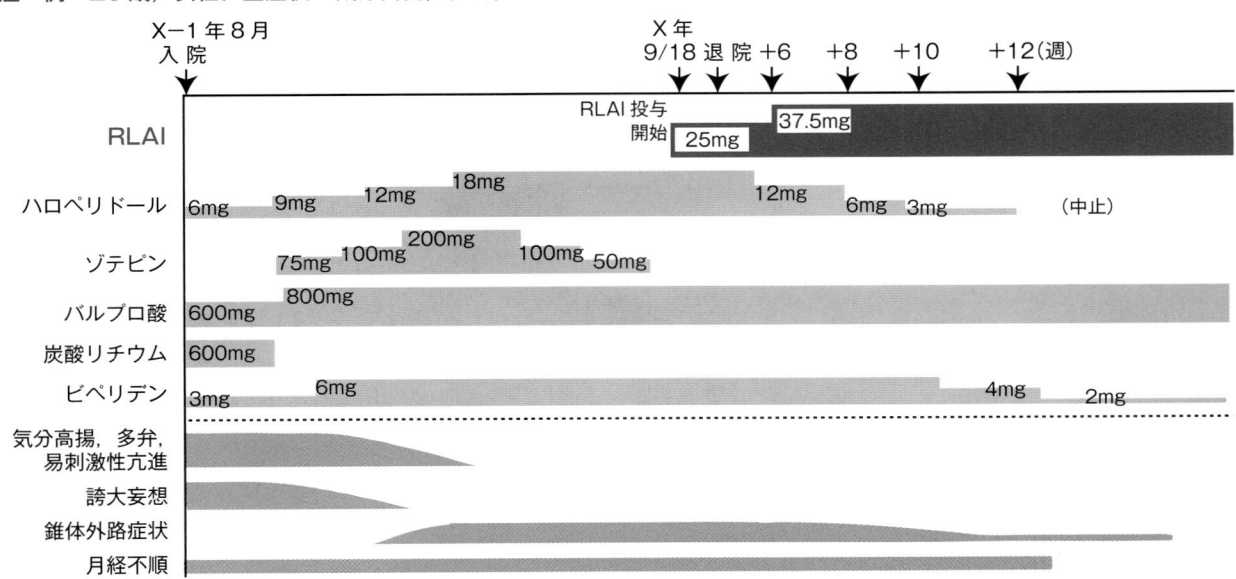

症　例：25歳，女性。主症状：気分高揚，多弁，易刺激性亢進，誇大妄想

継続しており，躁状態の再燃はみられていない。症状に関しては，切り替え前後で大きな変化はなかったが，副作用に関してはRLAIへの切り替えにより，ハロペリドール内服時にみられた月経不順が改善した。

II. 考察

服薬の自己調整により精神病症状を伴う躁状態の再燃をくり返していたが，RLAIの導入により，再燃を抑えることが可能になった症例を報告した。

本症例は，急性期の症状軽減，維持期の再発予防に対して気分安定薬に加え，抗精神病薬の追加投与が必要であった。内服薬は多剤併用の状態であり，またその副作用も一因となって服薬アドヒアランスが不良であり，再燃をくり返していた。4回目の入院の際に，再発予防の観点から，本人，家族に十分に効果，副作用について説明し同意を得てRLAIを開始した。

RLAIは，日本ではまだ双極性障害に対しては未承認であるが，海外では双極性障害に対しての有効性が報告されており[1-3]，米国では維持療法としての適応が承認されている。服薬アドヒアランス不良で躁状態の再燃をくり返している症例には，RLAIは有効であると考えられる。しかし，日本では双極性障害に対しては適応を有しておらず，本症例では，激しい精神病症状に対する治療効果を期待してRLAIを使用したが，双極性障害にRLAIを使用する際は，本人のみならず家族にもその効果のみならず副作用についても十分に説明する必要があると考えられる。なお，本症例は過去にリスペリドン内服薬6mg/日を使用した際に，乳汁分泌が出現したが，RLAI 37.5mgでは特に乳汁分泌はなく経過している。これは，RLAI

[患者の声] RLAIの導入により，躁状態の再燃が抑えられ，自宅での生活を継続して送られており，ハロペリドール内服時にみられた副作用も軽減し，患者のみならず家族にも高評価である。現在，就労を目指してリハビリ中である。

[ポイント] ①RLAI治療を提案するポイント：自己中断により再発をくり返している患者に，RLAIは服薬負担がなくなることを示したところ，同意が得られた。②注意点：海外ではRLAIの双極I型障害に対する維持療法の有用性が多数報告されており，米国ではすでに認可されている。一方で，日本ではRLAIの双極I型障害に対する適応は承認されていない。しかしながら本症例のように統合失調様症状を伴う双極I型障害を発病している患者ではRLAIが両方に有効となる可能性がある。ただし，RLAIの使用にあたっては家族，本人に有用性だけでなく，副作用などのデメリットも十分に説明する必要がある。

37.5mgのほうが，血中濃度がより低い濃度で安定していることが考えられる。現在，退院後6カ月以上が経過するが精神病症状および躁状態の再燃はなく，規則的な通院を継続しており，RLAIが効果的だったと考えられる。

文献

1) Quiroz, J.A. et al.: Risperidone Long-Acting Injectable Monotherapy in the Maintenance Treatment of Bipolar I Disorder. Biol. Psychiatry, 12 : epub ahead of print, 2010.
2) Yatham, L.N. et al.: Canadian Network for Mood and Anxiety Treatments(CANMAT) and International Society for Bipolar Disorders(ISBD) collaborative update of CANMAT guidelines for the management of patients with bipolar disorder: update 2009. Bipolar Disord., 11(3) : 225-255, 2009.
3) Han, C. et al.: Usefulness of long-acting injectable risperidone during 12-month maintenance therapy of bipolar disorder. Prog. Neuropharmacol. Biol. Psychiatry, 31(6) : 1219-1223, 2007.

89. RLAIにより暴力行為が改善した，中等度精神発達遅滞を伴う統合失調症の1症例

七条 敏明

メンタルクリニック美波

I. 症 例

[症　例] 36歳，女性，外来。統合失調症。
[既往歴] 中等度精神発達遅滞。
[家族歴] 精神疾患の遺伝負因はない。
[生活歴] 長女として出生し，同胞はいない。最終学歴は養護学校高等部卒業である。知的障害者更生施設へ通所している。父親は死亡しており，現在は母親と2人暮らしである。
[現病歴] X-3年4月頃より「外に誰かがいる」，「おばけがいる」と訴えることが多くなった。同年5月頃より自宅で急に怒鳴ったり，外に飛びだしたりなどの行動がみられるようになった。また更生施設内でも職員に対して暴力をふるうことや物にあたったりすることもみられ始めていた。そのため，X-3年6月に母親とともにA精神病院を受診し，統合失調症と診断され薬物療法を開始した。薬物療法により症状は軽減していたが，服薬や通院は不規則なことが続き，X-1年6月より通院を中断していた。

　X年3月頃より「おばけがいる」と訴えることが多くなり，施設内で急に興奮し，職員に暴力をふるうことがたびたび認められるようになり，X年4月，更生施設職員の勧めもあり，母親とともに当院を初診した。
[治療経過] 初診時，「悪口を言われている」，「おばけがいる」などと訴えた。幻覚妄想状態や衝動性の改善を目的としてリスペリドン2mg/日を開始し，投与開始4週後にリスペリドンを3mg/日まで増量した。また10週後よりアカシジアが出現してきたため，ビペリデン2mg/日を併用した。徐々に幻聴，被害関係妄想や暴力行為は軽減し，安定した。しかし次第に服薬や外来は不規則となり，それに伴い幻聴，被害関係妄想や衝動性は強まり，更生施設では職員に対しての暴力行為をたびたび認めていた。

　家族に服薬の必要性をくり返し説明していたが，継続した服薬援助の協力が得られなかった。そのため定型抗精神病薬の持効性注射剤であるデカン酸フルフェナジン25mgを1回/月併用したが，幾分は暴力行為が治まるものの消失することはなかった。患者，家族や職員との関係も良好とはいえない状態が続いていた。
[切り替え方法] リスペリドン3mg/日，ビペリデン2mg/日の内服薬，デカン酸フルフェナジン25mgの月1回投与で維持していたが，本人に中等度精神発達遅滞があることに加え，母親が統合失調症という病気と服薬の重要性についての了解が悪く家族の服薬援助が難しいため，継続した服薬ができなかった。そのため，安定した病状を維持することができず，服薬によらない治療を求めてデカン酸フルフェナジンを併用していたものの，症状は消失せず効果が不十分であった。この状態を打破するために，リスペリドンの効果がより高くみられ，副作用が改善されることを期待してRLAIの導入を検討した。

　そこで，患者や家族に現在服用しているリスペリドンの持効性注射剤があり，症状改善効果が高く副作用（アカシジア）が減少する可能性があること，リスペリドンだけでなく抗パーキンソン薬（ビペリデン）を含めて経口剤が不要とできること，現在の注射剤と比べると2週間に1回の投与となるものの痛みが少ないと思われることを説明し，患者と家族の同意を得たため，X年6月よりRLAI 25mgの投与を開始した。

　2週間ごとにRLAIの投与を行い，初回に投与したRLAIの血中濃度が上昇すると考えられる3回目投与時（投与開始4週後）に内服のリスペリドンを2mg/日へ減量した。投与開始7週後より幻聴，被害関係妄想や暴力行為は消失し，投与開始12週後に内服のリスペリドンを1mg/日へ減量した。

　患者は「おばけはいなくなった」と述べるようになり，自宅でも更生施設でも問題行動がなく落ち着いてすごせるようになった。家族は服薬の量が減ったことで服薬管理が楽になったことに対して評価がよくなり，また更生施設での暴力行為がなくなったことにより施設職員の評価もよくなり，患者，家族と施設職員との関係も良好になった。現在までRLAIは25mgのままで維持しているが，2週ごと

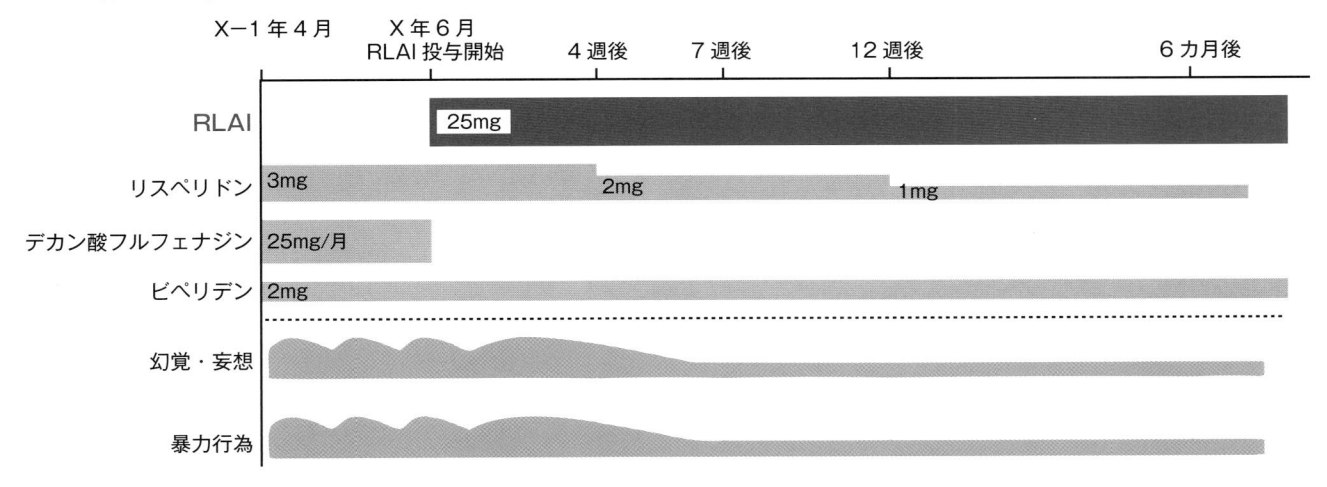

症　例：36歳，女性。主症状：幻覚妄想状態，衝動性

	X-1年4月	X年6月 RLAI投与開始	4週後	7週後	12週後	6カ月後
RLAI		25mg				
リスペリドン	3mg		2mg		1mg	
デカン酸フルフェナジン	25mg/月					
ビペリデン	2mg					
幻覚・妄想						
暴力行為						

の投与も確実に行えるようになり，落ち着いてすごせている。

II．考　察

本症例は30代前半より発病し，服薬継続ができず，症状増悪と暴力行為をくり返した精神発達遅滞を合併する統合失調症患者である。

患者は中等度精神発達遅滞（IQ 35～49）で，知的レベルは小学校低学年であった。単純な作業は実施でき，社会的発達の兆候はあるが，完全に自立するのは難しいことから，患者本人が服薬管理を行うことが難しい状況であった。家族である母親も統合失調症という病気と服薬の重要性に対して了解が悪いこと，さらには服薬管理に対する負担が非常に大きいため，母親も患者の服薬を維持することが難しく，たびたび怠薬や治療中断してしまうことで，病状不安定であることが続いていた。また，リスペリドンで症状改善効果がみられていたが，用量増加により副作用（アカシジア）が発現したため，これ以上用量を上げて症状を取り除くことも難しい状況であった。さらには，安定した薬効を期待して定型抗精神病薬の持効性注射剤（デカン酸フルフェナジン）も併用していたが，やはり十分な効果は認められなかった。

しかし今回，RLAIを投与することで症状は安定し，開始から6カ月が経過した現在でもRLAI 25mgで維持したまま安定した状態が続いており，注射時の痛みや副作用（アカシジア）の悪化なども認められていない。その結果，患者や家族と施設職員との関係も良好となり，施設でのトラブルも減少し，家族ともに落ち着いた状態で生活が続けられている。

本症例のように，患者や家族の問題により服薬維持が期待できず，怠薬や治療中断により再発をくり返す症例で

[患者の声]
「おばけはいなくなった」

[ポイント]
①家族が服薬させることが負担になっていたこともあり，RLAIを使用することによって少量でも服薬量を減らせたことが家族の負担を軽減することにつながったと思われる。
②リスペリドンが有効であり，服薬継続ができない症例は，RLAI治療を患者や家族に提案することで，高い治療効果が期待できる。

は，RLAIに切り替えることにより経口薬を減量・中止できる可能性があり，服薬管理が大幅に軽減されること，そのうえで安定した作用により再発の危険性が減ることや副作用が少ないことを十分に説明することで，家族の了解も得られやすくなると思われる。特に，確実に体内に適切な量の薬物が投与され作用を示すことは非常に重要である。また，これまでの経口剤治療と比較して副作用が少ない状態で十分な効果を発揮できていることや，定型抗精神病薬の持効性注射剤と比較しても改善効果が高いことは注目に値する。

以上のように，RLAIは服薬管理に問題がある患者に対して特に有用であることが示唆された。

今後の目標としては，現在まだ併用されているリスペリドン経口剤と抗パーキンソン薬の減量に努め，内服薬を中止していくことである。

90. 医療観察法医療におけるRLAI導入の実際

髙井良昌[1]　奥平智之[2]　芹澤秀和[2]　安藝竜彦[2]
竹野良平[3]　米山伸彦[4]　戸澤　毅[1]　西川祐一[1]

1) 医療法人　西川病院　　2) 医療法人　山口病院（川越）
3) 社会医療法人財団石心会　狭山病院　　4) 医療法人くすのき会　南飯能病院

I. 症例

[症例1] 40代，男性，外来，統合失調症。
[既往歴] 高脂血症。
[家族歴] 特記なし（実父は死亡，実母は現所在不明）。
[生活歴] 1歳頃より養父母に育てられる。学業の成績は低位だった。高校卒業後，鋳物業のアルバイトを不定期に行う。トラックやタクシー運転手の職に就いたが長続きしなかった。養父母は死亡している。単身生活。
[現病歴] X-14年から家族に対する暴力行為が散見した。X-10年から下着で外出したり，無目的に近所宅を夜間に訪問するなどの迷惑行動があり，暴力行為もより顕著になった。同年，養母が焼身自殺した。この頃から役所が関与している。X-8年，入院中であった養父が死去した。役所の職員が患者宅を訪問した際，本人が亜昏迷状態を呈していたため，X-8年10月，近隣の精神科病院を初診した。しかし2カ月で通院を自己中断してしまった。その後数年間，「近所の会社が自分のものである」などの妄想を認め，役所や交番を不定期に訪れ，妄想内容を一方的に話して帰っていくことが散見された。X-1年2月，「町内にある会社や車が自分のものではないか」と妄信した。それを確認する過程で，近隣会社内で従業員の髪の毛をつかみ転倒させ，骨折させた。精神保健福祉法第24条により通報となり，精神科病院にて措置入院となった。鑑定入院を経て，X年3月よりA病院にて医療観察法下での入院処遇となった。X年8月に退院となり，当院にて通院処遇となった。
[治療経過] 外来通院当初は入院の契機となった対象行為に対する内省も窺え，服薬も「飲んだほうがすっきりしている」と述べていた。またデイケア通所も定期的に行い徐々に適応していた。妄想内容の言動もなく経過していたが，X年11月に入り保護観察所の担当者などに「身体を改造したい。近所の家のガラスが破られて警察が入ってきた」などの発言があり，症状の再燃が考えられた。また，訪問看護の際，服薬が遵守されていない可能性が指摘されたため，服薬が不要となり再発予防効果が高い2週間に1度の注射剤があることを説明し，本人の同意が得られたため，同月RLAIを導入した。
[切り替え方法] RLAI切り替え前の処方はリスペリドン3mg/日，ゾルピデム5mg/日であった。X年11月，RLAIを25mgより投与開始したところ，4週間後には，妄想体験の表出がなくなり，副作用の出現も認めなかった。経口薬の減量を行うために3回目投与時（4週後）より，RLAIを37.5mgに増量し，リスペリドンを1mg/日に減量した。その後さらに4週間の経過を確認したところ，精神状態の安定が認められたため，リスペリドン1mg/日を中止した。

その後，RLAI 37.5mgとゾルピデム 5mg/日で維持しているが，妄想内容が語られることはなく，精神状態は安定して経過している。X+1年4月の外来診察の際には，本人自ら「錠剤より注射のほうが調子がいいので注射をお願いします」と主治医に訴えるようになっている。

* * * * *

[症例2] 20代，男性，外来～入院。
[既往歴] 精神遅滞。
[家族歴] 特記なし。
[生活歴] 同胞なし。逆子で出産。幼稚園は適応できず退園した。保健センターで知能発達の遅れを指摘された。小学校から特殊学級に通学した。8歳時の知能検査ではIQ 59だった。中学卒業後，養護学校に入学した。現在，自宅から作業所に通所中。父親と2人暮らし。
[現病歴] X-11年（14歳）より家族や他人に暴力行為があった。X-10年より精神科に通院を開始したが中断した。学校で暴れたため警察に保護され，X-8年10月～12月，精神病院に措置入院となった。またマンションの管理人に暴力をふるった経緯で，X-7年4～5月に措置入院となった。X-5年3月より「耳にアンテナがある」と訴えるようになり，当院に通院を開始した。X-3年9月頃より服薬が不規則となり，同年11月に通行人に暴行し傷害を負わせた。X-2年2～X-1年6月，医療観察法下

症例1：40代，男性，統合失調症。主症状：暴力，妄想

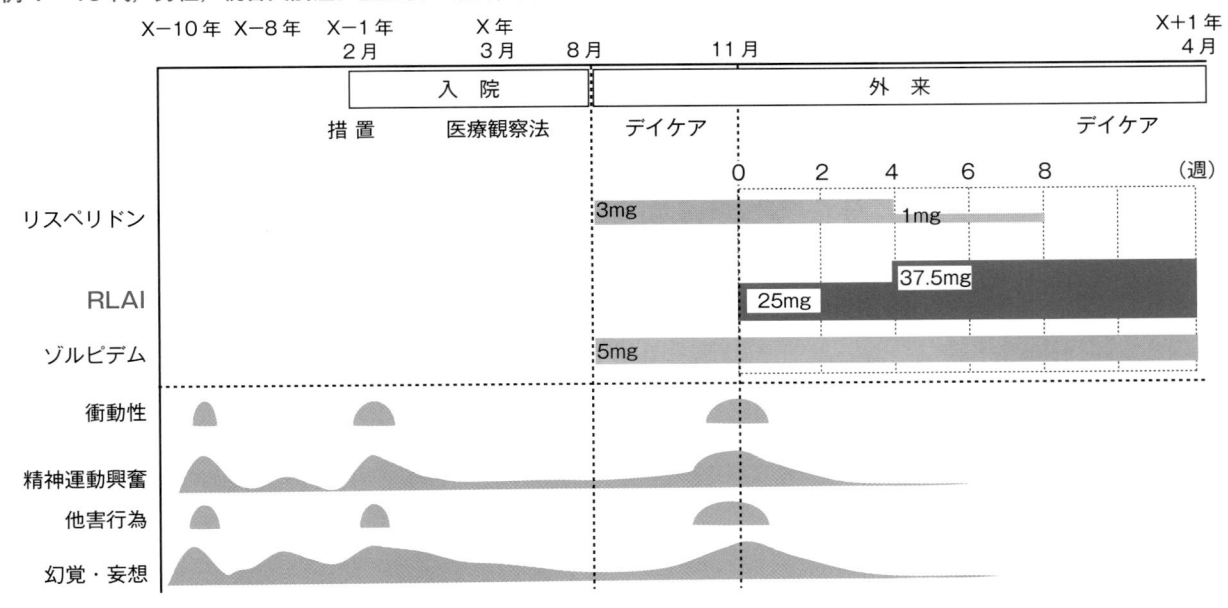

	X−10年	X−8年 2月	X−1年 3月	X年 8月	11月					X+1年 4月
		入　院			外　来					
		措置	医療観察法	デイケア				デイケア		

週：0　2　4　6　8

- リスペリドン：3mg → 1mg
- RLAI：25mg → 37.5mg
- ゾルピデム：5mg

症状：衝動性／精神運動興奮／他害行為／幻覚・妄想

症例2：20代，男性，精神遅滞。主症状：易怒性，衝動性亢進

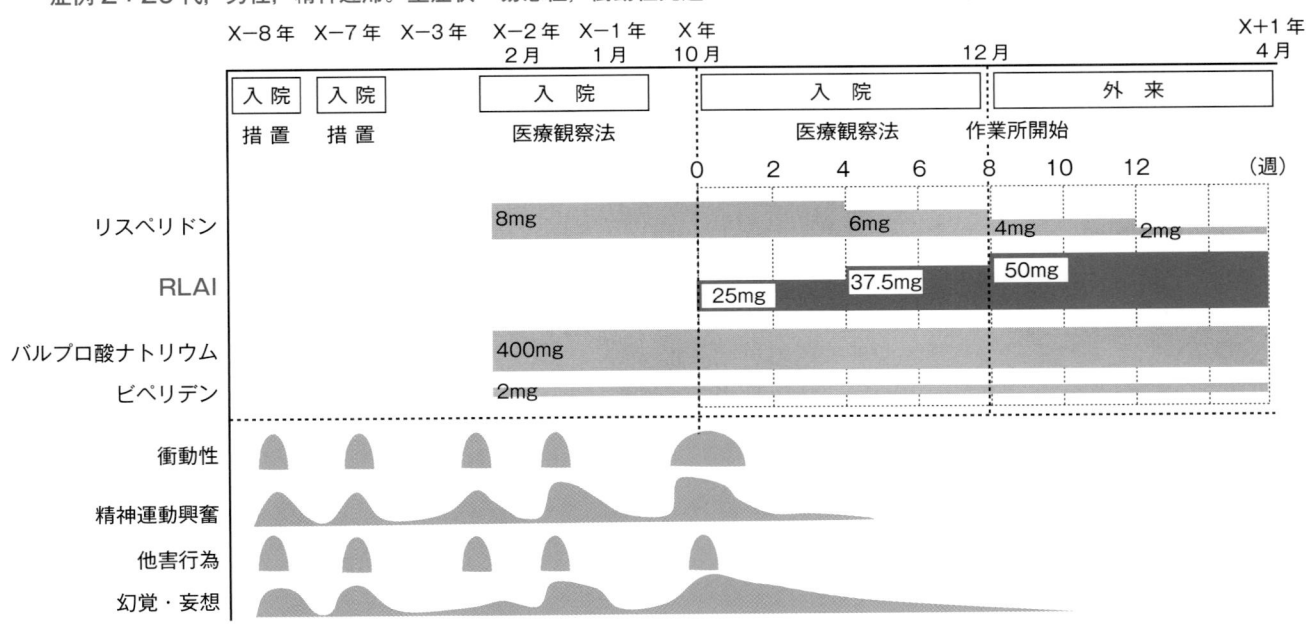

	X−8年	X−7年	X−3年 2月	X−2年 1月	X−1年	X年 10月	12月	X+1年 4月
	入院	入院	入　院			入　院		外　来
	措置	措置	医療観察法			医療観察法	作業所開始	

週：0　2　4　6　8　10　12

- リスペリドン：8mg → 6mg → 4mg → 2mg
- RLAI：25mg → 37.5mg → 50mg
- バルプロ酸ナトリウム：400mg
- ビペリデン：2mg

症状：衝動性／精神運動興奮／他害行為／幻覚・妄想

での入院処遇となり，その後当院にて通院処遇を継続した。X年10月，作業所スタッフに暴行を加えたため，当院に入院した。

[入院治療経過] 入院時，担当者ケア会議が行われ，服薬が不規則になり病状が再燃，悪化している点が指摘されたため，患者および家族に2週間に1度の注射により服薬の管理が不要となることを説明し，同意を得たため，RLAIを慎重に導入した。

[切り替え方法] RLAI導入前の処方はリスペリドン8mg/日，バルプロ酸ナトリウム400mg/日，ビペリデン2mg/日であった。X年10月よりRLAIを25mgで投与開始したところ，4週間後には易怒性や衝動性が軽減し副作用も認めなかった。経口薬の減量を行うために3回目投与時（4週後）より，RLAIを37.5mgに増量しリスペリドンを6mg/日に減量した。その後経過をみながら，5回目投与時（8週後）にはRLAIを50mgに増量し，リスペリドンを4mg/日に減量した。12週にはRLAIを50mgで維持したまま，リスペリドンを2mg/日に減量した。患者は自宅への外泊，作業所への試し通所を経てX年12月に退院し，当院に通院を継続した。

X+1年4月，RLAI 50mg，リスペリドン 2mg/日，バルプロ酸ナトリウム 400mg/日，ビペリデン 2mg/日にて経過をみており，精神状態の動揺は認められていないため，今後はリスペリドンと抗パーキンソン薬の中止を検討している。

II. 考 察

2005年より施行されている医療観察法下の医療において，対象となる統合失調症などの患者の再燃は他害行為に結びつく危険性がきわめて高い。また，欧米の強制通院治療における持効性注射剤は，高い治療アドヒアランス維持や再入院率の低下が示されており[1,2]，利益が再犯のリスクが上回ると考えられる例に積極的に使用されている現状がある。今回，われわれはRLAIの導入を試みた医療観察法下の代表的な2例を示した。

医療観察法下の精神科臨床において再燃が他害行為に結びつく可能性が高い場合，治療アドヒアランスの確立はきわめて重要な作業である。そのため，疾病理解や服薬指導を目的とした心理教育を重ねて行っている。しかし，認知

[患者の声]
症例1では，注射に伴う疼痛は存在するようだが，外来診察の際に本人自ら「今週は注射をお願いします」と訴えてくる。また「錠剤より注射のほうが調子がよい」と述べている。

[ポイント]
①医療観察法医療において，対象となる統合失調症などの患者の再燃は他害行為に結びつく危険がきわめて高い。
②治療アドヒアランス向上，再燃再発防止のために医療観察法医療におけるRLAIの意義は大きいと考えられる。

機能障害や知能障害を有する患者が教育効果を得るのは限界があり，治療アドヒアランスが確立できない例も少なくない。持効性注射剤の導入は，治療アドヒアランスの向上，精神状態の安定，症状再燃を防止する効果が期待でき，医療観察法下の持効性注射剤の意義は少なくない[3]。本例に関しては，安定した精神状態を実感した患者自身が使用継続を主体的に望むことで治療アドヒアランスが確立された。症例2は精神遅滞に統合失調症様の障害が発現した例であり，リスペリドンは精神遅滞に対しては適応外使用となるが，衝動性の制御困難などの再燃のリスクを考えて慎重に導入したところよい結果を得た。

上記の2例のように，措置入院や医療観察法に基づく入院が必要となるような例，再燃が他害行為に結びつく可能性が高い統合失調症や精神遅滞の患者の治療アドヒアランスの向上，再発予防のためにRLAIは有効な補助手段となる可能性がある。医療観察法下の医療において，RLAIの導入を積極的に考慮してよいと考えられた。

文 献

1) Swartz, M., Swanson, J.W., Wagener, H.R. et al.: Effect of involuntary outpatient commitment and depot antipsychotics on treatment adherence in person with severe mental illness. J. Nerv. Ment. Dis., 189：583-592, 2001.
2) Vaughn, K., McConaghy, N., Wolf, C., et al.: Community treatment orders: relationships to clinical care, medication compliance, behavioural disturbance and readmission. Aust. N. Z. J. Psychiatry, 34：801-808, 2000.
3) 藤井康男：重大な犯罪を犯した統合失調症患者とデポ剤治療. 臨床精神薬理，10：759-771, 2007.

VI. その他

91. 多剤併用処方からの切り替えにより，併用薬の削減とともに副作用が改善した症例

智田文徳

医療法人智徳会　岩手晴和病院

I. 症例

[症　例] 40代，男性，入院。
[既往歴] 特記事項なし。
[家族歴] 特記事項なし。
[生活歴] 同胞3名中第2子，長男として出生。商業高校を卒業（成績は中位）。職歴はない。未婚。23歳時に両親は離婚，退院時は父と生活していたが，X-2年1月に父の死亡後は母親が保護者となっている。
[現病歴] 高校生の頃に統合失調症の診断を受け，高校卒業後も約30年間で計7回の入退院をくり返す。X-3年10月，自殺企図によりA総合病院精神科に入院となった。X-2年1月より当院に転院した。自己評価が低く，トイレや自身の身体へのこだわりが強く，思いつめると時に衝動的となった。定型抗精神病薬を中心に治療が継続されており，頑固な便秘が持続し，過去にイレウスの経験もあるため緩下剤も大量処方となっていた。
[治療経過] 転院時は，レボメプロマジン350mg/日，ビペリデン6mg/日，スルトピリド1,000mg/日，ハロペリドール12mg/日，酸化マグネシウム2g/日，配合肝機能改善薬（プロヘパール）3錠/日，プロメタジン75mg/日，ジメチコン120mg/日，ジアゼパム6mg/日，センノシド48mg/日，センナ・センナジツ1g/日，エチゾラム0.5mg/日，炭酸リチウム200mg/日，プラバスタチン10mg/日，大健中湯7.5g/日，メラコバミン1.5mg/日を処方していた。その後，閉鎖病棟にて療養を継続するが，周囲の患者と交わることはなくほとんど1人ですごすことが多かった。イレウスをくり返したためレボメプロマジン，スルトピリドなどを漸減する一方でブロナンセリンやハロペリドールなどの高力価薬中心の処方へと調整がされていた。

RLAIに切り替え前の最終的な処方は，ブロナンセリン16mg/日，ハロペリドール6mg/日，レボメプロマジン75mg/日，配合睡眠薬（ベゲタミンA）1錠/日，炭酸リチウム400mg/日，ビペリデン6mg/日，酸化マグネシウム2g/日，パンテチン3g/日，ジメチコン240mg/日，センナ・センナジツ1.5g/日，大建中湯7.5g/日，センノシド24mg/日，アロプリノール200mg/日であった。

[切り替え方法] X年7月，リスペリドン経口剤2mg/日にて忍容性を確認し，その1週後にRLAI 25mg投与を開始するとともに，ブロナンセリンを8mg/日に減量した。RLAI投与開始3週後には，リスペリドン経口剤を中止し，その後2週ごとにブロナンセリン→ハロペリドール→レボメプロマジンの順で減量・中止し，X年9月には抗精神病薬はRLAI単剤となった。抗精神病薬を整理後，X年9月にベゲタミンAをベゲタミンBに変更し，抗パーキンソン薬を減量した。また，X年9月から10月にかけて緩下剤を順次減量・中止した。薬剤整理とともに眠気が改善し，X年10月頃より認知機能の改善から現実検討力も向上し，外泊・退院を希望するようになった一方で，現在の自分の状況・退院後の生活など現実的な不安を持つようになり，退院に向けたリハビリテーションを開始した。また，ベゲタミンBを中止するためにX年10月にトリアゾラム0.25mg/日およびフルニトラゼパム2mg/日を追加投与し，X年11月にベゲタミンBを中止した。その翌週の10回目のRLAI投与時から37.5mgに増量した。しかしながら，不眠傾向が改善されなかったことから，X年12月よりロラゼパム3mg/日を追加し，炭酸リチウムを1,200mg/日に増量することで症状の改善が認められた。現在，退院に向けた準備を継続中である。

II. 考察

本症例は，初発より約30年間入退院をくり返した症例である。当院へは約2年前に転院してきたが，その段階で抗精神病薬の多剤併用大量投与が認められたうえに，副作用（錐体外路症状）止めの抗パーキンソン薬や，頑固な便秘が持続していたため大量の緩下剤も処方されていた。RLAI切り替え開始前の処方では，1日に錠剤を32錠，細粒を14g服用していた。そこで，患者の副作用の軽減と，服薬負担の減少を目指して，RLAIを用いて薬剤整理を行ったところ，RLAIによる単剤化が可能となり，緩下剤もすべて中止することができた症例である。

RLAI投与前にはリスペリドン経口剤にて反応性と忍容性を確認し，RLAIの血中濃度が上昇する初回投与3週間後より，抗精神病薬の減量を開始した。過去の抗精神病薬

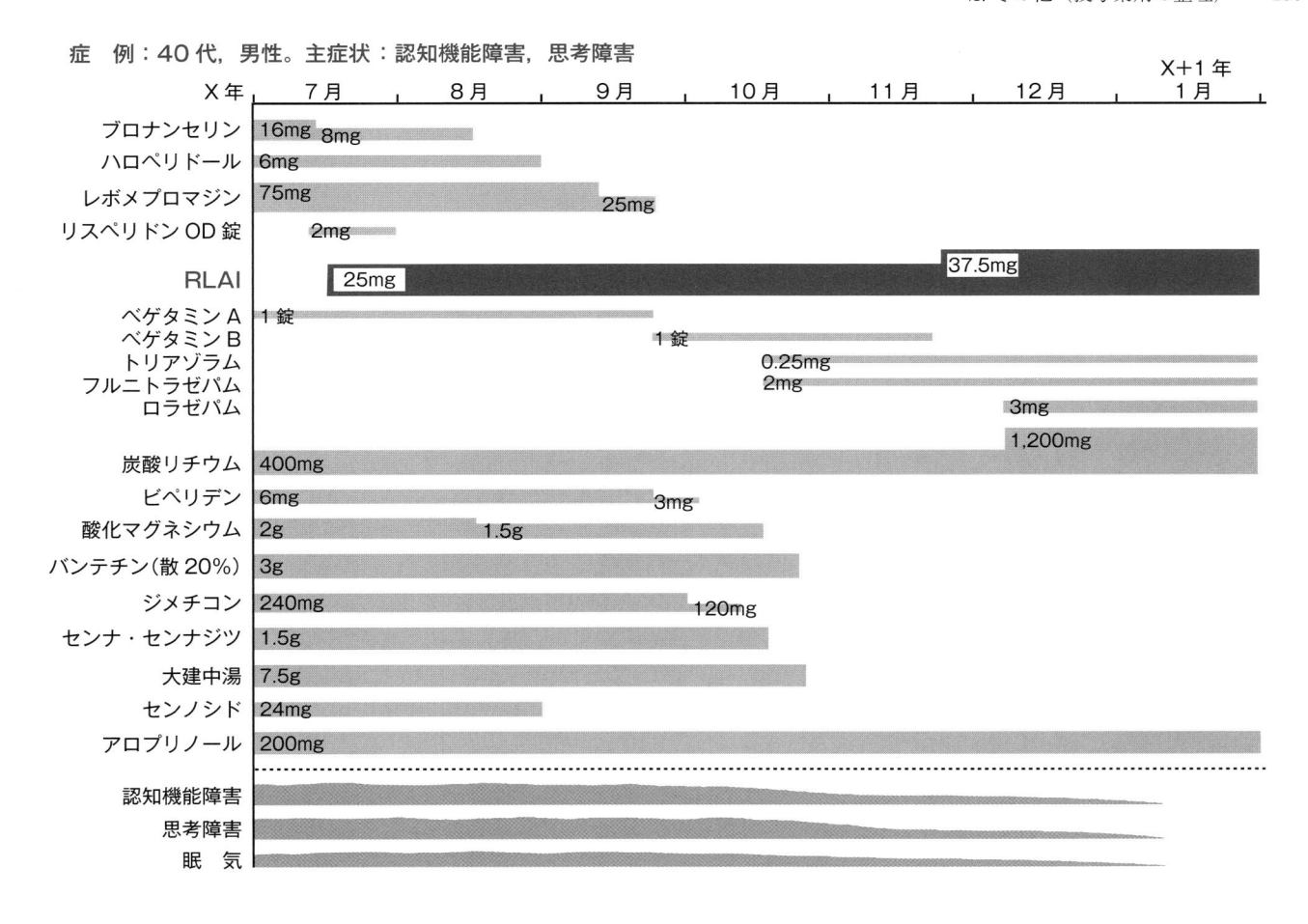

症　例：40代，男性。主症状：認知機能障害，思考障害

	X年 7月	8月	9月	10月	11月	12月	X+1年 1月
ブロナンセリン	16mg　8mg						
ハロペリドール	6mg						
レボメプロマジン	75mg			25mg			
リスペリドンOD錠	2mg						
RLAI		25mg				37.5mg	
ベゲタミンA	1錠						
ベゲタミンB			1錠				
トリアゾラム				0.25mg			
フルニトラゼパム				2mg			
ロラゼパム					3mg		
炭酸リチウム	400mg				1,200mg		
ビペリデン	6mg		3mg				
酸化マグネシウム	2g	1.5g					
バンテチン(散20%)	3g						
ジメチコン	240mg		120mg				
センナ・センナジツ	1.5g						
大建中湯	7.5g						
センノシド	24mg						
アロプリノール	200mg						
認知機能障害							
思考障害							
眠気							

の切り替えに関する報告[13]を参考に，非定型薬⇒高力価の定型薬⇒低力価の定型薬の順で減量・中止を行ったところ，患者の症状が悪化することなく，スムーズに減量が完了した。また，抗精神病薬をRLAI単剤化することにより，認知機能障害および思考障害の改善が認められるとともに，抗パーキンソン薬も中止することが可能となった。さらには，これまで非常に頑固であった便秘も解消し，大量に処方されていた緩下剤もすべて中止することができた。

患者にとっては，毎日の服薬だけでも非常に負担であることに加えて，1日の服薬量が多いことで，服薬に対する抵抗感が増大するものと思われる。今回，RLAIにより薬剤整理を行い，服薬量を非常に減らしたことにより，患者のQOLも改善するとともに，治療に対して前向きな態度が表れており，現在は退院に向けてリハビリプログラムも実施するようになってきた。

一方，これまでは眠気がずっと認められており，やや過鎮静気味の様子であったが，薬剤整理により眠気は消失したものの，今度は不眠傾向が認められ始めた。また，自分の身の回りの状況が理解できるようになり，気持ちを整理しきれず，生活上の悩みを早く解決したいという焦り，即ちawakeningsが認められるようになってきた。現在，退院を視野に入れた心理教育およびSSTに参加しており，

[患者の声]「大量の薬を飲んでいたが，2週間に1回の注射(RLAI)に変えたところ，他の薬が激減してとても嬉しい」，「この薬のおかげで病気がよくなった」，「約30年近く入院していて病院での生活に疲れたので，できれば家に帰りたい。無理ならグループホームで暮らしたい。そのために人との付き合い方，日常生活の仕方を徐々に訓練したいと思っている」

[ポイント]①患者は1日に13種類の薬剤(32錠，14g)を服用していたが，RLAIに切り替えたところ，4種類にまで減らせた。②非定型薬⇒高力価の定型薬⇒低力価の定型薬の順番で抗精神病薬を整理し，RLAIの単剤化に成功した。③向精神薬を減らせたことにより，便秘などの副作用も軽減し，下剤などの併用薬も中止できた。

現状を正しく認識したうえでの改善が示されることが期待される。

文　献

1) 宮本聖也，大木美香：抗精神病薬の選択と多剤併用．臨床精神薬理，5：843-854, 2002.
2) 上田均，酒井明夫：Risperidoneを使いこなす　第6回　従来型抗精神病薬からrisperidoneへの切り替え：その4．臨床精神薬理，4：1709-1721, 2001.
3) 藤井康男：新しい抗精神病薬によって精神分裂病治療成果を向上させるには？　臨床精神医学，30：1039-1045, 2001.

92. 統合失調症へのRLAIの効果―薬剤整理ができた症例―

黒須 貞利

特定医療法人済精会　長橋病院

I. 症 例

[症　例] 48歳，男性，入院→外来。
[既往歴] 特記事項なし。
[家族歴] 特記事項なし。
[生活歴] 男のみの同胞3名中第2子。学歴は大学中退。職歴，結婚歴はない。現在，両親と同居。母親は感情表出が激しく，本人が幻聴から大声を上げると，うるさく小言を言う。本人と父親のみで外来受診している。
[現病歴] 大学2年生時，「木にしばられる，殺される」という被害的な言動，幻聴を認めた。大学を2年で中退し，帰省した。その後も幻聴，被害関係妄想が活発となり，A病院に5回入院，B病院に3回入院している。8回目の入院から退院した時点で年齢は44歳であり，ここまでの入院年数は約10年であった。X-3年，近医にかかりたいとのことで当院に来院した。本人は無為自閉の生活状況であり，思考のまとまりに欠け，著しい意欲低下をきたしていた。また，幻聴，被害関係妄想が時々活発化していて，大声を上げることがあり，耳や脚の一部が欠けるといった心気妄想的な訴えをした。社会不適応性が目立ち，家庭でも母親の口やかましさなど些細なストレスで幻聴が増大し，落ち着かなくなるような状態であった。また，長年多くの医療機関で定型抗精神病薬を投与され，当院初診時まではハロペリドール30mg/日を処方されていた。手指振戦，筋強剛，前傾姿勢，口渇，性機能低下をきたしていたため，比較的副作用の少ない非定型抗精神病薬への切り替えを試みた。しかし，なかなか思うようにいかないまま経過した。当院にもX-3年8月からとX-2年7月からそれぞれ約3カ月入院した後，X年まで定期的に通院加療していた。
[治療経過] X年5月上旬より幻聴が活発となり，家の中で大声を頻繁に上げるようになった。また落ち着かなくなり，6月に入り，幻聴に左右されて興奮し暴れまわるようになったため，6月15日，任意入院となった。入院時処方はハロペリドール11mg/日，オランザピン20mg/日，クエチアピン600mg/日，リスペリドン内用液2mL/日と多剤大量処方となっていたにもかかわらず，精神症状が安定していないことから，入院1週後よりアリピプラゾールを追加投与するとともにハロペリドールを漸減し，7月9日にはアリピプラゾール30mg/日まで増量し，ハロペリドールを中止した。

その後，幻聴が改善し表情も以前より明るく自然になった時期もあったが，次第に幻聴が以前より活発となり，思考がさらにまとまらなくなり，滅裂な会話となってしまったため，アリピプラゾールを18mg/日に減量して様子をみたが，相変わらず病状は不安定であった。そのため，アリピプラゾールを他剤に変更する必要が生じた。

[切り替え方法] X年9月3日にRLAI使用について，①2週間に1回臀部に筋注すること，②痛みはほとんどないこと，③開始3週後から効果が出ること，④今までの持効性注射剤より効果が大きく，安全であり，薬剤整理がしやすいことの4点を本人に説明した。翌9月4日に本人の同意があり，当日よりRLAI 25mgの投与を開始した。

RLAI 25mgを3回目まで施行したが，相変わらず話がまとまらず幻聴が活発であったため，10月16日の4回目投与時よりRLAIを37.5mgに増量し，同時にアリピプラゾールを18mg/日から6mg/日に減量した。10月30日にアリピプラゾールを中止した。10月29日にクエチアピンは400mg/日に減量し，11月5日にさらに200mg/日に減量した。11月に入り少しはまとまって話をし，治療者の話もくり返せば部分的には伝わることもあったが，まだ全体に会話はまとまらず一方通行になりがちであったため，11月13日の6回目投与時よりRLAIを50mgに増量し，以後，この用量で継続した。12月11日，RLAI 50mgの3回目投与時には，表情がはっきりし，幻聴および心気妄想の訴えが消失した。また，徐々に思考にまとまりがみられてきたためクエチアピンを中止した。父親の来院時に退院可能な状態にまで回復したことを説明し，外泊した後に12月24日，退院となった。退院の時点で経口薬としてはオランザピン20mg/日とリスペリドン内用液2mLの不穏時頓服に整理された。

退院後のX+1年，正月にたくさん家族が集まったため，ストレスがかかってしまった。また家庭の中で本人の居場所はなく，病状が不安定となって大声を上げるようになったため，1月5日に受診した。幻聴が活発で，表情に余裕がない状態であったため，頓服ではあるがリスペリ

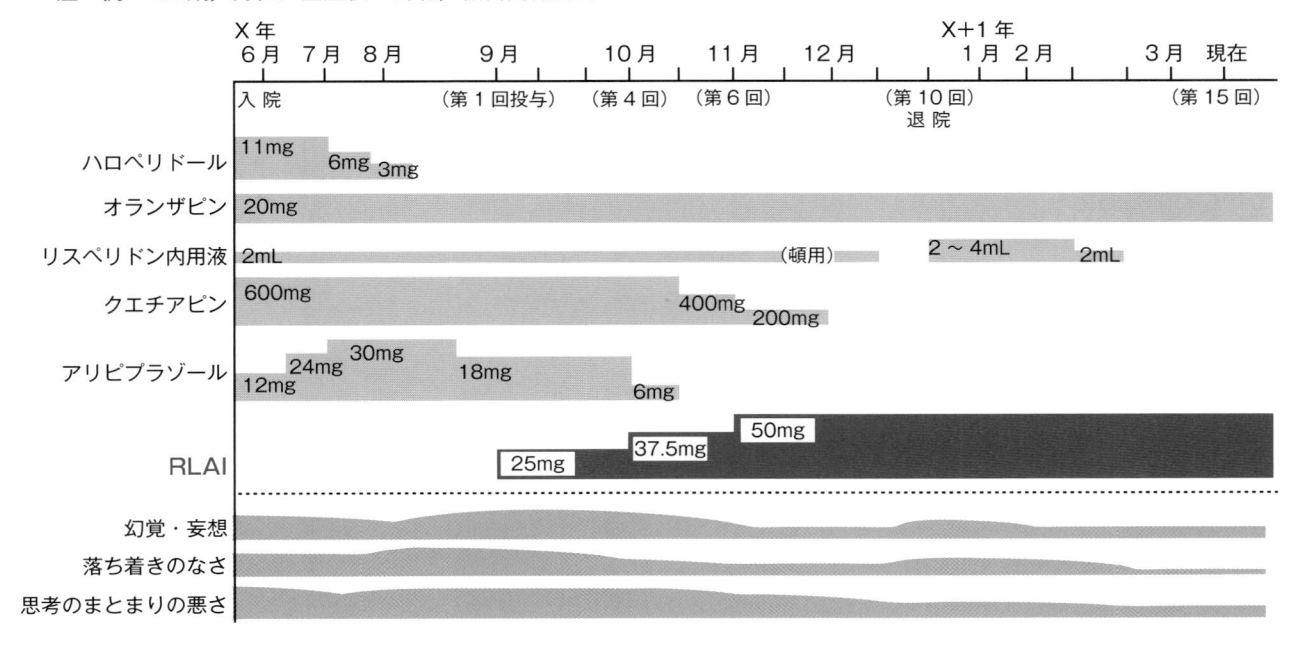

症　例：48歳，男性．主症状：幻聴，被害関係妄想

	X年							X+1年			現在
	6月	7月	8月	9月	10月	11月	12月	1月	2月	3月	
	入院			(第1回投与)	(第4回)	(第6回)		(第10回)退院		(第15回)	
ハロペリドール	11mg	6mg	3mg								
オランザピン	20mg										
リスペリドン内用液	2mL						(頓用)	2〜4mL	2mL		
クエチアピン	600mg					400mg	200mg				
アリピプラゾール	12mg	24mg	30mg	18mg	6mg						
RLAI					25mg	37.5mg	50mg				
幻覚・妄想											
落ち着きのなさ											
思考のまとまりの悪さ											

ドン内用液を最大4mLまで服用できるように処方した．しばらくは1日4mL服用することが多かった．その後，大声は出さなくなり，落ち着かない状態がしばらく続いた．1月23日の受診時には落ち着きを取り戻したため，様子をみながらリスペリドン内用液を減量中止し，オランザピン20mg/日のみの処方とし，現在ではオランザピン15mg/日に減量した．現在，幻覚妄想は目立たず，表情が豊かになり，会話も以前よりは普通にできるようになっている．家庭内適応のレベルではあるが，穏やかな生活が送れるようになった．

II．考　察

本症例は社会適応性が非常に低く，家庭にいても些細なストレスから病状が不安定になることが多かったため，アリピプラゾールを中止し，RLAIの投与を開始した．RLAIを37.5mg，50mgと増量するに従い，効果が発揮され，幻聴，落ち着きのなさ，思考のまとまりのなさが改善され，話が通じるようになった．さらにクエチアピン，リスペリドン内用液を中止することができ，経口の抗精神病薬はオランザピンのみに整理された．

RLAIを開始したことにより，入院当初の目標である薬剤整理と病状改善の2つがクリアできた．RLAIの効果を本症例について要約すると，以下の3つに絞られる．①RLAIが水溶様性のため，痛みがほとんどなく，拒否することなく，継続できた[1]，②RLAIにより本症例では投与量以上の効果がもたらされた可能性がある，③錐体外路症状（EPS）の副作用の発現が低く[1,2]，本症例では副作用が目立たなかった．

[患者の声]「最初は先生に2週間に1回注射を打つと言われ，痛いのかと思ったが，先生の言うとおりに痛みはなかった．薬が減っていって，大丈夫かと不安だったが，身体が楽になってよかった」

[ポイント]①本人が納得し受け入れるまで，丁寧にRLAIの効果，2週間に1回の施行，痛み，他剤の減量について説明した．②表情，会話，行動など病状をチェックしながらRLAIを増量し，他剤を減量，中止した．③RLAI投与12週後よりクエチアピン，リスペリドン内用液を徐々に減量，中止し，オランザピンに単剤化したが，さらなる減量を検討中である．④RLAI 50mg後から病状安定しており，十分量まで増量する必要があることが示された．

以上の3つは，統合失調症患者自身がRLAIを積極的に受け入れやすくする要因でもあり，また①，③はRLAIの長期継続を促進する[1,3]ものでもあると考える．

また，事前にRLAIについて説明し，本人から同意を得るという手続きを経ることは，薬物に対するアドヒアランスを高めるという意味で大切だと考えられる[1]．

文　献

1) Fleischhacker, 藤井康男, 岡田俊, ほか：座談会−新しい持効性注射剤 risperidone long-acting injection (RLAI) − Feischhacker博士を囲んで. 臨床精神薬理, 12(7): 1673-1694, 2009.
2) 上島国利, 石郷岡純, 駒田裕三：統合失調症患者を対象としたrisperidone持効性注射剤とrisperidone錠との比較試験. 臨床神経薬理, 12(6): 1199-1222, 2009.
3) Keks, N.A., Ingham, M., Khan, A. et al.: Long-acting injectable risperidone v. olanzapine tablets for schizophrenia or schizoaffective disorder−Randomised controlled, open-label study−. Br. J. Psychiatry, 191: 131-139, 2007.

93. RLAIへの切り替えにより処方の単純化と陽性症状，副作用の改善がもたらされた症例

上田　均

もりおか心のクリニック

I. 症　例

[症　例] 24歳，男性，外来。

[既往歴] 幼少時からアトピー性皮膚炎がある。23歳から痔瘻で肛門科に通院している。

[家族歴] 特記事項なし。

[生活歴] 同胞3名中第2子。両親，兄，妹と同居。中学校卒業（中学2年時より不登校）。農業，年賀状配達など短期間のアルバイト経験がある。未婚。喫煙習慣あり。

[現病歴] X-4年5月，20歳時に，昔の同級生に実際にはやっていない下着泥棒のことで責められ，外を出歩けないと言い，自室で灯りもつけず考え込むようになった。夜，車で出かけ，同級生の玄関に落書きをしたり，それをタワシで消しに行ったり，玄関先に洗剤を置いてくるなどの異常行動が見られ，昼夜逆転の生活となった。次第に，「ヤクザに狙われている」，「腹を拳銃で撃たれた」，「部屋も盗聴されている」，「天井のシミからヤクザが入ってくる」と怖がって落ち着かず，部屋の中をグルグルと歩き回るようになった。ある日，部屋にある物すべてを焼き払えと言われたからと言って，自分の洋服や本などを焼いてしまった。

　同年6月，家族が説得してようやく筆者が当時勤務していたA病院を受診し，精神科に任意入院となり，筆者が主治医となった。入院2カ月間で，妄想的内容の訴えはなくなり，その後の通院服薬継続を約束して，自らの意志で退院したが，通院はしなかった。その後も罪業妄想，被害的内容の幻聴，作為体験，滅裂思考が続いていたが，受診しなかった。X-4年12月，ようやくA病院を再受診した。再入院を勧めたが拒否し，家族も入院を望まなかったため，外来通院となった。X-3年5月より筆者の開業に伴って，当院に通院するようになった。

[治療経過] 第1回目入院時，再診時からオランザピン15mg/日（就寝前）で治療していたが，疎通性は不良で被害的内容の幻聴や罪業妄想，作為体験，滅裂思考などの陽性症状が続いていた。しかし，本人の堅い拒否によりオランザピンの増量はできなかった。そのうちに「墓地を1人で歩いているとお化けが見えた」と幻視の存在を窺わせる言動があり，喫煙によるオランザピンの血中濃度低下も懸念されたため，X-3年11月よりリスペリドンに切り替えを行った。精神症状の動揺とそれに基づく行動化がみられやすいので，慎重に切り替えを行い，X-2年5月には，リスペリドン5mg/日，クロナゼパム0.5mg/日（就寝前）に切り替えた。その後も精神症状が不安定なまま経過したが，X-2年8月，作為体験から車上荒らしをして警察に通報され，当院からの紹介でB病院に1.5カ月間，医療保護入院となった。11月には，6月に申請していた障害年金が1級支給決定となった。B病院の退院時処方は，リスペリドン6mg/日，ビペリデン3mg/日，バルプロ酸300mg/日（分3，毎食後），ニトラゼパム5mg/日（就寝前）であった。その後も精神症状は不安定なまま推移し，本人の希望で就寝前にオランザピン10mg/日を追加し，再度オランザピンへの切り替えを試みた。本人は就労を希望し面接を受けていたが，異質な表情・言動などから断られることが続いた。X-1年9月から作業所に通所するようになった。

　RLAI導入前のX年6月時点の処方内容は，リスペリドン4mg/日，オランザピン10mg/日，ニトラゼパム10mg/日，バルプロ酸600mg/日，ロラゼパム1mg/日，ビペリデン3mg/日，フルボキサミン50mg/日，防風通聖散7.5g/日であった。精神症状は不安定なままで，行動化はみられないが，幻聴，作為体験などの陽性症状は持続し，顔の表情は弛緩しており，肥満，手指・体幹の震え，流涎，排尿困難などの副作用が持続していた。

[切り替え方法] 発売前のX年6月，RLAIの紹介をした。当初，注射剤だということで難色を示していたが，主治医の説得により同意し，X年7月よりRLAI 37.5mgを他の内服薬に上乗せ投与（前薬が比較的大量で，多彩で重篤な精神症状・行動化が認められるため，あえて37.5mgで投与開始）した。RLAI投与2週後から経口リスペリドンを減量し，その他の経口薬も経過図のように，フルボキサミン→オランザピン→ビペリデン→バルプロ酸の順に徐々に減量していった。

　精神症状は，RLAI 3回目投与頃から看護師や受付スタッフに挨拶をするようになるなど，疎通性の改善がみられた。診察時には，以前は過去の異常体験に執着し，その

症　例：24歳，男性。主症状：幻聴，作為体験

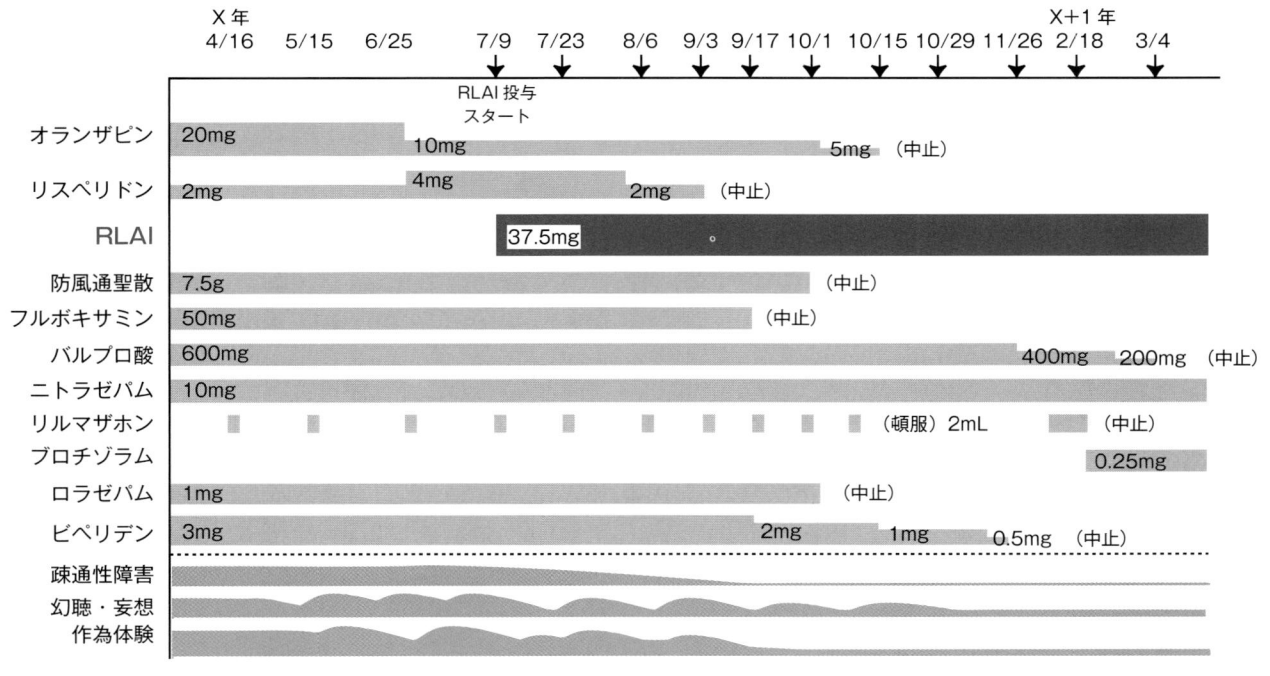

体験が現実に起こったものであるという妄想的内容の話が多かったが，次第に，家族や作業所スタッフ，肛門科主治医との人間関係の悩みなど現実的内容に変化していき，言動や行動にまとまりが出てきた。気がついたらいつのまにか，幻聴や罪業妄想，作為体験，思考障害などの陽性症状が改善していたという印象である。肥満傾向は続いているが，体重はRLAI導入前に比べて約10kg減少し，顔の表情も引き締まり，手指・体幹の震え，流涎，排尿困難などの副作用は消失した。X+1年3月現在，RLAIは37.5mgのままで継続し，経口薬は，ニトラゼパム10mg/日，ブロチゾラム0.25mg/日のみとなった。

II. 考　察

本症例は，罪業妄想，被害的内容の幻聴，作為体験，滅裂思考などの陽性症状，作為体験による重篤な行動化が認められていた。薬物療法は，抗精神病薬の多剤併用，抗コリン薬の慢性使用，肥満対策として漢方薬，喫煙によるオランザピン血中濃度低下対策としてフルボキサミンを使用するなど，複雑な処方内容になってしまっていた。その結果，表情は弛緩し，肥満，手指・体幹の震え，流涎，排尿困難などの副作用が持続し，患者のQOLは著しく低下していた。RLAIの導入により，抗精神病薬の単剤化，抗コリン薬中止，併用薬の単純化が達成でき，疎通性・陽性症状の改善，副作用の軽減がもたらされ，患者のQOLは大きく改善した。これまでは到底不可能と思われた就労に関しても，今後は視野に入れることが十分可能になった。

筆者は，本症例以外に約40例のRLAI使用経験がある

[患者の声]「最初は注射ということでかなり抵抗があったし，現在でも注射を打つ時は痛いと感じる。しかし，減薬ができ体重も減った。精神的にも落ち着けるので，これからも注射を続けたい」
[ポイント] ①陽性症状が持続し，重篤な行動化が認められ，複雑な処方（抗精神病薬の2剤併用，多くの併用薬）に伴う副作用によりQOLが大きく低下していた症例に，RLAIへの切り替えを行った。②抗精神病薬の単剤化，抗コリン薬中止，併用薬の単純化が達成でき，疎通性・陽性症状の改善，副作用の軽減がもたらされ，患者のQOLは大きく改善した。③こうした改善によって，今後の就労を視野に入れた支援が可能になった。

が，本症例以外にも経口非定型薬からの切り替えにより，陽性症状が大きく改善した症例を何例か経験している。RLAIの精神症状（陽性症状，陰性症状，疎通性）と副作用改善効果の機序として，筆者は，服薬アドヒアランスが向上すること，肝臓による初回通過効果を受けないこと[1]，内服に比べて血中濃度の変動が小さい[2]ことなどから，ドパミンD_2受容体遮断作用の適正化と安定化，生体利用率・脳内移行性の向上がもたらされることにより，陽性症状と副作用が改善し，副次的に陰性症状・疎通性が改善すると考えているが，さらに未知の機序が関与しているのかもしれない。

文　献

1) リスパダールコンスタ® 医薬品インタビューフォーム
2) Mannaert, E., Vermeulen, A., Remmerie, B. et al.: Pharmacokinetic profile of long-acting injectable risperidone at steady-state: comparison with oral administration. Encephale, 31：609-615, 2005.

94. RLAI導入により処方が単純化し，臨床症状も全般的に改善した1例

堀 達 原田 久

医療法人碧水会 長谷川病院精神科

I. 症 例

[症 例] 35歳，男性，入院。

[既往歴] 特記すべきことなし。

[家族歴] 遺伝負因なし。

[生活歴] 同胞2名中第1子。両親，弟と同居している。中学3年から登校拒否となり，高校に進学したがほとんど通学しなくなり，単位制高校を卒業した。これまでに就労歴はない。

[現病歴] 中学3年時に対人恐怖を主訴に近医精神科クリニックを受診したが，1回のみで通院はせず，その後は父親のみが近医精神病院の医療相談を受けていた。高校卒業後は自宅で閉居し，大声の独語や家庭内暴力がみられるようになった。X-9年，テレビを壊す，家の中のさまざまなものを両親に捨てるように強要するなどの奇異な行動が出現した。「霊が見える。白い服を着た人が見える」と訴え，精神運動興奮を呈し，家中の物を破壊したため，当院外来を受診した。幻聴，幻視，作為体験，思考伝播を認めたため，当院に父親が保護者で医療保護入院となった。

[治療経過] 入院後，ハロペリドールを主剤とした薬物療法により興奮，衝動性，易怒性，幻視は改善したが，医療者や有名人の声による幻聴は持続した。入院中，他の患者との交流はまったくなく，病棟の集団治療プログラムにも参加せず，臥床してすごすことが多かった。

X-7年，発語がなくなり緘黙状態となり，医療者との会話は筆談で行われるようになった。緘黙の原因は，「自分がしゃべっている気がしない。他人が自分の口を使ってしゃべっている。自分の考えが間違って伝わってしまうのが怖い」と本人が筆談で訴えた。ほとんどの第一世代，第二世代抗精神病薬による十分量の薬物療法が試みられたが，緘黙は治療抵抗性であった。

X年，慢性的な幻聴と緘黙状態を標的症状として，修正型電気けいれん療法（m-ECT）を導入するためA病院に転医した。m-ECTは計12回施行され，並行して言語療法も導入したところ，7年ぶりに発語がみられるようになった。しかし，幻聴は改善しなかった。その後，当院に再入院となった。処方内容は非定型抗精神病薬が多剤，大量となっていたため，クエチアピンを漸減，中止し，リスペリドンとオランザピンのみとした。

今後の治療目標を本人に問うと，「幻聴が他の人にも聞こえるようになればいいなと思う」と述べるなど思考障害を認めたが，将来の希望を問うと，「できれば家に退院したい」と述べた。両親が高齢であり，自宅への退院設定がすぐには困難であったため，最終目標を自宅退院，中期的な目標をグループホーム，ケアホーム入所，短期的な目標を作業療法参加，服薬自己管理，単独での外出と設定した。服薬自己管理は入院期間中に何度か施行していたが，週に2～3回，幻聴が激しい状態になると内服を忘れることがあった。そのため，RLAIの導入によって，服薬回数と服薬錠数を減らすことを提案したが，「すぐには決められない」と述べた。そのため，RLAIの患者用説明冊子を渡し，2週間ほど導入を検討してもらったところ同意が得られた。父親は今後自宅に退院設定をするにあたり，内服を確認することに負担を感じていたこと，入院前にあった家庭内暴力や器物損壊などの興奮症状に対する不安が強かったことから，RLAIの導入に同意した。また主治医としては，同時に塩酸ビペリデンの減薬の可能性も考慮した。

[切り替え方法] X年Y月，RLAI 25mgの筋肉注射を開始し，3回目投与時から37.5mgに増量した。本人は「朝起きた時に不安に襲われることが減った」と述べるようになった。5回目投与時には50mgに増量し，以後2週間ごとにRLAI 50mgの筋肉注射を継続している。

内服薬については，リスペリドン内用液12mL/日をRLAI開始3週間後に9mL/日，7週間後に3mL/日，9週間後には2mL/日に減量し，塩酸ビペリデンを7週間後に3mg/日から2mg/日，9週間後には1mg/日に減量した。14週間後にはリスペリドン内用液を中止した。16週間後には塩酸ビペリデンを中止したが錐体外路症状は認められず，下剤（酸化マグネシウム，センノシド）も減量が可能となった。

RLAI増量期間中に精神症状の変動はみられたが，

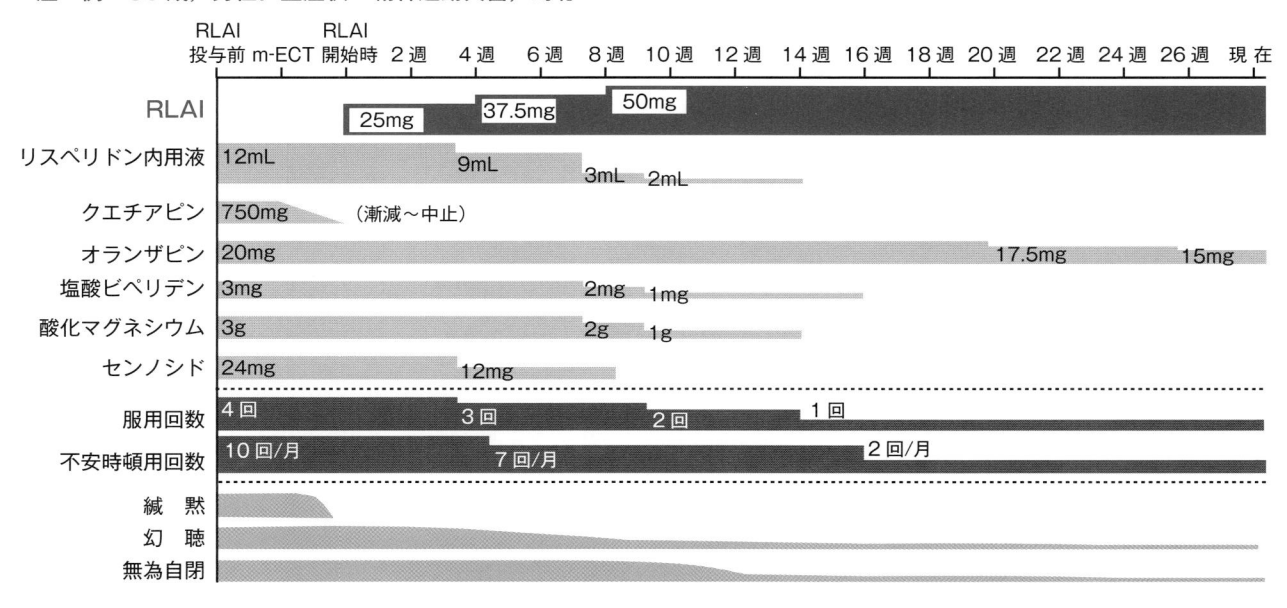

症　例：35歳，男性。主症状：精神運動興奮，幻聴

	RLAI投与前	RLAI m-ECT開始時	2週	4週	6週	8週	10週	12週	14週	16週	18週	20週	22週	24週	26週	現在
RLAI			25mg		37.5mg	50mg										
リスペリドン内用液	12mL			9mL		3mL	2mL									
クエチアピン	750mg	（漸減〜中止）														
オランザピン	20mg												17.5mg		15mg	
塩酸ビペリデン	3mg				2mg		1mg									
酸化マグネシウム	3g					2g	1g									
センノシド	24mg			12mg												
服用回数	4回			3回		2回			1回							
不安時頓用回数	10回/月				7回/月					2回/月						
緘黙																
幻聴																
無為自閉																

50mgに増量してからは幻聴悪化による不安時の頓用薬の回数が7〜10回/月から2〜3回/月に減少した。また，看護師同伴ではあるが，ほぼ毎日散歩に行くことが可能になり，内服も就寝前のみになったため，規則的な服用が可能になった。

II. 考　察

本症例でのRLAI導入目的は，処方の単純化による服薬アドヒアランスの向上と，さらなる精神病症状の改善であった。最終的に，抗精神病薬はRLAIを含めて2剤になり，現在RLAI単剤に向けてオランザピンを漸減中である。服用回数は1日4回の服用を，眠前1回のみとすることが可能となった。また，塩酸ビペリデン3mg/日と下剤を中止することが可能になった。本人も服用回数が減ったことで，「薬を飲み忘れる心配がなくなった」と述べている。また，RLAI導入8週目ごろから，幻聴が聞こえる時間も減っており，緘黙状態に陥ることもなく経過しているため，「効果があった」と自覚しており，主治医との治療関係はRLAI導入により良好になったと考えられた。また，RLAI導入12週目ごろから，看護師同伴であれば外出できるようになり，陰性症状の改善も認められた。

慢性の統合失調症で入院が長期に至っている患者の中には，服薬アドヒアランスが不良なことや，1日3〜4回の処方がされていることが散見される。ある程度精神症状が固定化している例では，RLAIの導入で処方を単純化することにより，治療の膠着状態やマンネリ化を打破し，治療関係に変化を引き起こす可能性が示唆される。

RLAIは定常状態になれば薬物血中濃度の変動が少ない

[患者の声]
「悪いときの波が少なくなってよく効いていると思う」，「応援されているような感じ」
[ポイント]
① RLAIの導入前に，説明冊子を用いて十分に説明をすることでスムーズな導入が可能であった。
② RLAIの導入で処方を単純化することにより，治療の膠着状態を打破し治療関係が良好になった。

ため，25mgから開始し徐々に増量する使用方法により，必要最小限の量で効果を得られやすい。そのため，錐体外路症状に対する抗パーキンソン薬の投与も減らせる可能性があると思われる。

本症例でRLAIを導入するメリットとして，服薬回数を減らし本人の負担や，家族が内服を確認する負担を軽減できること（家族内葛藤の解消）が考えられた。また，「家に退院したい」という目標達成に有効な手段であるという説明を行ったこと，説明冊子を用いながら，本人のペースで導入を決断したことが導入を円滑にしたと考えられる。

これまで本邦におけるデポ剤の導入は，病識が不十分で服薬アドヒアランスが不良の患者や，自傷・他害のリスクがあるなどの重症患者に対して補助的に用いることが多かった。しかし，今後は処方の単純化や服薬アドヒアランスの向上を目的とし，その際，患者自身もその目的を理解し同意した形で導入されることが望ましいと思われる。ただし，RLAIは高価なため，費用の面においても十分な説明がなされることは不可欠である。

95. RLAIによりアドヒアランスが改善し，減薬が可能となった症例

大賀　肇

医療法人仁精会　三河病院精神科

I. 症　例

[症　例] 55歳，女性，外来。
[既往歴] 高血圧（オルメサルタンメドキソミル内服中）。
[家族歴] 特記すべきことなし。
[生活歴] 同胞3名中第3子，次女。地元の高校を卒業後就職し，就職先で夫と知り合い，結婚。25歳時に長男を出産。29歳時，次男を出産後，疲労感が出現しA市精神科病院へ"神経症"にて入院歴あり。夫，2人の息子と同居し4人家族。
[現病歴] X-27年，B市へ転居。その数年前より注察感，被害念慮（批判されている），頭を支配される感じがあったため同年当院を初診した。経過と症状より統合失調症と診断された。以後，断続的に通院し，服薬したり中断したりする状況であった。育児をしつつ就労もできていたが，服薬せずしばらくすると，仕事も家事もできなくなり，夫に連れられ来院した。その後しばらくは服薬するということのくり返しであった。

X-2年，筆者が主治医となった。その当時の処方は，ハロペリドール10mg/日，ペロスピロン16mg/日，レボメプロマジン75mg/日，イミプラミン40mg/日，バルプロ酸ナトリウム200mg/日，その他5種類のベンゾジアゼピン系薬剤が処方されていた。その後薬剤整理を行っていったが，結局本人の問題としては，症状が悪化すると次々と薬を要求するが服用せず，服用したかと思えば大量の薬剤による副作用で怠薬するということのくり返しであった。

[治療経過] X年7月に入り，「近所に公費負担制度を受けていることを知られた」，「皆が監視している」，「怖くて人と話ができない」と訴え始めた。きっかけは，夫のリストラに伴う転職と自分自身の就職へのストレスと思われた。アリピプラゾール24mg/日を主剤として治療を行っていたためアリピプラゾールの増量を提案したが拒否し，補助薬として使用していたクエチアピンの増量を希望したため（不眠傾向もあったためか？）増量することにした。同年7月31日，「もうダメです，町内全部に知れた」，「子どもや夫も解雇されてしまう」と悲観的に

なり，焦燥感も出現したため，リスペリドン内用液2mLを頓用で追加した。

RLAI導入に関して本人へ説明した。最初は「注射なんて重症みたいで嫌だ」と語っていたが，今までの問題が継続服薬できていなかったこと，多剤併用となっていたこと，そのため薬剤管理に混乱し結局服用できなかったことの問題が大きいと説明したところ，当初の拒否的傾向は若干和らぎ，RLAIの導入に前向きとなった。

[切り替え方法] X年8月21日，「やっぱり近所に知れわたっている，皆窓を閉めてしまう」，「"ほらあの人，病院行くよ！"とか言っている」，「私のことを電話で話してる声がする」という幻聴，被害妄想を訴え，焦燥感も増悪した。同時に抑うつ・不安も出現した。RLAIの導入で確実に薬剤が体内に入り，継続することで症状がよくなるという考えを話すと「この状態が少しでもよくなるなら」とRLAI導入に同意し，RLAI 25mgの筋注を開始した。筋注時の痛みに関するvisual analogue scale（VAS）は1であった。

X年9月4日，症状や訴えに変化はなかった。ただ「バルプロ酸ナトリウムは飲みたくない」と訴えるため，減薬とした。なるべく早期の改善を求めたため，RLAIを37.5mgへ増量した（RLAI 37.5mg筋注，VAS 1）。9月18日，「近所の声は減ってきた」，「イライラしなくなった，まぁいいかって感じ」，「よく眠れるようになった」，「やっぱり仲間はずれです，でも仕事の面接に行こうかと思う」と明らかに穏やかになっていた。焦燥感もほぼなかった。バルプロ酸ナトリウムは中止，アリピプラゾール，クエチアピンも減量した。リスペリドン内用液は，症状の揺れを感じた時に頓用するよう指示した（RLAI 37.5mg筋注，VAS 3）。10月9日，「眠たいので市民病院でMRIを撮ってもらった。異常なし」，「睡眠は十分摂れています」，「パートの面接に行きたい」と語り，幻聴，被害妄想は語られないため，その点について質問すると「あぁそんなことありましたね」と苦笑いした。被害感は残存していたが問題にならないレベルに落ち着いた。アリピプラゾール，クエチアピンを中止し，抗精神病薬はリスペリドン単剤とした（RLAI 37.5mg筋注，VAS 1）。

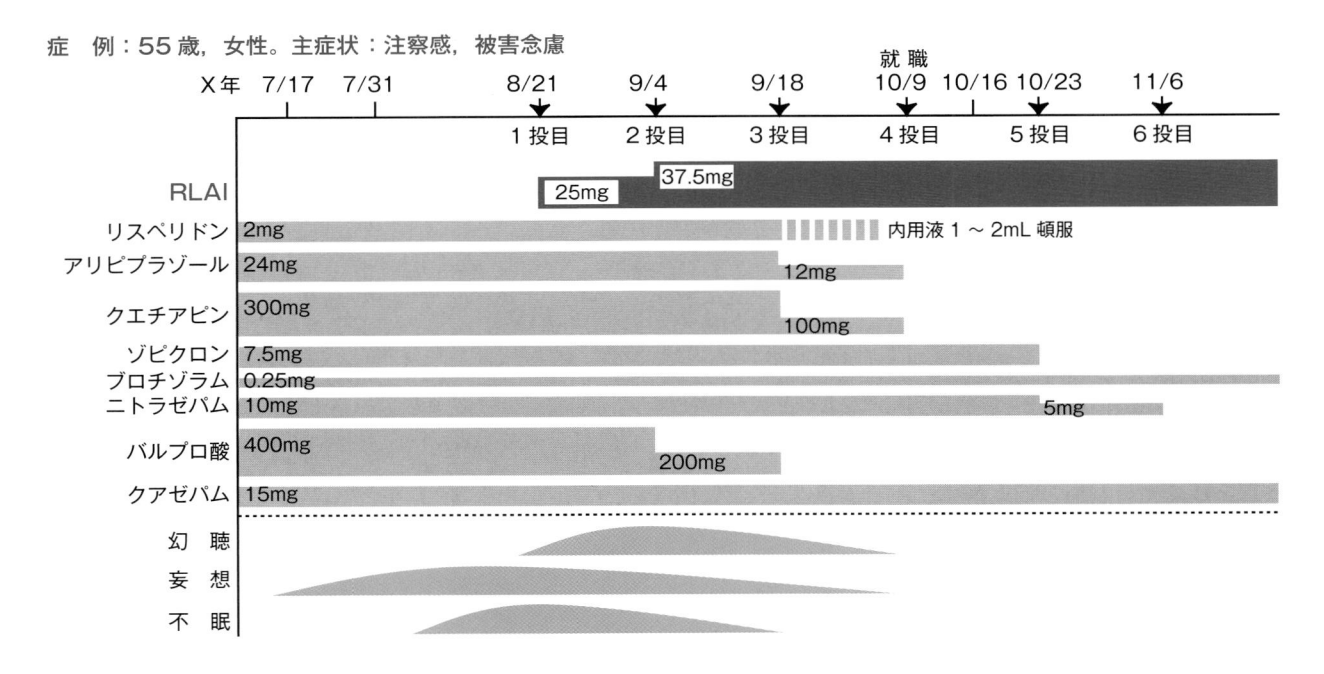

症　例：55歳，女性。主症状：注察感，被害念慮

10月23日，「16日より大型ショッピングセンターの清掃の仕事を始めた」，「気分はすっきりして落ち着いた」，「眠たい」と訴えたため，さらにゾピクロンを中止して，ニトラゼパムを減薬とした。リスペリドン内用液も使用しなくなった（RLAI 37.5mg筋注，VAS 2）。11月6日，「仕事は気が紛れていい」，「よく眠れるし気分がいい」と状態は安定していた。内服薬も少ないので飲みやすいとのことだった（RLAI 37.5mg筋注，VAS 1）。

現在も目立った症状の揺れはみられず，就労も家庭生活も安定している。以前は不安定だった通院間隔も，数日の前後はあるが定期的に守られている。クアゼパムの減量に挑戦しており，近々中止を予定している。

II. 考　察

本症例は元々病識は中程度であるものの，生活能力障害が少なく，しばしば服薬を自己調節したり怠薬をしていた，いわゆるパーシャルアドヒアランスの妄想型統合失調症患者である。夫のリストラに伴う転職や自分自身の就労問題がきっかけとなり，幻覚妄想が悪化し，増薬を希望するも服薬コンプライアンスが守られなかった。RLAIへ変薬することで薬剤の効果が確実に発揮され幻覚妄想が消失し，さらに併用薬を減らすことも可能となった結果，安定した就労へつなげることができた症例である。また，RLAIを導入することにより，服薬量が減り，さらに治療アドヒアランスが向上し，本人の治療満足度も上げることができた。

アドヒアランスとは，薬剤の効果により定期的に通院できているというような消極的なものでなく，病識の獲得や

[患者の声]「こんなによくなるなら，もっとちゃんと服薬しておけばよかった」，「RLAIは，通院していれば服薬について考えなくてもよいので，開放された気分」

[ポイント]①服薬の不安定からくる症状の揺れ。②よりよい治療を求めたい，さらによくなりたいという患者の希望。③服薬に対するマイナスイメージ。

これらの問題点に対して，内服薬を服用していなくても，確かな効果を実感することができることを説明する。患者本人が効果を実感し，治療に対して前向きになることは，患者本人だけでなく，そのケアギバー，治療スタッフ全てに明るい希望をもたらす。

今回の症例のようにRLAIの特徴を理解し効果を実感できてこそ，本当の意味でのアドヒアランスの獲得といえると考える。治療者にとっては，RLAIの導入により100％のコンプライアンス（内服の確実性）が得られることで，薬剤の有効性・忍容性を判断できることが大きな利点である。

注射薬の懸念である痛みに関しては，本症例のように投与ごとに注射の痛みに関するVAS値の変動はみられるものの，RLAIの継続を妨げることはない。他の症例においても，痛みが中断の原因となったことは経験していない。注射は侵襲的な医療行為ではあるが，RLAI導入後は，受け入れにくい行為とはとられない印象である。

多剤併用患者において，リスペリドンを経口摂取から筋肉注射へ投与経路を変更することで，リスペリドンの薬剤効果を十分に発揮することができる可能性がある。その結果，全体としてリスペリドンの投与量を減らすことができ，副作用の面でも有利となっている。

96. 定型薬の多剤併用からRLAI単剤への置換が奏効した老年期慢性統合失調症の症例

佐々山 竜一

医療法人志恩会　相川記念病院精神科

I. 症　例

[症　例] 73歳，女性，外来。
[既往歴] 特記事項なし。
[家族歴] 息子2人のうち上の息子が統合失調症。
[生活歴] 同胞6名中第3子。中学卒業後，職に就くも数年で転々とする。X-52年（21歳）に結婚，2子をもうけたが，X-43年に離婚。X-38年（35歳），幻覚妄想状態となり統合失調症を発症した。2回の長期入院の後，X-12年（61歳）よりアパートにて独居生活をしている。
[現病歴] X-38年2月（35歳），飲食店で働いている際に，被害的な幻聴が出現した。大声をあげて興奮状態となり，言動もまったくまとまりなく滅裂であったため，当院に初回入院となった。クロルプロマジン，ペルフェナジンによる治療により，陽性症状はいくらか改善したが，陰性症状が強く残存し，X-34年8月まで入院した。退院後，息子たちと暮らしていたが，ほとんど家事ができず，寝てばかりいる無為自閉な生活を送っていた。

　X-33年2月，生活が破綻状態となり，家を飛び出すといった奇行も出現したため，当院に2回目の入院となった。チミペロン，ペルフェナジンによる薬物治療，作業療法，生活技能訓練などにより，どうにか独居生活を送れるレベルまで回復したため，X-12年5月（61歳），退院となった。

　退院後も，陰性症状が強く残存していたが，訪問看護とデイケア通所でなんとか単身生活を送り，当院外来でフォローされていた。一時的に，被害的な妄想が見られることがあったが，外来で対処可能なレベルであった。病識はほとんどなく，服薬アドヒアランスも悪いため，診察日以外にも1日おきに当院外来に来てもらい，昼の分の薬を当院で飲むようにし，合わせて昼以外の薬の空袋のチェックを行っていた。病識がないことと，高齢となり近年認知症も併発してきていることから，薬の飲み忘れは頻回になってきていた。

[治療経過] X-1年10月（72歳）より筆者が主治医となった。処方は，ペルフェナジン6mg/日，チミペロン6mg/日，デカン酸フルフェナジン25mg（28日毎筋注）と，抗コリン薬として，マザチコール12mg/日であった。筆者初診時の主訴として，時々理由もなく現れる不安・焦燥感，内服後の倦怠感，薬が以前と変わっていないかどうかのこだわり，疲れやすくやる気が出ないなどがあった。表情は硬く，時として焦燥感が感じられた。身体所見としては右手指の振戦を認めた。

　外来では毎回，内服後の倦怠感を訴え，手指の振戦がみられた。10年以上前より，ほとんど処方は変更されていなかった。患者の高齢化に合わせて薬が減量されてきていなかったため，薬が過量になっていることが考えられた。ペルフェナジン6mg/日をY-4週より漸減し，Y-2週には4mg/日としたが，特に精神・身体症状とも変化はなかった。チミペロンは20年近く主剤となっていたため，変更しなかった。しかし今後の高齢化に伴い，さらなる服薬アドヒアランスの低下が予想されたため，RLAIの単剤化が望ましいと考えた。

[切り替え方法] Y週に，デカン酸フルフェナジン25mgをRLAI 25mgに置換した。フルフェナジンも10年以上持効性注射剤として使用してきたため，RLAIに置換してしばらく経ってから，他の薬剤を漸減していくこととした。Y+4週の診察で，毎回認めていた薬に対するこだわりがみられなくなった。また，以前は3日に1回程度，理由もなく不安・焦燥感が出現していたが，それもなくなったとのことであった。内服後の倦怠感は続いていた。Y+7週，デカン酸フルフェナジンからの切り替えでは特に有害事象を認めず，経過良好であったため，ペルフェナジン4mg/日を2mg/日に減量した。その後3週経過しても，特に状態の変化はなかった。Y+10週，RLAI単剤化のため，ペルフェナジン2mg/日を中止，チミペロン6mg/日を5mg/日に減量し，リスペリドン2mg/日の内服を開始した。その後，1週ごとにチミペロンを1mg/日ずつ漸減，リスペリドンを1mg/日ずつ漸増していった。

　Y+12週，RLAIを37.5mgに増量した。置換過程によ

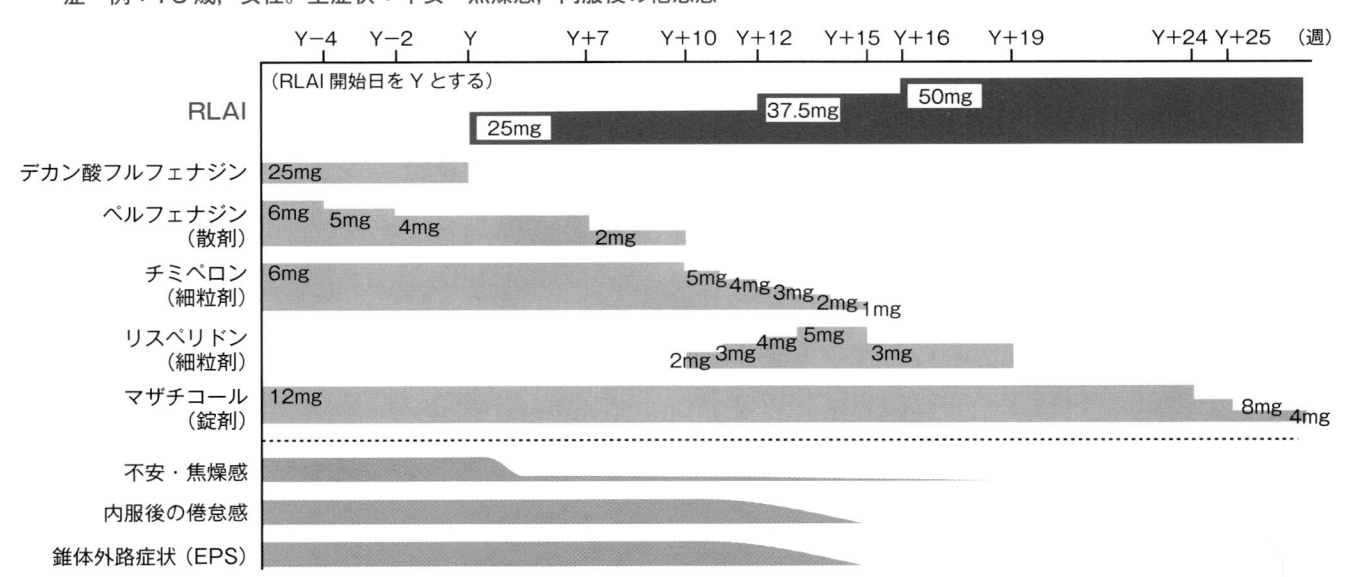

症　例：73歳，女性。主症状：不安・焦燥感，内服後の倦怠感

| | Y-4 | Y-2 | Y | Y+7 | Y+10 | Y+12 | Y+15 | Y+16 | Y+19 | Y+24 | Y+25 (週) |

（RLAI開始日をYとする）

- RLAI：25mg（Y～）、37.5mg（Y+12～）、50mg（Y+16～）
- デカン酸フルフェナジン：25mg
- ペルフェナジン（散剤）：6mg → 5mg → 4mg → 2mg
- チミペロン（細粒剤）：6mg → 5mg → 4mg → 3mg → 2mg → 1mg
- リスペリドン（細粒剤）：2mg → 3mg → 4mg → 5mg → 3mg
- マザチコール（錠剤）：12mg → 8mg → 4mg
- 不安・焦燥感
- 内服後の倦怠感
- 錐体外路症状（EPS）

る有害事象は認めず，チミペロン1mg/日まで減量した後に，内服後の倦怠感が消失した。また，錐体外路症状（EPS）と考えられる手指の振戦も消失していた。Y+15週，チミペロン1mg/日を中止し，この時点でRLAI 37.5mgの1回目より3週後であったので，内服のリスペリドンも5mg/日から3mg/日に減量した。主剤はリスペリドンの内服とRLAIの2剤となった。

Y+16週，RLAIを50mgに増量，3週後のY+19週に経口のリスペリドン3mg/日を中止し，主剤がRLAI単剤となった。RLAI 50mgの単剤となった後も，焦燥感や薬へのこだわり，手指振戦などは出現せず，以前のような表情の硬さもなくなり，穏やかな表情で受診するようになっていた。

Y+24週，抗コリン薬のマザチコール12mg/日の漸減を開始した。4mg/日まで減らして観察しているが，EPSは現在のところ出現しておらず，精神状態も変化なく安定している。

II. 考　察

高齢の患者に多くみられる，定型薬の多剤併用が漫然と長期間行われてきた症例である。筆者担当時，陽性症状はほとんどみられなかったが，陰性症状が強く，EPSも生じていた。陰性症状は，長期間の定型薬処方による二次的なものである可能性も否めなかった。高齢であることと長年内服薬の変更がなかったことから，薬の変更を躊躇する症例であったが，今後の服薬アドヒアランスの低下，ひいては，患者のQOLの低下が考えられたため，RLAIへの置換に踏み切った。1剤ずつ時間をかけて変更していった

[患者の声]
「以前と違って，薬を飲んだ後に現れるだるくなる感じが，なくなってよかった。少し元気になった気がする。前の注射（デカン酸フルフェナジン）よりも痛くない」

[ポイント]
長期間の定型薬の多剤併用からの切り替えは，当然のことではあるが，あせらずに時間をかけて，1剤ずつ置換していくのが安全であると考えられる。高齢で，今後認知症を併発し，服薬アドヒアランスの悪化が予測される患者への導入も考慮すべきである。

ためか，幸い症状の悪化はなかった。

個人的な印象であるが，RLAIの多くの症例でRLAIが定常状態に達してから，精神症状が安定するように感じている。本症例でも，定常状態に達する前は不安，焦燥感がたびたびみられたが，それらがほとんど認められなくなった。内服薬の場合，血中濃度の変動が大きいが，RLAIでは血中濃度の変動が少なくなることが関与している可能性が推察され，血中濃度モニタリングと精神症状の関連の研究が，今後期待されるところである。また，RLAIは定型薬に比べ陰性症状の改善効果も大きく，初めて患者の穏やかな笑顔を見ることができた。

陰性症状が改善され，自発性が上がり，EPSも軽減されるため，RLAIは高齢者ではADL改善に大きく寄与するものと思われる。患者のQOL改善のために，高齢でもあきらめずに，積極的に定型薬より切り替えていくことも必要と考える。

97. 断薬による症状悪化で入退院をくり返す統合失調症患者に対するRLAIの効果

飯倉康郎

特定医療法人宗仁会　奥村病院

I. 症　例

[症　例] 58歳，女性，外来。
[既往歴] 狭心症。
[家族歴] 娘（次女）が統合失調症。
[生活歴] 同胞4名中第3子。元美容師。結婚して2子をもうけた。
[現病歴] 長女が小学校に上がるまでは美容師として働くなど，ほとんど精神症状はなかった。

X-24年，「心臓を盗られる」などの被害妄想，幻聴，体感幻覚などに基づく激しい精神運動興奮状態で発症し，複数の病院に9回の入退院をくり返した。回復は早いが，退院するとすぐに断薬して再燃するというパターンをくり返していた。

X-10年，これまでと同様の異常体験や精神運動興奮状態のために当院を初診し，1回目の入院となった。保護室隔離とハロペリドールの筋肉注射や内服などにより短期で興奮は治まり，異常体験は残存するものの日常生活には支障をきたさない程度まで回復したため，3カ月で退院となった。以後も，断薬，再燃による入退院をくり返したが，X-8年の入院時にリスペリドンを主剤（最高量6mg/日）に変更してから比較的安定し，定期的な外来通院ができるようになった。しかし，手指振戦の副作用が著しく，途中で主剤をペロスピロン（最高量36mg/日，維持量12mg/日）に変更した。副作用止めとしては，ビペリデン最高量6mg/日を使用していたが，最終的にはクロナゼパム3mg/日と塩酸アマンタジン150mg/日で振戦はいくらか軽減した。異常体験がありながらも，X-3年12月よりスーパーマーケットでのパート勤務ができていた。

しかし，X-2年12月ごろより再び断薬したため，不眠，幻聴，被害妄想が活発になった。幻聴に基づく拒食，低栄養状態が著しくなったため，X-1年1月に4回目の入院となった。再びリスペリドンを主剤としたところ，これまでと同様に短期で回復し，約1カ月で退院した。退院後，断薬防止の目的でデイケア通所を開始し，しばらくは安定していたが，デイケア通所を拒否するようになったX-1年11月頃より再び断薬し，異常体験に基づく拒食，低栄養状態のためにX-1年12月に約2カ月間入院した。主剤をアリピプラゾールに変更したところ，リスペリドンよりも振戦の副作用が少なく，日常生活が活発になるなど効果出現が速かった。

X年2月より訪問看護とデイケアを再開したが，X年4月に再び断薬した。「薬を飲むな」という幻聴も明らかになった。拒食と低栄養状態のため，往診にて入院が必要と判断し，X年5月に当院6回目の入院となった。

[6回目入院後の治療経過] 6回目の入院では被害的な言動や焦燥感が強かったことや，RLAIが日本でも承認され，まもなく発売されるという状況であったため，主剤をリスペリドンに変更した。変薬後，3週間で被害的な言動や焦燥感は軽減したが，まだ表情は硬く，もうしばらくは入院継続が望ましいと筆者は考えていた。しかし経済的な理由で本人，夫の希望により退院となった。退院時処方はリスペリドン5mg/日，クエチアピン100mg/日，ロラゼパム2mg/日，クアゼパム15mg/日であった。その直後の6月に断薬し，拒食傾向が出現したため，リスペリドン2mg/日の昼薬を週3回の訪問看護にて服薬してもらうようにした。

[切り替え方法] その頃の外来面接で，近いうちにRLAIが発売されることを患者に伝えた。その際，RLAIを用いると最終的に2週間に1度の注射を打つだけで，服薬しなくてよくなることを説明したところ，患者もRLAIへの切り替えを希望した。

そこで，X年6月に1回目のRLAI 25mgの投与を開始した。血中濃度が十分に上がるまではリスペリドン2mg/日の服薬を継続した。しかしながら，十分な改善が得られなかったため，4回目投与時にRLAIを37.5mgに増量した。この頃から表情が明るくなり，被害的な異常体験の訴えが減少した。その後，8週間はRLAI 37.5mgとリスペリドン2mg/日内服を維持したところ，異常体験があっても生活への支障はほとんどなくなり，食事もよく摂れるようになった。X年10月，RLAIを50mgに増量するとともに，内服のリスペリドンを中止し，RLAI単剤とした。

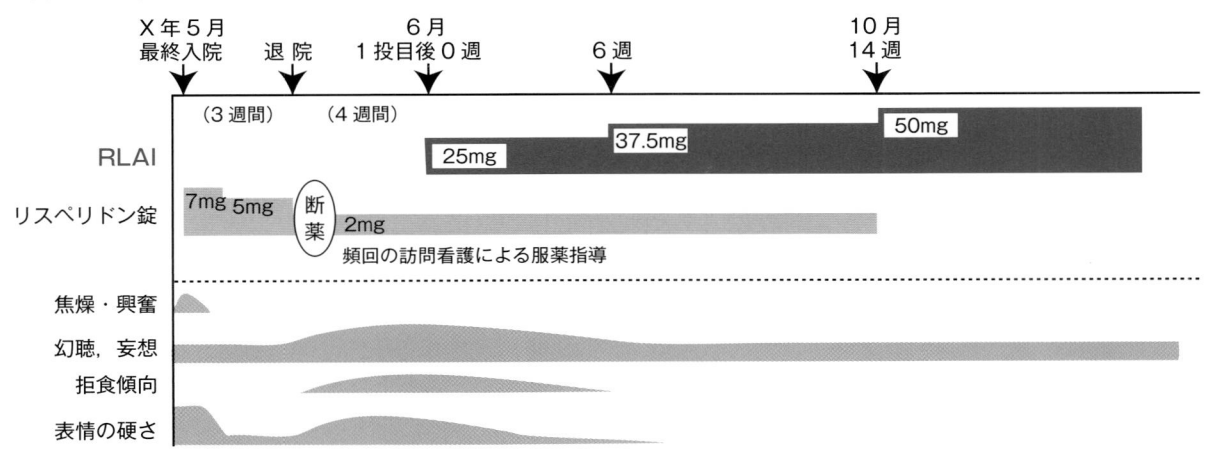

症　例：58歳，女性。主症状：幻聴，妄想，拒食

```
                X年5月      6月                    10月
                最終入院 退院  1投目後0週    6週      14週
                  ↓     ↓     ↓           ↓        ↓
                     (3週間) (4週間)                  50mg
        RLAI                                 37.5mg
                                      25mg
        リスペリドン錠  7mg 5mg  断薬  2mg
                                頻回の訪問看護による服薬指導
        焦燥・興奮
        幻聴，妄想
        拒食傾向
        表情の硬さ
```

以後も「薬を飲むな」という幻聴や「心臓が盗られる」など異常体験は活発であるが，通院やRLAIの拒否はなく，安定した日々を送っている。

II. 考　察

本症例は，幻覚妄想を主症状とした妄想型統合失調症であるが，RLAI使用までの経過の特徴は以下のようなものであった。

1) 幻聴，妄想などの異常体験は常にあるが，これまでの入院の理由は精神運動興奮か異常体験に基づく拒食と低栄養状態である。
2) これまで10数回の入退院をくり返しているが服薬を再開すると短期で症状が軽快して退院できている。
3) ハロペリドール，リスペリドン，ペロスピロン，アリピプラゾールがこれまで主剤として用いられ，いずれも効果があった。しかし，異常体験消失には至っていない。
4) 外来になるとすぐに断薬して症状悪化というパターンをくり返している。
5) 断薬の理由は，「薬を飲むな」という幻聴と振戦などの副作用が考えられる。

このような問題に対して，患者に服薬を継続してもらうために頻回の外来通院，デイケア通所，訪問看護による服薬などを行ったがうまくいかず，結局同じパターンをくり返していた。このような拒薬傾向の患者に対して，これまでは定型抗精神病薬の持効性注射剤が用いられてきた。これらは3，4週間に一度の注射で済むというのがメリットであるが，錘体外路症状，注射時の痛み，硬結などのデメリットがある。

本症例では初めてRLAIを用いたが，1) リスペリドンの内服で振戦の副作用が出やすい患者にもかかわらず，RLAIではそれよりも振戦の程度が軽かった，2) 注射時の痛みの訴えがなく，患者の拒否がまったくなかった，という結果が得られた。

RLAIの使い方の難しさの1つは血中濃度が上がるまで約3週間かかるという点である。この症例では頻回の訪問看護を行い，その時にリスペリドンを内服してもらうことで血中濃度が上がるまでを凌ぐことができた。この患者の場合，「薬を飲むな」という幻聴が聞こえることが明らかになったが，その場合でも説得して勧めるとその場で服薬することができている。これを考えると，今後「注射をするな」という幻聴が聞こえたとしても，説得によってRLAIを施行できる可能性は高い。

このケースは，初めにRLAIに切り替えることによるメリットを十分説明したことによって，患者自身がRLAIを希望した。無理やりではない導入の仕方によって，注射に対するネガティブなイメージを患者が持つことがなかったため，投与が継続できていると思われる。

[患者の声]
① 「薬を飲まなくてよいので助かる」
② 「RLAIは全く痛くない」
③ 「薬を飲んでいたときよりもRLAIのほうが手の震えが少ない」
④ 「RLAIに変えてから入院せずに済んでいる」
⑤ 「今後もRLAIを続けていきたい」

[ポイント]
① 「薬を飲むな」という幻聴によって，断薬，再燃のパターンをくり返していたため，持効性の注射剤が望ましいと考えられた。
② 無理やりでなく医師がRLAIのメリットを説明して患者もそれを希望したという導入がよかったと思われる。
③ 注射が痛くないことや，注射を始めてから再入院せずに済んでいるという効果によってRLAIの継続ができていると思われる。

98. 一度はRLAIを拒否したが再導入が可能となった1例

岡島和夫

医療法人せのがわ　瀬野川病院

I. 症 例

[症　例] 59歳，男性，入院→外来移行。
[既往歴] 糖尿病。
[家族歴] 特記事項なし。
[生活歴] 同胞2名中第2子。最終学歴は大学卒業。
[現病歴] 中学生時代から暴力的であった。幻覚妄想を呈し，これまでにA精神科病院に9回，B精神科病院に2回入院歴があるが，その後は治療を中断していた。次第にアパートの通路で排泄したり，夜中に大声を上げたり，妄想が出現したため，X-6年6月に当院を初診し，同月からX-5年5月まで入院した。退院後は徐々に生活訓練を行い1人暮らしとなるが，怠薬し，通院も中断したため，自閉，奇行がみられるようになった。次第に幻覚妄想を呈したため，X-3年5月に当院2回目の入院となった。退院後は比較的安定して経過していた。同年12月30日，自宅アパートの階段で失禁状態であったため，第三者が119番通報し救急隊が出動したが，本人は治療を拒絶した。このため，母親より当院に往診依頼があり，同日3回目の医療保護入院となった。退院後，訪問看護を利用しながら外来通院していたが，徐々に怠薬し，通院間隔も延びていった。X-2年5月，大量服薬し橋で倒れていたところを発見され，救急隊により当院へ搬送された。その際，Japan Coma Scale（JCS）300（深昏睡状態）で全身管理・呼吸管理目的でC病院へ搬送された。翌日，意識レベルの改善とともに治療拒否の状態となり，当院へ4回目の任意入院となった。退院後，訪問看護を利用しながら外来通院していたが，再び徐々に怠薬し，通院間隔も延びていった。これとともに金銭管理ができなくなり，空笑を認め，無為自閉的な生活を送るようになった。このため，X-2年10月，当院5回目の入院（医療保護）となった。

X-1年8月，疎通性が取れず，空笑するようになるため，6回目の入院をし，退院後，共同住居に入居した。
[治療経過] 共同住居入居後の処方はリスペリドン内用液6mL/日（分3），クロルプロマジン50mg/日（眠前），フルニトラゼパム2mg/日（眠前），プロメタジン50mg/日（眠前），ハロペリドール5mg/日（筋注），プロメタジン25mg/日（筋注）であった。

X年5月，RLAIが承認されたことに伴い，服薬しなくても安定した抗精神病薬の作用を期待して勧めたが，本人は拒否した。また，共同住居では室内での喫煙や門限を守らないなどの問題行動がしばしばみられ，身だしなみに気をつけたりルールを守ることに無頓着な様子であった。デイナイトケアへの参加も積極性はみられなかった。

[切り替え方法] X年7月7日，「デイナイトケアが面白くない」と不満を言った。そこで，RLAIについて，2週間に1回の筋肉内投与で確かな抗精神病薬の作用が期待できること，服薬の負担が減ること，症状がより改善する可能性があり副作用も少ないとされていることを改めて説明し，本人の同意を得たうえで，RLAI 25mgの筋肉注射を開始した。しかしながら，7月14日，「筋肉注射が痛い，腫脹もあるので止めたい」と言った。そこで，服薬とルールを守ることを条件にRLAIを中止とするが，怠薬・拒薬・問題行動が出現したら，RLAIを再開することを約束した。その際，RLAIの血中濃度の上昇を考慮して，2週後の7月28日より3週間はリスペリドン内用液を3mL/日に減量した。その後もデイナイトケアに遅刻し，他患から注意を受け喧嘩になりそうになった。8月25日，調子がよいので，リスペリドン内用液3mL/日で経過をみて欲しいと申し出があり，経過をみることとし，たびたびルールを守ることを再確認したが，実家に無断で帰ってしまった。

X年10月，無断で公園に行き野宿し，翌日に発見され，遁走・徘徊のため同日7回目の入院（医療保護）と同時に隔離とし，リスペリドン内用液を5mL/日に増量した。入院直後，空笑・独語があるが，本人に自覚はなく，中間開放中廊下を歩き続ける徘徊行動がみられた。10月27日，以前の約束を思い出させ，今回，問題行動が出現したためRLAIを再開することを説明し，患者の同意を得たので，再度RLAI 25mgより筋肉注射を再開した。11月7日，隔離解除とした。11月10日，プレデイケアに参加した。

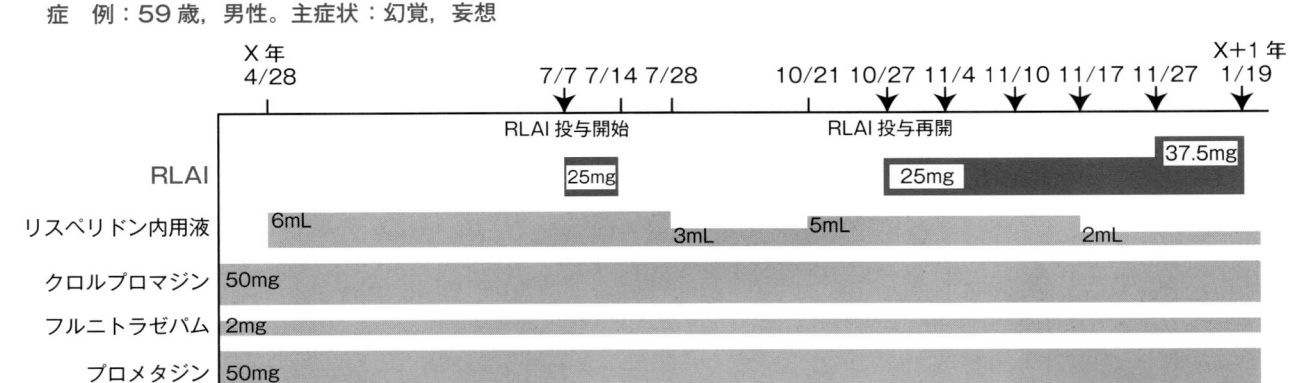

症　例：59歳，男性。主症状：幻覚，妄想

	X年4/28	7/7	7/14	7/28	10/21	10/27	11/4	11/10	11/17	11/27	X+1年1/19
RLAI		RLAI投与開始 25mg				RLAI投与再開 25mg				37.5mg	
リスペリドン内用液	6mL				3mL	5mL			2mL		
クロルプロマジン	50mg										
フルニトラゼパム	2mg										
プロメタジン	50mg										
ハロペリドール筋注	5mg	↑↑	↑	↑↑↑↑							
プロメタジン筋注	25mg	↑↑	↑	↑↑↑↑							
BPRS		30				33			31		37
GAF		35				35			45		50
PANSS寛解		18				26			13		12

再開後3週間目の11月17日，リスペリドン内用液2mL/日に減量した。同年11月21日，自分だけたくさん採血されていると被害的になったため，さらなる治療効果を期待して，11月27日にRLAIを37.5mgに増量した。しかし，プレデイケアで冷蔵庫の中の卵を取って食べる行為があったため，プレデイケア中止とした。その後，RLAIは37.5mgで維持し，リスペリドン内用液も2mL/日併用により改善効果が認められてきた。X+1年2月，本人は意欲的でありプレデイケア参加を求めたがスタッフより同意が得られなかった。しかし，病棟内作業療法には参加し，4月には共同住居へ退院となった。

RLAI初回投与時の7月7日におけるBPRSは30点，GAFは35点，PANSS寛解スコアは18点であった。RLAI再開時の10月27日ではBPRS 33点，GAF 35点，PANSS寛解スコア26点であった。RLAI再開後，血中濃度が上昇し始めた11月17日では，BPRS 31点，GAF 45点，PANSS寛解スコア13点，安定して維持されている1月19日ではBPRS 37点，GAF 50点，PANSS寛解スコア12点と改善効果がみられている。

最近は激しい妄想や問題行動は減って，物事に前向きになってきている印象がみられる。

II. 考　察

本患者は，退院後に拒薬・怠薬状態となるため短期間でくり返し入院を続けていた症例である。抗精神病薬の服用により症状の改善が認められるため，安定した作用が得られることを期待してRLAIを勧めたが，断られた。その後，説得により承諾はしたものの，初回投与後に痛みを訴えすぐに中止になった。ただし，その際に拒薬や怠薬，問題行動が生じたら再度RLAIを投与することを約束し，医療保護入院で隔離となったため，約束を思い出させ再投与できた。その結果，症状は改善した。現在，RLAI 37.5mgとリスペリドン内用液2mL/日の併用で維持している。

RLAIは本症例のようにアドヒアランス不良の患者でも効力を発揮すると思われる。またRLAIは投与開始から作用発現まで約3週間かかるため，患者の同意を得ないまま強制的に投与することは好ましくなく，患者が納得の上で同意し，一緒に治療を続ける気持ちを持ってもらうことが必要である。また，患者がRLAI開始後に「注射が嫌」と言って中止した場合でも，医師がRLAIの必要性を実感し，患者と一緒に治療していくとの考えを持ち，粘り強く説得し同意を得られることでアドヒアランスの改善が期待される。

> [患者の声]
> 「問題行動なく，夜間徘徊なく眠れており，調子よい。デイナイトケアにも参加できている」
>
> [ポイント]
> RLAIの筋肉注射が患者の希望により中止になっても，再開条件やくり返しの説明により再投与が可能となる。

99. RLAIの導入により家族の内服確認が不要となり，寛解状態を維持している1症例

森　貴俊

医療法人ウイング　高城病院

I. 症例

[症　例] 60歳，男性，外来。
[既往歴] 特記事項なし。
[家族歴] 母親がアルツハイマー型認知症。
[生活歴] 同胞7名中第4子，次男。高校卒業後，鍼灸の専門学校に進学し，卒業後はA県で鍼灸師として働いていた。2度の結婚歴があるが，いずれも離婚。X-1年7月に帰郷し，鍼灸院を開業した。独居。病前性格は内向的で気が弱い。
[現病歴] X-16年頃，魔物に襲われるような恐怖感や，幻聴，被害妄想が出現した。そのため近くの精神科病院を受診し，統合失調症と診断され，外来通院していた。X-1年4月，怠薬により上記症状が再燃し，A精神科病院に1カ月ほど入院した。その後帰郷し，同年7月，当院に初診となった。リスペリドン2mg/日，エチゾラム2mg/日，レボメプロマジン25mg/日が投与されており，寛解状態を維持していた。

しかし，通院や服薬は不規則で，怠薬により同年10月上旬頃より易怒性や不穏，焦燥，緘黙が出現した。同月中旬には「やくざに追われている」と被害妄想が再燃し，同月17日に警察に駆け込んだ。そのため翌18日に当院を受診し，入院となった。ハロペリドール3.75mg/日にて治療を再開したところ，不穏や被害妄想は比較的速やかに改善したため，同年11月8日，自宅へ退院となった。
[治療経過] 退院後は規則的に外来通院し，ハロペリドール3.75mg/日にて寛解状態を保っていたが，病識は乏しく，毎日の服薬は患者と同敷地内に居住している姉が常に行っていた。

X年11月に姉が来院した際，「毎日の内服の確認が大変。（怠薬による再発が心配で）旅行にもなかなか行けない」とのことであったため，RLAIについて説明を行ったところ，「助かります。本人に話してみます。（本人が同意するなら）お願いします」とのことであった。そのため同年12月に本人が来院した際，RLAIについて，2週間に1回の注射で安定した作用が期待できること，抗精神病薬の内服の必要がなくなること，海外のデータでは経口剤よりも再発予防効果が高いこと，副作用や注射時の痛みも少ないと考えられることを，パンフレットを用いて説明を行ったところ，特に抵抗を示すことなく了解した。
[切り替え方法] X年12月7日，ハロペリドール3.75mg/日を中止し，リスペリドン2mg/日を開始すると同時に，RLAI 25mgの投与を開始した。X年12月21日，リスペリドンを1.5mg/日へ減量し，RLAI 25mg 2投目を投与した。X+1年1月4日に経口リスペリドンを中止し，RLAI 25mg 3投目を投与した。

その後は2週間ごとにRLAI 25mgを投与したが，精神症状に著変はなく，経過良好であった。同年1月中旬からは，睡眠導入剤も内服せずに良眠できるようになった。

II. 考察

本症例は，経口抗精神病薬で寛解が維持されていたものの，怠薬による症状の悪化が懸念され，再発の心配のため家族の服薬確認が負担となっていたため，RLAIに切り替えたケースである。

本症例では，RLAIについて家族に説明したところ，家族からも患者に対してRLAIへの切り替えの説得があり，比較的スムーズにRLAIを導入することができた。

RLAIに切り替える前の処方は，抗精神病薬がハロペリドール単剤であり，過去に経口リスペリドンの効果および忍容性が確認されていたことから，RLAIの導入が比較的容易であった。RLAIを導入することで，家族が患者の毎日の内服確認を行う必要がなくなり，家族の負担を大きく減じることができた。最終的には，睡眠薬を含めて全ての経口向精神薬を中止することができ，RLAI単剤治療が達成できた。

患者・家族の話から判断して，経口ハロペリドールや経口リスペリドンよりも，RLAIのほうがより副作用が少なく，効果が高い印象である。これは薬物動態的に，経口薬と比較しRLAIのほうが血中濃度が安定しているからでは

症　例：60 歳，男性。主症状：寛解状態

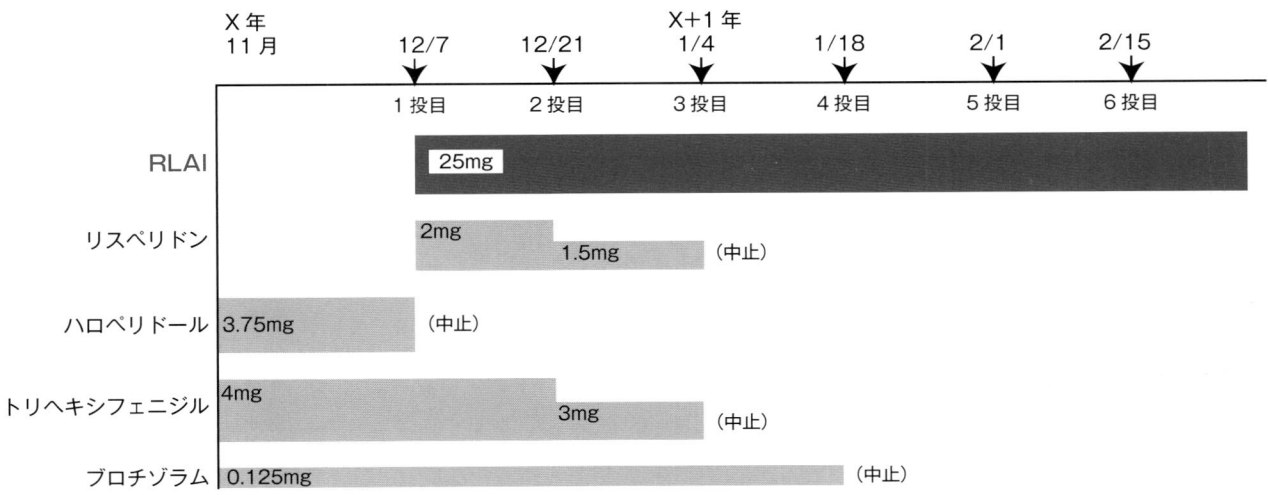

	X年11月	12/7 1投目	12/21 2投目	X+1年 1/4 3投目	1/18 4投目	2/1 5投目	2/15 6投目
RLAI		25mg					
リスペリドン		2mg	1.5mg	（中止）			
ハロペリドール	3.75mg	（中止）					
トリヘキシフェニジル	4mg		3mg	（中止）			
ブロチゾラム	0.125mg				（中止）		

ないかと推察される。

　本症例のように病識が乏しく，怠薬により再発をくり返しているケースでは，持効性注射剤の使用を積極的に勧めることが適切であると思われる。また，本症例では家族の負担も大きく減じることができ，一石二鳥であった。

　ただし，患者はRLAI注射に対してやや痛みを感じており，投与間隔（外来通院間隔）も短いと感じている。今後は，痛みがより少なく，投与間隔がより長い持効性注射剤の開発が期待される。

[患者の声]
・内服薬と比較して：「飲み薬のほうが，気力ややる気が抑えられるようなところがあった。睡眠薬も飲まずに眠れるようになった。注射に変えてよかった」
・痛みについて：「慣れてきたけど，苦痛は苦痛。針が太い」
・RLAIに対する今後の期待：「2週間に1回は早いので，注射を打つ頻度が減るといい」
家族の声：「内服確認をしなくてよくなったので，とても助かります。（精神面では）注射に変えてからのほうが明るくなり，食事の時にも会話が増えました」

[ポイント]
① RLAIの説明をする際には，患者だけでなく家族に対しても行うことで，スムーズな導入が可能となった。
② RLAIにより家族の服薬確認負担が不要となった。
③ RLAIは経口抗精神病薬と比較して，副作用が少なく効果が高い可能性が示唆された。

100. デイケア通院患者のQOLがRLAIで回復した症例

森　暁

特定医療法人松濤会　南浜中央病院神経精神科

I. 症例

[症　例] 57歳，女性，外来。
[既往歴] 特記事項なし。
[家族歴] 特記事項なし。
[生活歴] 同胞2名中第2子。高校卒業後，定職に就かず，単身生活をしている。婚姻歴なし。
[現病歴] 19歳頃に発病し，24歳時にA病院を初診して以来，計14回の入院歴がある。X-12年1月に姉（生活保護受給者）のいるB市に転居し，姉の援助のもと，近所で単身生活をしながらC病院に通院していたが，症状の再燃により同年4月より入院していた。その後，症状が悪化して開放処遇が困難となったため，X-10年3月15日に当院に転院したが，滅裂となり興奮状態となったため，X-9年3月13日に医療保護入院となった。入院後の内服薬を調整しながら，作業療法活動などを行う中で徐々に精神症状，社会性が改善したため，X-3年7月7日に退院した。

退院後の服薬状況は良好で，当院の外来通院およびデイケアに励んでいたが，X-1年11月25日頃から落ち着きがなくなり，11月28日には外来デイケアのドアを蹴ったり大声を上げたり，「ノーベル賞とったから，私は天才だ，こんなところにいてもしょうがない，私は帝王」という独語や精神運動興奮状態が著しいため，同日，当院に医療保護入院した。姉はX-11年頃より本人とは関わりたくないようで，「病院に全てお任せします」と言っており，X年3月1日に退院した後は毎日単身生活およびデイケアに励んでいた。

[治療経過] 本人の服薬状況は良好であったが，精神症状の中で唯一幻視だけが長年残っており，いかなる薬物調整でも消えることがなく悩みの種であった。幻視の内容は他人が動物に見えたり，怪獣に見えたりすることで，筆者さえもゴリラに見えることがあるなどという。「先生，変な化け物が目の前を横切るの，何とかして欲しい」と訴えていた。そこで，新たに2週間に1回の注射が発売され，これまでの経口薬よりも安定した効果がみられる可能性があることから，長年にわたって患者を苦しめていた幻視症状が改善する可能性があると考え，RLAIによる治療を試してみることを提案したところ，本人の同意が得られたため，RLAI投与を開始した。

[切り替え方法] RLAI導入前の処方は，抗精神病薬の持効性注射剤としてデカン酸ハロペリドール100mgを月に1回，経口剤としてリスペリドン内用液4mL/日，オランザピン口腔内崩壊錠20mg/日であった。さらに，フルボキサミン50mg/日，フルニトラゼパム2mg/日，バルプロ酸ナトリウム400mg/日，カルバマゼピン400mg/日，さらには下剤4種類を処方していた。

X年10月15日にデカン酸ハロペリドールを中止し，RLAI 25mgの投与を開始した。その結果，翌日より幻視が改善したと本人より喜びの声があったが，RLAIの血中濃度は投与3週目より上昇することを考慮すると，RLAIの作用というよりは，プラセボ効果，特に注射剤の痛みがなかったことによる可能性が考えられた。

その後はRLAIを2週間に1回の投与で継続中であり，RLAIの血中濃度が上昇すると考えられる3週後からは，今まで掃除，洗濯を週1回しか行えなかったものが，週2回以上行えるようになり，元来の明るい性格を取り戻し，積極性も増してきた。また，RLAI開始後も経口剤は併用し続けているが，これまでは薬の飲み忘れが週に3回以上あったものが，RLAI投与後にはみられなくなり，服薬アドヒアランスも改善した。この状態がしばらく続くようであれば，経口剤の減量・中止を開始し，最終的にはRLAIのみの処方として経口剤の服用をすべて中止したいと考えている。

II. 考察

本症例は退院後の服薬は良好であるとしていたものの，当院に入院する以前は実際には週に3回以上薬の飲み忘れがあったことで，これまで何度も入退院をくり返していた。デカン酸ハロペリドールを筋注していたが，症状の改善高ははかばかしくなかった。また，幻視が非常に根強く，これまではいかなる薬物療法でも消失させることがで

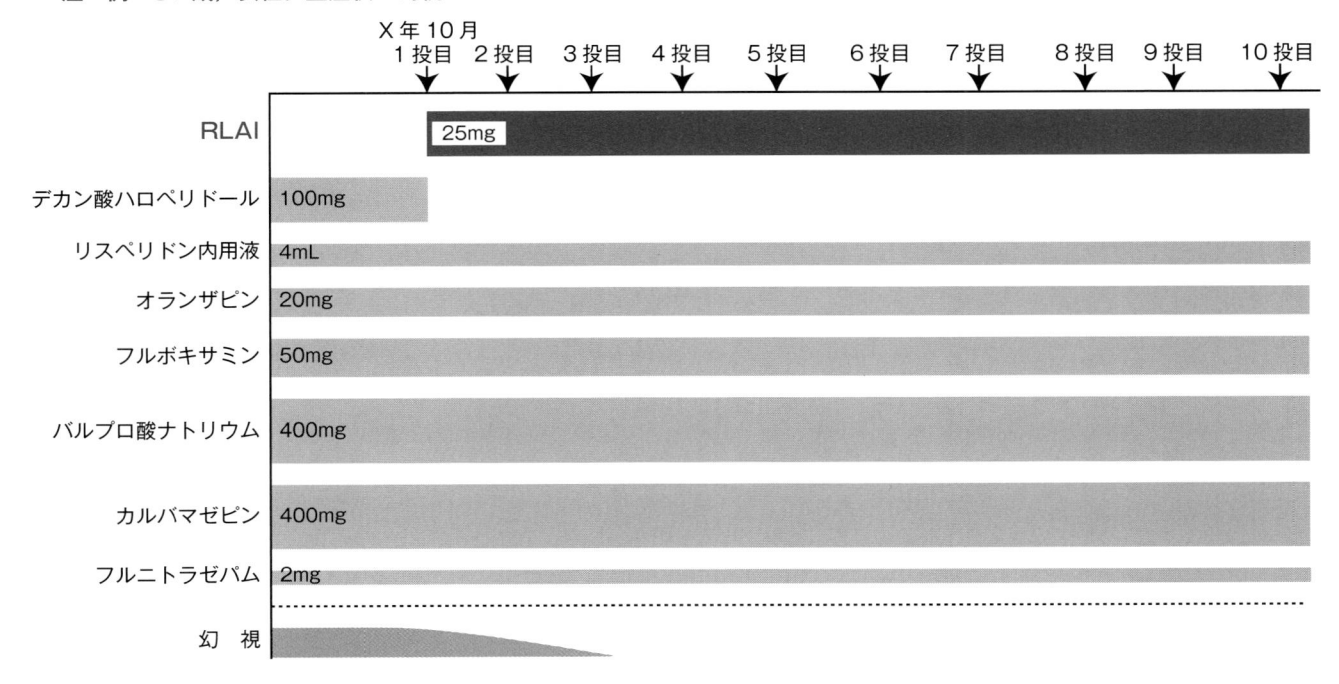

症　例：57歳，女性。主症状：幻視

薬剤	用量	経過（X年10月　1投目〜10投目）
RLAI	25mg	2投目から10投目まで継続
デカン酸ハロペリドール	100mg	1投目まで
リスペリドン内用液	4mL	継続
オランザピン	20mg	継続
フルボキサミン	50mg	継続
バルプロ酸ナトリウム	400mg	継続
カルバマゼピン	400mg	継続
フルニトラゼパム	2mg	継続
幻視		1〜2投目にかけて消失

きなかった。このような，症状の残存と服薬忘れによる症状の不安定さに対し，血中濃度が安定し効果が持続的であるRLAIが適切であると判断し，その旨を本人に説明したところ同意が得られ，導入が可能となった。また，RLAIはやや薬価が高いことと2週に1回の頻度の注射が問題となる患者もいると思われるが，本症例は生活保護受給者なので医療費の負担面には問題ないこと，さらにはデイケアを利用しており2週間に1回以上の頻度で来院しているため，投与頻度の問題もなかったことが，スムーズな導入につながったものと思われる。

　デカン酸ハロペリドールの投与日に，RLAIに切り替えて投与を開始したところ，投与翌日に幻視が改善したとの報告があったが，RLAIは通常，初回投与後3週間は血中濃度が上昇しないとされており，おそらく，患者にとってはそれまでの注射と比較して痛くなかったことや，RLAIの説明を聞いた患者本人の改善効果への期待から，プラセボ効果がみられたものと推察される。このことは，注射という，患者にとってはやや侵襲的な方法であっても，適切なインフォームド・コンセントを行うことで患者が自ら治療に参加している意識を持ち，積極的な治療ができる可能性が考えられ，重要な示唆を含んでいると思われる。

　なお，実際にRLAIの血中濃度が上昇してくるであろう初回投与3週間後からは，幻視の消失のみならず，家事を行ったり，本来の明るい性格を取り戻したりと，さらなる改善効果を示している。現在はデカン酸ハロペリドールをRLAIに切り替えた段階であるが，今後は抗精神病薬の減量・中止，その後に併用薬の減量・中止により，処方をシンプルに整理していくことで患者の服薬負担を減らし，患者のQOLのさらなる改善を目指していく予定である。

　統合失調症の薬物治療の選択肢としてRLAIの存在は内服治療の手助けのみならず，内服治療には存在しない治療効果も期待できるという意味で今後も重要なものとなるであろう。

[患者の声]
RLAI開始翌日に「（長年，本人を苦しめていた幻視が）気にならなくなった。消えたよ先生」と述べた。その後は毎日のデイケアでも表情は常に明るく，「たまに怪獣が出てくるけど大丈夫，気にならないよ」，「2週間に1回の注射だけどそれほど大変でもないよ，前の（ハロペリドールデポ剤）よりよかったよ」と明るい表情で答える。このまま本薬剤を継続していくものと思われる。

[ポイント]
① RLAI治療を提案するポイント：薬価が高いので生活保護受給者など支払いが可能であり，なおかつ2週間に1度外来通院できる患者に提案しやすい。
② 状態変化：従来のデポ剤（ハロペリドールやフルフェナジン）と比較して，RLAIは精神症状に対し比較的安定した治療効果があると考えられる。

101. 入院治療中に内服を拒否し治療継続困難であったが RLAIにより著明な改善が得られた統合失調症の1例

山田浩樹　三村　將　加藤進昌

昭和大学医学部精神医学教室

I. 症例

[症　例] 20代，女性，入院／外来。
[既往歴] アトピー性皮膚炎。
[家族歴] 特記すべき事項なし。
[生活歴] 同胞2名中第2子。学業成績は優秀であったが，高校で不登校となり退学した。高校卒業認定資格を取得し短大に進学したが通学しなくなり退学，その後は家事手伝いをしながら両親と生活している。
[現病歴] X−6年前より自宅で閉居して生活するようになり，X年Y−3月より不眠が出現した。X年Y−1月よりかかりつけ医に対する恋愛妄想が出現し，妄想を否定する母親に対し暴力を振るうようになった。Y月より自分の行動を指図する幻聴が出現した。X年Y月23日，A病院を受診した。統合失調症の診断を受け当院を紹介され，同月26日，当院初診となった。初診時は院外の路上で著しく興奮し，診察室でも活発な幻聴や思考吹入の訴えを認め，幻覚妄想状態，精神運動興奮状態であった。同日医療保護入院とし，興奮が著しいため保護室にて治療を開始した。
[治療経過] 内服には何とか応じる姿勢を見せたため，入院当日からアリピプラゾール12mg/日を開始した。翌日から精神運動興奮状態は改善し，「こんなに興奮したのは病気かもしれない」と話し，治療を受け入れる姿勢を見せたため，アリピプラゾールを24mg/日まで漸増した。精神運動興奮状態を呈することはなくなったため，Y+1月4日より隔離を解除したが，思考吹入や幻聴は持続し，自室にこもり自閉的な生活が続いた。アリピプラゾールを30mg/日まで漸増したが改善はなく，徐々に「薬は効果がない，もう取り返しがつかないから退院したい」と訴え内服を拒否するようになった。

このため，Y+1月18日に両親，本人と面談を行い，症状が残存しているため主剤を変更することおよびRLAIについての説明を行ったところ，「薬を飲んでもよくなる気がしない」，「今後薬を内服するよりもRLAIを使用したい」と本人から申し出があり，家族も「新しい治療法を試したい」と希望したため，RLAIへの切り替えを行うことを前提とし，内服についてはRLAIが効果を示すまで約3週間を要することを説明し，それまでは内服を継続し減量を行うことを説明したところ承諾した。また，頓用でリスペリドン内用液をすでに使用し，忍容性に問題がなかったため，Y+1月24日にRLAI 25mgの初回投与を行った。

[切り替え方法] Y+1月26日よりアリピプラゾールを24mg/日に減量，また症状が残存していたため，リスペリドン内服への切り替えを挟みつつRLAIへ切り替えていくこととし，リスペリドン2mg/日を開始した。初回投与時は注射自体への不安を訴えたが，投与には素直に応じ，痛みも持続しなかったと話していた。その後，幻聴，思考吹入は徐々に軽減したが，「やる気が出ない」と自室に臥床してすごす傾向が1週間ほど続いた。

Y+2月3日よりアリピプラゾールを12mg/日に減量し，Y+2月8日に2回目のRLAIを施行した。この時期，不安時にリスペリドン内用液を使用すると，振戦，筋強剛などが軽度であるが出現したため，リスペリドン血中濃度上昇に伴う錐体外路症状の出現と考え，頓用のリスペリドン内用液をレボメプロマジンに変更し，アリピプラゾールをY+2月10日に中止した。また，Y+2月14日より経口のリスペリドンを漸減し，Y+2月23日に中止した。

この間，経口のリスペリドンを減量するに従って錐体外路症状は軽減したため，抗パーキンソン薬は併用しなかった。また，この時期に幻聴，思考吹入は消失し，RLAIのみの投与になってからは徐々に「元気が出てきた」と話し，日中は病室よりもホールですごすことが多くなった。不眠も改善し，朝方に眠気が残るため睡眠薬をフルニトラゼパムからゾルピデムに変更した。Y+3月より外出泊を行ったが問題なく，Y+3月19日に自宅へ退院となった。退院後は定期的に通院し，数年間行っていなかった旅行に出かけるなど，落ち着いた生活を送っている。

II. 考察

本症例は初回治療であるが，20歳前後から無為自閉的

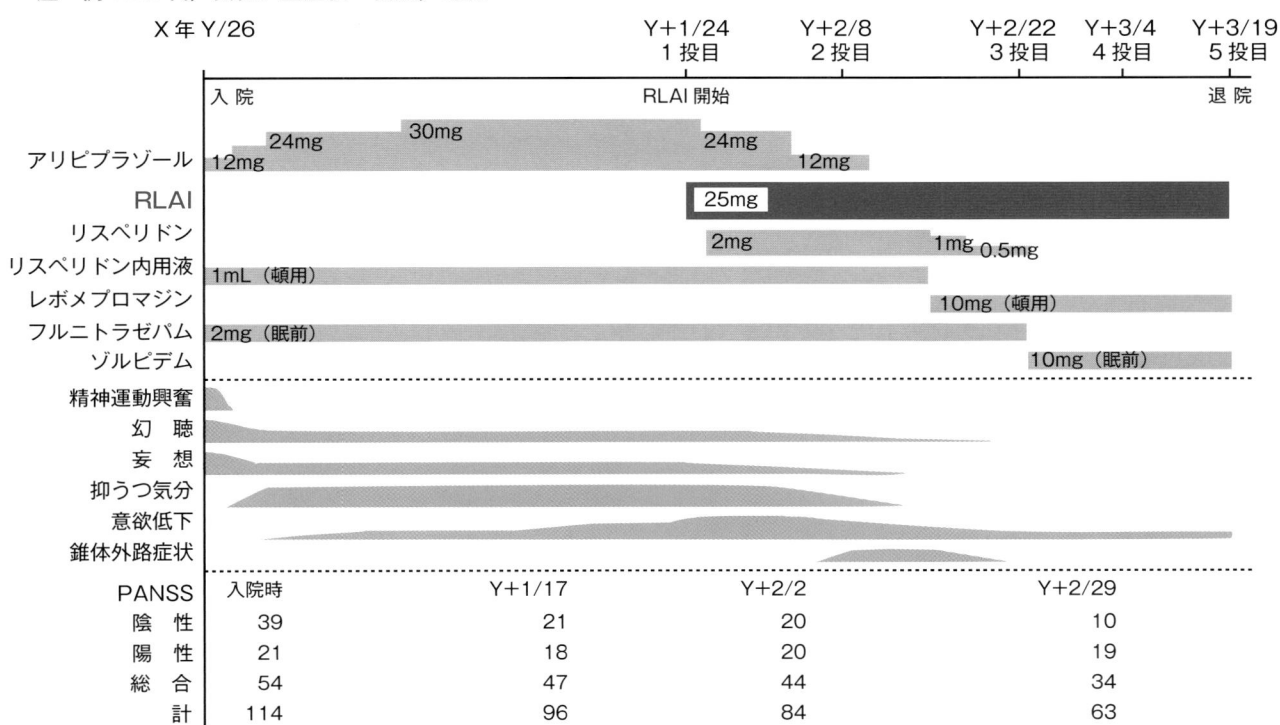

症　例：20代，女性。主症状：妄想，幻聴

	X年Y/26		Y+1/24 1投目	Y+2/8 2投目	Y+2/22 3投目	Y+3/4 4投目	Y+3/19 5投目
	入院		RLAI開始				退院
アリピプラゾール	12mg	24mg　30mg	24mg	12mg			
RLAI			25mg				
リスペリドン			2mg	1mg	0.5mg		
リスペリドン内用液	1mL（頓用）						
レボメプロマジン					10mg（頓用）		
フルニトラゼパム	2mg（眠前）						
ゾルピデム					10mg（眠前）		
精神運動興奮							
幻聴							
妄想							
抑うつ気分							
意欲低下							
錐体外路症状							

PANSS	入院時	Y+1/17	Y+2/2	Y+2/29
陰性	39	21	20	10
陽性	21	18	20	19
総合	54	47	44	34
計	114	96	84	63

傾向が出現し，発症していた可能性もある統合失調症の1例である。このため陽性症状，陰性症状双方の改善を期待し，アリピプラゾールによる治療を開始した。一定の改善は得られたものの，幻聴や思考吹入は残存し，抑うつ的となり内服への拒否が出現し治療継続が困難となった。このため主剤の変更による症状改善と，治療の受け入れを促すことを同時に行う必要があり，薬物療法の必要性と内服の中止を前提としたRLAIの提案を行ったところ，患者自身が自ら内服よりもRLAIを選択した。結果として，経口のアリピプラゾール減量とリスペリドン開始後から陽性症状の改善がみられはじめ，RLAIの効果が出現してきたと考えられる開始後3週目には陽性症状はほぼ消失し，さらにRLAIのみになってからは情意鈍麻や無為自閉的傾向などの陰性症状についても改善が得られる形となった。

　開始後2週から3週の間に錐体外路症状が軽度にみられた点については，RLAIによるリスペリドン血中濃度が上昇してくる時期と一致しており，経口のリスペリドンから切り替える場合は，3週に至る前に錐体外路症状が出現した場合はその時点で経口のリスペリドンを減量することで予防できる可能性も示唆された。また本症例では内服への拒否感が強かったため，主剤の変更による症状改善とRLAIへの切り替えを同時に行わざるを得ず，RLAI初回投与とほぼ同時にリスペリドンの経口投与とアリピプラゾールの減量を開始し，リスペリドンを主剤にしつつRLAIに切り替えていく方針をとったが，アリピプラゾー

> [患者の声] 自宅が遠方のため当院での治療は終了し近医での治療に移行したが，当院通院中は症状の再燃なく，安定して経過した。患者は「内服していた時期に比べ，日中の倦怠感が著明に改善し，生活リズムが整い，さらに普段治療を意識することなく生活できることは嬉しい」と述べている。診察時に薬物以外の話題をする時間が増え，外来に移行してから疾病教育をさらに進めることができた。
>
> [ポイント] ①内服に対する拒否が強い場合であっても，治療拒否と早急に判断するのではなく，RLAIを含めたさまざまな治療法の選択肢を提案することで，治療継続が可能となるケースがあると思われる。②時間的猶予があれば，リスペリドン経口投与の期間をある程度確保することで，適正用量と錐体外路症状の見極めがより確実になるかもしれない。

ルのようなドパミンD_2受容体遮断作用がリスペリドンより強い薬剤からの変更を試みる場合は，リスペリドン経口投与への切り替えにより効果と適量を見極めつつRLAIの切り替えを行うほうが安全である可能性もある。

　本症例においてはRLAIの導入により症状改善と内服中止による主観的な生活の質の向上が得られ，患者，家族からの満足度は高い結果となった。症状が残存し内服に拒否的な場合でも，治療の新たな選択肢としてRLAIを提案し，患者自らそれを選択し治療再開が可能となるケースがあることが示唆された。

102. RLAIによる服薬モニタリングと地域ケアによって地域生活を続けている統合失調症の1症例

加藤秀明

医療法人生仁会　須田病院

I. 症例

[症　例] 57歳，男性，外来。

[既往歴] 特記事項なし。

[家族歴] 父親がアルコール依存症で当院への入院歴がある。

[生活歴] 本人が幼児期のとき母親が死亡し，継母に育てられた。X-18年に父親が死亡してからは自宅で単身生活をしていた。中学校を卒業後，塗装，大工などに従事し，自衛隊に数年間入隊した。発病後はほとんど就労していない。

[現病歴] X-20年，「近所の人からバカにされている」と包丁を持って歩いていたため逮捕されて刑に服した。その後，県外で生活したが，幻覚妄想状態が顕著になって，県外の精神科病院へX-18年から約3年間入院した。X-15年に退院し帰郷したがまったく服薬せず，「父が死んだので家から出て行け」という幻聴が聞こえて大声を出し，家の壁を叩くなど興奮状態になり，近隣の通報で警察に保護されて同年当院へ緊急入院した。X-15年からX-12年までの3年間に3回入退院するも生活が乱れ，通院はするが服薬は不規則で（自宅を訪問した看護師が大量の薬を発見），幻聴も強くなり，家での生活はいずれも2カ月ともたなかった。X-12年からは継続入院していた。

[治療経過] X-12年8月からはブロムペリドール27mg/日，トリヘキシフェニジル6mg/日を投与した。毎月の定期検査でブロムペリドールの血中濃度を測定したが，ブロムペリドールの投与量は一定にもかかわらず，血中濃度は最低2ng/mL，最高31ng/mLと変動が激しく，10ng/mL以下の月が頻回にあり，5ng/mL以下の月もしばしばあった。服薬の度に薬を1包ずつ渡していたのを，血中濃度が低いことが判明してからは看護師の前で服用させたが，それでも薬を舌の下に隠して洗面所で吐き出しており，外泊直後の血中濃度は低い傾向にあった。そこで，確実な服薬を外泊の条件にし，服薬を厳しく指導したところ，X-5年から血中濃度は18ng/mL前後と投与量相応の値で一定した。X-2年からブロムペリドールをリスペリドンに切り替え，X-2年9月からはリスペリドン9mg/日，トリヘキシフェニジル6mg/日とした。入院中も月に1度は外泊を試みていたが，外泊中に借金や電気の消し忘れなど問題が絶えず，帰院時に病棟職員や訪問看護師が問題処理のため，自宅まで迎えに行くこともあった。本人が退院の希望が強いので，県の地域移行支援事業にのっとり，生活支援サービスを整え，X-1年10月に退院した。

[切り替え方法] 退院後は，①訪問看護（週に1回），②ホームヘルパー（月に20回），③就労継続支援B型作業所へ通所（週に3回），④社協による金銭・書類管理などの支援によって生活は大きな破綻なくできていた。2週間に1度の外来診察の際には，「先生，薬は飲んでいるよ」と全ての薬の空袋を自ら持参した。幻聴は絶えず存在していた。この時点でもこれまでの経過から服薬アドヒアランスは完全には信用できないので，服薬とその確認が不要となることを説明し，本人の同意を得て，X年6月24日にRLAIへの切り替えを開始した。

リスペリドン9mg/日とトリヘキシフェニジル6mg/日はそのままで，25mgを2回注射した。X年7月22日（3回目）に37.5mgに増量し，同時にリスペリドンを3mg/日に減量した。X年9月2日（6回目）から50mgに増量し，経口リスペリドンを中止した。トリヘキシフェニジルは9月16日から4mg/日，2mg/日と漸減し，10月28日（10回目）から中止した。抗パーキンソン薬を中止しても錐体外路症状（EPS）は出現しなかった。「病院へ来るなと先生の声で聞こえたけど，来てもいいかな」などと，幻聴に関する電話が筆者のところにもあったように，幻聴に対してある程度，距離が取れるようになった。

X年12月からリスペリドン内用液を頓服で投与し，ほとんど毎日使用するようになってから，幻聴は減少している。現在までRLAI投与は維持しており，X+1年3月31日に21回目の注射をしたところであるが，静穏な地域生活を続けている。

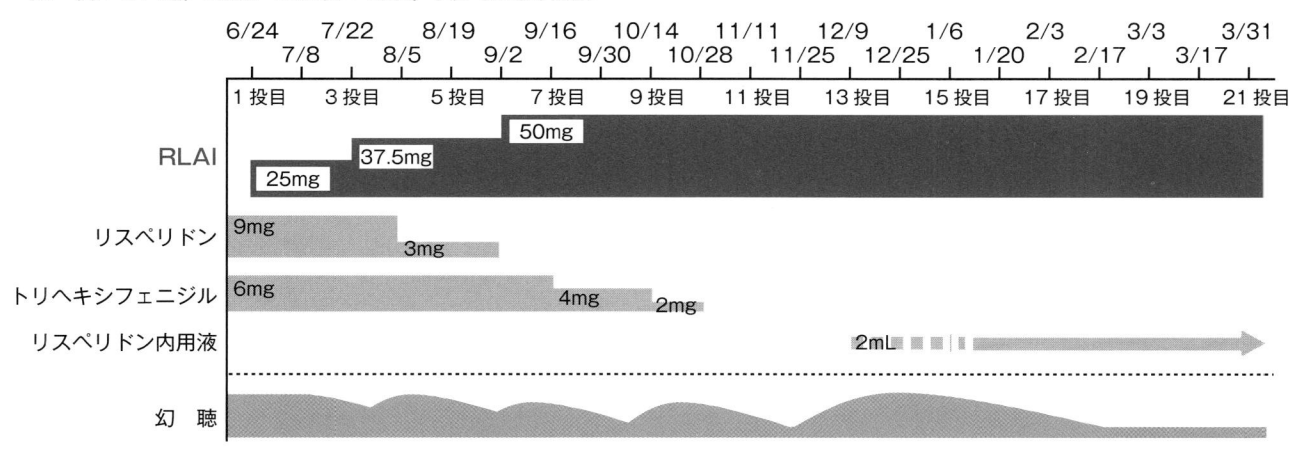

症　例：57歳，男性。主症状：幻聴，低い社会的機能

	6/24	7/22	8/19	9/16	10/14	11/11	12/9	1/6	2/3	3/3	3/31
	7/8	8/5	9/2	9/30	10/28	11/25	12/25	1/20	2/17	3/17	
	1投目	3投目	5投目	7投目	9投目	11投目	13投目	15投目	17投目	19投目	21投目

RLAI：25mg → 37.5mg → 50mg
リスペリドン：9mg → 3mg
トリヘキシフェニジル：6mg → 4mg → 2mg
リスペリドン内用液：2mL
幻　聴

II. 考　察

本症例が実質17年間にわたり退院できなかった理由は2つに分けられる。1つは生活能力や規範精神の低下（頻回の借金や万引き）などの生活上の問題で，もう1つは低い服薬アドヒアランスによる病状の問題である。前者について，本症例はGAF尺度40～31と社会的機能はかなり低いが，それでも今回障害者自立支援法（障害区分3）などのサービスを駆使して単身生活を支えることができるようになった。後者の服薬の問題は，入院中でさえアドヒアランスが悪かったというほど深刻である。一般にアドヒアランスの悪さは病識のなさに基づく拒薬と，服薬管理ができないことによる怠薬によるが，本症例は両方とも問題であった。RLAI使用前は訪問看護師が服薬を再三確認し，薬の空袋を自ら持参して診察を受けても，確実に1日3回服薬をしていたかの疑念は払拭できなかった。

このような症例に対し，RLAIを使用することによって服薬モニタリングは確実なものになり，病状再燃を長期間にわたって防止できるとすればその意義はきわめて大きいものがある。さらに，訪問時や診察時に服薬指導に向けていたエネルギーを他の面に向けることができる点にも意味がある。また抗パーキンソン薬を中止してもEPSが出現しなかった点は，従来の持効性注射剤とは異なったRLAIの利点である。なお，本症例においてRLAIに先行する薬物はリスペリドンが9mg/日とやや多量であったが，RLAI 50mgに切り替えることができた。残存した幻聴に対してはリスペリドン内用液の服用を本人の判断に任せたところ，効果を実感できたのか好んで服用した。自らの意志で服薬することは今までにはなかった服薬態度で評価できる点である。

本症例は触法行為などの問題行動を伴い，長期入院を余儀なくされ，包括型地域生活支援プログラム（ACT）の対象になるほどの重い統合失調症である。本症例は上記のような種々の生活支援を多職種のチームで，当院などの支援機関の電話番号が登録された携帯電話を利用して24時間体制で受けることで地域生活は可能になった。当地方ではACT活動はないが，ACTに近い支援は行うことができるようになった。本症例が地域において安定した生活を長く送るには，生活支援に加えて，症状が安定し再発を防止するための服薬モニタリングが必要である。服薬アドヒアランスに問題がある本症例がRLAIによって服薬モニタリングが可能になったことの意義は大きい。

精神科医療は，今後ますます入院中心から地域ケアに移行しようとしている。これを実践するには，地域での生活支援と確実な医療的（服薬）モニタリングの2つの視点が重要である。前者についてはさらなる充実が必要であるが，後者の服薬モニタリングに対してはRLAIが1つの治療的戦略として有用であると考えられる。包括的地域ケアのなかでRLAIへの期待は大きい。

[患者の声]
「薬を飲まなくてもよいので，めんどくさくなくてありがたい」，「えらいときに液剤を飲むと楽になる」，「注射を続けて長いこと自分の家で暮らしたい」

[ポイント]
① RLAIによって服薬モニタリングが確実になった。
② 地域で生活するには地域ケアと服薬モニタリングの両者が必要であり，RLAIはその治療戦略上重要な薬剤である。

103. 幻聴により希死念慮が惹起された症例に認知行動療法（CBT），RLAI が奏効した 1 例

宮本 憲司朗

医療法人山田会　八代更生病院

I. 症例

[症　例] 27 歳，男性，入院～外来。
[既往歴] なし。
[家族歴] 特記すべきことなし。
[生活歴] 同胞 2 名中第 1 子。共働きの両親と同居。高校卒業後，Q 大学に進学したが，現病のため休学し，その後，退学となる。
[現病歴] 両親は共働き（母は本人が幼稚園卒園後より勤務）をしていた。小学低学年までは，明るく活発であった。中学 2 年の時，成績は優秀であったが，クラス替えとなりいじめに遭い「死ね」と机に落書きをされた。この頃より精神的な疲れがひどくなり，落ち込み，帰宅後に勉強もできずに，すぐに眠るような生活を送る。

中学 3 年の夏休みにオーストラリアにホームステイに行ったことで，帰宅後からしばらくは調子がよく，高校入試に向けて勉強に励んだ。その結果，A 高校に入学した。しかし，高校入学後より人間関係や勉強の疲れを訴え，再び帰宅後に勉強もできず，寝ることが多い生活となる。高校 1 年の夏より「誰かが後ろで何か言っている」，「死ねという声が聞こえる」などの幻聴が出現した。また，「道行く通行人が自分がトイレをしているところを見ている。自宅の隣の B 子の声が聞こえる。自分を見張っているみたい」という注察妄想も出現した。隣家に石を投げたり，押し入れの中で隣家の文句を怒鳴ったり，父親と一緒に天井裏に隠しカメラを探したり，両親にこの家では盗撮されるからと引っ越しをせがむなどの行動を取るようになった。

[治療経過] 両親は本人を見守るような対応をしてきたが様子がおかしいため，X-10 年 10 月 25 日に嫌がる本人を連れて当院に初診となった。診察時，「おなかの中から声が聞こえる。この声が全員に伝わる。見張られている。盗撮されている」などの幻聴，被盗撮妄想，身体のだるさを訴えていた。学校は休みがちで，保健室登校を続けていた。リスペリドン 6mg/日，ビペリデン 6mg/日を朝夕，リスペリドン内用液 3mL/日を毎食後に処方することで，ほどなく症状が取れ，落ち着きを取り戻した。本人が希望し，X-9 年 Q 大学に現役で合格した。その後，両親の下を離れ C 市で 1 人暮らしを開始した。父親が頻繁にアパートを訪れ見守りをしていた。幻聴はあったがコンビニエンスストアでアルバイトもできていた。しかし，大学の授業中も注察妄想は存在し，アパートでは隣室からの幻聴，被盗聴盗撮妄想が継続しながらも通学，進学していた。X-6 年 9 月，介護施設での実習が始まり，その実習先で利用者に迷惑をかけたと担任に学校を辞める相談をしている。この頃から幻聴は活発になり，父親が盗撮していると妄想対象を向けるようになる。同じ頃，怠薬があることが判明している。X-6 年 10 月 25 日，「学校中のみんなから，アパート中のみんなから盗撮される。そのことを言いふらされている」と追いつめられ感，希死念慮の訴えが出現したため，父親と受診し医療保護入院となった。入院中に休学し，その後退学となり，入院環境と服薬で幻聴，盗聴盗撮妄想は減少した。

退院時の処方は，フラボキサート塩酸塩 600mg/日，リスペリドン 9mg/日，ビペリデン 3mg/日を 1 日 3 回，クロルプロマジン 25mg/日を夕 1 回，ニトラゼパム 5mg/日を眠前であった。X-5 年 3 月 12 日に退院となった。

X-4 年 9 月 2 日，当院を受診するが車から出て来なかった。やっと受診を終えた帰宅後，薬を 2 週間分持って自転車で家を出たきり帰って来ないと家族より連絡があった。その後，1 週間行方不明になった。9 月 9 日，警察から連絡があり，両親が迎えに行った。「隣家の B 子の声で『死ね』と聞こえてきたので，追われるように近くの山の中に入って死のうと思った。薬を大量に飲んだが死にきれず，電車に乗って 100km 以上離れた K 市まで行き，山の中を飲まず食わずでさまよった。死のうとしたがなかなか死ねない。幻聴が激しく『死ね，死ね』と聞こえてつらく，きつかった。腹が減ってどうしようもなく，コンビニでパンを万引きした。とても恥ずかしいことをした」と述べた。その夜の帰宅直後，自宅にて鉄アレイで自分の頭を何度も殴り，頭蓋骨骨折した。意識障害などはなく，脳外科経由で当院に入院した。電気けいれん療法（ECT）を施行した。幻聴，妄想に著効したが徐々に再び増悪してくるのでメンテナンス ECT を行った。オランザピン，アリピプラ

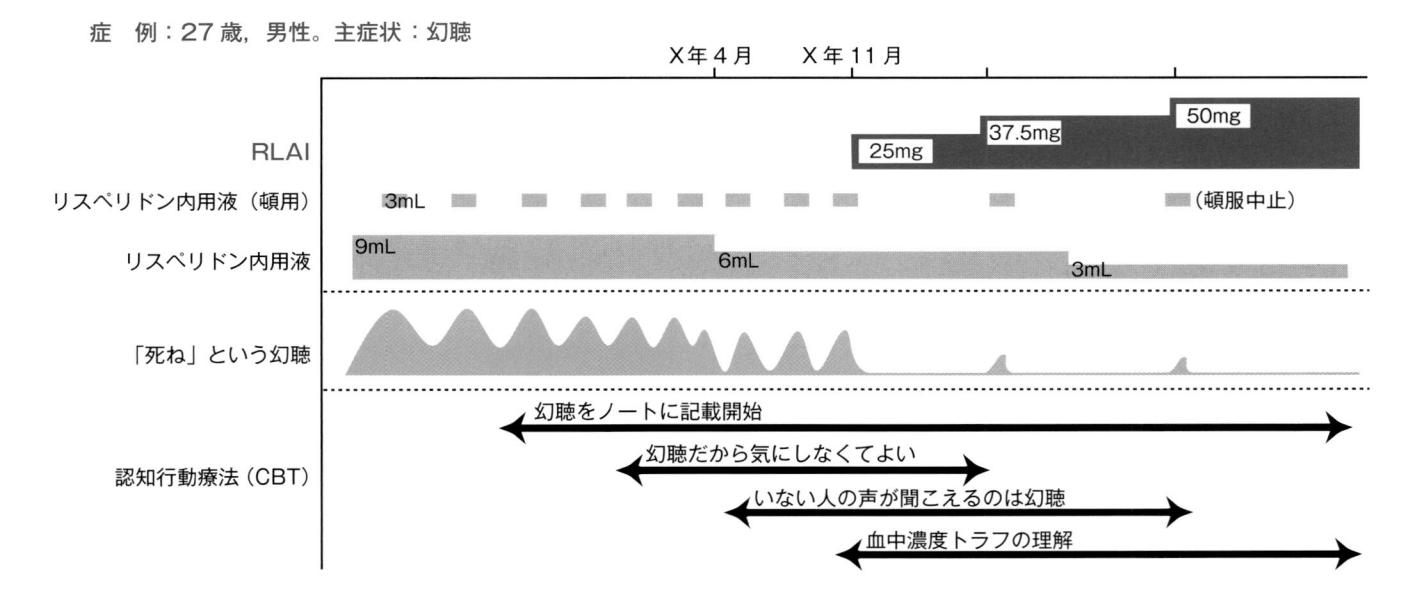

症　例：27歳，男性。主症状：幻聴

	X年4月	X年11月
RLAI		25mg　37.5mg　50mg
リスペリドン内用液（頓用）	3mL ………………………	─（頓服中止）
リスペリドン内用液	9mL　　　　6mL	3mL
「死ね」という幻聴	∿∿∿∿∿	∿
認知行動療法（CBT）	幻聴をノートに記載開始	
	幻聴だから気にしなくてよい	
	いない人の声が聞こえるのは幻聴	
	血中濃度トラフの理解	

ゾールも使用した。幻聴，妄想再燃時はハロペリドール静脈注射も行った。X-3年4月27日，落ち着きを取り戻したため退院となった。退院時の処方は，ロラゼパム2mg/日，フラボキサート塩酸塩600mg/日，ビペリデン3mg/日，バルプロ酸ナトリウム800mg/日，リスペリドン内用液6mL/日，ポリカルボフィルカルシウム3.6g/日，エチゾラム3mg/日，睡眠剤として，オランザピン20mg/日，ロラゼパム5mg/日，レボメプロマジン10mg/日，リスペリドン内用液3mL/日であった。

しばらく安定したため減薬を促したが，隣家のB子の声での幻聴が激しく，その幻聴にて山中をさまよったときの恐怖が湧き，不安が強いので薬を減量することに強い不安を示した。そこで，入院中に主治医が渡した『正体不明の声：対処の為の10のエッセンス』の冊子にヒントを得て，自らノートに幻聴の内容「死ね」，「バカ」などを記載し始め，診察時に主治医が「これは幻聴だから気にしなくてよい」と朱で×印を付けていった。患者も幻聴と判断したもの，真実の声ではないかもと思ったものを記入してきた。患者のほうから「これは幻聴ですよね」と共通理解を求めてきた。「そうです，幻聴です，だから気にしなくてよいです」と勇気づけ，幻聴に対する認知行動療法を行った。くり返している間に幻聴の記載量が減少してきた。X-2年8月10日，散歩中にパトカーと出会い，「自分のことを見張っている」と注察関係妄想が出現したため，自ら入院の準備をしてきたが，8月18日には退院した。デイケアからX-1年1月4日，精神障害者生活訓練施設へ入所した。X-1年3月，作業中幻聴の増悪があり，幻聴により希死念慮で山中をさまよったときの恐怖感が予期され，リスペリドン内用液3mL（頓服）を自ら希望し追加した。幻聴が起こったとき，恐怖心が強まったとき，携帯

[患者の声]
「RLAIにより薬を飲まずに済む，または薬を飲む量が減るのであればそれは嬉しいことである」

[ポイント]
①薬物療法に，幻聴に対する認知行動療法（CBT）を加えて幻聴症状に対する認知機能が改善し，その効果が持続した。作業中の「死ね」という幻聴にはリスペリドン内用液で対処できた。
②経口薬とRLAIとの血中濃度の変化の違い，25mg，37.5mg，50mgのAUC説明，心理教育を行い，理解が可能でRLAIの導入が容易になり，経口薬の減量が図られ，多剤併用解消の方向性がつかめた。
③波状に再燃する幻聴に対してRLAIの安定した効果が有効に働いた。

しているリスペリドン内用液を服用すると「安心できる，幻聴に耐えうる，消えるのが待てる」，また「山中での幻聴は，遠くでいるはずもないB子の声が聞こえたので幻聴と判断できる」と述べた。

X-1年8月27日より，処方のうちオランザピン20mg/日を15mg/日に減薬した。X-1年12月17日，授産施設を退所して自宅へ戻った。X年4月から自動車学校へ行くことになると，眠気が強いと訴えバルプロ酸ナトリウム800mg/日を600mg/日へ，リスペリドン内用液9mL/日を6mL/日へ減じたが，教官から叱られ自動車学校は途中で辞めてしまった。幻聴は依然，激しく再燃することがあり，波があった。そこで，血中濃度の変動でトラフの時に幻聴が出現する可能性，血中濃度を高めに維持をすると幻聴を減少させる可能性があることを説明し，RLAIを勧めてみると同意し，X年11月11日よりRLAIの投与を開

始した。

[切り替え方法] 患者は少しでも「死ね」という幻聴が出現すれば恐怖心が強く起こってくるため，内服薬の減量に強い抵抗を示した。そこで，リスペリドン内用液頓用を頻用しなくて済むようにRLAIへの切り替えを勧めた。X年12月9日，「少し落ち着いた。聞こえても，ごちゃごちゃした内容で，書き留めようとすると忘れている」と幻聴に対する効果を述べた。同日，経口剤の減薬，幻聴のさらなる改善を期待し，3回目投与時よりRLAIを37.5mgに増量した。その後，父親の仕事の手伝いをした。「聞こえるのは15秒くらいで，その後は平常心となる」とのリスペリドン内用液3mL（頓服）の追加は使用しないで済むようになった。

ただ，リスペリドン内用液の減量には「死ね」などの幻聴の再燃を恐れ，同意がなかなか得られなかったが，RLAI 37.5mgと50mgの血中濃度−時間曲線下面積（AUC）の違いを説明し，リスペリドン内用液を6mL/日から3mL/日へ減量することに同意した。現在，幻聴をまったく記載しない日も多くなり，回復が安定したものとなってきている。

II. 考 察

高校1年で発症し，注察妄想から中学時のいじめ体験と関連した「死ね」という幻聴に発展した症例である。薬物療法により高校卒業，大学進学が可能となったが，実習のストレスと怠薬で再燃した。大学を退学したが，そのつまずき体験以降に幻聴が活発になった。「死ね」という幻聴に追いまくられ，山中を1週間もさまよった危機状況から生還した患者の合理性を大事に扱うことが治療の主力となる。『正体不明の声：対処の為の10のエッセンス』の冊子をもとに主治医と話し合い，幻聴を「幻の声だから現実ではないので気にしなくてよい声」として書き留める認知行動療法が希死念慮からの行動化を阻止することに役立った。幻聴再燃時には携帯しているリスペリドン内用液を頓用し，作業を続けることができるようになった。

社会復帰リハビリテーションの過程で「死ね」という幻聴のトラウマ体験への恐怖からリスペリドン内用液への過度の期待が生じてきた。患者に経口服薬と持効性注射薬の血中濃度変化の説明を行い，血中濃度変化が少ないことが「死ね」という幻聴の急激な出現に効果があるのではないかという仮説を説明したところ，その仮説を理解し受け入れた。RLAIの増量と経口リスペリドンの減量に対してコンセンサスが得られ，切り替えがスムーズに行うことができた。リスペリドン内用液とRLAIの薬理効果を背景として「幻聴は幻の声だから気にしないでよい」という認知行動療法効果としての幻聴再燃に対して「なんとか乗り越えられるのだ」と自信を持った対処能力獲得が認められた。幻聴の記録ノートを見ると，RLAIに変更してからは記載が空白の部分が多く見られるようになり，「後で書き留めようと思っても，どんな幻聴だったか思い出せない」と回復が安定したものとなってきている。

「死ね」という幻聴による自殺行動化は認知行動療法（CBT）により抑制ができるようになってきた。一方，突然起こってくる「死ね」という幻聴に伴う恐怖心に対する不安から減薬に対する抵抗が強く，リスペリドン内用液を頻回に頓用するようになっていた。RLAIの安定した血中濃度維持により，「死ね」という幻聴の発現頻度が減少したと考えられる。また，内服薬を減量してもRLAIを使用していれば幻聴が起こりにくく，リスペリドン内用液の頓用回数も減ることを，患者が経験し，理解したようである。

RLAIの特徴的な血中動態による薬理作用と，その薬理作用を患者が理解したことでアドヒアランスが向上し，減薬ができ，幻聴の消退効果が得られたと考えられた。

索引

【欧 語】

A
awakenings →めざめ現象

B
BPRS 213

C
Clinical Global Impressions-Improvement
　（CGI：全般印象評価尺度） 95

D
Drug Attitude Inventory（DAI-10） 94

E
EPS →錐体外路症状

G
GAF 213
"Grazie" 優雅さの回復（笠原 嘉） 160

M
MEMS 試験 17

P
PANSS 213, 219
　－総スコア 19, 123

Q
QOL 94, 111, 203, 216, 217
　－改善 15, 19, 85, 189
　　－主観的 QOL 改善 145
　－患者と家族の生活の質（QOL） 158
　－向上 121, 131, 138, 177
　－の低下 125, 209

R
RLAI
　－上乗せ投与 202
　－開始時処方 84
　－が果たす役割 133
　－切り替え 8, 10, 131, 143, 176, 203
　　－切り替え前の処方 198
　　－切り替えの有効性 154
　－筋注 175
　－効果 184
　　－効果と安全性 186
　　－効果の高さ 65
　－高用量 14
　　－高用量での効果発現 65
　－コスト 143
　－再開 212

　－最高量使用 175
　－最大量 157
　－再導入 212
　－施行時の状況 149
　－使用 110
　　－使用後 157
　　－使用の提案 64
　－初回投与 213
　－増量 76
　　－増量期間中 204
　　－早めに増量する 127
　－単剤 19, 58, 121, 160
　　－単剤維持療法 130
　　－単剤化 3, 199
　　－単剤使用 174
　　－単剤治療 117, 142
　　－単剤への置換 208
　　－リスペリドンから RLAI 単剤へ 179
　－多剤大量処方への効果 48
　－置換 94
　－注射に伴う所見 186
　－著効例 12
　－導入 2, 190, 206
　　－導入時 97
　　－導入前 79
　　－導入後 207
　　－導入に意欲的姿勢 80
　－投与打診 120
　－投与量 143
　－に同意 127
　－によって退院可能 116
　－による維持治療 15
　－の 75mg 63
　－の QOL 改善への効果 134
　－の安定した効果 223
　－の陰性症状への効果 58
　－の患者用説明冊子（パンフレット） 24, 124, 174, 204, 205
　－の血中動態 224
　－の血中濃度 76, 121
　－の高齢の統合失調症患者への効果 186
　－の最終用量 92
　－の作用発現 187
　－の至適用量 107
　－の社会復帰への効果 134, 142
　－の症状改善効果 77
　－の情報提供 3
　－の説明 82, 86, 142, 215
　－の注射日 141
　－の長期経過症例に対する効果 66
　－の長期継続 201
　－の治療ポテンシャル 121
　－の適応 91
　－の適応性 143

－の適用　115
　　－の日本発売　86
　　－の有効性の特徴　175
　　－の有用性　111
　　－の陽性症状への効果　20, 22
　　－評価　143, 151
　　－副作用消失　166
　　－副作用の発現　82
　　－メリットの説明　211
　　　　－導入のメリット　205
　　　　－に変更するメリット　104
　　－練習用キット　135
　　－を使いこなす　127

S
SST　88, 94, 138, 199
　　－外来SST　72

T
The Global Assessment of Functioning Scale
　（GAF：機能の全体的評定尺度）　95
The Schizophrenia Quality of Life Scale 日本語版（JSQLS）　19

V
visual analogue scale（VAS）　206

【日本語】

あ
アカシジア　39, 67, 98, 173, 193
悪性症候群　166
　　－のリスク　4
アドヒアランス　69, 77, 83, 97　→服薬アドヒアランスも参照
　　－改善　206
　　－の獲得　38
　　－の強化　169
　　－部分（パーシャル）アドヒアランス　24, 101, 104
　　－不良　32, 213
　　－フルアドヒアランス　31
　　－モニタリング　25
　　－を支持する　95
　　－を高める　201
アマンタジン　138
アリピプラゾール　18, 32, 34, 38, 40, 42, 56, 68, 98, 138, 141, 150, 166, 168, 170, 172, 184, 206, 210, 219
　　－液　30
アルプラゾラム　158
アンテ・フェストゥム　93

い
医師－患者関係　7, 81
維持期　98, 187
易刺激性　114
異常体験　34, 138, 211
逸脱行動　66, 190
「いつもの暮らしに戻る」　3
意欲
　　－改善　94
　　－減退　188
　　－低下　38, 136, 219

医療観察法　149, 194
　　－下での入院処遇　194
医療保護入院　2, 4, 78, 80, 88, 110, 130, 132, 140, 142, 152, 186, 204
イレウス　166, 198
飲酒　27
インスリン抵抗性改善薬　94
陰性症状　54, 120, 126, 136, 140, 142, 176, 178, 208
　　－の改善　52, 89, 205
　　－の遷延　58
インフォームド・コンセント（説明と同意）　2, 217

う
上乗せ漸減法　40

え
易怒性　195
エスタゾラム　91
エチゾラム　18

お
往診　62
嘔吐　28
横紋筋融解　144
　　－症　72
落ち着きのなさ　7, 201
親子関係改善　140
オランザピン　24, 30, 34, 38, 39, 40, 45, 66, 86, 90, 96, 120, 138, 146, 148, 150, 166, 170, 189, 200
　　－口腔内崩壊錠　42, 216
　　－の血中濃度低下　202

か
回復不良例　137
外来患者　122
外来治療　31
外来通院間隔　215
隔離　46
　　－拘束　161
隔離室　30, 174
　　－の使用　42
隔離処遇　2
過剰な薬の欲求　10
家族教育　117
家族間葛藤　40
　　－家族内葛藤の解消　205
家族の内服確認　214
家族を治療に巻き込む　117
過鎮静　30, 179
活動性改善　92
活動性向上　86
家庭環境の悪さ　124
身体の痛み　149
過量服用　49
カルバマゼピン　36, 132
寛解状態を維持　214
眼球上転　6
患者心理教育用の資材　24
患者サイドの受け入れ　143
患者の経済的負担　53
患者の服薬率　17
感情鈍麻　74, 136

感情平板化　86, 148
観念奔逸　190
緘黙　204

き

奇異な言動　112
奇異な行動　42, 44, 100
　－奇妙な行動　172
奇異な問題行動　122
希死念慮からの行動化　224
帰住地調整　148
喫煙　63, 144, 202
気分高揚　119
急速切り換え法　41
共同住居　104
極度の不眠　100
拒食　56, 112, 186, 210
拒絶　18
　－衝動　62
拒否的な態度　65
拒薬　56, 106, 150, 161, 170, 186, 213, 221
　－傾向　41, 180
　－拒薬・治療中断例　41
　－退院後の拒薬　43
切り替え　202
緊急入院　220
筋強剛　178
筋肉注射　134
　－臀部への筋肉注射　134
緊迫感　102

く

クアゼパム　20, 49, 150, 207
空笑　28, 39, 42, 78, 122
クエチアピン　8, 24, 68, 80, 90, 110, 112, 128, 148, 150, 152, 154, 166, 170, 172, 186, 200, 206
クロキサゾラム　171
クロルプロマジン　12, 58, 60, 76, 78, 86, 122, 140, 150

け

経口剤の減量　106
月経不順　191
血中濃度　41, 134
　－安定　77, 214
　－適正な血中濃度　95
　－の動態　61
　－の変動　205, 209
血糖値の安定　135
幻覚　12
幻覚妄想　11, 55, 58, 61, 72, 80, 88, 102, 193, 201
　－状態　26, 40, 42, 45, 142, 174
　－の増悪　173
衒奇症様症状　138
言語化過程改善効果　103
言語療法　204
幻視　217
現実検討能力低下　61, 144
倦怠感（だるさ）　20, 87, 92, 106
幻聴　12, 24, 28, 36, 38, 45, 48, 68, 86, 88, 91, 100, 125, 126, 130, 140, 141, 149, 150, 152, 184, 200, 202, 206, 219, 220, 222, 223
　－頑固な幻聴　166

　－体験　94
　－の減少　185
　－難治性幻聴　12
　－被害妄想を伴った幻聴　170
　－命令性幻聴　112
減薬　206
　－目的　39
減量のタイミング　175

こ

降圧剤　62
高感情表出（高 EE）家族　150
構語障害　114
抗コリン薬　144
　－中止　203
　－の使用率　123
高脂血症　36
更生施設　192
考想伝播　102
拘束解除　186
公的扶助　53
行動療法的介入　144
抗パーキンソン薬　39, 176, 199
高プロラクチン血症　65, 78
興奮　18, 23, 30, 103, 117, 162
　－状態　106, 140, 220
コスト問題　99
誇大妄想　28, 106, 190
コミュニケーション　47
コリン作動性リバウンド　41
コンコーダンス（治療同盟の構築）　83
コンプライアンス　→服薬コンプライアンスも参照
　－100％のコンプライアンス　207
　－不良　114
昏迷　63
　－状態　8

さ

猜疑心　65, 170
罪業妄想　202
再入院阻止　110
再入院防止　112
再発　27
　－の危険性　91
　－防止　149
　－予防　196
　－予防効果　19, 88, 214
　－リスク　154
　－を抑制　121
作業所への通所　96
作業療法　88, 142
作為体験　88, 100, 202
作為体験様の症状　102
産業医　74

し

ジアゼパム　92, 132, 158
視覚情報　25
自覚的な病状安定　129
自我障害　55
児戯的荒廃　100

228　索引

思考解体　55
思考障害　56, 66, 120, 199
思考奪取　170
思考伝播　79
思考途絶　100, 173
思考の柔軟性　65
思考の貧困化　86
思考のまとまりの悪さ　201
自己管理能力　61
自己肯定感　123
自己効力感の向上　15
自己中断　190
　－の可能性　83
自殺企図　106, 146
自殺念慮　190
自殺の危険性　152
脂質代謝　41
自傷行為　20, 126, 146
ジスチグミン　90
自生思考　34
自尊心の回復　89
失禁　174
疾病教育　219
疾病否認　184
執拗さ　65
自発性向上　153
自発性低下　53
自発性の改善　52
自閉傾向　36
社会機能の改善　154
社会参加　92
社会生活適応　72
社会適応能力の改善　57
社会復帰　152
　－援護寮　178
集団療法　148
従来型持効性注射剤　10
従来薬からの切り替え　136
就労　73, 80, 88, 203
　－安定した就労　207
　－患者　103
　－訓練　89
　－継続支援　220
　－中の服薬　81
　－トレーニング　105
　－を目指す　142
授産施設　58
手指振戦　168, 171, 180
受診拒否　40
情意鈍麻　138
障害者雇用　88
症状否認　103
焦燥　12, 149
焦燥感　206
情動不安定　12, 100
衝動行為　112
衝動性　162, 195
衝動制御困難　78
衝動的な行動　104
情動の平板化　152
初回エピソード　2, 5

食事療法　99
職場での内服困難　81
職場の不安　75
職場復帰　74
触法行為　221
処方の単純化　202, 204, 205
処方変更　118
自立的な生活　118
自立への自信　88
支離滅裂な言動　115
心気的訴え　48
心気妄想　180
侵襲的な医療行為　207
侵襲的な印象　131
侵襲的な治療法　70
振戦　31, 178
身体の違和感　6
身体拘束　42, 80
人物入れ替え妄想　64
心理教育　2, 7, 88, 94, 170, 184, 199
　－用ツール　83

す

錐体外路症状（EPS）　30, 45, 53, 86, 106, 125, 168, 170, 174, 176, 188, 191, 219
　－の軽減　169
錐体外路系副作用　166
（良好な）睡眠確保　94
頭痛　149
ストレス耐性　92
ストレス要因　104
スルトプリド　190
スルピリド　18, 66, 92, 190

せ

生活訓練施設　223
生活上の問題　221
生活スタイルに合わせた薬物治療　78
生活リズム　2, 54
　－獲得　101
　－の乱れ　74
精神運動興奮　45, 58, 80, 136, 142, 170, 219
　－状態　26, 42, 88, 98, 128
精神遅滞　115, 192, 194
精神保健福祉法　194
精神療法的かかわり　160
性的脱抑制　106
世界没落体験　180
遷延化　66
前屈姿勢　173
全身倦怠感　184
喘息発作　27

そ

早期発見・早期治療　3
双極Ⅰ型障害　190
双極性障害　190
躁状態の再燃　190
措置鑑定　140
措置入院　14, 18, 72, 194
　－長期措置入院　188

疎通性　171
　　－改善　202
　　－障害　48
　　－不良　202
ゾテピン　42, 92, 106, 190
ゾピクロン　103, 134, 207
ゾルピデム　194

た

退院後の拒薬　43
体感幻覚　130, 172
代謝系への影響　99
体重　73
対処能力獲得　224
対人関係能力の改善　101
怠薬　20, 36, 45, 58, 64, 66, 75, 98, 99, 150, 161, 178, 206, 213, 214, 221
　　－の危険性　87
大量服薬　212
（病的）多飲水　144
他害行為　14, 149, 195
他科薬整理　29
他患者の体験　148
多剤併用　44, 70, 86, 129, 198, 208
　　－解消　223
　　－大量投与　159
　　－定型薬多剤併用からの切り替え　209
多職種チーム　148
脱抑制　181
多動　9
多弁　9, 114, 190
単剤化　15
炭酸リチウム　14, 190
単身生活　82, 102, 147, 155, 208, 220
　　－独居生活　12
　　－1人暮らし　128
ダントロレン　4
断薬　28, 210

ち

地域ケア　220
地域支援　146
地域生活支援センター　105
地域との連携　3
チオリダジン　100
知覚変容・幻視　130
遅発性ジスキネジア　180
チミペロン　68, 208
注射後の疼痛　8, 61
注射時の痛み　97, 110, 207
　　－の訴え　211
注射に対する拒否　148
注射に抵抗　36
注射に理解　30
注射部位　58
　　－の局所反応　99
　　－反応　19, 20
注射への抵抗・拒否　41
注射薬の懸念　207
中性脂肪値　172
治療アドヒアランス　106
　　－向上　196, 207
治療意欲維持　142
治療継続　64
治療継続困難　218
　　－長期間治療困難な状態　167
治療継続への動機づけ　67
治療中断　163
　　－防止　64
治療抵抗性　53
治療動機　185
治療に乗りにくい状況　66
治療への抵抗　52
治療方法の選択権　185
治療満足度　207

つ

通院維持薬　131
通院処遇　196
つまずき体験　224

て

低栄養状態　210
定期検査での採血　90
デイケア　36, 44, 88, 94, 97, 132, 178
　　－参加　94, 139
　　－通院　100, 216
　　－通所　28, 53, 60, 145, 194, 210
　　－の体験通所　101
　　－利用　155
定型抗精神病薬デポ剤　180
定型持効性注射剤　176
定型脂溶性持効注射剤　61
　　－持効性注射剤療法のあり方　33
デイナイトケア　212
敵意　48, 103, 170
デポ剤　131
電気けいれん療法（ECT）　222
　　－修正型電気けいれん療法（m-ECT）　204

と

ドア蹴り　44
統合失調症　130
　　－鑑別不能型統合失調症　138
　　－緊張型統合失調症　62
　　－若年発症統合失調症　90
　　－重症統合失調症　14
　　－初発統合失調症　42, 79
　　－破瓜型統合失調症　38, 61, 102
　　－頻回再発型統合失調症　26
　　－慢性期統合失調症　129, 144
　　－妄想型統合失調症　4, 35, 207, 211
　　－老年期慢性統合失調症　208
動作緩慢　168, 188
糖尿病　36, 98
　　－境界型糖尿病　64
独語　9, 28, 30, 42, 82, 122, 138, 140, 156, 170
独居生活　→単身生活
トラウマ体験への恐怖　224
トラフ値　93
トリアゾラム　36, 106, 134, 199
トリヘキシフェニジル　176, 220

230　索　引

頓服薬の使用頻度　122

な
ナイトケア　72
内服後の倦怠感　208
内服困難　27
　－内服継続困難　172
内服自己管理　148
内服の確実性　207
内服の手間　137
内服不規則　84
内服不徹底　61
内服薬量の減少　97
内面的な変化　89

に
日常生活遂行能力の改善　145
日常生活の向上　115
日内体重変動　144
ニトラゼパム　91, 180, 207
入院時拒薬　43
乳汁分泌　190
尿失禁　90
任意入院　110
認知機能　54, 58, 60
　－改善　56
　－回復　160
　－障害　25, 143, 152, 199
　－障害改善　143
認知行動療法（CBT）　222
認知思考障害　144
　－の軽減　145
認知症併発　208

ぬ
盗み食い　44

ね
眠気　81, 92, 184, 199

の
飲み忘れ　37, 91, 105, 144, 208
　－の心配　76

は
パーキンソニズム　173, 178
バイオアベイラビリティ　177
嘔気　28
激しい焦燥感　76
発動性低下　112
パニック　90
　－症状　76
バルプロ酸ナトリウム　40, 45, 49, 72, 96, 112, 150, 162, 176, 190, 196
　－増悪予防効果　97
　－徐放剤　132
パロキセチン　76
ハロペリドール　12, 36, 40, 44, 48, 68, 76, 110, 130, 136, 140, 142, 150, 162, 166, 190, 198, 200, 214
　－筋注　60
　－デカン酸ハロペリドール　10, 16, 20, 22, 34, 56, 64, 66, 155, 166, 172, 176, 178, 184, 188, 216
　－の持効性注射剤（デポ剤）　8, 62, 110
　－点滴静注　80
　－内服　178

ひ
ヒアリング・ヴォイシズ　184
被害関係念慮　100, 126
被害念慮　94
引きこもり　28, 42, 55
　－の改善　96
被注察感　96, 129
非定型抗精神病薬デポ剤　59
1人暮らし　→単身生活
ヒドロキシジン　30
ビペリデン　26, 30, 36, 56, 58, 170, 172, 176, 196
肥満　73
　－体型　86
病感　54
病識　54, 66, 85, 152, 171
　－獲得　107, 207
　－欠如　170
　－の乏しさ　154
　－不十分　172
表情の豊かさ　65
病勢悪化　147
病名告知　82

ふ
不安　74, 92
不穏・興奮状態　40
復学　90
副作用　81
　－改善　38, 198
　－軽減　137, 176
　－に敏感　110
復職　81
服薬アドヒアランス　31, 37, 41, 47, 54, 61, 88, 134, 191　→アドヒアランスも参照
　－維持　80
　－向上　103, 203
　－低下　21, 209
　－不良　29, 32, 136, 139, 141, 143, 144, 152
　－率　137
　－を育む　103
服薬確認　13, 64, 132, 150
　－規則的な服薬　141
　－の負担　89
服薬がない簡便さと自由感　150
服薬カレンダー　104
服薬管理　26, 41, 43, 50, 61, 115, 192
　－ストレス　80
　－に問題　193
服薬簡略化　112
服薬拒絶　175
服薬拒否　20, 172
服薬継続　114
服薬コンプライアンス　17, 39, 46, 76, 120, 159　→コンプライアンスも参照
　－不良　35, 110
服薬時間の工夫　155

服薬自己調整　100
服薬指導　31, 155
服薬ストレス　31, 130
　―からの解放　131
服薬中断　35, 37, 112, 170
服薬抵抗　150
服薬負担　107, 167
服薬不要　144
服薬モニタリング　89, 148, 220
服薬をめぐる争い　150
不調の自覚　11
不眠　7, 12, 28, 39, 79, 112, 125, 129
　―極度の不眠　100
　―傾向　199
不明言動　24
フラボキサート　222
フルニトラゼパム　20, 40, 72, 91, 106, 180, 199
（デカン酸）フルフェナジン　10, 20, 58, 62, 100, 132, 155, 180, 193, 208
フルボキサミン　92, 176, 202, 203
プレコックス感　87
ブロチゾラム　26, 49, 92, 150
ブロナンセリン　6, 16, 34, 42, 72, 112, 155, 168, 169, 198
プロプラノロール　172
プロペリシアジン　26
ブロマゼパム　76, 91
ブロムペリドール　10, 94, 98, 220
プロラクチン　112
　―濃度　150

へ
併用薬の削減　198
併用薬の単純化　203
ベゲタミンA　26
べてるの家　184
ペルフェナジン　208
ペロスピロン　32, 34, 68, 94, 100, 144, 170, 210
偏見を回避　121
便秘　198

ほ
包括型地域生活支援プログラム（ACT）　221
暴言　104
訪問看護　155, 194, 220
暴力　62, 195
　―行為　133, 156, 193
　―行為改善　192
　―両親への暴力　40
補液　4
ホームヘルパー　220
保健室登校　222
保護室　18, 88, 186

ま
マーゲンチューブ　186
マザチコール　208

み
味覚の回復　160
身だしなみ　156
未治療再燃例　3

む
無為自閉　68
　―傾向　22

め
迷惑行為　78
迷惑行動　194
めざめ現象（awakenings）　126, 199
滅裂思考　33, 80, 202

も
モニタリング（アドヒアランスモニタリング）　25
モニタリング（痛み・副作用のモニタリング）　142
妄想　22, 86, 156, 219
　―関係妄想　129
　―幻覚妄想　11, 55, 58, 61, 72, 80, 88, 102, 193, 201
　―幻聴・妄想　31, 53
　―誇大妄想　28, 106, 190
　―嫉妬妄想　106
　―注察関係妄想　223
　―注察妄想　100, 120, 136
　―追跡妄想　130
　―盗聴盗撮妄想　222
　―被害妄想　6, 24, 48, 56, 76, 85, 88, 100, 104, 125, 161, 186, 206
　―被害関係妄想　18, 34, 45, 48, 67, 96, 112, 114, 150, 152, 176
　―被毒妄想　110, 152, 180
　―憑依妄想　45
　―気分　28

や
薬剤性せん妄　190
薬剤整理　169, 200
薬剤選択　83
薬物調整　190
薬物療法を嫌う患者　184

よ
陽性症状　24, 48, 120, 142, 176
　―改善　203
　　　―陽性・陰性症状改善　138
　―確認　103
　―急性期陽性症状　187
　―軽減　15
　―のコントロール　87
　―への効果　4, 16
抑うつ気分　129, 219
よりよい治療　207

り
リストカット　20
リスペリドン　2, 10, 26, 36, 52, 56, 60, 68, 72, 76, 78, 80, 88, 92, 94, 98, 122, 124, 126, 128, 134, 140, 142, 144, 146, 148, 150, 158, 162, 166, 170, 172, 176, 179, 192, 194, 196, 210, 214, 219, 220, 222
　―口腔内崩壊（OD）錠　16, 52, 86, 126
　―高用量　31
　―内用液　10, 18, 24, 28, 30, 32, 34, 41, 45, 48, 49, 82, 90, 96, 104, 106, 115, 122, 130, 132, 152, 158, 166, 174, 180, 186, 200, 206, 212, 216, 220, 223
　―内用液頓服使用　12

－の血中濃度　11
　－用量換算　30
リハビリプログラム　199
流涎　171, 174
リルマザホン　3

れ
レスキュー薬剤　123
レボメプロマジン　12, 26, 32, 40, 60, 66, 92, 106, 122, 128, 142, 148, 189, 198

恋愛感情　88
恋愛妄想　23
連合弛緩　66, 74, 91, 100, 114

ろ
ロフラゼプ酸エチル　40
ロラゼパム　2, 45, 122, 170, 202

リスペリドン持効性注射剤（RLAI）100の報告 ―症状の改善から，再発予防・社会参加を目指して―

2010年7月29日　初版第1刷発行

編　者　村崎光邦
発行者　石澤雄司
発行所　㈱ 星和書店
　　　　東京都杉並区上高井戸1-2-5　〒168-0074
　　　　電話　03（3329）0031（営業）／03（3329）0033（編集）
　　　　FAX　03（5374）7186
　　　　http://www.seiwa-pb.co.jp

©2010　星和書店　　　　　Printed in Japan　　　　　ISBN978-4-7911-0743-8

RLAIブック	村崎光邦 編	B5判 184p 2,800円

リスペリドンを使いこなす 症例を中心に	上田均、 酒井明夫 著	A5判 220p 2,800円

リスペリドン内用液を 使いこなす 症例を中心に	武内克也、 酒井明夫 著	A5判 160p 2,800円

ミルナシプランを 使いこなす 症例を中心に	樋口久、吉田契造 編	A5判 168p 2,800円

こころの治療薬ハンドブック 第6版 向精神薬の錠剤のカラー写真が満載	山口、酒井、宮本、 吉尾、諸川 編	四六判 320p 2,600円

発行：星和書店　http://www.seiwa-pb.co.jp　価格は本体（税別）です